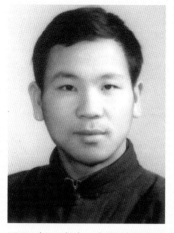

1971 年，高中二年级的陈信义

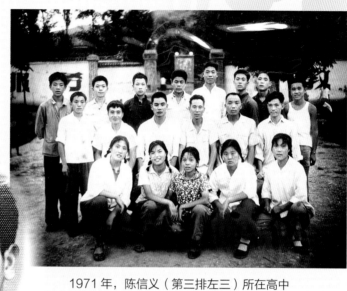

1971 年，陈信义（第三排左三）所在高中
共青团委员会合影

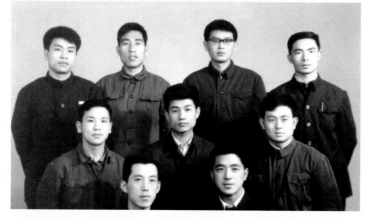

1976 年，大学二年级时陈信义（第二排左一）与同学合影

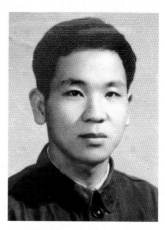

1975 年，大学一年级的陈信义

1977 年，大学三年级的
陈信义

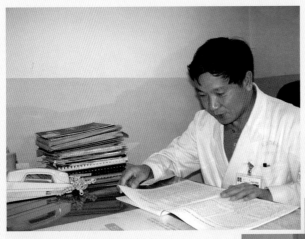

2001 年，陈信义在医院办公室

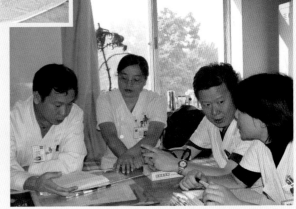

2001 年，陈信义（左一）与科室骨干讨论病例

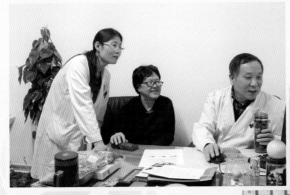

2004 年，陈信义（右一）与学科
成员交流

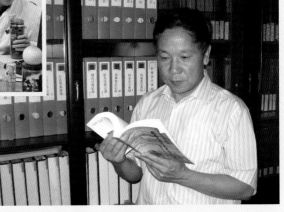

2006 年，陈信义在办公室阅读资料

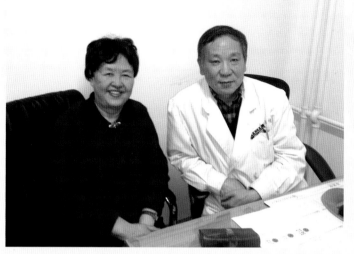

2013 年，陈信义（右）与孙颖立教授讨论学科建设

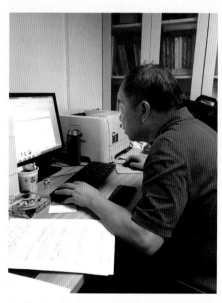

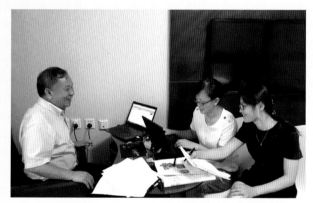

2017 年，陈信义（左）参加科研工作讨论

2017 年，陈信义在办公室修改学生论文

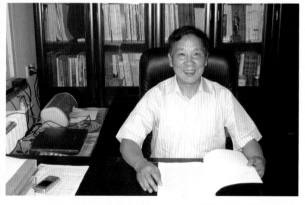

2018 年，陈信义在办公室审阅学生论文

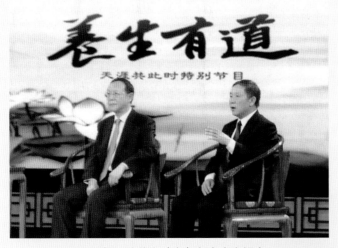

2013 年，陈信义（右）在中央电视台

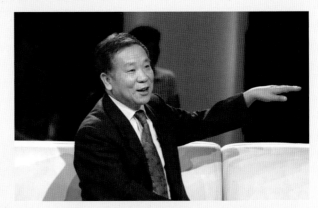

2016 年，陈信义参加科普节目录制

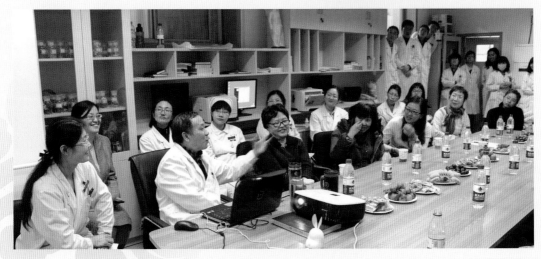

2014 年，陈信义（第一排左二）与外院专家交流学科建设

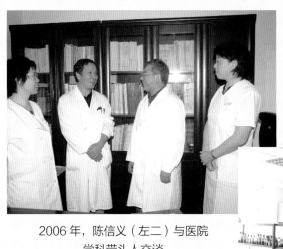

2006 年，陈信义（左二）与医院
学科带头人交谈

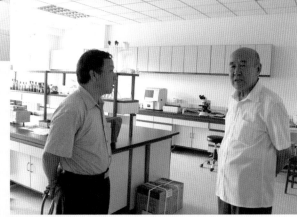

2007 年，陈信义（左）在大连与黄世林教授合影

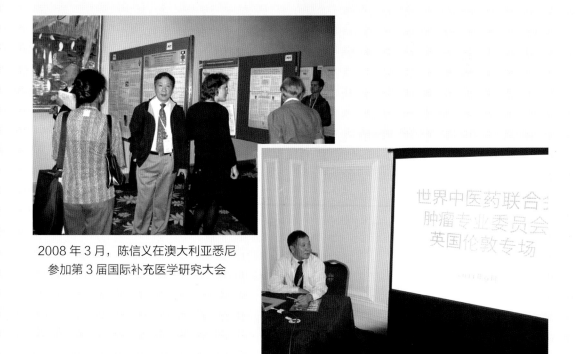

2008 年 3 月，陈信义在澳大利亚悉尼
参加第 3 届国际补充医学研究大会

2011 年，陈信义在英国做学术报告

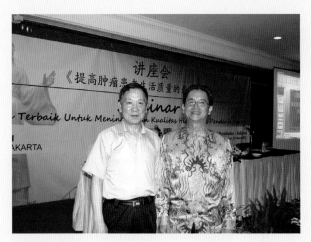

2011 年，陈信义出席印度尼西亚中医学术会议，讲座后与中医师公会主席合影

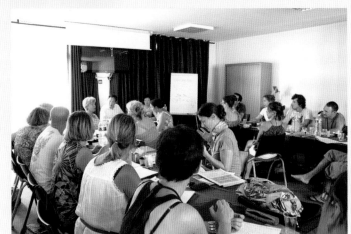

2012 年 8 月，陈信义在法国图卢兹给法国医师讲中医

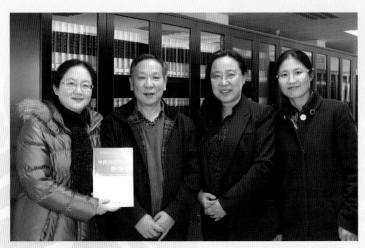

2014 年，陈信义（左二）为北京中医药大学图书馆赠书

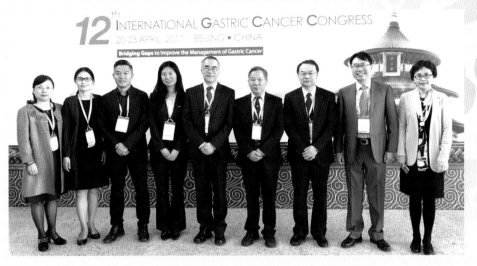

2017 年，陈信义（右四）参加第十二届世界胃癌大会

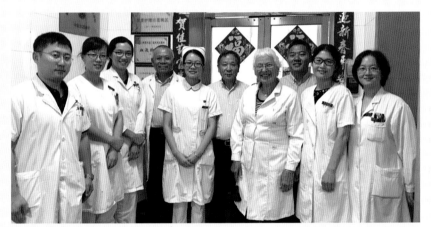

2017 年，陈信义（右五）与丹麦哥本哈根大学、丹麦皇家医学院教授在一起

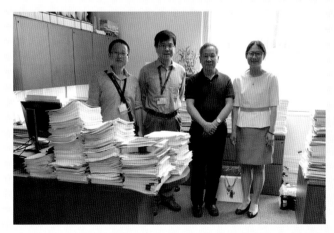

2017 年，陈信义（右二）在美国 MD 安德森癌症中心交流

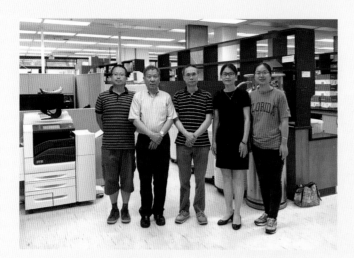

2017 年，陈信义（左二）在美国佛罗里达大学交流

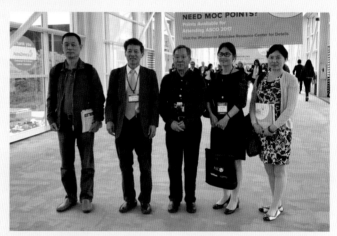

2017 年，陈信义（左三）在美国芝加哥参加美国临床
肿瘤学会（ASCO）年会

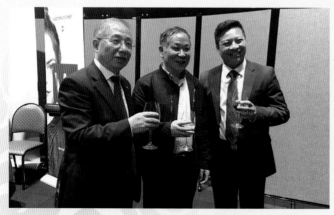

2017 年，陈信义（中）在澳大利亚西悉尼大学与副校长、
中国驻澳大利亚参赞合影

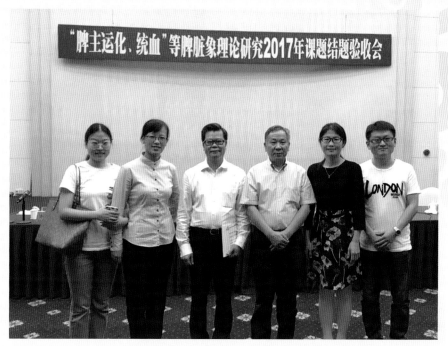

2017年9月，陈信义（右三）与"973计划"项目课题组人员在一起

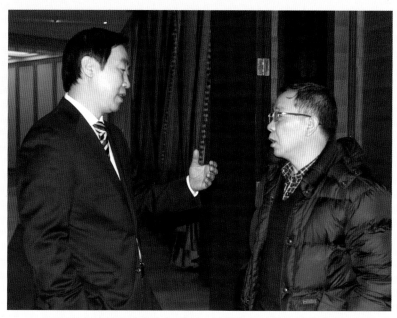

2017年陈信义（右）与"973计划"项目首席科学家交谈

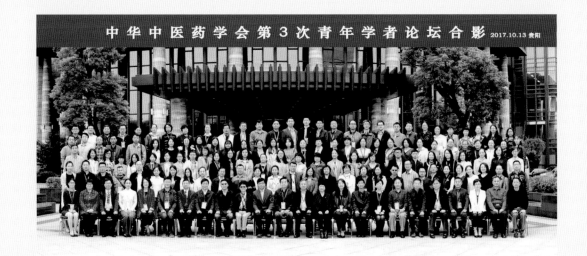

2017 年，陈信义（第一排右十二）参加中华中医药学会第 3 次青年学者论坛

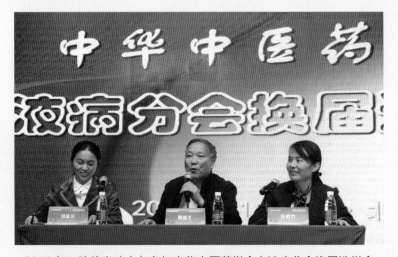

2018 年，陈信义（中）参加中华中医药学会血液病分会换届选举会

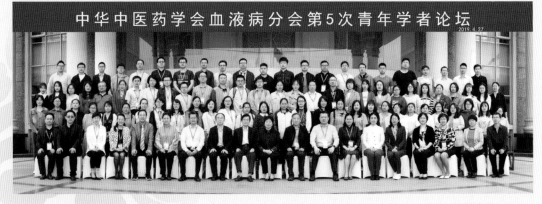

2019 年，陈信义（第一排右九）参加中华中医药学会血液病分会第 5 次青年学者论坛

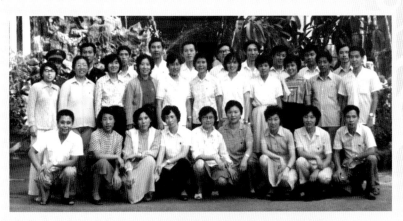

2004 年，陈信义（第一排右一）参加大学同学聚会

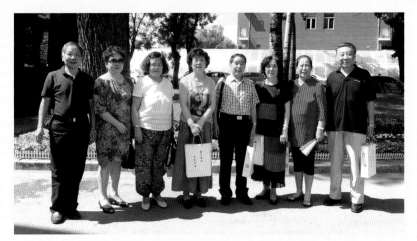

2012 年，陈信义（左一）参加大学同学聚会

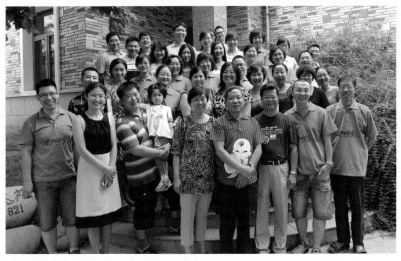

2013 年 7 月陈信义（第一排右四）与学生合影

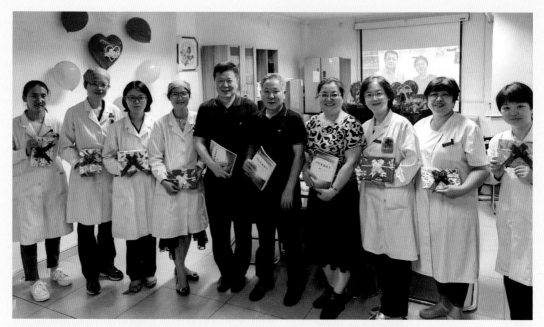

2021 年 8 月，陈信义（右五）与科室人员共度医师节

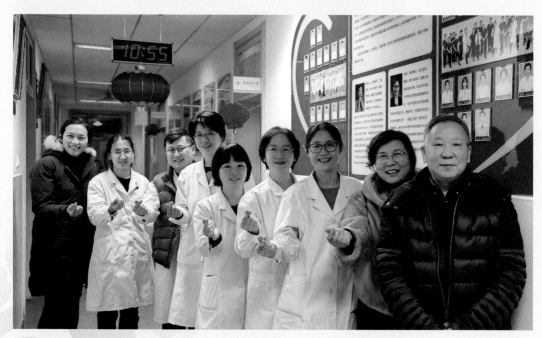

2023 年 1 月，陈信义（右一）在病房与大家共迎新春

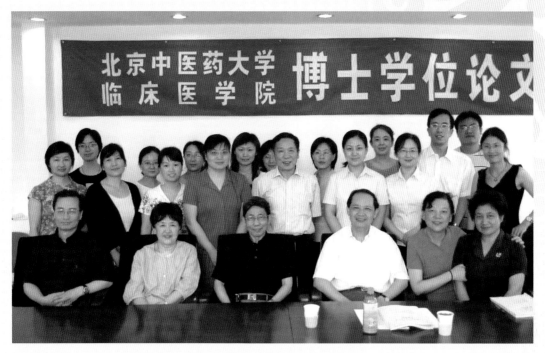

2006 年，陈信义（第二排左五）参加研究生毕业答辩会

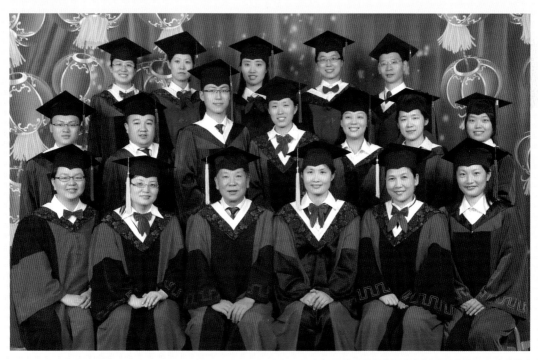

2012 年，陈信义（第一排左三）与毕业研究生合影

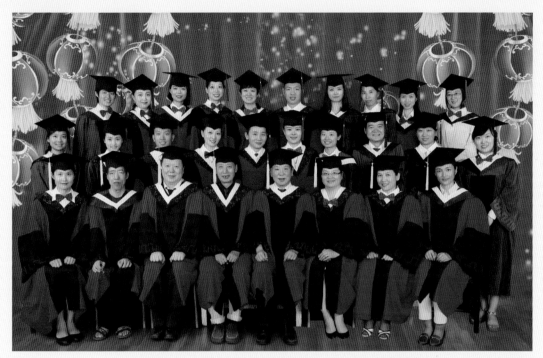

2014 年，陈信义（第一排右四）与毕业研究生合影

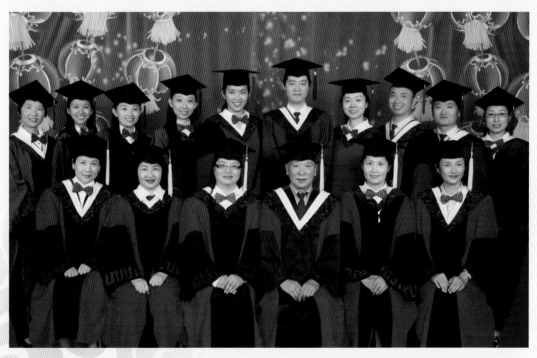

2015 年，陈信义（第一排右三）与毕业研究生合影

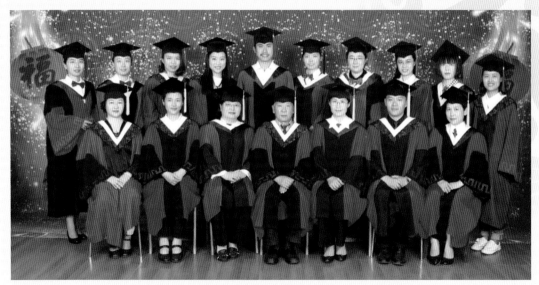

2016 年，陈信义（第一排左四）与毕业研究生合影

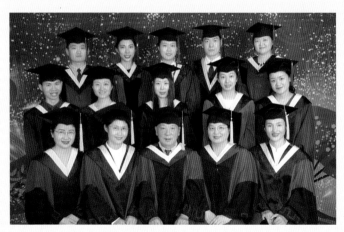

2018 年，陈信义（第一排左三）与毕业研究生合影

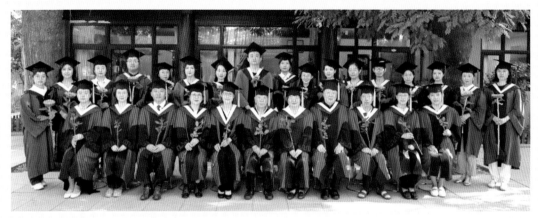

2023 年，陈信义（第一排右六）与毕业研究生合影

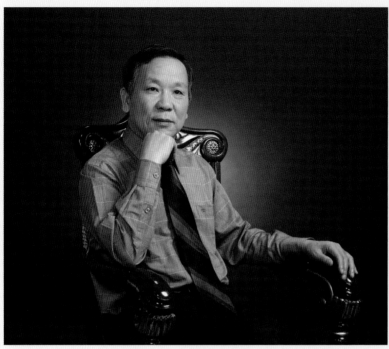
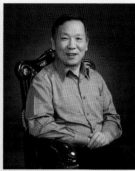
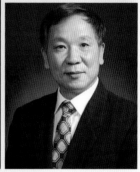

2000 年，陈信义拍摄于中国照相馆

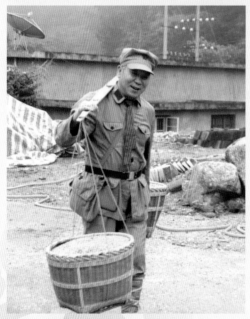

2006 年，陈信义在井冈山培训

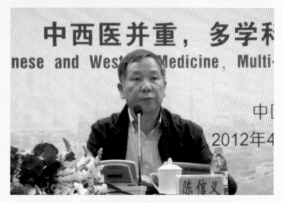

2012 年，陈信义在全国中西医结合肿瘤大会上
做报告

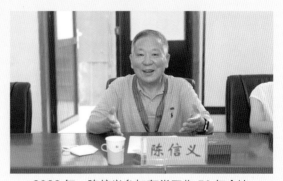

2022 年，陈信义参加在党工作 50 年会议

信而有道 義而多方

——陈信义教授从医50年文集

主审／陈信义

主编／侯 丽 田劭丹

北京科学技术出版社

图书在版编目（CIP）数据

信而有道，义而有方：陈信义教授从医50年文集 /
侯丽，田劭丹主编. -- 北京：北京科学技术出版社，
2024. -- ISBN 978-7-5714-4028-2

Ⅰ . R259.52

中国国家版本馆CIP数据核字第2024YD2088号

策划编辑：尤玉琢
责任编辑：安致君
责任校对：贾 荣
图文制作：申 彪
责任印制：吕 越
出 版 人：曾庆宇
出版发行：北京科学技术出版社
社　　址：北京西直门南大街16号
邮政编码：100035
电　　话：0086 – 10 – 66135495（总编室）　　0086 – 10 – 66113227（发行部）
网　　址：www.bkydw.cn
印　　刷：北京顶佳世纪印刷有限公司
开　　本：710 mm × 1000 mm　1/16
字　　数：450千字
印　　张：29.25
彩　　插：16页
版　　次：2024年7月第1版
印　　次：2024年7月第1次印刷
ISBN 978-7-5714-4028-2

定　　价：120.00元

编者名单

主　　审　陈信义

主　　编　侯　丽　田劭丹

副 主 编　（按姓氏拼音排序）

　　　　　贺一凡　赵　越　赵洪彬

编　　委　（按姓氏拼音排序）

　　　　　陈信义　褚雨霆　范秋月　贺一凡　侯　丽

　　　　　贾　玫　李冬云　刘爱琪　田劭丹　王　婧

　　　　　吴洁雅　赵　越　赵洪彬　郑　智

图文设计　张佳择

英文翻译　叶丹宁

序

时光如箭，弹指一挥间，转眼过去28年，很多往事难以回味，但我和信义教授结下的兄弟情缘持续至今。记得1996年8月的一天，在中华中医药学会内科分会血液病专业委员会成立大会上，我第一次与风华正茂的信义教授相识时，就被他那谦和、热情、睿智的人格魅力所吸引，并从此开启了我俩的友情和学术交往之道。20多年来，我俩并肩前行，共同见证了中医血液学科的发展，特别是中华中医药学会血液病分会的成立、发展和壮大。信义教授德才兼备、思维敏捷，在临床医疗、科研、教学、重点学科建设与中华中医药学会血液病分会建设等方面，展现出了巧捷万端的把控能力。

在临床医疗方面，信义教授在国内率先系统地开展了中医药治疗缺铁性贫血、骨髓增生异常综合征、复发难治急性白血病、难治性血小板减少症等血液系统疾病的临床研究，取得了良好的临床疗效，并有多项研究成果已纳入"血液系统疾病优势病种中医诊疗方案与临床路径"以及中医药治疗血液系统疾病的多项专家共识。信义教授团队系统构建的"中医药防治急性髓系白血病一体化研究""脾生血理论体系构建与临床应用研究""毒损骨髓病机学说构建与临床应用研究""血液肿瘤疾病调平与平调理论学说构建与临床应用研究"等诊疗与科学研究的新模式，对指导中医血液病临床实践与学术发展具有重要理论创新研究价值。

在科研方面，信义教授一直是中医血液病行业科研的领跑者，先后承担科技部"九五"攻关、"十一五"科技支撑项目、重大新药创制、重大基础理论研究等课题5项，国家自然科学基金面上项目5项，中华人民共和国教育部科研课题4项，中华人民共和国原卫生部科研课题2项，国家

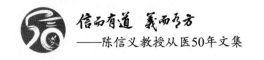
中医药管理局课题 3 项，北京市科学技术委员会重大项目 2 项，首都医学发展基金重大项目 2 项，北京市医药卫生发展基金项目 2 项。信义教授研发并上市中药新药 2 项，授权发明专利 8 项，转让科技成果 4 项，获各级科技进步奖 10 项，出版著作 11 部、教材 3 部，发表论文近 300 篇。

在教学方面，信义教授处处为人师表，培养了大批的硕士、博士研究生与博士后，并将 10 余名博士研究生推荐到国外著名高等学府或科研机构学习深造。这些研究生已学成归国，有些人已经成为中医药行业，特别是中医血液与肿瘤领域的栋梁之材。信义教授首先倡导并组织出版了第一部全国中医药行业高等教育"十三五"创新教材《中医血液病学》，率先开启中医血液病学授课的"空中课堂"新模式。同时，他还积极倡导编著《中医血液病学》配套创新教材《中医血液病调护学》，统筹实现中医血液病学领域临床、教学、医护融合发展的新格局。

在重点学科建设方面，信义教授创建的北京中医药大学"中医血液病学科"于首批进入国家中医药管理局重点学科建设行列，其共建单位的"中医血液病学科"也分别于第二、三批进入国家中医药管理局重点学科建设行列。2016 年在国家中医药管理局进行重点学科建设质量评估时，北京中医药大学中医血液病学科被评为国家中医药管理局"优秀重点学科"（全国唯一），2023 年被评为国家中医药管理局高水平中医药重点学科（全国唯一）。信义教授在学科建设中的突出贡献是，厘清和阐述了"中医血液病学"学科建设的内涵与外延，并对学科研究方向做了明确的解析。这对指导"中医血液病学"学科建设具有重大意义。

在中华中医药学会血液病分会建设方面，信义教授高屋建瓴、运筹帷幄，积极倡导并组织协调，在中华中医药学会内科分会血液病专业委员会基础上，成立中华中医药学会血液病分会，为中医血液病学界同仁们搭建学术交流、人才培养、传承创新、学科建设等学习交流平台。他用短短 8 年的时间，把"名不见经传"的中华中医药学会血液病分会建设成拥有强大凝聚力和向心力、团结奋进、和谐向上的"优秀分支机构"和"党建工作优秀分支机构"等。信义教授在卸任第二任主任委员时，被中华中医药学会授予"中华中医药学会血液病分会优秀主任委员"称号。

　　我之所以为《信而有道，义而有方——陈信义教授从医 50 年文集》这本书作序，其一，我非常了解信义教授的为人，更为他的人格魅力和学识才华所折服，愿作小序以表心意；其二，我也认真拜读了这本书的全部内容，并从字里行间领悟了"智者风范、学者风范、勇者风范"的内涵和外延，也找到了我为中医血液病事业与学科建设发挥余热的精神力量。我也非常愿意将这本书推荐给青年医生、学生，这本书可能会为大家在临床、科学研究、教学思路及为人之道等方面带来很多启迪。

孙伟正

2024 年 3 月 1 日

黑龙江哈尔滨

前　言

陈信义教授是我国中医血液病学界的著名学者，1954 年 7 月出生于陕西省山阳县漫川关镇，1974 年 9 月就读于北京中医学院（今北京中医药大学）中医系，1978 年 3 月进入北京中医药大学东直门医院工作至今。其间，陈信义教授有在北京中医学院中医系、北京对外贸易学院（今对外经济贸易大学）研修近 3 年的学习深造经历。陈信义教授栉风沐雨 70 载，悬壶济世 50 年，在中医临床、教学、科研、人才培养、学科发展、推动行业进步及血液病分会建设等方面建树卓著，已经成为引领中医血液病学科、中西医结合血液病学科建设与学术发展的一面旗帜。

《信而有道，义而有方——陈信义教授从医 50 年文集》一书由陈信义教授及其同事、学生倾力撰写。书中详细介绍了陈信义教授 70 载人生经历，50 载行医生涯，主要内容包括陈信义教授自述传记、导师和学生情怀故事、精选学术作品、学生毕业论文摘要 4 个篇章。自述传记一章由陈信义教授亲笔撰写，分为自述小卷、人生阅历、耕耘春秋、薪火传承、党政职务、学术兼职、学会任职 7 部分内容，全面展现了陈信义教授对事业、生活的满腔热忱和精勤不倦、硕果累累的精彩人生。丹心育杏林，甘为引路人。导师与学生的情怀故事来自陈信义教授已毕业的硕士、博士及出站博士后的温馨回忆，记录了导师与学生点点滴滴的师生情怀，生动地体现了陈信义教授传道授业时严谨的态度及给予后辈们鼓励、支持与扶植的无私奉献精神，这些都让学生们受益终生。陈信义教授笔耕不辍，主编《中医血液病学》等教材，出版著作 10 余部，发表学术论文 300 余篇，为推动中医血液病临床、教学、科研、学科发展做出了重要贡献。精选学术作品这一章则收录了陈信义教授已发表的理论探讨、基础与临床研究论

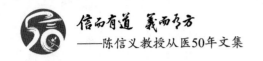
文 40 余篇，充分展现了陈信义教授精研医术、勤于实践、敢于创新的大师风范。学生毕业论文摘要这一章收录了由陈信义教授指导的硕士、博士毕业论文及博士后出站报告摘要，系统梳理了陈教授教书育人的丰硕成果。桃李不言，下自成蹊，陈信义教授培养了一批又一批的专业人才。

《信而有道，义而有方——陈信义教授从医 50 年文集》不仅具有极高的学术价值，而且是鼓励青年成长、引导后学奋进的生动教材。同时，这本书是国家中医药管理局高水平中医药重点学科中医血液病学（编号：zyyzdxk-2023268）建设的重要内容之一。

编　者

2024 年立春

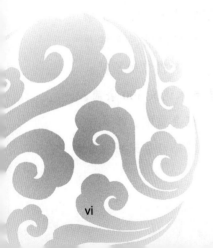

Foreword

Professor Xinyi Chen is a renowned scholar in traditional Chinese medicine hematology in China. He was born in July 1954 in Manchuanguan Town, Shanyang County, Shaanxi Province. In September 1974, he enrolled in the Department of Traditional Chinese Medicine, Beijing College of Traditional Chinese Medicine (now Beijing University of Chinese Medicine). Since March 1978, he has been working at Dongzhimen Hospital, Beijing University of Chinese Medicine. He also spent nearly three years studying and furthering his education at the Department of Traditional Chinese Medicine of Beijing University of Chinese Medicine and the University of International Business and Economics. Professor Xinyi Chen has dedicated 70 years to his profession, practicing medicine for 50 years. He has made remarkable contributions to traditional Chinese medicine clinical practice, teaching, research, talent cultivation, discipline development, promotion of industry progress, and the establishment of the hematology branch. He has become a leading figure in the construction and academic development of traditional Chinese medicine and integrated Chinese and Western medicine hematology.

The book *With Trust and Integrity — Collected Works of Professor Xinyi Chen's 50 Years of Medical Practice* is collaboratively written by Professor Xiny Chen and his colleagues and students. The book provides a detailed account of Professor Xinyi Chen's 70 years of life experiences and 50 years of medical practice, including his autobiography, stories of his students, exhibition of academic achievements, and abstracts of research papers of graduated students. The autobiography section is written by Professor Xinyi Chen himself, covering seven parts, which are self-narrative, life experiences, positions in Party and government, academic part time jobs, roles in academic associations, association positions. It comprehensively demonstrates Professor Xinyi Chen's fervent enthusiasm, perseverance, diligence, and fruitful life in both his career and personal life. The stories of students reflect the warm memories from his master's and doctoral students, and postdoctoral researchers, illustrating the rigorous teaching style of Professor Xinyi Chen and his selfless dedication to encouraging, supporting, and fostering young generations, benefiting them for a lifetime. Professor Xinyi Chen has been tireless in pursuit of academic achievements. He has compiled more than 10 textbooks and authored over 300 academic papers, making significant contributions to advancing traditional Chinese medicine hematology in clinical practice, teaching, research, and disciplinary development. The exhibition of academic achievements section mainly showcases Professor Chen's academic thoughts and achievements. This section includes more than 40 theoretical discussions and clinical research papers previously published by Professor Xinyi Chen. These papers fully displayed his mastery of medical skills, diligence in practice, and courage to innovate. The section of abstracts of research papers by the graduate students comprises master's and doctoral theses and postdoctoral reports tutored by Professor Xinyi Chen. These abstracts systematically outlined his successful efforts in teaching and mentoring. The book *With Trust and Integrity — Collected Works of Professor Xinyi Chen's 50 Years of Medical Practice* not only holds high academic value but also serves as a vivid teaching material to encourage youger generations to move forward. Furthermore, this book is one of the indispensable components for constructing advanced-level traditional Chinese medicine in hematology (Number: zyyzdxk-2023268), designated by the National Administration of Traditional Chinese Medicine.

the compilers

Beginning of Spring 2024

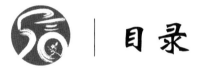

目　录

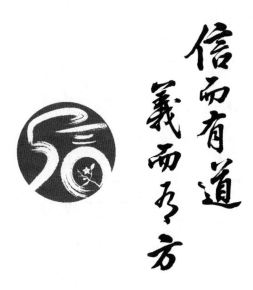

信而有道
義而乃方

第一章

自述传记

- 自述小卷
- 人生阅历
- 耕耘春秋
- 薪火传承

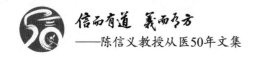
自述小卷

　　"自述小卷"是我2014年（时年60岁）应陕西省商洛市组织部、宣传部邀请，写给由商洛日报社原总编刘少鸿主编的《商洛人》的个人传记，名为"我的自白"。在这篇传记中，我用简单的几百字记录了自己的人生经历和退休后的愿望，全文如下。

　　童年时光[1]，聪明伶俐，好动顽皮，屡受家训[2]，刻骨铭心，勤奋上进，坦诚做人。青春年华[3]，初露锋芒[4]，品学兼优，欲展鸿鹄[5]，蹉跎岁月，知青返乡，栖身政列[6]，支书达理[7]，书记民生[8]，挚爱乡里，意修水利，预架桥梁，思良土壤，培育禾苗，惠顾一方[9]。历途玄机，摒不能为[10]，择医行之，中医三载[11]，博大精深[12]，仁术济生，拯救膏肓。初识郎中[13]，秉承岐黄，目诵经文，秋毫世事[14]，原为良医，而行精致，不为良相[15]，自顾辉煌[16]。壮年奋斗，博十七载，仁爱善良，治理一方[17]，盛达之际[18]，志意向学，结义四海，博采众长，施展智慧，献计良方[19]，笔论书卷，悬壶疆场。花甲之年，鞠躬尽瘁，致力传承，培育英才，智慧人生。夕阳将至，解甲归田，调畅情志，梳理万卷[20]，书写春秋[21]，以鸣后生。

注解：

[1] 小学阶段。

[2] 母亲对我勤于教育和规训。

[3] 初中到高中阶段。

[4] 担任学校团委副书记。

[5] 准备考大学。

[6] 回乡后当了干部（那时候叫行政干部）。

[7] 担任大队（村）党支部书记，能理解、通达民情，体贴村民。

[8] 担任漫川关人民公社（乡镇）党委副书记，能为民办实事。

[9] 解决当地农民吃、住、行问题。

[10] 放弃不能做的事。

[11] 当时大学为三年制。

[12] 指中医药博大精深。

[13] 这里指中医医生，才了解医生职业。

[14] 认真、细致地当好医生。

[15] 不愿意当行政干部。

[16] 追求个人名利。

[17] 指大内科。

[18] 取得一定成绩的时候。

[19] 开发新药与科学研究。

[20] 继续学习医学知识。

[21] 著书立说（总结临床经验）。

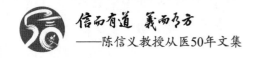

人生阅历

一、度过最贫困的少年时代

我于 1954 年 7 月出生于陕西省山阳县漫川关镇的一个土地贫瘠、靠天吃饭的穷山沟里（纸房沟村，当时叫纸坊沟生产大队）。那时候，中华人民共和国刚刚成立不久，国家百废待兴。1959—1961 年，国家又遭遇三年困难时期，而此时正值我们 50 后长身体，人们生活非常艰苦，几乎吃了上顿没下顿，多数时候一天一顿饭，红薯及红薯干、野菜、树皮（榆树皮）几乎是我们赖以生存的全部口粮。同时，因家里缺乏劳动力（父亲患严重的支气管哮喘病，仅靠母亲下地劳动挣工分），按劳分配的口粮难以满足我们兄弟俩的果腹需求。饥饿与衣不蔽体几乎是那几年我们生活的代名词。虽然生活贫困，但农民们建设社会主义的热情高涨，大家没有退缩，没有畏难，也没有改变对美好生活的向往。母亲经常教育我们："现在我们国家面临的贫困是暂时的，只要我们坚持住，想方设法克服困难，渡过难关，日子会越来越好的。现在吃点苦不算什么，我会尽最大的努力把你们兄弟俩抚养成人，但你俩一定要坚强。"当时，6 岁的我上了初小（1～4 年级），启蒙教育是由朴素的董老师负责的，他虽然话不多，但为人正直，工作认真，热爱教育事业，对每一名学生都严格要求，非常有耐心。除正常上课外，他还经常利用课余时间，给我们讲国家面临困难的原因以及战斗英雄们的故事，还要求我们做一个"有出息""有志向"的人（我母亲也经常这样教育我）。当时我虽然并不理解"有出息""有志向"的真正含义，可我知道这肯定是好的意思。在母亲与董老师的教育下，我顺利地完成了初小学业，并以第一名的成绩考上高小（5、6 年级）。记得在考试的那天早上，母亲把仅有的用来招待客人的面粉拿出来做了一个小锅盔，并语重心长地告诉我："娃子，这个锅盔是我们家唯一的细粮，也是你 3 天考试的奖励，你一定要好好考试，争取考上。"从高小到高中，虽然我能够吃得饱、穿得暖，但生活依然艰苦。每学期 4 元钱的学杂费，也得用寒暑假积攒的鸡蛋换取（鸡蛋 1 毛钱 1 个）。特别是在初中阶段，我们住校生每天只能吃上两顿玉米糊糊加蒸红薯。这些贫困经历，并没有给我们造成很多的负面影响。高中阶段，同学们正值长身体的时候，体育课明显增多，学习压力进一步加重，学生自带的粮食明显不能满足长身体的需求，需要我们自己克服困难，解决这一重要问题。当时，我作为陕西省山阳县漫川中学团委副书记（初中二年级起就担任），带领同学们利用星期天休息时间开垦荒地种粮食（红薯、玉米、土豆、小麦），解决了住校生伙食不足的问题。我们还利用寒暑假时间烧砖烧瓦，以解决学杂费问题，直到高中毕业。每当我回忆起（我也经常回忆）这段艰苦的生活与学习经历，总会感慨万千，但更多的是感恩，感激我的母亲、最敬重的老师和与我一道并肩作战的同学们。

二、"文化大革命"时期的亲身经历

少年是人生关键而又特殊的时期，也是人生中朝气蓬勃、风华正茂、积极向上的黄金时代的开始。可事与愿违，在我 11 岁时，"文化大革命"开始了。那时候，我正在高小（5 年级）读书，并不了解政治的来龙去脉，只看到学校四面墙壁上贴满大字报、小字报。过了几天，给我们上课的老师就被送上批斗会。没过多久我母亲被认定有历史问题，一夜间成了批斗对象，我也成了被同学们孤立的对象。12 岁那年，我母亲的历史问题已查清，她是清白的，我多数时候回家放羊、打猪草，并不参与其中。

我上初中的时候，学校换了新校长，名字叫安崇礼。他的办事风格如同他的姓名，多数同学如此解释："安以稳定，崇尚礼仪。"他的口头语就是："报效祖国有多种形式，你们还很年轻，涉世不深，不要随波逐流，要牢记你们的任务就是学习，学习，再学习。"在安校长的带领下，学校回荡着琅琅的读书声。回想起来，我在初中一直担任一排排长（当时学校按照部队编制，年级称连，班称排），二年级时兼任校共青团委副书记。自然要听校长的话，妥妥地办好排里的事。

高中时，学校换了一位新校长，名叫曹东海，他的想法与安校长一样，他顶住了许多常人不能承受的压力，专注于三个方面的教育。首先是品德教育，通过多种方式教育学生要"品行端正，坦诚待人"。其次是知识教育，他认为没有知识，长大后就谈不上建设祖国，学好知识是建设祖国的前提。最后是体劳教育，他主张没有健康体魄，就没有建设社会主义的资本。现在看来，曹校长是一位领导能力和对时局的把控能力都很强的人。在他的带领下，学校老师

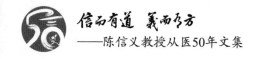

一心教书的敬业精神至今仍给我留下了深刻的印象。记得在高中时，我依然担任高一排排长，兼任学校共青团委副书记，无论在品德、学习方面，还是在俭学方面已成为学校树立的榜样，我还在高中二年级时向学校党组织递交了入党申请书。

高中毕业，我没有考大学的条件，只好返乡务农。因当时我是大队唯一在高中时就递交了入党申请书的人，大队干部对我很器重，并将我列为重点培养对象。1972 年 5 月 4 日（五四青年节），我成为一名中国共产党党员。几个月后，我担任大队（村）党支部书记一职，一年后担任陕西省山阳县漫川关人民公社（乡镇）党委副书记一职，负责农业生产与农村党建工作。我始终认为，中国共产党党员"为人民服务"的宗旨不会变，入党誓词要履行，唯一的理解和执念是带领农民改变贫穷面貌，让农民衣食无忧。因而，改良土壤（推荐并制作菌肥和农家肥）、植树造林（种植果树和龙须草）、兴修水利（改造河道，修建梯田和水库）、种植经济作物（引进四川省橘子树），提高农民经济收入，提高农民生活水平成为我工作的重心。那个时候，我的心是赤诚的，做事尽心尽力，付出不求回报。两年的农村工作经历告诉我一个永远不变的真理和执念，就是"坚持为人民办好事，就不会昧良心"。

三、低谷时期需要百折不挠

"人往高处走，水往低处流"是追求上进者的座右铭。虽然农村的工作环境简单、纯粹，但上大学、谋深造是我们这一代人的理想和追求。1974 年 9 月，经层层选拔和省内统一考试（数学、物理、化学、语文、政治），我成为北京中医学院的一名学生，从此，便开启了悬壶生涯。

因我有在大队和公社担任党的基层干部的经历，到了北京中医学院就被同学们推选为 74 级 2 班党支部书记，并得到学院党委的批准。理想是美好的，但现实是残酷的。身为班党支部书记的我，深深懂得珍惜每一位同学的学习机会，1970 年春天，提出了"我们要学习文化知识和与中医药相关的实际技能。我们要尊重老师，与老师打成一片"的倡议。因此，在大学一年级，我们班里没有一份与学习无关的请愿书，我们与老师们建立了深厚的友谊（每次校庆时，参加我们班活动的老师最多、最开心）。大学三年级是临床实习阶段（1976 年 10 月—1978 年 3 月），我们年级由原来的 2 个班改编为 3 个班，分别被分配到北京中医学院东直门医院、中国中医研究院西苑医院与中国中医研究院广安门医院。在临床实习阶段，我很开心，西苑医院的老师非常敬业，耐心地教我专业临床技能，我与老师建立的情谊至今难以忘怀。

1978 年 3 月，刚刚毕业的我被分配到北京中医学院东直门医院内科工作。1983 年的某一天，我刚从急诊室下夜班，就被医院的某个领导传呼到办公室。他先是嘘寒问暖，然后话锋一转，严肃地对我讲："你们这些工农兵学员，底子太薄，将来连主治医师都升不上。我看你有一定的组织领导能力，你就改行做行政工作吧，但前提是从基层工作（办事员）开始。"现在回想起来，这些话虽然比较刻薄，但对这位领导来讲，鉴于当时的形势，也是不得已而为之。对我来讲，这段话既是一种警告，也是一种鞭策。我并没有因此而灰心，也没有因这段话对这位领导产生怨恨。我心中暗暗发誓："我会努力，会百折不挠地维护个人的尊严，坚守这份来之不易的中医临床事业。"自此以后，虽然我有很多机会去做行政工作，但"人活一张脸，树活一张皮"，我没有离开我最热爱的临床工作，我要通过努力改变自己、改变人生。

经历两次人生低谷期，我懂得了人生没有平坦的路可走，道路崎岖才能磨炼人的耐力。在低谷时，不要焦虑和迷茫，也不要灰心丧气，更不能怨天怨地，要挺起腰杆，面对现实，用坚强的毅力、勤奋的学习精神、敬业的工作态度以及百折不挠的精神去踏踏实实地做好每一件事。成功来源于自信，成功来源于坚韧，成功来源于百折不挠。1985 年，我担任了北京中医药大学东直门医院内、妇、儿科党支部书记，1988 年担任北京中医药大学东直门医院大内科常务副主任，1989 年担任北京中医药大学东直门医院医疗一总支部书记，1999 年担任大内科主任，兼任血液科主任。同时，我是当时最年轻的教授及博士生导师之一，也是北京中医学院工农兵大学生中唯一的二级教授。

四、抓住改革开放发展时机

1978 年，中国实行改革开放政策。随着对农业、工商业等的改革开放逐步深入，医疗、教育也投入了"医疗走向市场，以药养医"与"教育市场化"的改革开放浪潮。那时，我作为一名步入职场不久的年轻人，自然也会顺应潮流，受医疗、教育改革浪潮影响。但很快我就意识到"救死扶伤，实行革命的人道主义"（1941 年毛泽东在延安为中国医科大学毕业生写下的题词）才是我们"坚守医疗规范、坚守道德底线、坚持为患者服务"的行为准则。我从住院医师到主任医师，从大内科副主任到大内科主任，从内、妇、儿科党支部书记到医疗一总支部书记，从血液组负责人到血液肿瘤科主任，每次升迁是我不懈努力的结果，更是因为我没有忘记入党时的初心和使命。我在担任大内科主任与医疗一总支部书记期间，积极倡导"患者至上、廉洁行医"，并高度重视通过多种方式培养英才，重视学科建设，设法提高大内科医、教、研综合服务能力。因此，我主政大内科期间做到了"无重大医疗事故，无受贿行贿事件发生，无安全隐患出现，无学术不端现象"，且支部多次荣获北京中医药大学、东直门医院"先进基层党组织"称号，也获得中共中央组织部、北京市教育委员会颁发的"先进基层党组织"称号。改革开放后，国家在经济、科技等方面取得了巨大成就后，科技经费投入大幅度增加，医疗行业也不例外。在这样的时代背景下，有心、勤奋、执着的人才能分享到改革开放的红利，才能利用改革开放的大好时机武装自己、发展自己。我正巧是改革开放红利的受益者，回忆起来，我那时先后承担科技部、国家自然科学基金、卫生部、教育部、国家中医药管理局、北京市科学技术委员会、首都医学发展基金等部级以上与校级或横向课题80余项，开发中药新药2项，授权发明专利8项，多项成果转化，做出了许多令我骄傲的成绩。

耕耘春秋

1978 年 3 月，我从北京中医学院中医系毕业后被分配到北京中医药大学东直门医院，一直工作至今。其间，我于 1978 年 9 月—1979 年 9 月在北京中医药大学基础医学院进修班研修，1997 年 9 月—1999 年 3 月在对外经济贸易大学继续教育学院与北京中医药大学基础医学院研修（基础英语与中医专业英语），1979 年 9 月—1980 年 9 月跟随全国著名的中医临床专家胡希恕先生从事中医临床工作，有幸听其讲经论道（经，经典著作《伤寒论》；道，行医之道理），仿其行医之风，谋其行医之术，专研《伤寒论》经方，诊疗内科杂病，深感受益匪浅，为之后学术发展奠定了坚实的基础。

1983 年，随着现代科学技术的进步与专业学科逐步分化，我凭借在中国中医研究院西苑医院血液科的实习基础和对中医血液学的挚爱，积极建言成立北京中医药大学东直门医院血液病专业学组。此外，我有幸拜学于我国著名的中医药学家秦伯未先生学术传承人（原卫生部获批）、全国首批西学中专家李英麟教授（1953 年毕业于中国医科大学）门下，潜心领悟岐黄之术，谋求中西医融合之道，并在疾病诊疗、医门技巧、论文写作等方面，深得恩师教诲。随着临床专业学识水平不断提升、教学能力不断提高，我成为了北京中医药大学东直门医院中医血液病专业学组的骨干。

血液病专业学组临床业务不断发展与扩大，1985 年，结合当时血液学领域研究新进展，我率先倡导建立北京中医药大学东直门医院内科第一个实验室（血液病实验室）与血液病研究室，深得乐兆升教授（实验血液学与临床专家）、姚素珍主任（检验科主任）的积极响应和支持，我们投入了大量精力和时间进行血液病实验室的建设工作。血液病实验室建成后，血液病专业学组在临床诊疗、教学与基础研究等方面有了大幅度提升，已经成为北京中医药大学东直门医院乃至全国具有一定影响力的临床专业学组，并于 1988 年被教育部与国务院学位办授予中西医结合临床专业硕士研究生培养点（中医血液学研究方向），1992 年被授予中西医结合博士研究生培养点（包括科学学位与专业学位）与博士后流动工作站。

功夫不负有心人，经过十余年的辛勤努力，北京中医药大学东直门医院血液病专业学组在临床、教学、科研等方面已在医院名列前茅，并在全国中医血液病行业具有较高的知名度和影响力。1996年北京中医药大学东直门医院血液科正式成立，标志着北京中医药大学东直门医院血液学科从此步入了健康发展的快车道。

20世纪90年代末，顺应北京中医药大学整体建设与发展需求，北京中医药大学东直门医院肿瘤科（隶属中医外科）整体迁至北京中医药大学东方医院。1999年，北京中医药大学东直门医院血液科更名为血液肿瘤科实现了血液与肿瘤两专业高度融合的发展新格局，开启了中医、中西医结合治疗血液与肿瘤疾病的新征程。但对从事血液病临床与基础研究的团队来讲，跨界中医肿瘤行业需要更多的时间和智慧去领悟。因此，我带领的研究团队严格遵照汉代刘向在《说苑·君道》中记载"凡处尊位者必以敬，下顺德规谏，必开不讳之门，蹲节安静以藉之，谏者勿振以威，毋格其言，博采其辞，乃择可观"的"博采众长"之古训，立足于中，勤奋于西，通过请进来（请中国医学科学院教授查房与讨论病例）、走出去（外派到中国医学科学院肿瘤医院、北京大学肿瘤医院、中国医学科学院北京协和医院、北京大学人民医院进修学习）等方式广交医友，善积良方，付诸实践，引用创新，逐步形成了以中医药有效解决血液、肿瘤疾病相关痛苦（抑郁、失眠、厌食、乏力、便秘、腹泻等），提高患者生存质量为特色的北京中医药大学东直门医院血液与肿瘤疾病诊疗模式。

随着北京中医药大学东直门医院血液肿瘤科临床、教学、科研等的快速发展，完整的理论体系、优良的学术氛围、雄厚的科研实力、合理的人才梯队、成熟的科技成果已经成为血液肿瘤科进步与发展的名片。该科室也由此成为北京中医药大学东直门医院重点科室之一。为提高血液肿瘤科综合实力与激发发展潜能，北京中医药大学"中医血液病学"学科于2002年获批国家中医药管理局重点学科。通过数年的学科建设，"中医血液病学"学科在教学教材、科学研究、临床诊疗、人才培养以及成果转让等方面取得了优异成绩，于2010年获批国家中医药管理局第二轮重点学科。2016年"中医血液病学"被国家中医药管理局评为优秀重点学科（全国唯一）。基于两轮重点学科建设的重要基础，2023年北京中医药大学"中医血液病学"获批国家中医药管理局高水平中医药重点学科（全国唯一）。

2014年7月，我60岁，先后卸任北京中医药大学东直门医院大内科主任、医疗一总支部书记、血液肿瘤科主任职务，顺利地完成了科室学术发展的交接程序。在夕阳红的岁月里，为更好地发挥余热与专业特长，我在中华中医药学会相关领导的关怀下，幸得中医血液病学届同仁的支持，2014年7月25日，第一届中华中医药学会血液病分会正式在北京成立。承蒙各位专家的厚爱，我被推荐担任中华中医药学会血液病分会第一届主任委员，继任第二届主任委员。从那时候起，我逐步把主要精力和时间转移到中华中医药学会血液病分会建设之中。我辛苦耕耘、开拓创新、砥砺前行，率先在中华中医药学会血液病分会年会上搭建"青年学者论坛""名老中医经验传承论坛""护理技术论坛"等学术交流平台，构建了中华中医药学会血液病分会人才培养、薪火传承、医护和谐发展等建设体系。我还针对中医血液学无专门教材的现状，组织编著了第一部全国中医药行业高等教育"十三五"创新教材《中医血液病学》，并由中国中医药出版社出版。教材出版后，我创办空中课堂讲授课程。同时，我还积极组织编写了与《中医血液病学》配套的"十四五"创新教材《中医血液病调护学》（也将由中国中医药出版社出版）。在中华中医药学会血液病分会建设过程中，我在血液病分会组织建设、学术创新发展、党的思想与组织建设、精准医疗扶贫等方面付出了大量心血，也做出了优异成绩。在这8年里，我已经把中华中医药学会血液病分会建成"拥有强大凝聚力和向心力，团结奋进、和谐向上"的战斗集体。血液病分会连年获中华中医药学会颁发的"优秀分支机构""党建工作优秀分支机构""精准扶贫优秀分支机构"与"全国科技助力精准扶贫工作先进团队"等光荣称号。2022年11月，我卸任中华中医药学会血液病分会主任委员一职。2023年8月，我担任了中国民族医药学会血液病分会会长，我将致力于中国民族医药治疗血液病的理论与临床经验的挖掘、传承、创新与发展工作，绝不辜负中医血液病学界同仁的期望。我深知"任重而道远"，当加倍努力，再创新辉煌。

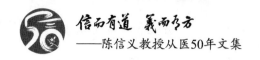
薪火传承

　　在从医 50 年的生涯中，我"没有人生格言，只有不断追梦"。我的理想是"一个人活着不仅仅是为了自己，也是为了更多人，而这靠的是执着、坚韧和努力"。我自己用这段话来概括我的人生和工作态度，这也是我从医 50 年的坚强毅力和信心的体现。在 50 年的医、教、研过程中，最使我高兴的是培养了能够传承中医药事业，并能促进中医血液病学、肿瘤学临床科技进步与发展的硕士、博士研究生和博士后。最令我欣慰的是，我的部分学生已经"青出于蓝胜于蓝"，他们在各自的岗位上，在临床、教学、科研和管理方面，出类拔萃，成绩斐然。同时，他们也不断地为"陈家军"进行医灯续焰，一代接一代地薪火传承。

　　回眸从医 50 年，我感慨万千。我是一个名不见经传的普通医生、教师与科研工作者，我没有各级名医、名师的头衔，能够分享给学生、同行们的故事不多，即使有故事，肯定也不够精彩，但我还是愿意分享给大家，以资借鉴。

一、出版著作承载学术思想

　　我虽然著书不多，但始终认为，著书的意义远远超过书籍本身的价值。著作能够承载和表达作者的学术思想、见解和工作团队的集体智慧，同时，也能够留存和激起对过往历史的记忆。因此，我考虑再三，还是决定将我作为主编或副主编的著作内容简要列出：一是期望学生或同行们有空余时间惠顾浏览，至少能够使读者增加对那个时代学术背景的考量；二是期待读者对近年出版的书籍提出宝贵意见与建议，以便再版时修正。

　　《骨髓增生异常综合征中医证治》：1994 年由中医古籍出版社出版。这是我的第一本学术著作，虽然字数不多，但它是中医药血液病领域第一本全面论述骨髓增生异常综合征（myelodysplastic syndrome，MDS）的专业著作。全书分 MDS 研究概况、生物学特点与发病机理、形态学特点与临床分型、中医病因病机与证候学特征、骨髓活组织检查、染色体异常、骨髓体外培养、诊断与疗效标准、化疗和骨髓移植、分化诱导剂治疗、造血生长因子治疗、中医药治疗概况、益气养阴活血治疗 MDS 临床研究、中药治疗 MDS 效应机制研究等部分，特别是提出的中医药治疗 MDS 的研究思路与方法至今依然指导着中医血液病的临床诊疗与科学研究。

《当代中医师灵验奇方真传》：1994 年由中医古籍出版社出版。我作为副主编参与了内、外、妇、儿等 10 个大类，3600 余首方（含组方）的收集与整理工作。这些方剂均来源于全国各地中医祖传秘方、名医献方、师教解方，或个人临床经验方。全书用以病统方的格式来籍录方剂，每方又分方名、作者简介、功能主治、药物组成、用法用量、疗效判定等内容。该书的特点是收载灵验奇方，注重疗效验证和实例分享。现在看来，这本著作虽然理论性不强，但实用价值极高，也是我们挖掘和整理民间有效方剂的具体实践，值得浏览和用于临床实践。

《内科常见病诊疗常规》：1995 年由中医古籍出版社出版。我当时任大内科常务副主任，与王玉芬教授、姜良铎教授共同主编此书。该书是全国第一本以中医内科常见病中西医结合诊疗为主的规范性著作。上篇列举 54 个常见内科病证（中医）的中医诊疗常规，下篇列举 90 个内科常见病（西医）的中西医诊疗常规。该书是北京中医药大学东直门医院内科数十名中医或中西医结合临床专家将临床实践与现代医学研究进展相结合的智慧结晶。该书具有很高的临床实践与科学研究价值。

《家庭医疗全书》：1999 年由中国医药科技出版社出版。我作为副主编，整理了内科常见病的简要发病机理、临床诊断、中西医治疗与常见药物应用等内容。该书以科普形式给千家万户的普通百姓讲解了常见病及相关内容，让家庭成员能够及时掌握内、外、妇、儿、皮肤等领域常见病的急救措施等，以防患于未然。这本书科普性较强，对其他科普书籍的编写具有重要参考价值。

《中西医结合临床诊疗丛书——血液病手册》：2000 年由中医古籍出版社出版。这是我和我国著名的中西医结合血液病学家，中国中医科学院（中国中医研究院）西苑医院血液科周霭祥先生合著的第一本关于血液病中西医结合诊疗丛书。该书全面归纳总结了血液系统常见病、多发病的中西医诊疗方法与研究进展。虽然这本书已时隔 20 多年，时间有些久远，但因该书基本内容完整，文字简明扼要，诊疗思路清晰，依然是从事中医血液病临床工作者的常用案头书。

《中西医结合内科学》：2005 年由学苑出版社出版的第一本"北京市高等

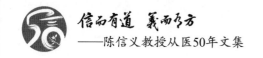

教育精品教材"。我作为副主编,参与了血液疾病相关章节的编著和审校工作。该教材归纳了内科传染病、心血管疾病、脑血管疾病、呼吸道疾病、消化道疾病、肾脏疾病、内分泌疾病、血液疾病等内科常见病的病因病理、临床表现、诊断标准、治疗方案等临床教学实用内容,且叙述简明扼要,逻辑性强。该教材作为北京中医药大学在校本科生、中西医结合临床研究生(硕士、博士)考试的必备参考书沿用至今。

《实用中医血液病学》:2005年由上海科学技术出版社出版。该书由上海中医药大学中西医结合岳阳医院黄振翘教授、广东省中医院梁冰教授指导,上海中医药大学中西医结合岳阳医院周永明教授与我共同编著。《实用中医血液病学》由40多位从事中医、中西医结合血液病临床和研究的专家参加编写,全书分上、中、下三篇。上篇为中医血液病学基础,系统介绍了中医血液病学的形成与发展历史,中医血液生理、病因病理、中医病证名、四诊诊断及辨证方法,中医血液病治疗思路及近代研究概况;中篇为中医血液系统病证,主要介绍了疾病概念、范围、病因病机、证候学特征、辨证思路、诊断、治疗、转归、预后及评析等;下篇以西医病名为纲,主要介绍每一种疾病中所包含的中医证名、病因病机、证候学特征、辨证思路、治疗、评定标准等内容。此外,该书还提出辨病论治及中西医结合诊疗方案并展示了疗效机制研究结果。这本书对一些常见血液病及相关性疾病的中医药研究新进展也做了详细叙述。《实用中医血液病学》既有辨证论治、理法方药的传统医学特点,又有现代血液疾病诊疗的新思路,其内容丰富、翔实,是一本集实用性、系统性、先进性、科学性于一体的中医血液病学专著,适用于从事中医、中西医结合内科临床、血液病专业的各级医师,是中医院校师生及科研人员的专业参考书。

《常见血液病中医诊疗范例》:2005年由科学技术文献出版社出版。该书是我与我的好友陈志雄教授(广州中医药大学第一附属医院)、李铁教授(原中国人民解放军第210医院)、邱仲川教授(上海中医药大学曙光医院)合著的。我们集多年从事中医药治疗血液病临床工作经验,参考了国内外大量文献资料,编著出这本书。全书共分血液病常见症状、红细胞疾病、白细胞疾病、出血和血栓性疾病、骨髓增殖性疾病、其他类型血液病、常见并发症护理、常用治疗技术8章,每章又分若干节。其中,血液病常见症状一章按概述、病因、诊断与鉴别诊断、中医病因病机、中医病证名、古医籍描述与治疗等不同内容编写；疾病各章按概述、病因与发病机理、临床表现、实验室检查、诊断与鉴别诊断、中医病因病机、中医病证名、古医籍描述与治疗等不同内容编写；常见并发症护理与常用治疗技术参考了国内外大量文献，并结合临床经验分不同体例编写。全书内容丰富、叙述简明扼要、系统性强，极为实用。特别是中医病因病机归类以及中医病名特征与其他类似书籍有明显区别，既保留了中医名词特征，又在原有基础上结合现代认识有所创新。因此，该书可作为中医大专院校师生，从事血液病工作的中医与中西医结合临床、科研工作者的重要参考书。同时，该书也为常见血液病中医病证名的制定打下了良好基础。

《中西医结合肿瘤病学》：2005年由中国中医药出版社出版。这是全国第一部供高等中医药院校中西医结合专业用的"新世纪全国高等医药院校规划教材"，我作为副主编，参与了其中多个章节的编著和审校工作。教材分总论与各论两部分。总论分十章，包括绪论、肿瘤病因病理与发病机制、肿瘤的诊断、肿瘤的治疗、肿瘤综合治疗和规范化治疗、肿瘤常见并发症及其处理、癌症疼痛治疗、肿瘤预防、肿瘤康复治疗与护理、生活质量与疗效标准。各论包括多系统肿瘤性疾病概念、诊断、治疗、预防。该教材的核心是中西医结合诊疗。这本教材不仅具有重要的临床应用与教学价值，也为全国中医药行业高等教育"十三五"创新教材《中西医结合肿瘤病学》的修订奠定了重要基础。

《恶性淋巴瘤的中西医结合治疗对策》：2008年由化学工业出版社出版。该书是我和我的学生李冬云教授合著的第一本中西医结合治疗淋巴瘤的专著。该书共分七章，详细、系统地介绍了恶性淋巴瘤的流行病学及病因学、病理及分类、诊断、综合治疗（化疗、放疗、手术、靶向及生物治疗、造血干细胞移植治疗、中医治疗）、预后及调护等内容。该书内容丰富、实用，系统性、科学性较强。书中介绍的诊疗思路至今还具有可读性与深入研究价值，可供从事血液病与肿瘤临床工作的同仁、学生、科研工作者阅读、参考，也可作为高等院校中医专业教学用书。

《血液病中医名词术语整理与诠释》：2014年由北京科学技术出版社出版。该书由我策划、统筹，由我的学生侯丽教授、许亚梅教授、董青教授、郎海燕教授、李冬云教授等编著，是全国第一部全面阐述中医血液病名词术语的图书。全书共分六章，前四章对血液病中医生理病理、病证名称、临床证候、治则治法所属的名词术语进行了整理与诠释，每条名词术语按词条、出处、原文和新解顺序归纳；第五章为血液病临床常用方剂，每方按词条、出处、原文、方解和现代应用顺序列出；第六章为脾脏名词术语，是基于北京中医药大学承担的国家重点基础研究发展计划（973 计划）项目子课题"脾不统血所致血小板减少性紫癜从脾论治的疗效机制及规律研究"文献整理而得，并将这本书与课题其他研究成果一并纳入课题的重要研究成果。该书不仅是中医血液病重点学科建设的重要工具书，也是从事中医血液病临床、教学、科研的重要参考书。

《中西医结合肿瘤学》：2014 年由北京科学技术出版社出版。这本教材是我主导编著并主审的第一本在北京中医药大学本科开设的中西医结合肿瘤学选修课程配套教材。《中西医结合肿瘤学》是以中医理论和现代医学理论为指导，采用中西医结合方法，阐述和研究人体肿瘤发生、发展和诊治方法的一本临床专业课程教材。教材侧重以内科肿瘤疾病为主的诊断与中西医结合治疗，并选取了部分其他临床学科肿瘤疾病为范例进行示教，以求对其他各科肿瘤的治疗起到指导和示范效应。教材也首次将血液系统恶性肿瘤，如恶性淋巴瘤、多发性骨髓瘤、急性白血病、慢性粒细胞白血病、骨髓增生异常综合征列入其中。教材共分总论、实体瘤、血液肿瘤三章。总论部分主要介绍中西医结合肿瘤学的基本知识、基本理论和基本技能，以及肿瘤治疗中存在的共性问题和总治疗原则。实体瘤、血液肿瘤这两章分别介绍了肿瘤的基本概念、病因病理、中医病机、临床表现、诊断及鉴别诊断、中西医治疗原则与方法、中西医结合治疗特色和新进展以及预防和调护等知识。到目前为止，北京中医药大学本科选修课一直用这本教材。

《内科常见病规范化诊疗方案》：2015 年由北京科学技术出版社出版。该书是我卸任大内科主任前组织编著的，共有二十七章，分别对内科常见病证的规范化诊疗进行了介绍。《内科常见病规范化诊疗方案》是以西医系统疾病为框架，涵盖了各个科的常见疾病。与同类书相比，该书除了各病的病因病机、诊断、辨证标准与诊疗规范以及每个病的中医病证和治疗外，更有众多名医临证经验及研究进展，既涵盖了西医规范的诊疗标准，又囊括了中医诊疗方案，可以说是临床医生不可多得的临床应用参考书。

《血液疾病优势病种中医诊疗方案与路径解读》：2019 年由科学技术文献

出版社出版。该书由中华中医药学会指导，中华中医药学会血液病分会具体负责。时任中华中医药学会血液病分会名誉主任委员孙伟正教授、杨文华教授为专业顾问，我与时任中国民族医药学会血液病专业委员会会长周郁鸿教授、中国中西医结合学会血液病专业委员会主任委员胡晓梅主任医师为主编，组织全国中医血液病重点专科、重点学科以及部分高等学校血液病学科专家编著。《血液疾病优势病种中医诊疗方案与路径解读》是中医血液病学行业第一本详细解读国家中医药管理局公布的"中医优势病种诊疗方案与路径"的血液部分的工具书，是中医与中西医结合医疗单位执行"方案与路径"的重要参考依据，也是从事中医血液病临床与科研工作者的重要参考书。

《中医血液病学》：2019 年由中国中医药出版社出版。该书是第一部全国中医药行业高等教育"十三五"创新教材。教材由我与天津中医药大学（第一附属医院）杨文华教授作为主编，广州中医药大学陈志雄教授、浙江中医药大学周郁鸿教授、上海中医药大学周永明教授作为副主编共同编著。《中医血液病学》是在中华中医药学会领导下，由中华中医药学会血液病分会具体负责，北京中医药大学、天津中医药大学、上海中医药大学、浙江中医药大学、广州中医药大学、南京中医药大学、黑龙江中医药大学、成都中医药大学、山东中医药大学、广西中医药大学、湖南中医药大学、湖北中医药大学、江西中医药大学、河北医科大学、陕西中医药大学、贵州中医药大学、辽宁中医药大学、兰州中医学院等高校附属医院的血液科专家共同完成的。中华中医药学会血液病分会已经开设"空中课堂"，讲授"中医血液病学"课程。同时，该书是供全国高等中医药院校本科生、研究生使用的选修教材，也是从事中医或中西医结合工作者的自学参考教材。

二、构建理论体系惠及门生

在长达 50 年的医、教、研生涯中，我和我的老师们（李英麟教授、乐兆升教授、孙颖立教授）致力于构建中医药治疗血液、肿瘤疾病科学理论体系的研究。其中，有些理论体系已在临床实践、教学改革与科学研究过程中发挥着至关重要的作用，并成为学科团队学术传承与学科建设的重要理论体系。

"脾生血理论体系"的构建与临床应用：脾生血理论体系构建于 20 世纪 80 年代，并通过临床实践不断完善。中医基础理论与脏象学说认为，脾具有"脾主统血"功能，并没有脾生血功能。但临床上，许多血液疾病，尤其是贫血类疾病，经健脾治疗后贫血引发的症状可得到明显改善，贫血也随之得到相应控制。故而，我们认为，构建"脾生血理论体系"并应用于临床，对指导血液疾病，特别是贫血类疾病的治疗具有重要的理论与应用价值。经查阅文献发现，关于"脾生血"的理论首见于《黄帝内经》。《灵枢·决气》篇中就有"中焦受气取汁，变化而赤，是谓血"。《灵枢·营卫生会》也明确指出"中焦亦并胃中，出上焦之后，此所受气者，泌糟粕，蒸津液，化其精微，上注于肺脉，乃化而为血，以奉生身，莫贵于此"。上述记载已明确标识中焦（脾胃）是血液生成的重要器官。其中，胃主受纳、脾主运化等功能是"脾生血"效应的高度体现。脾胃首先将受纳和运化的水谷精微转化为营气，运送到骨髓，在肾气作用下，转化为血液。故而，健脾生血是贫血类疾病重要的治疗法则。"健脾生血法"首先在缺铁性贫血的治疗中得到应用。20世纪80年代，硫酸亚铁是治疗缺铁性贫血唯一有效的药物，但其副作用（消化道症状）是造成患者依从性很差、贫血长期不能治愈的关键因素。我们通过临床观察发现，缺铁性贫血患者以面色萎黄、倦怠乏力、心悸气短、失眠多梦、头目眩晕、食欲不振、食后腹胀、大便溏稀、舌体胖大有齿痕、舌质淡红、脉细无力等为主要临床证候，符合"脾胃虚弱，气血两虚"的证候特征，也符合"健脾生血法"的治疗法则，拟定了"绿矾、党参、山药、炒薏仁、法半夏、草豆蔻、大枣、陈皮、甘草"为治疗药物。该药方于1985年研发成为医院制剂，取名"健脾生血丸"。1997年"益中生血片"作为中药新药正式上市（北京中医药大学东直门医院与北京制药工业研究所实验药厂联合研制）。2005年改剂型产品"益中生血胶囊"上市。在新药研发与临床试验过程中，我们相继承担了北京中医药大学、北京市医药卫生科技促进中心、北京市科委（重大项目）等多项科研课题，并获北京中医药大学、北京市科委科学技术进步奖。随着我们对"脾生血理论体系"研究的不断深入，健脾生血系列产品（益中生血片、益中生血胶囊）被推广应用于肿瘤相关性贫血、脾胃虚弱型慢性萎缩性胃炎等疾病，并纳入贫血类疾病中医药诊疗专家共识或诊疗方案。以"脾生血理论体系"为基础，我们于2013年承担了国家重点基础研究发展计划（"脾主运化、统血"等脾脏象理论研究）子项目"脾不统血所致血小板减少性紫癜从脾论治的疗效机制及规律研究"，进一步完善了"脾生血理论体系"的内涵与外延内容。

"**毒损骨髓病机理论学说**"构建与临床应用：该病机理论学说构建于20世纪90年代末期，并在2002—2007年国家中医药管理局第一轮重点学科"中医血液病学"（北京中医药大学）建设过程中得到了临床验证性应用。该理论学说是针对恶性血液病（急慢性白血病、骨髓增生异常综合征以及部分骨髓增殖性肿瘤）中医病因病机开展的重要科学研究工作，并在临床实践中得到不断完善，目前已经形成恶性血液病中医发病的重要病机理论学说之一。该理论学说的核心内容是，外来毒邪由表入里，侵袭脏腑，深入骨髓以及内生毒邪直入脏腑，深入骨髓导致毒邪蓄积，骨髓损伤，新血不生，败血增殖，从而引发血液系统肿瘤性疾病。其中，内生毒邪（基因突变或疾病转化）是疾病发生内伤的基础，外受毒邪（病毒感染、电离辐射、药物毒性）是疾病发生的必要条件。以"毒"为核心病机，临床见高热（细菌或病毒感染导致）、疖肿（皮肤、肛门细菌感染）、难治（综合性治疗难以收效）、衰竭（疾病的终末期阶段）四大特征，并有感染病灶检出细菌、病毒或细菌检测阳性，外周血或骨髓出现异常细胞，基因检测发现克隆突变实验室检测证据。血液系统恶性肿瘤以"毒"为核心的病机学说，既可概括这类疾病发生与进展的本源特征，又可以用于指导临床诊疗与疗效判定。在"毒损骨髓病机理论学说"指导下，我们开展了"益髓颗粒"（炙黄芪、熟地黄、丹参、党参、生地黄、龟甲胶、阿胶珠、桃仁、红花、地龙、鸡血藤、菟丝子、白花蛇舌草、蜈蚣）治疗骨髓增生异常综合征的理论、临床、基础研究，并在研究过程中承担了国家自然科学基金委员会、中华人民共和国原卫生部、中华人民共和国教育部、国家中医药管理局多项资助课题。在获得良好研究结果的基础上，我们完成了国家科技重大专项"重大新药创制"课题的药学、药效学、毒理学等全部内容。随着对益髓颗粒研究的不断深化，该医院制剂也被推荐用于治疗难治性原发血小板减少症等相关疑难血液疾病。

"**肿瘤因于寒论病机理论学说**"构建与临床应用：该病机理论学说是在国家中医药管理局第一轮重点学科建设期间，针对恶性淋巴瘤、多发性骨髓瘤以及部分实体瘤构建的中医病机理论学说。该理论学说认为，内外寒邪导致机体寒湿、痰凝，阻滞气机，髓生症积或肿块。其中，寒邪凝滞于肌肤、腠理则见痰核丛生（淋巴瘤的淋巴结肿大）；凝滞于脏腑则见症积或者肿块（胃癌、肝癌、肠癌等）；凝滞于骨髓则见新血不生，败血不去（多发性骨髓瘤）；凝滞于骨则见骨骼疼痛或骨蚀（多发性骨髓瘤骨破坏）。在"肿瘤因于寒论病机理论学说"指导下，我们分别获得了国家自然科学基金、教育部博士点基金资助，相继开展乌头碱治疗恶性肿瘤相关基础研究，并发表科研学术论文；我们还提出了"温胃理气活血"法治疗胃癌研究新思路，并对新加良附方（高良姜、制香附、穿山龙）进行了深入的临床与基础研究，并拓展到肝癌、胰腺癌及其他肿瘤患者的生存质量观察、血液高凝状态观察等领域。

"痰瘀互阻病机理论学说"构建与临床应用：该病机理论学说是在国家中医药管理局第一、二轮重点学科建设期间，针对难治复发急性白血病、难治多发性骨髓瘤、难治原发免疫性血小板减少症以及骨髓增殖性肿瘤与部分复发难治实体瘤等构建的病机理论学说。该理论学说的关键是以"痰瘀"为核心，痰瘀阻滞于脏腑、经脉、骨髓，不但可引起局部或周身疼痛（不通则痛）、肢体麻木或发凉（血液运行不畅）、瘀斑瘀点（血液不能循经运行而溢出脉外），机体局部出现肿、胀或见咳嗽、咯痰、胸闷等痰瘀互阻症状，还可因痰瘀阻滞骨髓引起新血不生，如面色萎黄或苍白、体倦乏力、失眠多梦等。由痰瘀互阻病机导致的疾病的临床特征为病程漫长、难治难愈、生存期短、死亡率高。我们以"痰瘀互阻病机理论"为指导，开展的最具有代表性的研究为"活血化痰治疗复发难治急性白血病"临床与基础研究。在研究过程中，我们承担了国家科技部"九五"攻关、"十一五"支撑计划课题、国家自然科学基金、北京市科委等多项重大课题研究。此外，在理论、临床与基础研究方面取得明显疗效的基础上，我的学生侯丽教授承担并完成了北京市科委"十病十药"的"复方浙贝颗粒"（浙贝母、川芎、汉防己）新药开发项目要求的全部研究。

"中医药防治急性髓系白血病一体化研究体系"构建与临床应用："中医药防治急性髓系白血病一体化研究体系"是北京中医药大学东直门医院血液肿瘤科在长达几十年的临床实践过程中，构建并逐步完善的中医药治疗急性髓系白血病（acute myeloid leukemia，AML）研究体系。该研究体系首次提出"中医药防治 AML 一体化研究"概念与诊疗策略，主要内容包括：强化导致 AML 的前期疾病骨髓增生异常综合征（MDS）的治疗，以阻止或延缓疾病向 AML 转化；治疗难治复发或耐药 AML，提高临床完全缓解率；控制 AML 相关症状或并发症，促进疾病康复；制订和优化以 AML 为中心的中医综合诊疗方案与康复计划，使更多的 AML 患者在诊疗过程中获益。在该研究构建过程中，我们相继承担了国家科技部、国家自然科学基金、国家重大新药创制等重大课题研究 10 余项，发表学术论文近百篇，授权专利 2 项。

"血液肿瘤疾病调平与平调理论体系"构建与临床应用："血液肿瘤疾病调平与平调理论体系"构建始起于 20 世纪 90 年代。当时治疗血液系统恶性肿瘤（急性白血病、慢性白血病、多发性骨髓瘤、恶性淋巴瘤）与各种实体瘤主要依靠放化疗，放化疗虽然能够消除肿瘤细胞，但消化道、肝肾、血液等的不良反应非常严重，给患者带来痛苦，并导致患者的生活质量下降。《素问·评热病论》中"正气内存，邪不可干，邪之所凑，其气必虚"的病因病机论认为，疾病在发生与发展过程中，内因与外因两大致病因素均可致病。正气充足，就不容易患病，即使患病也易康复；正气不足，无以抵抗外邪，外邪侵袭，便生疾病。血液与肿瘤性疾病发病的内伤基础是机体正气亏虚，外因是致病条件，通过内因起作用。其中，正气虚弱无外乎气血阴阳亏虚、五脏六腑失调、精津液不足等，外邪主要为痰、湿、饮、毒、瘀及情绪失调等。因此，在血液、肿瘤性疾病诊治中，该体系首创了"调平与平调"理论。"调平"是针对病因病机与证候及其演化规律治疗。《素问·阴阳应象大论》曰："形不足者，温之以气；精不足者，补之以味。""调平"旨在固护卫气，修炼元气。针对外因治疗要在补虚基础上，祛痰、祛湿、化饮、解毒、行瘀与调畅情志，以达到驱邪不伤正之效。其终点指标是恢复血液、肿瘤疾病患者机体的内在平衡状态，促进疾病缓解，乃至治愈。"平调"是针对疾病治则与组方遣药而言。在临床实际中，血液、肿瘤疾病多数已经接受现代医学治疗（放化疗或靶向治疗）。针对这种情况，我认为，不应采用以中医药攻邪的过激对抗性疗法。"平调"理论目的是为现代医学治疗保驾护航，或克服西医治疗的不足或不良反应。故在治则与组方遣药时，要基于《素问·五常政大论》所言"大毒治病，十去其六；常毒治病，十去其七；小毒治病，十去其八；无毒治病，十去其九；谷肉果菜，食养尽之。无使过之，伤其正也。不尽，行复如法"的治疗用药规律，应以"平调"治疗方式，高度重视食补与调养，特别是身心调养。高龄、体弱与晚期肿瘤患者放化疗并不能提高临床疗效，也不能延长患者生存期，而应用"调平与平调"理论，重点鼓舞机体正气，例如，胃肠道肿瘤重视健脾和胃，肝胆肿瘤提倡调肝利胆，肺部肿瘤补肺益阴。同时，饮食调护、运动处方、调畅情志、卫生宣教等非药物疗法必不可少。临床实践证明，中医药配合或为

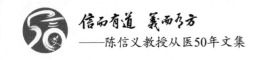

主的综合治疗，能够明显改善血液、肿瘤患者临床症状，提高生存质量，延长
生存期。该理论体系除用于恶性血液病与实体瘤外，已经拓展到其他血液疾病
的治疗领域。

"恶性肿瘤中医维持治疗理论体系"构建与临床应用："恶性肿瘤中医维
持治疗理论体系"是北京中医药大学东直门医院血液肿瘤学科团队通过长期的
临床实践，并结合国内外研究进展构建的诊疗理论体系。恶性肿瘤的中医药维
持治疗是在中医药理论指导下，灵活运用"整体观念""辨证施治""平衡状
态"及"固本清源"等思想，集肿瘤治疗、共病治疗、症状治疗三位一体的多维
度诊疗体系。其中无论有无可评价病灶，均可进行肿瘤维持治疗，临床常见的共
病如癌性疼痛、肿瘤相关性失眠、癌因性疲乏、肿瘤相关性抑郁、化疗后骨髓抑
制，以及肿瘤治疗过程中所出现的恶心呕吐、腹痛腹泻、肢体麻木等症状，亦可
在辨证的基础上进行维持治疗，以期最大限度地缓解症状。具体实施从辨证使用
汤剂、中成药及非药物疗法等方面展开。其核心理论是"道法自然"，思维模式
是"以人为本"，将证候（症状）控制与生存质量上升到与无进展生存期和总生
存期同等重要的位置，让更多恶性肿瘤患者在维持治疗中身心双受益。

"提高癌症患者生活质量评价体系"构建与临床应用："癌症痛苦症状控
制诊疗与评价体系"是北京中医药大学东直门医院血液肿瘤学科团队通过长期
的临床实践，并结合国内外研究进展构建的诊疗理论体系。近年来，提高肿瘤
患者生活质量已成为当今医学界的研究热点，提高或改善肿瘤患者生活质量的
重要举措逐步趋向于中医药治疗，积极治疗原发疾病及对相关症状的有效控制
是提高癌症患者生活质量的关键。近些年来，我们在防治肿瘤相关性贫血、肿
瘤相关抑郁、癌症性疲乏、癌性疼痛、化疗后骨髓抑制、消化道不良反应及周
围神经毒性等方面显示了中医药特色和疗效优势，构建"提高癌症患者生活质
量评价体系"对提高肿瘤患者的生活质量具有重要意义。

三、以园丁情怀精心培育英才

在50年的职业生涯中，多数时候大家称我为"郎中"，又因我有一定的
科研能力，并在同龄人中多承担一些科研课题，也有人称我为"学者"。此外，
我肯定是一个合格的"园丁"。我从1980年开始为本科生教授部分课程（虚劳、
血证、便秘）并带学生见习，授课从未间断，直到2020年（中西医结合肿瘤学，

本科生选修课），白发苍苍的我站在讲台上的时候，可以自豪地说：我是北京中医药大学本科生课堂教学中最老的教师，也是退休后还继续坚持课堂授课的教师。因为，当教师是我青年时代的梦想，也是我一生追求的理想。我坚定地认为：教师不仅限于传授知识，更重要的是要当学生的引路人和榜样。教师应拥有扎实的专业知识，并具备良好的处理人际关系、沟通和组织的能力。教师不仅仅是一种职业，也代表着一种社会责任。我做教师的座右铭和道德规范是"为人师表"。因此，我给自己立下了3条规矩：①将专业知识倾囊相授，同时传授医、教、研实际技能，特别是医、教、研的思路、方法和操作技巧，让学生们学到知识，最大限度地受益；②互敬互学，相互尊重，有关爱情怀，及时了解和解决学生在校期间面临的各种实际问题，包括学习、经济、情感、健康等；③坚守道德准则，培养中医、中西医结合研究血液/肿瘤疾病的栋梁之材。

1993年我晋升为副主任医师，1994年被聘任为硕士生导师，1995年开始招收硕士研究生，1995年晋升为主任医师，1999年被聘任为博士与博士后合作导师，2000年开始招收博士研究生，2003年开始培养博士后。从1995年招收第一位硕士研究生开始，到2023年最后一名硕士研究生毕业，在长达近30年的执教生涯中，我可以问心无愧地说：在研究生培养过程中，我倾注了大量的心血，也付出了常人不能付出的努力。但我也是最大的受益者，因为，我看到他们"青出于蓝而胜于蓝"，而且我培养的研究生们没有辜负他们自己当初的一片赤诚之心。这里我更想把我当教师的三点心得分享给大家。

为人师表：身为教师，重在为人师表。教师的言行会影响学生的世界观、人生观和价值观。我招收研究生的早期，中国正处于改革开放的社会变革阶段。中国经济实现了从计划经济到充满活力的社会主义市场经济的转型，大大地解放了生产力，国家经济总量明显增长，人民生活水平日益提高。而此时，我们这些教师把控的底线是引导和教育学生要树立正确的人生观和价值观。我是这样做的，也是这样讲给学生们听的："在名利面前，要懂得取舍，不能见利忘义，这是做人的原则。名利对我们每个人都有诱惑力，但我们要有定力。"我虽然没有获得国务院政府特殊津贴，也没有获得行业机构颁发的"名中医"桂冠，更没有政府授予的"先进个人"称号，就连挂号费也只是一名普通主任医师的价格，但我并没有因此后悔，也没有遗憾，因为我把更多的机会留给了真正需要的人，把淡泊名利的优良传统传给了下一代人。在医疗方面，我非常尊重我的职业，我是一名医生，且是一名遵守医疗道德规范的医生。我一直坚守着从医的初心——救死扶伤。在科研方面，我承担过许多科研课题，发表过许多学术论文，在字里行间给学生们展示了"科学、严谨、求实"的科研作风。这种作风还集中体现在对实验数据的核查或复查，对学术论文的反复修改（连标点符号也修改），对毕业论文真实性的甄别，等等。我绝不允许为科研而科研，为论文而论文，为追求数据漂亮而作假。在为人处世方面，我有大度和乐于助人的胸怀，我非常珍惜与每一个学生接触和交往的机会，即使他们有不足，我也决不会放弃，而是敞开胸怀去接纳、想方设法去帮助、寻找机会去关爱，让学生们在北京中医药大学东直门医院血液肿瘤科感受像家一般的温暖。

温暖关爱：关爱就是关心和爱护学生。关爱不是一种问候或一个眼神的对视和交流，而是以春天般的温暖，给学生无声的祝福和支援。在汉语中，关爱有很多种解释。我对关爱的理解是像父亲般的支持和体贴。因为很多学生都是远离父母、背井离乡地来这里求学。如果老师不关爱他们，他们就会孤独，特别是家境贫困的学生，关爱显得至关重要。关爱不是一句空话，首先我要了解每一名学生的基本情况，如籍贯、家庭与家境、教育背景、兴趣爱好等，以便有的放矢地施教。对于来自边远地区的学生我会定期找他们谈心，还会组织必要的活动，如郊游、红色教育、文体活动等，以缓解学生对家的思念。对于家境贫穷的学生，我会在力所能及的情况下，给予他一定的经济支持，包括交学费（我已为6名家庭困难的研究生交过学费）、生活补贴等，帮助他们解决暂时性经济困难，以便他们能安心学习。例如，有名硕士生在研一、研二阶段主要是贷款交学费，研三时因家境非常困难，恐不能偿还，就产生了辍学的想法。指导教师向我讲明情况后，我毫不犹豫地为这名硕士研究生补交了研三的学费。学生得知后感激万分，不知用何种语言表达时，我鼓励他说："困难是暂时的，解决就行，但你一定不要有包袱，你现在要好好学习，将来要好好工作。"学生点点头说："我会的。"毕业时，这名学生的论文答辩很优秀。对于专业理论知识较差的学生，我会开小灶，耐心辅导（包括修改文章或论文），帮助他们完成学业。我记得有一名硕士研究生专业基础知识和写作能力都较差，毕业论文写得上句不接下句（我教导他的时候打了个比喻："看来你需要吃点黄芪补一补，写论文的句子都上气不接下气。"），内容也不连贯，经我反复修改（8次）才达到了硕士毕业水平。此外，我还积极协助学生们妥善地处理个人情感和婚姻问题。我对学生的温暖关爱体现在学习、生活、工作等方方面面，直到他们毕业后还在继续。"陈信义教授总是护孩子"这句常听到的话可能是对我对学生温暖关爱的总结和评价。

相互尊重：我始终认为，尊重学生就是尊重自己。学生的父母把他们交给我们培养，这是一项光荣的任务和责任。我和学生既是师生关系，又是朋友关系，相互尊重、相互学习是我一贯作风。在我的执教历程中，从没有把学生看作为自己干活的机器或发泄情绪的工具，这是一个严肃的态度问题。师生相互尊重主要体现在以下方面。①尊重人格：尊重人格就是尊重每位学生的人格尊严和内在价值。虽然学生的能力有强弱，知识有深浅，情商、智商有高低，但在人格面前人人平等。不能因为你是老师就抱有优越感，就盛气凌人，动不动批评学生，或恶语相加。40多年来，我没有因为学生的过错指责学生，而是秉持"学生之过，师父之错"的观念，用温和的语言和行动鼓励学生改正错误。我记得有名学生在做细胞实验时，因清洁超净工作台时操作不当，导致超净工作台被烧毁。当学生战战兢兢地汇报事件发生过程后，我不但没有生气，还用有趣的对话（我："清洁超净工作台烧了，实验室没有烧吗？"学生："没有烧，火扑灭得很及时。"我："那就好，我还以为我们师徒俩都得进监狱呢，进去相互有个照应。"学生如释重负地笑了）化解了紧张又尴尬的局面，保住了学生的尊严。②尊重意愿：意愿是指学生对事物所产生的看法或想法，代表学生的愿望和要实现的人生目标。每名学生的意愿都应当得到尊重，例如，爱好、穿着、选课、选题、留学等。大多数博士生都愿意出国留学深造，但对部分导师来讲，自己的学生应当留在国内给自己干活，不应当去国外给外国老师干活。而我认为，学生不是导师的附属品，有独立权和自由权。学生出国深造，不能停留在给国外导师干活的认识上。学生到国外能够更深入地学习专业知识和实验操作技能，更重要的是能够开阔视野、拓展科研思路。作为导师应当尊重学生意愿，鼓励他们到国外深造，以便学成报效祖国。在我培养的博士当中，有10余名博士均获得国家留学基金资助，先后赴美国弗吉尼亚大学、东田纳西州大学、佛罗里达大学、耶鲁大学、杜克大学、美国国立癌症中心深造（联合培养或到博士后工作站工作），并已学成回国，且多数已经担任科室或医疗单位主要领导职务。

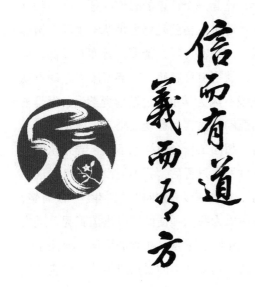

信而有道
義而尽方

第二章

导师与学生的情怀故事

- 硕士与导师
- 博士与导师
- 博士后与合作导师
- 临床优才与指导老师

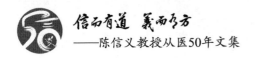
先　生

"令公桃李满天下，何用堂前更种花！"

我们赞美这么一个人，

我们熟悉他的语言，他的风采，他的渊博，

他的幽默，他的厚积薄发；

他对生活有永恒的热情，

他养花种草，养小狗狗；

曾经，他喝凉水，翻越大山，

现在，他品茶、品咖啡，

他写诗、写文章，交四方朋友；

他对专业有至深的责任感，

也如醉如痴地爱，

虽然他曾经想修水库、建桥梁；

而我们做学生的感受至深的，

更是他的诲人不倦和宽厚的心肠，

他指点迷津，引发向往，鼓舞斗志，

他要求我们做事认真，有礼有节；

谆谆如父语，殷殷似友亲。

我们共同祝福先生健康，

我们共同祝福先生快乐！

作者：侯丽

作于 2013 年 7 月导师寿辰

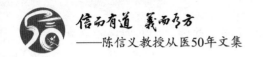
水龙吟·甲辰岁贺陈信义教授从医五十年

岭之南谓山阳[1]，

秦楚之地[2]好榜样。

信而有道，敏而好学，当仁不让。

义无反顾，投身杏林，救死扶伤。

血液融肿瘤[3]，承先启后，

医教研，善思量。

调平理论首创，

修元气，平调护航。

医乃仁术，德艺双馨，文以载道。

传承创新，攻坚转化，勇于担当。

五十载，勤奋耕耘春秋，桃李芬芳[4]。

作者：娄彦妮

注解：

[1] 秦岭南部的山阳县。

[2] 秦楚之地就是山阳县的漫川关。

[3] 血液与肿瘤疾病融合治疗。

[4] 奋斗50年，学生成才。

硕士与导师

1993 级

师情难忘，师恩难报

我是刘江涛，是北京中医药大学 1993 级七年制的学生，是陈信义老师的第二个七年制研究生。

我是从 1999 年暑假开始跟随陈老师做硕士课题的。

我为什么会选择陈老师做自己的硕士研究生导师呢？我可是费了一番心思的。在实习期间，我考察了很多科室，而不仅仅是自己的实习科室。陈老师的科室很快就成了我的目标。原因有三：一是科室重视学术，经常邀请外院教授查房和讲课，经常去急诊"抢"危难重症；二是科室气氛融洽，医患关系和医护关系和谐；三是陈信义老师对自己学生的好是出了名的，师兄师姐一致推荐。

事实证明，这是我人生中十分正确的几个重大决定之一。陈老师让我去军事医学科学院做硕士课题，极大地锻炼了我的科研思维和动手能力。我顺利完成硕士课题，通过答辩，这为我后来出国留学创造了机会。陈老师重视中西医结合，这让我极为顺利地适应了中日友好医院的临床工作。

陈老师平易近人，平等待人，与医护打成一片。一方面，我多次与陈老师参加聚餐，改善了伙食；另一方面，陈老师为我进入工作、步入社会树立了待人接物的榜样。我在后面几个单位都获得了很好的人缘。也因为有良好的人际关系，我获得了友谊，争得了机会。

陈老师对自己的学生真是慈母般地好。他引导学生进行学术探讨，细心指导论文；他更关心学生的身心健康，甚至为我的终身大事把关。正是老师的提醒，我才正确地建立起自己的金钱观，也因此找到了合适的伴侣。

说到金钱，我还欠着老师 1500 元呢！事情是这样的。在江苏苏州和北京通县（今通州区）之间，我听从意见，选择了通县，并且签下合同，所以学生处就要把我的档案发去通县。但是在最后关头，中日友好医院录用了我，我需要拿回档案。学生处就说，需要缴纳 1500 元的违约金。我没有钱，便立即跟陈老师汇报了。陈老师说，当然中日友好医院更好，机会难得，你从我这里取钱给学生处吧。当时，陈老师给了我一张银行卡，并告诉我密码。我就取了钱，顺利转档。还卡的时候，陈老师反复强调，这钱不用还了，就放你那里，以后取点"利息"就好。当时是 2000 年，我每个月的生活费大概 300 元。我印象中，陈老师只收到过一次"利息"，他托我买了一些中日友好医院的院内制剂（治疗皮肤病的）。在我的人生中，我收到过多次捐助，毫无疑问，这是最重要的一笔。每每想起，眼睛都会湿润。对一个农村人来说，1500 元真的是巨资。老师真诚的安慰，使我得以轻装进入社会工作。

转眼，我毕业已有 24 个年头，在美国已是第 10 个年头。但是，我还清楚地记得陈老师如何介绍我去军事医学科学院；我也记得陈老师给我改论文，帮我准备答辩；我更记得那个上午，陈老师在诊室里给我银行卡，仔细告知密码；那个晴朗的下午，还银行卡的时候，老师安慰我、强调不用还钱的话语，犹在耳畔……

因为工作的安排，2024 年 5 月，我很遗憾不能到现场目睹盛况。记录一点回忆，聊表心意。

刘江涛　1993 级七年制硕士（美国加州湾区针灸推拿医馆）

1997 级

我眼中的导师

看到召开导师陈信义教授学术思想传承研讨会的通知，我方才惊觉毕业至今已经快 20 年了。

20 多年前，我在陈老师身边学习，陈老师总是在坚守研究大方向的前提下，尊重、支持学生的科研兴趣。愿意去做实验的，他会亲自联系实验室，带学生和实验室老师交流探讨；想做临床研究搜集数据的，自己科室临床病人数据不够，他会联系其他医院，让学生到外院进行病例收集和数据整理。若是有学生独自一人在外面做实验或是收集病历，陈老师又常常担心他们的安全，做工作安排的时候总是想办法安排几个学生同去，方便互相照应。

那个时候，在陈老师眼里，学生都是自己的孩子，"孩子们在这里，遇到事儿得有人管呐"是陈老师常常挂在嘴边的话。

陈老师治学严谨，注重细节。我的毕业论文主要是搜集病例数据做临床研究。数据收集完，开始统计分析前，陈老师特意把我叫到跟前嘱咐："统计出来如果是阴性结果，写论文的时候就多把力气花在分析阴性结果产生的原因上，一定不能编造数据……认真做事，阴性结果一样能好好毕业，不怕，更不要学那些坏毛病……"当我把论文的最终定稿交给陈老师，陈老师打开电子文档才一浏览，就问我："小标题这些地方你都空了行吗？""对呀，"我回答说，"空了半行，觉得这样好看些……"陈老师说："孩子，不能乱空啊，会让别人说咱不懂规矩……"他边说边迅速帮我修改版式。

虽然注重细节，陈老师却不会因为细节不完美而苛责学生。毕业答辩前，我从学校把打印好的毕业论文领回，突然发现内容里边有两个错别字，一下就蒙了，想到连排版陈老师都会亲自改，出现了错别字可怎么跟他老人家交代……然而在我纠结了很久告诉陈老师说我论文里有两个错别字时，陈老师说："有两个错别字没关系的，你看，你照这样大小打几个正确的字印出来，贴到错的字上不就行了，看不出来的……孩子啊，遇到事情不要光着急，咱要想办法解决……"

学习之外，在生活上陈老师对学生们也很关心。有一次，我跟我妈闹别扭

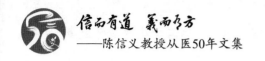
被陈老师知道了，他竟然默默记着，在我毕业后的一个母亲节前夕，特意发短信提醒我要记得祝妈妈节日快乐。

读研那两年，每一个师兄或师姐要毕业的时候，都会被陈老师叫到办公室，私下叮嘱一些事情。在我毕业离京前，陈老师嘱咐说："你平时不太爱说话，一个人在外面，有啥难事要打电话，临床有解决不了的问题要记着找师兄师姐帮忙，不要闷着不说话……小事什么的不要太在意，面对大事，一定要有担当……"多年过去，每每想起，言犹在耳。

前年，我回东直门医院进修学习，跟着陈老师出门诊。虽然十多年过去了，他老人家依然精神矍铄，似乎和以前没什么区别，但我看到了陈老师的其他方面：他是那个会因为等学生打好病历处方而若无其事地跟病人多聊一会儿天的春风和煦的老人；他是为了不让病人多花钱而愿意只收普通专家挂号费的老专家；他是为了学科发展、新院区建设，事无巨细、亲力亲为帮后来者铺平道路的前辈。找他老人家看病，除了能拿到合适的中药，甚至还可以接受一次有益的心理治疗。陈老师对自己要求严格，开具处方君臣佐使、排列俨然，使人一看便知辨证立法，却生怕给别人增添麻烦。遇到各种情况时，陈老师永远会站在前面把学生们挡在身后，他是科里众多研究生喜欢和亲近的老师爷爷……

这就是我的导师陈信义教授，作为医疗专家、科学工作者、教师、长辈、老人，他温暖、严谨、敬业、慈爱、通达，是我终生学习的榜样。

贺单　1997级七年制硕士（重庆医科大学附属
第二医院中西医结合科，主治医师）

2004 级

50 年医道耕耘，70 载风华正茂

陈信义教授，一位身材不高大但智慧非凡的医学巨匠，以其卓越的医术和人格魅力，赢得了无数同行和学生的尊敬与爱戴。

初闻陈老师，他是我爱人口中的"血液巨匠、科研大牛"！20 世纪 90 年代科技不是很发达，陈老师深夜在科室电脑前写论文、改标书是家常便饭，每每忘我深耕至深夜。他经常在回家时发现电梯已经停运，只能费力爬 20 层楼梯。不断地拼搏进取，让陈老师论著等身、科研基金项目拿到手软，成为医学领域的楷模！

于我而言，陈老师不仅是一位出色的医者，还是一位生活中的智者和导师。作为他的学生，我从一个医学新人，到现在能独当一面，都离不开他的悉心指导。

认识陈老师，是 1999 年，我刚从河北中医学院调入东直门医院，由于毕业后的 10 年没怎么从事临床工作，在人才济济的血液科，面临的困难让我压力倍增。对我这个血液科新人来说，那些专业术语、临床用药方法、前沿进展简直就是天书，而我一直在听天书、看天书、背天书，那时的我充满了不安和疑惧。面对繁重的工作和复杂的病例，我常常感到力不从心。但是，陈老师总是用他那幽默的方式和深刻的见解，帮助我解决问题、克服困难。他的鼓励和支持是我那段艰难时期能够坚持下来的关键。自从我踏入血液肿瘤领域，陈老师就一直是我学习的榜样，他的教诲和指导在我职业生涯的每一个转折点都发挥了至关重要的作用。

陈老师的口头禅是血液科医生排位顺序"没学位—本科—硕士—博士—博士后"，内行人听出了玩笑，但对我而言，这是一种鞭策，鼓励我在血液肿瘤领域不断攀登进取！我发誓一定要成为陈老师的研究生！在考研的过程中，英语成了我最大的挑战。我的英语还是高中水平（大学没学英语），虽然我也很努力，但考试成绩却让我铩羽而归，几乎崩溃！绝望中我想到陈老师年过 40 岁还要脱产学习英语，不时地翻阅英文文献！陈老师的坚持给了我莫大的鼓舞。

在屡败屡战之后，我终于通过了研究生考试。我至今仍然记得，那次在外

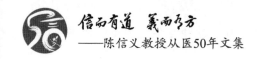
出开会返京途中，当我在大巴上接到通过考试的消息时，我是如何激动地从前排跑向后排的陈老师，与他分享那份无以言表的喜悦。老师的微笑和赞扬是我无价的财富。

陈老师对人的洞察力令人钦佩，他总能针对每位学生的特点，规划合适的成长路径，让我们每个人的才能都得到最大限度的发挥。他对学生的关爱和保护，使我们感受到了家庭般的温暖。在他的带领下，我们不仅是学生和老师，更是一个团结的集体。在这特殊的日子里，我们聚集一堂，不仅是为了庆祝陈信义老师从医50周年，也是为了祝福他70岁寿辰。陈老师，愿您身体健康，永远做我们的灯塔，照亮我们前行的路。

贾玫　2004级硕士（北京中医药大学东直门医院，主任医师）

我眼中的导师

陈老师在我的心里是一位严谨又和蔼可亲的导师。记得要交毕业论文时，我急匆匆地赶到陈老师的办公室，轻轻推开门后，看到学生们几乎站满了房间。我有些胆怯，正打算退出去时，被导师发现后叫了进去。他耐心地拿出我的论文，上面详细地写着批改意见，甚至标点符号都帮我修改了，当时一股暖流一下子充满全身，同时我也为自己的不严谨感到羞愧。此后每当我工作中打算敷衍了事时，陈老师帮我修改论文的画面就会浮现在我眼前，让我立即信心满满且精力充沛地做下去。遇到陈老师这样一位严谨又和蔼可亲的导师是我最大的幸运，他永远鼓舞着我不断地超越自我。

李丽嫱　2004级硕士（首都医科大学附属北京天坛医院
小儿神经内科，主任医师）

师恩点滴，影响无边

1984年，我于北京中医学院毕业后便留在了东直门医院大内科，科室轮转到第二个科就留在了血液科。彼时血液科刚成立，陈信义老师是最年轻的科主任，而最年轻的血液科却汇集了一众老专家，乐兆升老师、李英麟老师、孙颖立老师等。临床工作伊始，我就受到了严格、规范的训练，乐老师的严谨、李老师的缜密逻辑、孙老师的中西医诊治规范思路，为我们做临床工作打下坚实基础。很快，陈老师就被任命为大内科主任，于是他便能够调动大内科的专家资源，如心内科的郭维琴老师、肾病科的商宪敏老师和王秀琴老师、神经科的邓振明老师和孙朔伦老师、热病科的周平安老师和武维平老师等。他们指导血液科的疑难病查房、会诊、讨论等，极大地提高了血液科年轻医生的临床工作能力。同时，陈老师思维敏锐、思想超前，又很早就开展了当时极为超前的PCR检测、微循环检测、骨髓片检查，参与中药的Ⅲ期临床观察、中药制剂的研发、中药抗白血病耐药研究等，为血液科的发展奠定了坚实基础。至今，我与陈老师相识已逾40年，陈老师对我点点滴滴的恩惠时时浮现在我的脑海。他的人格魅力也一直影响着我，他是我人生中最重要的榜样。限于篇幅，仅述二三。

领导艺术高超，学术思想活跃

陈老师是科主任领导艺术的典范，他善于协调解决各种矛盾、问题，有陈老师在，科室及科室里的每个人都绝不会陷入窘境。同时，他还能将科室及全院甚至全国老中医专家汇聚起来，使老中青凝为一体，并协调各种资源，时刻追踪学术前沿。陈老师不仅在专业领域开辟出一个又一个新高点，还使东直门医院血液科从16张床的小科室发展壮大为一个在中医界举足轻重、影响力巨大的血液肿瘤多学科平台。陈老师慧眼识人、伯乐相马，挖掘培养了一批批人才，给人才成长创造宽松环境。他能精准发现学术前沿信息，细分专业，使血液肿瘤专业在科研、临床、教学各方面同步推进，中西医并重、同步提升，扩大了该专业在中医、中西医结合领域的影响力。

做事信义至上，待人善良为本

我年轻的时候，深深受恩于陈老师。孩子小的时候因为生病、幼儿园和学校放假，经常被我带到医院，陈老师只要见到都会叫我女儿："来，到陈大大办公室来！"然后，他从抽屉里拿出10元、20元钱，去买雪糕。那时候我们的工资才70多元！女儿现在已经当妈妈了，还经常念叨她的陈大大。在我的住房问题上，陈老师可谓费尽心力，沟通协调各个环节，排除各种不利条件，终于让我有了一个安定温暖的家。我在这个陈老师为我争取来的房间里一住就是近20年。1997年陈老师派我去东直门医院在德国开办的魁茨汀中医院工作2年。这在当时可是难能可贵、想都不敢想的出国机会。那是对我人生非常重要的2年。其间，我能够休养身体，安静地思考人生中的许多问题，更能切身感受东西方文化对比，并终于领悟了中医文化的精髓和哲理，我让自己沉下心来满怀感激地去面对生活、工作中的一切。

感恩在我踏入社会伊始就遇到陈信义老师——我心目中的师长及兄长。在与他相处的过程中，我能感受到他为人的善良本色，无为而治、大道至简的管理艺术，以及聪敏睿智的大脑，这些从不因年龄增长而有丝毫改变。

感激陈老师！

韦云　2004级硕士（北京中医药大学东方医院，主任医师）

2005 级

我和我敬爱的导师

我是周义浪，贵州遵义人，"陈家军"的一员。

时光荏苒，转眼间，进入师门已 11 年多。回首过往，一幕幕往事浮现在脑海，其中有几个场景我仍记忆犹新，令我无比怀念与感慨。

我记得和导师陈信义教授的师生情始于 2010 年的那个春夏之交。那时，七年制的我面临选择硕士阶段专业和导师的关键时刻，却对未来和专业几乎一无所知，我在晓勇师兄和先照师兄的悉心分析和引导下，坚定地想要选择陈老师作为导师。在晓勇师兄的极力引荐下，我和陈老师约好到东直门门诊进行面试。那一天的和平里，像平常一样宁静，406 路来得比往常要早一些，大约 6 站地之后，我们到达海运仓。那一天的东直门，如往日一样车水马龙，我们径直进入医院门诊楼。我内心忐忑、心率逐渐加快，尽管师兄和老师说过情况了，叫我不要担心，但我还是心慌不能自已。后来，趁老师看病间隙，我进入诊室，第一次和老师四目相对。不出所料，我还是紧张的，大概"轻轻地"做了一下自我介绍吧，具体记不清了，好像很快就出来了。出诊室后，我似乎不记得我有没有说清楚自己的名字，更不知道老师是否知道"周义浪"这个名字是哪几个字……然而，陈老师给我的印象却是很好的，我记得老师微笑着，说了"好的"之类的话。哦，还有，那天是老师的特需门诊。

老师答应收我为徒了，我想晓勇师兄一定是在老师面前替我美言了。在面试过后，大概过了一段时间，我还没有正式进入科室，科室组织去顺义游玩，我大胆地报名参加，除了陈老师、晓勇师兄、同窗雨霆，好像还有田杰师兄，至于其他人，我也就只认识我自己"周义浪"了。当天具体玩了什么，我没有印象了。但在合影的时候，个子矮又在后面挤不上去的我，突然听到陈老师在前面指挥："周义浪，往中间靠。"老师居然记得我，是的，老师记得我，还知道我的名字，是的！我感觉天更加敞亮了，微风带着淡淡清香，嘻嘻，我窃喜。那天，我还认识了很多其他老师和同门，他们后来对我的帮助都很大。

直到今天，此时此刻，我一想到这件事仍会窃喜。其实，因为学制时间短，我不够聪慧、精力不那么充沛，所以我和陈老师相处的时间并不太多。读书

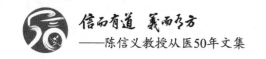

期间，我跟过门诊，但次数并不很多。即便如此，我仍记得老师的耐心、善意、共情，记得老师的医病、医心、医人，还记得老师的繁忙与劳累。毕业后，我的笔记本里还夹着一张老师亲笔写的方子，是张乌发的方子（当然不是给我开的）。虽然我搬了几次家，但那夹着方子的笔记本现在应该还在箱子里。

老师忙碌的不只是门诊、查房，还有很多国内、国际会议，以及许多需要批阅、修改的论文、文件。凡此种种，他仍能做到医、教、研俱佳，常常工作到深夜。学生除了敬佩和景仰，更多的是心疼。

实验我也做过，有一次老师安排我到北京肿瘤医院的实验室，养了几组小鼠做中药复方的实验，结果其中一组的10只小鼠，被我灌胃给灌没了八九只，我现在都记得那个心情。失望、忐忑、无比自责，对不起为科研"献身"的小鼠，更是怕没法跟老师交代。鼓起勇气向老师汇报了，老师没发火，看着我先说了句"孩子，没事"，接着又问了一句："你看看有意义吗？"我蒙了，没有学过统计学的我，直接蒙了。我支支吾吾、结结巴巴地问："有意义？呃……没有意义？"后来，我才明白老师说的"意义"指什么。

"没事，孩子，不着急"这句话，老师常常对我们说。直到现在，我还是没有搞清楚统计，但是，我明白了"老师"的意义。

得遇良师，吾之幸也！硕士论文的致谢，现在仍能表达我的敬意和谢意。衷心感谢我的导师陈信义教授对我的悉心关怀和谆谆教诲。大医精诚，吾师之医德高尚、医术精湛、省病诊疾、至意深心；学识渊博、治学严谨、博极医源、精勤不倦；为人正直、坦荡豁达、风趣幽默、实事求是；传道授业、释疑解惑、处世为医、句读文章。一日为师，终身为父，吾师之情，没齿难忘！高山仰止，景行行止，虽不能至，心向往之，吾师自当是我毕生学习的楷模！

感恩、感动、感悟！愚生周义浪，辛丑年秋记于穗。

周义浪　2005级七年制硕士（贵州中医药大学第二附属医院，主治医师）

2006 级

不灭的光芒——我眼中的老师

在我人生的旅途中，有一位老师令我难以忘怀，他就是我的硕士研究生导师陈信义先生。他不仅是我的教导者，还是我的引路人，他的一言一行深深地影响着我，让我受益匪浅。

当时可以自由选择同等学力老师，我选择陈老师作为引路人的经过很有戏剧性。我们医院的学科带头人杨淑莲教授是陈老师的好朋友，得知我想要继续深造，选择中西医结合血液病方向时，她郑重地向我推荐了陈老师。我第一次看到陈老师的照片时就感觉他非常帅气、有亲和力，虽未谋面，却备感亲切。后来第一次见到陈老师本人，我觉得他身材虽然不算高大，但声音亲切洪亮，头发梳理得整整齐齐，一双锐利而深邃的眼睛洞察人心，气场非常强大。

陈老师是东直门医院原大内科主任、东直门医院血液肿瘤科主任。若把他发表的权威论文标题和担任的学术头衔都列出来的话，那恐怕一张 A4 纸正反面打印也是不够的。虽然他现在已经退休，但是他仍然活跃在教学和科研的路上，担任了很多学会的主任委员，他还主持建立了白血病患者的大数据平台，联系了很多医学家、科学家，加快了对白血病多药耐药的研究。他所做的一切早就超出了有限的工作范围，向着无限的信念延伸。他具有强大的业务和社交能力，能够整合各方面资源，而他把全部精力都投入打造汇聚全中国血液病领域人才的平台上了！他在其中付出的艰辛和努力总能使我想起伟大的周恩来总理。我觉得，在这个世界上，总有一些人，他们就像普罗米修斯一样，即使在悬崖峭壁，每天被秃鹰啄食内脏，也要把照亮黑暗的火种传递给人类。

陈老师就是这样的人！

记得我刚刚入门的时候，我跟随田劭丹师姐和白桦师姐认真地进行科研实验，反复修改毕业论文，最后信心满满地交给陈老师修改，结果每一页都被陈老师改得密密麻麻，最后我统计了一下，论文第一页的修改文字只比我的原稿少了 27 个字。而我只是他数百名研究生中最普通的一个！他的严谨和负责可见一斑。他极大地推动了我国血液病中西医结合事业的发展，其中他付出的绝大部分努力已经超出了医生的职责范围，他把对众生的慈悲放在了心中。他一心一意努力寻找的，已经不仅仅是针对某种疾病的治疗方案，而是面对中国疑难病的整体解决方案。他呕心沥血，夜以继日，到今天看到了一点白血病耐药机制和治疗的微光，深入研究的大门已经被他和千千万万的学生打开，后续也必将有和他共同奋斗的战士出现，让微光变成照亮前行道路的明灯。2024年1月，得知陈信义教授学术思想传承研讨会将在5月份召开，我毫不犹豫地写下了这些文字。我希望继续做我力所能及的一切，帮助老师实现理想，为全人类造福。

我已经离开学校多年，陈信义老师依然是我心中最尊敬的人之一。他教我知识，更教我如何做人。我会永远铭记他的教诲，努力成为一个有知识、有信仰、有责任感的人。

周振环　2006级硕士（廊坊市中医医院中医血液科，主任医师）

恩　师

陈信义教授，北京中医药大学东直门医院血液肿瘤科主任医师、博士生导师，是我永远尊敬的导师。

初识恩师

2006年，我有幸成为陈老师的硕士研究生。初次见到陈老师，就被他儒雅的气质和亲切的笑容所吸引。他平易近人，没有一点架子，与学生们亲切地交谈，嘘寒问暖，让我们很快消除了初入师门的紧张感。

学术上的引路人

陈老师在学术上严谨认真、精益求精，尤其在肿瘤和血液病的中西医结合治疗方面造诣颇深，在国内外享有盛誉。他经常给我们传授学术经验，鼓励我们积极思考、勇于创新。他还经常带我们参加学术会议，开拓视野，增长见识。

我记得毕业前做论文汇报时非常紧张，总是讲得磕磕绊绊的。陈老师得知后，特意在百忙之中抽出时间帮我练习，一遍遍地纠正我的发音和语调，还鼓励我不要害怕，自信地表达自己的观点。最终，我顺利完成了报告，还得到了评委的肯定。这件事让我深受感动，也更加坚定了我的学术信念。

亦师亦友的人生导师

陈老师不仅关心学生的学业，更关心学生的成长和发展。他经常与我们谈心谈话，了解我们的思想状况，帮助我们解决生活和学习上的困难。他就像我们的朋友一样，给予我们无微不至的关怀和帮助。

我还记得，因为我是在职研究生，所以读研期间，除了平时的工作，我还有沉重的学业，以及要及时完成的科研课题。此外，当时孩子才2岁，工作、学习之余，我还得照顾家庭。我曾一度情绪低落，想要放弃学业。陈老师得知后，特意找我谈话，鼓励我要坚强，不要轻易放弃自己的梦想。他还向我讲述了他自己求学和科研路上的经历，让我深受鼓舞。最终，我克服了困难，顺利完成了学业。

强大的凝聚力和无私的奉献

陈老师具有很强的凝聚力，带领科室全体医护人员共同努力，为科室的发展做出了巨大贡献。他还经常组织学术活动，邀请国内外知名专家进行讲座，为科室的学术发展注入新的活力。

陈老师待学生如亲人，无私奉献。他经常鼓励学生大胆尝试、勇于创新，为学生的成长和发展提供了宝贵的指导和帮助。在他的悉心培养下，许多学生都成为优秀的医生和科研人才。

感恩与怀念

光阴荏苒，岁月如梭。转眼间，10多年过去了。如今，我已经成为一名临床医生，在工作中经常会用到陈老师当年的教导。每当这时，我都会想起陈老师慈祥的面容和亲切的笑容。

陈老师对我的影响是深远的，他不仅教会了我专业知识，还教会了我如何做人做事。我衷心感谢陈老师的悉心栽培和无私奉献，我永远不会忘记他的恩情。

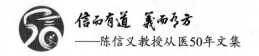
结 语

陈老师是优秀的医者、学者和教育家，他为肿瘤和血液病的中西医结合治疗做出了重要贡献。他的治学精神和高尚品格将永远激励着我前进。

我衷心祝愿陈老师身体健康、工作顺利、桃李满天下！

苏丽瑛　2006级硕士（美国美洲中国文化医药大学，助理教授）

2009级

我和导师

本人身为"陈家军"的一员，在求知的道路上砥砺前行，历经坎坷的同时感到无比光荣与自豪。回首这研究生阶段的历程，我感慨万分，有许多心得体会愿与各位分享。

首先，答辩环节是我研究生生涯中最紧张的时刻。面对权威的评委挑剔的提问，我心跳加速，双手冒汗。然而，在我最需要鼓励和安慰的时候，我的导师出现了。看到他那熟悉的身影，我内心瞬间平静了。导师就像是坚实的后盾，为我挡住了风雨，让我勇往直前。

导师的关爱和教诲是我研究生生涯中最宝贵的财富。在学术上，他严谨求实，力求卓越，以身作则，为我们树立了榜样。在生活上，他关心每一位同学，帮助我们解决各种困难，让我们感受到家庭般的温暖。正是导师的辛勤栽培，让我茁壮成长，迈向更高的舞台。

此外，研究生阶段的学术研究也让我受益匪浅。在这个过程中，我学会了独立思考，从海量文献中筛选出有价值的信息，运用专业知识解决实际问题。这些都为我今后的工作和人生打下了坚实的基础。同时，我也认识到了团队合作的重要性，与同学们一起攻克难关，共同成长。这不仅锻炼了我的沟通能力，更让我体会到了团结协作的力量。

当然，这一路走来，我也遇到了不少困难。但正是这些挫折，让我更加坚定地追求梦想，更加珍惜来之不易的成功。每一次失败，都让我反思自己的不足，从而找到问题的症结，不断进步。我相信，这些经历将成为我人生中最宝贵的财富。

时至今日，导师仍在不断地关心我。不论是在课题申报工作方面，还是在临床工作方面，导师总是从忙碌的工作中抽出时间帮助我，一遍一遍耐心地对我申报的课题进行指导、批改。作为导师的学生我感到无比荣幸，导师就像是漆黑夜空中最亮的星，不断指引着我朝正确的方向前进。

最后，我要感谢我的导师，感谢他在这段时间里的悉心教诲和关爱。正是在他的指引下，我才能够在血液病专业这条道路上越走越远。

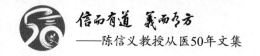
　　总之，研究生生涯是我人生中非常宝贵的一段经历，我将不忘初心，砥砺前行，用所学知识回报祖国，回报社会，回报那些曾经帮助过我的人。我将牢记导师的嘱托，继续努力，为祖国的医疗事业贡献自己的一份力量。

　　　　秦兰　2009级硕士（新疆维吾尔自治区中医医院血液科，主任医师）

2012 级

一朝沐杏雨，携感恩同行

"不行，收不了，我怕把你耽误了！"这是陈老师和我说的第一句话，也是因为这句话，我更坚定了跟随陈老师的决心！我是 2007 级北京中医药大学 7D 班的卢海瑞。我认识陈老师是在 2012 年夏天，当时我们 7D 班要选择导师，以教导我们完成研究生阶段的学业，而学校规定的双向选择导师的时间很紧，我又没有在东直门医院实习过，不了解这个医院的情况，只是坚定地想进入血液肿瘤领域学习，于是，我抱着试一试的心态，忐忑地敲响了陈老师办公室的门……

老师是身材匀称、皮肤白皙的中年男性。他脑袋圆圆的，顶着一头花白的头发；他眼睛不大，但看起来知识渊博、饱经风霜；他还是雄浑、稳重的男中音。陈老师笑起来的时候自带和煦的春风和懒散的暖阳，散发着和蔼的气息。我说明来意，老师一口回绝："不行，收不了，我怕把你耽误了！"看我有些蒙，他又接着说："现在没时间带硕士研究生了，博士生都带不过来，人太多的话，我管不过来，管理不好就教不了你们东西，学不到东西上什么研究生？"我已经记不起当时我是如何恳请老师同意收我入门的了，只是很庆幸、很感激当时的决定和陈老师一路的指引。

跟老师学习的两年时间短暂而充实，陈老师为人和蔼，关心学生，总是胸有成竹，在同学们都还对毕业论文毫无头绪、一筹莫展的时候，我的老师很早就规划好了我毕业要准备的论文，给了我很多他在临床上膏方应用的心得和自己的想法，很早就让我看文献准备论文。老师会着重培养每一位同学的科研和临床能力，不论是博士生还是硕士生，他总是亲自分配每一个同学的科研任务，监督学生课题实验的进度，随时掌握数据处理、论文撰写的情况。

我的老师就像一位运筹帷幄的军师，什么事情在老师的面前都会变得简单、有条理。我毕业整整 10 年了，离开北京、离开老师也整整 10 年了。2021 年，我在工作上遇到瓶颈，生活陷入困境，整个人焦虑不安。于是，我给陈老师打了一通电话，电话里我还没有向老师抱怨工作上的不顺，老师就主动问及，得知我的处境，陈老师马上说："不就是课题嘛，我给你一个，你先做着，弄点基础出来。"当天陈老师就发来了他的课题思路，让我按他的思路设计方案，很快就在中华中医药学会立项，让我负责子课题。陈老师总是精神饱满、思路清晰，但2022年年底陈老师生病住院了，作为老师的学生，我很晚才得知此事，对没能去医院看望老师很自责。有一次听侯老师说起那段时间的事情，有件事让我每每想起都能红了眼眶。侯老师说陈老师住院期间有很多人去看望，陈老师总是笑容满面，劝大家回去，说自己很好、不要挂念之类的话，只是当心内科主任去看望陈老师的时候他却很严肃地问："我的身体以后还能不能工作？"显然他想的不是自己，而是工作和那些跟随自己的团队。

　　我的老师身上有太多值得我学习的地方了，他曾经讲过自己的故事、东直门医院血液肿瘤科成长的故事，讲过他为了做好科研，从完全不懂一点点琢磨学习，到现在大大小小的课题都能设计、统筹和管理，每一段故事都很励志，都值得我们学习。老师还能忙里抽空，拍一些出差沿途的风景和美好的事物陶冶情操。我真的为能遇到这样的良师而感恩，能有机会成为陈老师门下的弟子是我的荣幸，我在陈老师身上学到的不只是学问，更多的是做人的道理，是一丝不苟的态度，是积极向上的精神。

卢海瑞　2012级硕士（宁夏回族医药研究所，主治医师）

我的惊喜和老师的意外

我和陈老师的相识可能算是我人生中最大的惊喜，而对陈老师来说，收了我这个硕士生可能是他人生的意外。

我从上海中医药大学本科中医学专业毕业之后就去了一家企业的市场部工作。虽然我是部门里唯一临床专业毕业的，但是其他同事都是药学硕士。当时部门的领导拿我的学历开玩笑，医学专业，学位真的挺卷，本科也确实拿不出手。这就成了我心里的一根刺，但也是一个萌芽。

工作一段时间之后，我想增加收入，就开始寻找新的工作机会。我记得非常清楚，有一次面试，地点非常远，因为快迟到了，我特地打车去参加面试。这对当时收入还不高的我来说，很是心疼。到了那家公司，我发现其规模跟我当时在职的公司没法比（我当时在一家上市公司工作），面试官用不太认真的语气让我做自我介绍。我做了 20 分钟左右的陈述之后，他对我说："我们需要的是硕士，你这个学历不够。"虽然过去很多年了，但当时那种被侮辱的感觉仍然让我记忆犹新。我当时回复他："如果你们需要硕士，那就根本不需要通知我来面试。"然后我就走了，坐电梯到楼下之后，就给我先生打了一个电话，痛哭了一场，最后就坐地铁回家了。

陈老师是当时我们公司的指定讲课专家、产品顾问。公司的总经理以及各级领导都非常尊敬他。我们产品的很多定位、推广点、临床研究都是在陈老师的指导及建议下完成的。陈老师和我是在一次次会议中熟悉的。经过被"侮辱"的面试事件之后，我在下一次会议接待陈老师时，跟他吐槽了这件事。让我没想到的是，陈老师当即就跟我说："那你来念我的硕士吧！"我当时就惊呆了："可以吗？我都工作了，您德高望重，而且只收博士，我有资格吗？"陈老师淡定地说："可以啊。"于是，我就在陈老师的帮助下，一步步开始了我的硕士生涯。

其实，申请的时候，因为异地的问题，我就已经有点想退却。上海到北京的距离还是比较远的，坐飞机要 2 个小时，坐高铁要 5 个小时，而且当时我还需要工作。但陈老师一直鼓励我，让我不要放弃。后来正式开始上课，课程紧张的时候，我更是每周都去北京待两三天。还好当时工作时间比较灵活，我也需要经常出差，所以客观来说，还是比较符合我的学习节奏。每次去北京上课，只要陈老师在北京，并且有空，都会跟我吃个饭，或者让我去医院找他，跟我聊聊天，鼓励我，并询问我在学习上有没有遇到困难。如果有需要他帮忙的，他真的是不遗余力地帮助我，即使没有时间，也会派师兄师姐来帮助我，我真的非常感动。

在大家的眼里，陈老师可能比较严厉，曾有个师兄跟我说陈老师生气的时候很可怕，但是我没见过。我记得我在论文答辩的前一天，汇报的课件做得完全不符合要求，陈老师当时是有点生气了，让我延迟毕业。我肯定不愿意啊！努力了3年，就这么放弃了吗？我抓紧时间改了一个通宵，在天亮之前把课件发到了陈老师的邮箱。最后，我顺利毕业，没有让老师失望！

直到今天，我跟很多人说起我读硕士的经历，大家都觉得这是一个不可能完成的任务，都很佩服我。但我知道，如果我的老师不是陈老师，我根本念不下来，如果没有陈老师，我的本科学历可能就是我这辈子永远的痛。

遇见陈老师，是我的福气。也希望他永远健康幸福！

戴欣媛　2015级硕士

2016 级

我心中的导师

与陈老师的师生缘已有 14 年之久，这么多年陈老师一直保持着对事业的热爱，每次见到他都是精神抖擞的，令人敬佩。2012 年，我在科里进修的时候，陈老师带我收集病例，教我记录数据，指导我撰写、发表人生中第一篇论文。在二级医院工作的我，当时对这些还很生疏，是陈老师不厌其烦地指导，带领我迈进了科学研究的大门。

我读过陈老师的在职硕士，因个人原因过程并不顺利，好几次都想放弃，每一次都是陈老师给我莫大的鼓励，让我有勇气坚持下来。虽然过程不顺利，让我曾经很焦虑，但正是这样才让整个过程很充实、很深刻。毕业论文的第一稿，陈老师让我发给他修改，那段时间陈老师可能是用眼较多，一直不舒服，他的时间又很紧张很宝贵，我不能想象他是在什么样的状态下将好几万字修改完成的，在我校对时，能感觉到陈老师非常用心，虽然是硕士论文，但是我看得出来每一句话都是精雕细琢的，大到文章篇幅，小到标点符号。我完成校对后，将第二稿再发给陈老师，他很快又修改好发给我了。我惊叹于陈老师的工作效率，也感叹他做事情的认真和严谨，我想这就是大师，不仅有超人的专业水平，更重要的是做学问做事一丝不苟的态度。就是因为有这样的恩师，让我在工作岗位上，丝毫不敢懈怠。毕业前这一年是我和陈老师接触得最多的一年，因为论文我会频繁地和陈老师沟通，每一次他都会给我很耐心的指导。这期间陈老师也有身体不适的时候，但是很快他又像以前那样继续工作了，这里可能就是他的战场，他是那么坚韧、那么顽强。令我没有想到的是科里预答辩那天陈老师也去了，他也很在意每一个能够帮助我提高的时刻。之后我跟陈老师又对了一遍文章，想不起来一共修改了多少遍，每一遍我都会有所提高。在反复修改的过程中，我不仅学习到了陈老师关于血液肿瘤疾病中医治疗的学术思想，还感受到了他严谨的治学态度，我感慨：能够成为陈老师的学生是很幸运的。答辩前，陈老师在线上跟我一起掐着时间过了一遍，过完这一遍，他又对我叮嘱了几点需要修改及注意的细节。我看着电脑屏幕里的陈老师，心里百般感恩。答辩顺利结束后，心里太多的感激没有机会去表达。

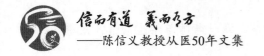

学术之外，陈老师的人生态度也令人钦佩，他喜欢祖国的大好河山，经常会在朋友圈里发很多美景美图，还经常赋诗一首，我只要看到，就一定会去点赞。他似乎从来没有不开心的事情，即使有不开心也是很短暂的；他从没有被困难束缚过，总是很阳光且精力充沛、思维敏捷、思路清晰。这一年他的生活态度也感染着我，使我更加积极地去面对身边的环境、更加专注地去做喜欢的事情，任何时候都不忘初心。我很幸运，我是"陈家班"的一员，在这里我得到了很多老师的帮助，一路有欢笑有汗水，感受到了很多温暖的瞬间，完成了蜕变。前路漫漫，唯有坚持不懈，才能报答师恩。

史雯　2016级硕士（北京市第六医院中医科，副主任医师）

博士与导师

1998 级

始于名，敬于德，久于岁

1997 年 9 月，我上大五。

到底学什么专业呢？报哪个导师呢？

在河北省中医院自习室反复研读着北京中医药大学研究生招生目录，面对大量的学科、导师名字，都感到很陌生。不知道哪个专业是自己喜欢又能坚持学下去的，然而，我已经 21 岁了。隐约觉得中西医结合内科有感召力，心血管？血液？基础？临床？先看看导师名字吧。一行行念过去，唉，这个名字让人觉得可以信任，陈信义，有信有义，估计对学生也不错。好，报这个导师！血液病，哦，就是白血病吧，白血病……实习时没见过，但听过，嗯，就这么定了！中西医结合临床，陈信义。报上了，备战考研，去北京上学！

没有问问北京中医药大学的学长同乡，没有打听一下导师啥样，没有和家里人商量，我就这么在河北医科大学保送研究生协议上签署了"自愿放弃保送研究生"，开始了考研之旅。

1998 年 3 月，我可以去北京参加复试了！

我来到东直门医院三楼血液科，问："请问陈信义老师在吗？"一位威严中略带笑容的中年男教师，坐在主任办公室的黑色老板椅上对我说："你和一个男生都过线了，你俩都报的我的研究生，他比你分高。"啊？完了，不是第一，而且第一是男生。"我问问教办，打个申请，看能不能扩招一个，如果能扩招，你就有希望，先准备复试吧。"嗯嗯，信义老师真是好啊！还有希望！

复试开始了。教办袁老师和我的陈老师一起，把我带进病房，3 床，一个女病人床前，"你问病史，查体，20 分钟，然后写首程交上来，现在开始吧。"我问了一会儿，觉得症状对不上我复习过的血液病啊，她到底什么病啊？这可怎么办啊？诊断写错可就完了。查体都查一半了，眼睑也没有苍白啊，好像肝脾也没摸着，真是一头雾水。袁老师好像抱着肩膀撇嘴了，陈老师开始替我说话："嗯，摸脉还是不错的。"病人知道我在考试，忽然小声和我说："结核性胸膜炎。"救星啊！感谢感谢，赶紧胸腔叩诊吧，这是悬饮啊！

1998年4月，陈老师扩招一个名额，我能去北京读研究生啦！这是拯救我于水火之中啊！从此，陈老师就是我导师啦！

1998年12月，我开始进临床，先在本科室血液科轮转3个月，然后再去各科轮转。我管6张床，直接上级是郑老师，她正在准备出国，管病房的是副主任。又是3床，一个患免疫性血小板减少症的女病人，出院前一天出现过敏症状，全身皮疹。副主任开始吼："你为什么不汇报！"我不敢大声言语，虽然已经开了西替利嗪，但确实没汇报。帅帅的姜苗老师安慰我："给支地米很快就好了。"当天我值班，陈老师温和地说："挨骂啦？不全是因为你，有别的因素，别难受了，来吃点水果。"陈老师真是温暖。

2000年，直攻博开始筛选考核，硕士期间每门成绩在80分以上，再按轮转期间各科评分及转博考试进行排名，约有7个名额。"你好好考，直攻博，2年硕士接着3年博士，5年就拿博士学位，省了一年时间呢。""老师，我想硕士毕业得了，不想转博。""别犯傻，转博还有可能提前1年毕业，那就是4年啊，4年硕博连读就毕业了！""这么好，那我转！"

2000年9月，我成为陈老师真正从头开始培养的博士。转博后，我才知道，博士要想提前一年毕业，得是国家级课题的前两位负责人，前两位啊。陈老师国家级课题很多，但我一般是最后一位，需要学的还很多，踏实学吧。

记得有一位重症再障的老年男性患者，下消化道大出血，但血小板仅为$1\,000/mm^3$，回盲部肠套叠，考虑回盲部占位导致大出血，一直输血支持治疗，保守治疗无效，仍然是重度贫血，血小板输注后也就$2\,000/mm^3$，老人命悬一线。陈老师和家属多次反复沟通协商，以患者为中心，争取最后一线希望，在保障血制品充足的前提下争取手术机会。陈老师帮助协调医院各部门，命我及一名护士上急救车护送患者至天津急腹症医院。一切以患者为出发点，陈老师一直身体力行，言传身教。

2003年1月，东直门医院院办，在院级工作面试前，陈老师嘱咐我："先鞠躬，表示尊重和感谢，再开始介绍自己。"我顺利通过了医院应届毕业生面试，能留在本院工作喽！

2003 年 4 月，非典。陈老师和两名男医生在病房封闭坚守了一个月，终于迎来胜利的曙光！

2003 年 6 月，直攻博的 7 位研究生，各学科 10 余名博导同时在教学楼 1 教公开进行集体考核及论文答辩，现场抽签进行中西医临床思维提问考核，再进行毕业论文答辩，我以第一名的成绩顺利毕业。哈哈，咱没辜负导师当年的扩招！

始于名，敬于德，久于岁，在我成长的道路上，导师陈信义教授不仅是指路者，也是朋友和支持者，感恩同行！

许亚梅　1998 级硕博连读（北京中医药大学东直门医院，主任医师）

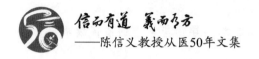

1999 级

我眼中的导师

我的导师陈信义教授学术成就斐然，素享盛名。导师在青年时期就担任了北京中医药大学东直门医院血液科主任、大内科主任职务，成为国家级重点学科"中医内科学"学术带头人、国家中医药管理局重点学科"中医血液病学科"带头人、北京中医药大学博士研究生导师及博士后合作导师、二级教授，并先后获得了"全国卫生战线精神文明先进工作者""中国百名杰出青年中医师""北京市优秀青年骨干教师""北京市爱国立功标兵"等一系列荣誉。

在普通人的印象中，这样一位学之大者一定威风凛凛、不苟言笑。的确，现实中导师对待学术问题近乎苛刻。我依然记得 20 年前导师不厌其烦地对我的博士学位论文反复修改，甚至亲自修改标点符号和段落格式。在预答辩的时候，因为我无意间用了"提醒各位专家注意"这样的语句而严厉批评了我，训诫我务必尊敬学术前辈，切不可年少轻狂，并反复叮嘱我修改为"提请各位老师关注"这样的表述方式。我也依然记得导师办公室书柜中各项课题的文件夹总是摆放得井然有序、条理分明，以至于多年后我担任北京中医药大学科技处处长期间，科技处的几位资深的老师还是会常常提到导师对科研一丝不苟的态度，并至今引以为范。

与此形成鲜明对比，在学术以外，导师为人极为随和，待人接物总是笑脸迎人，甚至颇为诙谐幽默。每到外地开会，他总是主动张罗着请我们这些学生吃饭和休闲，合影的时候也从不讲究什么长幼尊卑、师道辈分，而是和我们嘻嘻哈哈，打成一片。每到年节，他都会牵头组织几家附属医院相关科室一同慰问名老专家和资深员工，共话情谊、共谋发展。在全行业内导师同样人缘极好，朋友遍天下。我至今记得，1999 年我们去广州开会，时任广州市中医医院血液科主任的陈志雄老师（后担任广州中医药大学第三临床医学院院长职务）笑眯眯地自称师叔并热情款待我们的场景。我攻读博士期间，导师帮我和同期毕业的侯丽（现任北京中医药大学东直门医院血液肿瘤科主任、中华中医药学会血液病分会主任委员）联系到中国医学科学院肿瘤医院、北京大学肿瘤医院、中国中医科学院广安门医院、北京市中医医院等单位收集病历资料，并推荐了广安门医院花宝金教授（广安门医院副院长）作为我的副导师。我们所到之处，上至医院领导和科室主任，下至普通医生和学生，听说我们是陈老师的学生，无不热情相待，亲如家人。这样的资源和氛围，让我至今获益良多。

上学时如此，工作后得益于导师之处更多。导师格外注重提携年轻人，总是不遗余力地为我们介绍资源。我博士甫一毕业，陈老师就让我担任了大内科行政秘书职务，带我到包括香港、澳门在内的全国各地参加学术交流，提升了我的行政管理能力并拓展了我的人脉资源。2010年我晋升为副主任医师后，导师又积极鼓励我走上行政岗位，做临床管理两不误的"双肩挑"干部。正是在老师的影响和支持下，我先后担任了北京市东城区卫生局局长助理、党院办副主任、通州院区副院长、教育处处长等职务，及至后来到大学担任研究生院副院长、科技处处长、深圳校区建设筹备办公室主任、生命科学学院党总支书记等。一路走来，导师的言传身教对我影响至深。导师对我如是，对我的同门亦如是，他通过各种资源和途径送大家到国内外进修学习深造，其中不乏国际知名学府和医疗机构，为我们打开了通向未来学术岗位和管理岗位的大门。正因此，很多同门在中青年时期就走上了重要的岗位，取得了卓尔不凡的成就。

教育教学中常引用一句话，"要给学生一杯水，老师要有一桶水"，导师终生勤奋好学，不仅仅储备了一桶水，更给予我们以源头活水。我刚刚进科的时候，43岁的陈老师正在对外经贸大学学习英语，他对待英语学习如此，对待本专业的知识更是精益求精。在我的印象中，导师办公室的灯光经常彻夜长明，如夜空中最亮的星，指引我们前行。然而导师却极为谦逊，从不让我们跟师抄方，他总是说自己水平有限，没有什么可以传授给我们的用药秘诀，转而鼓励我们多跟随其他各学科的老师学习。实际上，导师是孟河医学流派的传承人，更是跟随胡希恕等中医大师级人物临证多年，用药简练、切中肯綮，科室至今传袭应用的益髓颗粒、益中生血片、复方浙贝颗粒等疗效卓越的方剂均主要出自导师多年的临证心得。也正是导师这种在学术上兼容并蓄、海不辞流的态度，让我在研究生和任住院医师期间，有幸跟随施汉章、杨甲三、金启凤、王沛、武维屏、田德禄、周平安等众多名师侍诊抄方，后来更申请了周平安先生的中医内科博士后。和众多的同门师兄弟一起，传承创新、海纳百川，进一步活跃和丰富了"陈家军"的学术思想和临床应用。

在醉心学术的同时，导师还是一位非常讲究生活品质和追求生活情趣的人。

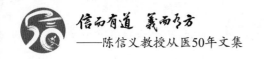
他的住宅布置充满巧思，一草一木满溢着旺盛的生命力和高雅的审美。同样，东直门医院通州院区血液科病房里那些或气势恢宏或灵动喜人的摄影作品，很少有人能够猜到都是出自导师历年来游历海内外的神来之笔。

最让我钦佩的，是导师炽热的事业心和强大的领导力。他担任大内科主任期间，东直门医院可谓星汉灿烂、名医荟萃，中医西医各路"神仙"云集。导师超强的领导力和协调能力，使得大家各美其美，美美与共，铸就了那个极其辉煌的时代。与此同时，那几年也是医院和科室最为艰难困苦的时期。1993年东方医院建院，原来的肿瘤科全班人马几乎一夜之间转移到了东方医院，大内科也分流了大批骨干精英支援东方医院建设，导师在这样的情况下毅然决然地承担起了重振肿瘤学科的重担，并在原有的血液科的基础上建成血液肿瘤科。在人员极度紧张的情况下，导师亲自参与一线值班，先后派出大量人员到医科院肿瘤医院、北大肿瘤医院进修学习，并请来中国医学科学院肿瘤医院大内科张湘茹主任定期来院查房指导。我发表的第一篇核心期刊文章，正是在张湘茹教授的点拨下完成的。导师在繁重的临床、科研、行政工作的包围下和人员物资无不短缺的困境下，举重若轻、破局而出，重塑辉煌，如今回想起来，这是何等坚忍勇毅！2014年，他在花甲之年不再担任医院行政职务的时候，一手创立了中华中医药学会血液病专业委员会并担任首届主任委员，团结起了全国乃至世界范围内中医血液病学的各路精英和人才，实现了他的夙愿。"烈士暮年，壮心不已"，如今导师虽已至古稀之年，但他依然担任着如此庞大的全国性学术组织的名誉主任委员，并连年获得全国先进分会荣誉，引领着全国中医血液病学的发展方向。作为陈老师的学生，我也先后担任过不少行政职务，现在也担任中国老年学和老年医学学会保健康复分会主任委员职务。尽管在规模和影响力上都无法和导师所在学会相比，但也正是因为身处其中，此时此刻我才真正能够体会到导师白手起家、力挽狂澜的艰辛与荣耀。

"高山仰止，景行行止，虽不能至，心向往之。"值导师陈信义教授学术思想传承研讨会即将召开之际，又逢导师70寿诞将至，不揣浅陋，随笔记述我与导师二三事。衷心祝愿导师身体健康、龙马精神！

姜苗　1999级硕博连读（北京中医药大学东直门医院，主任医师）

2001 级

You Raise Me Up

时光荏苒，转眼间我在陈老师身边学习、工作已 30 多年，今年时值老师从医 50 年，回忆种种，心情难以平静，感激老师的培养。

1993 年刚从北京中医药大学毕业的我被分配到东直门医院（北京中医药大学第一临床医学院）工作。记得当时我们几个入职内科的人一起聚集在大内科办公室中，事先是不知道自己被分到哪科的，我心里很是紧张。当时大内科主任（当时我并不认识，也不知道他是陈老师）讲了很长一段话，大致是各种期望与叮嘱，我现在回想起来，居然什么也没记住，但分配入科的情景却历历在目，我清晰记得主任说，某某某，你去呼吸科；某某某，你去心血管科……我平时争先惯了，半天没听到自己的名字，心里就发毛了，没有科室要我了？我紧张得心脏扑通扑通跳个不停。"侯丽，你跟着我走。"哇，当时听到这句话，我心里美滋滋的，跟着主任走，多荣耀啊！就在自己懵懵懂懂，并不十分清楚什么是血液病学，更不知什么是中医血液病学的情况下，我跟在大主任的身后，兴冲冲地走进了血液科的大门，后来才知道了主任（我一生的导师）的名字。多年以后回忆起来，当时我对主任的面孔完全没有印象，只清晰地记住了他步入科室时坚定的背影。

工作不久，我就准备结婚，先生是北京人，爱玩儿（他本人阅读这篇文章后，一脸委屈，认为那时自己也是有为青年），带着我把很多时间花在玩耍上了，我不知道老师看着心里有多着急，只听同年分配到呼吸科的优秀闺蜜同学给我讲，陈老师对她说："不要总拉我们侯丽玩儿，别给我们带坏了。"闺蜜满脸委屈地说："哪是我，分明是她自己变得贪玩儿了。"30 多年后的今天回想起来，我能清晰记得老师督促我坚持努力学习必须考上研究生的情景。在老师鼓励下，我开始准备在职定向硕士研究生考试，哪承想以年级总评第一的成绩留院工作的我，英语成绩出来后，发现居然有些危险，老师带着我直奔研究生处，我惴惴不安地跟在老师身后，一进研究生处的门，就听见老师和研办老师说："这个孩子得上研究生！"5 年之后，我成了老师的博士研究生。再之后，老师送我进修深造，去军事医学科学院进修科研，去北京肿瘤医院进修临床，去美国耶鲁大学做高级访问学者。时至今日，20 多年前那天老师斩钉截

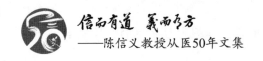

铁的话语常回响在我耳边，老师匆匆且执着的背影深深印在我的脑海里。

时间在不经意间一天天溜走，岁月也爬上老师的额头，但老师的背影却不曾改变，永远充满力量，永远那么熟悉、温暖。

2022年2月的一天，忙碌的老师顾不上几天来间歇发作的胃痛、胸闷，一早就到门诊，着急先给患者看病，因为10点要参加东直门医院通州院区血液科的开科仪式，仪式上老师精神抖擞、神采奕奕，对两院区血液学科建设寄予厚望，高屋建瓴地指明中医血液病学科发展的未来。仪式后老师又匆匆返回门诊，直到中午下班才忍不住叨唠一句："这些天我胃疼有些不一样，是不是做个心电图？"再之后就是被诊断为急性心梗，在我们的坚持下，老师才不情愿地躺在了病床上，听大夫们指挥，乖乖配合治疗。我们去探望老师，他从来都是说："我没事啊，不要总来看我，你们快忙工作吧。"见到心血管专业的大专家林老师，老师疲惫的眼神顿时变得犀利起来，积压在心头的脱口而出的那句询问"今后我能恢复正常工作吗？"顿时让在病床旁边的我泪崩，生病的老师心心念念的还是工作！再后来，老师居然戒掉了抽了近50年的烟，重返他最热爱、最忙碌的工作岗位，带领着血液病分会在年度工作评比中继续斩获5项殊荣（获得奖励最多的分会之一）！

2023年年初，老师以敏锐的眼光、前瞻的布局督促和指导已经在各自单位担当重任的主任学生们，深入思考、探讨、研究恶性肿瘤临床重大疑难问题，这些讨论研究为后续重大项目申报奠定了良好的基础。国家重点研发计划项目指南发布后，在东直门医院血液学科扎实的前期基础上，老师指导我们5家单位率先成立申报小组，着手开始工作。老师看出了我的犹豫，这是我第一次涉及这么大的科技项目，对工作程序知之甚少，对工作高度又非常敬畏。老师将我叫到办公室，仔细分析情况，从能力上肯定我，从勇气上鼓励我，从责任担当上鞭策我，耐心指导。老师基于中医"未病先防，既病防变，瘥后防复"的思想首次构建"中西医结合防治急性髓系白血病一体化研究"的科学研究框架，指导我聚焦急性髓系白血病发生进展过程中关键环节，从临床到基础设计多维度系统研究。面对如此庞大、复杂的申报工作，老师不顾自己需要休养的身体，从审阅申报方案到指导我及团队一轮又一轮地修改申报书和答辩幻灯片，总是不厌其烦，精益求精。我记不得我们开了多少次会，跑了多少次协作单位，度过了多少个不眠之夜，老师从来都是精神饱满，鼓励我们"继续加油啊"。老师总是和我们的团队在一起，除了指导工作，他还要亲自为我们安排食宿，解决后顾之忧。在最后45分钟答辩环节前，老师审阅了每一张幻灯片，并对我的语速、语气都进行了指导，叮嘱我别紧张，要谦虚，认真答，要充满必胜的信心。正式答辩时，老师坐在我旁边，让我时刻感受到他的支持。我们圆满完成了答辩，后来因为各种原因我们这个优秀的项目没能入选，得知消息后，我悲伤之情喷涌而出，难以抑制，泪如雨下，而老师却很平静地接受了一切。他时刻在用他的言行告诫和教育我，不管别人如何认识、如何理解、如何判定，要相信自己，更要继续努力！要敢于直面失败，要学会坚强！

行笔至此，一首歌 *You Raise Me Up*（您鼓舞了我）跃入我的脑海，"You raise me up to more than I can be"（您的鼓励使我超越了自我），感谢老师！

侯丽　2001级博士（北京中医药大学东直门医院，主任医师）

亦师亦父　恩重如山

我执起笔却久久未能落下，脑海中回忆起进入师门后跟在老师身边学习、工作的点点滴滴……像过电影一般，感慨良多。

想当年我初入师门时，老师正是我现在的年纪，却早已身兼要职，将大内科管理得井井有条，血液肿瘤科科室特色突出，学科地位在全国名列前茅。那时科里能带研究生的只有两位老师，孙颖立老师和陈信义老师既往培养的研究生在轮转期间的表现都是有口皆碑的，以至于我还未开始轮转，就已有很大压力。带着老师"认真学习，注意安全"的嘱托，我进入了第一个轮转科室——心血管内科。科主任鲁老师一听说我是血液肿瘤科陈老师的学生，二话不说直接分配我进CCU。我才适应了一周的长白班，马上就开始独立值班，3个月的时间里我遇到了各种难缠的病人、急危重症的病人，无论是临床技能还是心理素质都得到了极大的锻炼。这其实是反映了当时陈老师带领的血液肿瘤科对研究生培养的重视和严格要求，这也是我们在轮转时得到其他科室充分信任的原因。我想，那也是我扛起师门荣誉的起始。后续的轮转过程中，我不断地听到其他科室老师对血液肿瘤科和陈老师的各种好评，让我对自己来自这个光荣的

61

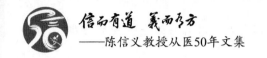
集体充满了骄傲，同时也对自己有了更高的要求，绝不能给老师、给科室丢脸。

我跟老师出门诊时发现，无论患者是从哪个地方来的，老师都能就当地的习俗或风土人情聊上两句，一下子就拉近了和患者的距离，让患者在轻松的氛围中完成就医。此外，老师思辨后的良方，疗效自然毋庸置疑，这也是复诊者众多的原因。

老师对待学术、科研一丝不苟，细致到连我博士论文中的标点都逐一改之，就更不用说他是如何批阅我们的文章、标书。

老师真的像个大宝藏。硕博连读跟师5年，毕业后我有幸留在导师身边工作，不断地对这个"宝藏"进行"挖掘"，他充沛的工作精力、高尚的职业道德、敏捷的科研思路、乐观的处世态度、幽默的人格魅力、丰富的知识储备（不仅是专业领域的，还有天文、地理、风土民情、逸闻趣事，不胜枚举）、高超的凝聚力，无一不令我叹为观止！他还充满了生活情趣，闲时种花种菜、烹茶撰书，他爱好摄影，旅途中的随手拍和所赋的打油小诗，妙趣横生！调节气氛时，他能信手拈来地讲上一个笑话，使得大家都爱聚在他的身边。

工作后，我肩负起更多的责任，收敛了以往的随意和小任性，被迫成熟。面对繁杂的工作和人际关系，有时难免有些挫折感，我变得有些谨小慎微，特别在意别人的评论。感觉到我的迷茫和低迷的情绪，老师主动找我聊天，给我讲他的成长经历，讲他遇到困难甚至被误解时是如何面对和处理的，耐心地开解我、鼓励我。老师豁达的心胸、正直的人品、乐观积极的态度深深地感染了我，我意识到我面对的这些困难对于老师而言简直是微不足道。老师就像一座永远不会熄灭的灯塔，无论我在哪里，只要抬头就能看见那束光，照亮我前进的道路。他教会我如何面对困难，如何解决问题，如何成为一个有责任心和有担当的人，他像父亲一样给予我温暖和支持。站在老师肩膀上，受其一力托举，我又有什么理由不勇敢起来、快速成长呢？

2014年，老师为我这个全科唯一"西学中"的学生争取到了国家中医药管理局全国首届中医药传承博士后的学习机会，有幸拜入中日友好医院李佩文教授门下学习，机会十分宝贵，过程异常艰难，经历了一关又一关的考核答辩，我终于成功出站，中医理论及实践技能都有了大幅提高。

如今，我已近知天命之年，虽然自己也早已成为导师，但性情却仍然单纯得像个孩子，我想大抵是倚仗着背后一直有亦师亦父的老师陪伴和支持，这也是我今生最大的幸运。

　　行笔至此，我想说，感恩我亦师亦父的人生导师。我会珍惜这份来之不易的缘分，珍惜与他相处的每分每秒，继续努力学习他的优点，传承他的精神，也希望我能成为他引以为傲的学生。愿他健康长寿，幸福安康。

　　　　　　田劭丹　2001 级硕博连读（北京中医药大学东直门医院，主任医师）

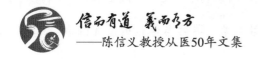

2002 级

如烟往事

我曾经以为，老去是很遥远的事，如今突然发现，年轻是很久以前的事了！

相识

1987 年 8 月，22 岁的我从北京中医学院（6 年本科）毕业入职东直门医院，当时 33 岁的陈信义老师已经是大内科常务副主任，内科党支部书记，还兼任血液科主任，负责把我们分在大内科的同学再分小科，早就听说陈老师 18 岁就当上了大队党支部书记，年轻有为，特别能干。我因为曾在血液科实习（与心内科共用 1 个病房），所以毅然报了血液科。其实陈老师是想要王俊宏的，但她被分在了儿科，就这样我到了血液科，开始正式在陈老师身边工作学习。

交集

我第一个轮转的科室是消化科，1 个月后接到通知，所有留校的同学下乡，去平谷，我被分在县医院中医科。其间，我和陈老师联系不多，直到第二年（1988 年）8 月回到科室，我继续转科，呼吸科、CCU、急诊。而那时陈老师已经升任大内科主任。陈老师永远都是强者，永远争第一，总是自豪地说冬云是同届同学当中第一个去 CCU、第一个去急诊的。其实只有我知道，自己有多紧张、多害怕，尤其是在急诊独立值班、和许多带教老师一起轮班。白班还好，人多，最忙的是小夜班，那时值班的只有 1 位医生，我自己要面对急诊的门诊，还有急诊留观室（10 张床），下午 5 点接班，晚上 11 点下班。我记得有一次刚接班就忙得脚不沾地，门诊最多时有 30 多人排队，要自己做所有操作，如测心电图等，还不时地被护士叫到留观室去抢救。有一次，我正抢救病人时，家属突然倒地晕过去了，我又转身抢救家属，加上自己的胆怯和犹豫（水平有限），里外乱作一团，到 9 点了我还没吃上饭，饿得心慌，不得已叫二线下来看门诊，匆匆吃口饭。从那时起，我养成了吃饭快的习惯，不快不行啊，直到现在也是狼吞虎咽，总觉得有啥事等你马上去做。值大夜班时，我可以在医休室的折叠床上睡觉，有病人时护士会来叫醒你，其实根本睡不着，一有动静，还没等护士反应，自己先爬起来了。急诊啥病人都有，夏天我经常碰到醉鬼来急诊闹事，就赶紧躲到屋里。醉鬼就跑到窗户下大声骂着："你个四眼，我打死你。"当时是真害怕呀。每次见到陈老师，我都会流几滴眼泪，诉诉苦。在呼吸科，最忙时3个住院医轮班，忙得晕头转向，仗着年轻，3天1个24小时的班。记得那时陈老师总是爱写文章，写完让我誊在稿纸上，就是抄稿子，可能是觉得我写的字还可以，主要是写得快。

1990年，我有一次在急诊抢救病人时先兆流产，于是住院保胎。出院后陈老师让我提前结束了1年的急诊轮转，我便开始出门诊。当时我还是和心血管科一起出门诊，病人多是心脏病病人，也很忙，但我写字快，病人等待时间短，都愿意找我开药。1991年1月，我生宝宝后在家休半年产假，还有半个月假没休完，我就迫不及待地上班了，陈老师仍把我安排在门诊。为了让自己有奶，我每日努力喝红糖水、鸡汤、鱼汤，这导致我复工时胖得像个发面馒头。我生产前属于极瘦之人，只有80斤左右，真是弱不禁风，复工时120斤，一步跨入胖人行列，再也没有出来。后来，我先生工作出差是家常便饭，陈老师为了让我便于照看孩子，就一直让我出门诊。

硕士

1992年，我晋升主治医师，陈老师逢人便说我们冬云晋升考试考了第一。生活工作日日重复，平淡无味，人无压力轻飘飘，我总觉得应该有所改变。1994年，机会来了，每个科室推荐一名医生参加选拔考试去读在职硕士研究生。但科室推荐的不是我，我知道消息后积极找陈老师争取，终于我参加了考试。功夫不负有心人，全院只有两个人通过考试，其中一个是我，另一个是儿科王俊宏。每一个美好瞬间都是生活的小确幸啊！陈老师正式成为我的硕士生导师，我好像是他的第一位硕士研究生。9月到大学报到，脱产读书，回到校园的感觉真好，和许多比自己小10岁的同学一起上课，让我总感叹学习机会来之不易，所以我特别努力用功，上课时早早去教室占位。我还记得教我们医学统计学的老师第一次上课就问大家年龄，好对课讲到多深心里有底。当时我非常刻苦地学习，认真完成各科作业，第一学期大部分课程结束，我每门科目的考试成绩都是优秀。

1995年春节后，我回病房上班，那会儿血液科跟呼吸科是一个病房。我

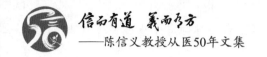

四五年没在病房工作了，要上夜班，我很不适应，4月时我抑郁了，陈老师及时发现，让我及时就医，回家吃药养病。我恢复得很快，7月我请陈老师和同事到我家吃了顿饭，然后精神抖擞地回到病房，担任主治医师的工作。放下的，放不下的，最终都会过去的。1997年，我硕士毕业，为了方便写论文，陈老师派我去中医内科教研室专职带教2年（1996年9月—1998年8月，不用值夜班了）。1997年2月，孩子爷爷去世，我们搬到孩子奶奶家，和孩子奶奶及在国外的侄子及其父母（比我儿子小1岁）一起生活，当时儿子6岁，小侄子5岁。

奋斗

1998年9月，我回到病房工作，1999年东方医院成立，因科室人员调整，很多人去了东方医院。1999年8月，陈老师派我去我一直向往的北京协和医院血液科进修。但因环境改变，11月我抑郁症复发，但仍坚持进修，并帮他们总结骨髓转移以及再障病例，写的文章发表在"中华"系列的期刊以及院刊上，当然第一作者是协和医院的老师。这也成为协和医院血液科主任教育后来的进修人员努力的范例。2000年7月，我本应结束进修，因我是主力队员，协和医院骨髓室挽留我多待3个月。2000年11月，我结束进修，回到东直门血液科病房。因为原来大外科下的肿瘤科整体搬到东方医院了，所以血液科就改为了血液肿瘤科。陈老师又派了几位医生去肿瘤医院进修，请医科院肿瘤医院张湘茹教授来查房把关，开始收治实体瘤病人，我负责病房工作，真正意义上的紧张劳累才开始，加上生活中还要监督负责两个孩子学习，只能不断透支自己。2001年奶奶家拆迁，我们搬到了刘家窑。我上班太远，所以每天早上6点起床，然后送两个孩子上学。我们天天挤公交车，坐39路到崇文门换24路（那时24路走崇文门），7点到医院，吃完早点，两个孩子各自去学校（培红小学也拆了，学生被分到附近十三条小学、十四条小学），我就开始在病房工作了。下午两个孩子放学后回到医院写作业，等着忙碌了一天的我下班，我们再一起坐公交车回刘家窑，孩子们最高兴的时候是我上夜班或天气太差，不能回家，两个孩子睡在值班室上铺床上，美得不行。再后来，我家买了辆捷达汽车，我每天开车带俩孩子上下学。还记得儿子问："妈妈买车为什么不买39路啊？"不管时间过去了多久，我们回头看的时候，都只是一瞬间。

博士

2002 年春节后，我得知可以报考在职博士生，想参加统考，这样毕业时既能有学历，又有学位，还不影响工作。但参加统考需医院推荐，大学各相关部门认可。一天之内，陈老师带着我到大学办完了所有手续，他甚至还把正在开会的主管谷晓红老师叫出来签字，我当时感觉陈老师无所不能。只有 1 周的复习时间，陈老师准假让我全力复习。这次考试主要是考日语，还有病理生理学，陈老师主动出马请大学病生老师为我辅导，而中西医结合内科根本没看。最后我还真争气，总分过了。当我告诉陈老师"我考上了"的那一刻，感觉陈老师比我都高兴，他那兴奋和扬扬得意的表情全写在脸上了。这样陈老师又成了我的博士研究生导师，一切都是最好的安排！

2002 年 9 月，我再次走进大学校门，开始博士研究生的学习。恰巧当时陈老师帮我争取了一个去日本工作半年的机会，我办好手续，11 月抵达日本。我的工作地点在东京水道桥，我住在千叶县本八幡，每日坐总武线电车上班。在日本工作有翻译，也不忙，甚至有些无聊，我对当地的一切都很好奇，休息时间不停地走马观花，感受日本的风土人情。日本物价极贵，尤其是交通，我发的工资也很少，勉强够生活的，为了省钱，我去京都是坐夜行公交车去的。2003 年春天，SARS 来了，本应 4 月回国的我，被延期了，心里干着急，一是惦记在国内的家人，二是儿子小升初——也只能随遇而安了。那时，陈老师应该在一线冲锋陷阵，封闭在病房值班。

无悔

2003 年 8 月 31 日，我终于回到了北京，第二天我就去大学上课了——陈老师依然同意我脱产学习。当时家里要回迁，我一边上课，一边装修房子。春节时结束上课，仍回病房上班，家也搬回了海运仓小区，家里我也是顶梁柱，先生身体不好，还频繁出差，指望不上他，一般情况是我和 2 个孩子在楼上（拆迁时为了全家 5 口人都能住下，要了顶楼，复式的）看书学习，奶奶在楼下和先生看电视，也很感谢奶奶包揽了家里所有家务琐事。在单位我也几乎包揽了科室的所有琐事，上面交代下来，无论多难的事，我都会咬牙努力去做，从不会说"不"字，一根筋。劳心者治人，劳力者治于人。我认为自己是好的执行者，虽愚笨，却能凭着一股子勇往直前的傻劲儿努力做到最好。此外，我努力做到不争，也是为了放过自己的内心。记得有同事问陈老师："我觉得您对我们都挺好，唯独对冬云特别好。为什么？"陈老师是个完美主义者，他常说："我科研的钱，都是夜里干活挣的。"那时陈老师经常熬夜到两三点把写出的东西发给我，我四五点起床接收，校对修改，每天早7点到病房，打印装订，保证8点一上班准时上交。陈老师为了科室发展，经常奔波在外；我则守好科室，保证后方稳定，逐渐也有样学样，追求完美——我主管的科室工作项项拿满分，事事当第一。所有资料整理得井井有条，无论谁来参观检查都会露出羡慕的表情。我们科室的科研经费全院最多，所有级别的课题都有，科室年年是先进，就这么努着劲儿干着，终于我也晋升了副主任医师，还成了硕士生导师。陈老师说过："导师是传承人。"所以有了后来的"陈家军"。当然自己的学习也没落下，2005年6月，我顺利通过博士研究生答辩，拿到博士学位。记得那时，我的第一个硕士研究生曾艳也和我同年毕业，和我同台答辩，她答硕士，我答博士，答辩委员会的老师是同一组人。在我答辩的提问环节，答辩主任林洪生老师说："当着她学生的面，就不提太尖锐的问题了，因为懂得，所以宽容。"当然这都是看陈老师的面子，太感谢林老师了，我会一辈子记您的好，总算"蒙混过关"了！生活就是用那一两分的甜，冲淡那八九分的苦。深耕自己才是最有价值的事，其实我还是很优秀的，当年我凭借博士毕业论文获得了2005年香港求实科学奖学金，我的论文也被评为北京中医药大学优秀博士毕业论文。

感恩

当我们开始寻求，我们就已经失去；若我们不开始寻求，则根本无法知道自己身边的一切是如此可贵！可以说在我前进的道路上，每一步都有陈老师的身影。陈老师为我付出了很多，也成就了今天的我，感谢陈老师！毕业后前18年的故事讲完了，用心走过的路，一路开着花。毕业后第二个18年以后有机会再写。就用当年的博士论文致谢的内容作为这个往事流水账的结尾吧！

"人到中年，家庭、事业、学业都要兼顾，实属不易。值此论文交付之际，往事历历在目，更多感慨，浮上心头……3年求学生涯以及论文顺利完成包含了许多人的努力，随着岁月流逝，我越发感到自己生活在一种感恩的心情之中，需要感谢的人太多，谨以此篇小文略表谢意！

"衷心感谢导师陈信义教授。我自1987年大学毕业即分配在东直门医院血液科跟随陈老师工作学习，并有幸在1997年作为陈老师的开门弟子取得硕士学位。陈老师匠心独特的科研思路，认真负责的科研态度，孜孜不倦的敬业精神，为人处世的大家风范以及风趣幽默的人格魅力，对我的工作生活和性格都产生了深远的影响，可以说，我的点滴进步都凝结着陈老师的心血和关怀。

"感谢家人，浓浓的亲情和关爱使我始终生活在幸福之中，使就要进入人生下午的我仍能保持年轻快乐、积极向上的良好心态。

"感谢在我生命39年中所有关爱我的人，使我生活过的季节里没有空白。在我人生即将翻开第40乐章之际，或许这本论文是送给自己最好的生日礼物。"

展望

如今，我也即将开始新篇章，明年60岁退休，往后我会做自己喜欢的事，学会接受自己不是最好的，并顺其自然。我们只有在不需要外来的赞许时，才会变得自由，先取悦自己，再照顾人生。以欢喜之心，度烟火日常，念别人的好，修自己的心，做一个自己都羡慕的人。"人生有两笔，一撇写前半生，一捺写后半生，前半生写执着，后半生写释怀。"这篇小文是献给陈老师，也是送给自己的人生礼物。只有自己好了，身边的一切才会好起来，你放不下的人和事，岁月都会替你轻描淡写，这世界什么都可以放下！要常删除一些难过，才能保存更多快乐。

导师：我永远都在仰望着你，默默祝福你所愿皆所求，所行化坦途，多喜乐，长安宁。只要好好活着，就会有好事发生。首先你要开心，其次都是其次。

万物随春醒，美好皆可期。

李冬云 1994级硕士/2002级博士（北京中医药大学东直门医院，主任医师、教授）

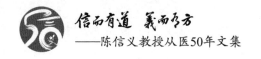
2003 级

我的博士导师和我

不知从什么时候养成的习惯，每逢跨年我总会翻阅旧相册，回顾那些定格的时光。这次跨年我发现了一张与我的博士导师陈信义教授的合影。这张照片记录了我第一次遇见陈老师的情形。那是 2002 年，在广州召开的一次学术年会，照片里的我十分青涩，学生气十足，陈老师意气风发，那么年轻就已经在学会里担任要职了。时光飞逝，20 多年后的 2024 年，在上海召开的中国药学会中医肿瘤药物与临床研究专业委员会学术年会上，我也十分荣幸地开始在学会担任主委工作，仿佛那一瞬间我理解了责任和担当。更加珍贵的是，陈老师也在现场见证了这一时刻，他用响亮的声音嘱托我们不忘初心、传承发展，我们再次合影留念。携着这份重重叠叠的感动，2024 年元旦，我毫不犹豫地把两张跨越时间的合影制作成了新年贺卡，送给老师，也送给我自己。

回想当年的我，硕士毕业第一志愿就是报考北京中医药大学中西医结合临床专业博士。成为陈信义老师的学生后，我的工作和生活都受到了陈老师和科室老师、同门的指导和帮助。3 年时光很忙碌，也很温暖，这里成了我来到北京后的新家。陈老师热爱工作，充满了能量，那些工作记录、课题申报书等资料上密密麻麻的批注修改，那些充满感染力的笑容和铿锵有力的声音，都令我印象深刻。陈老师不仅是一位学者，还是一个生活艺术家。我记得陈老师和师母每年都会与我们一起组织丰富多彩的"家庭"聚会活动，让工作的严肃与生活的欢乐交融。这种温暖的感觉是一种无形的力量，加深了我对那段美好年华的记忆。我博士毕业参加工作后，找机会回"家"看看或参加陈老师组织的学术会议已成为一种习惯。

时至今日，我的老师依然活跃于学术前沿，传播学术思想，关怀和支持后辈发展，热心公益事业。他依旧笔耕不辍，步履不停，是为我国中医药事业发展而不懈努力的"劳模"。我们爱听陈老师热情洋溢的学术报告，也爱看陈老师分享祖国山川的壮丽美景。我深知，坚持与热爱是成就一切的钥匙，这些都潜移默化地影响着我们、激励着我们，让我们在工作中精益求精、不断探索，让我们对美好生活细心经营、不断感悟。

《礼记》有云："师也者，教之以事而喻诸德也。"我的博士导师陈信义教授一直在用自己的行动将人生智慧传递给学生们。如今，我开始担任新一代学者的引路人，才更深切体会到我的老师当年教导我们的良苦用心。我期盼自己也能成为像陈老师等前辈那样的灯塔，传递信念，勇于探索，与我的学生们共同成长，脚踏实地，守正创新，享受执着的快乐，用行动表达那份对中医药的热爱。

甲辰龙年伊始，衷心祝愿我的老师、我们每个人健康、快乐、平安！衷心祝愿我们生活的这个世界，传承着中华文明的智慧，奔腾着自然生命的律动，充满着科学循证的力量，见证着健康事业的飞跃！

刘杰　2003级博士（中国中医科学院广安门医院肿瘤科，主任医师）

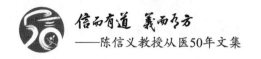

我的人生导师

每个人在人生旅途中，都会遇到无法忘记的人，我心中也有一位难忘的人——我的研究生导师陈老师。

一个好的老师能给我们的人生带来翻天覆地的变化，陈老师无疑就是这样的老师，他使我的人生发生了巨大变化。

陈老师是我硕士生和博士生阶段的导师。虽然我现在已经退休了，但是每当回忆起我学习和工作的进步、发展都会想起我的导师——陈老师，他是我学习的导师、事业的导师、人生成长的导师。

在读研究生阶段，我曾多次聆听老师讲课，每次都受益匪浅，使我印象深刻。记得老师做的"急性白血病中医药研究进展""骨髓增生异常综合征中医药研究进展""贫血中医药研究进展"等讲座，内容丰富，幻灯片精彩，语言生动，紧密结合科室的临床和科研工作，很吸引人。这为我在专业知识、科研思路和研究方法方面带来很大收获，也为我后来的临床和科研工作打下了基础。

在硕士阶段和博士阶段的临床研究方面，老师对我的研究方向和内容进行了悉心指导。我博士阶段的研究内容是"补肾生血方对化疗后骨髓抑制防治作用研究"，我按照老师要求进行文献阅读、临床观察和总结。当我写好论文时，老师会耐心仔细地修改。看到密密麻麻的修改痕迹，我特别感动。在老师的精心修改和指导下，我顺利发表了 3 篇论文。老师的这种认真负责、一丝不苟的精神，成为我后来工作的榜样。硕士和博士研究生的学习，为我后来的工作发展奠定了坚实的基础。

在我后来的临床、科研和教学的工作中，老师的谆谆教诲，为我指明了方向。我的不断进步，离不开老师的帮助和指导！

陈老师生活简朴，待人亲切，在生活上对自己的学生很关心。我在读博士期间，患了腰椎间盘突出症，老师告诉我："不要着急，好好休养。以后工作的时候，每天中午要躺一会儿。"这不仅对我当时疾病的恢复有很大帮助，直到现在，我还在遵师嘱，经常午休，受益不小。

老师以身作则，以言行影响着我，为我树立了做人、做事的榜样。老师严谨的治学风范，敏捷的科研思维，渊博的专业知识，高尚的医德医风，忘我的工作热情，都是我一生学习的楷模。

老师对我人生的影响和帮助，不是短短一两句话就能表达出来的，我衷心感谢我的导师陈老师！

储真真　2000 级硕士 /2004 级博士（北京中医药大学

东直门医院，主任医师）

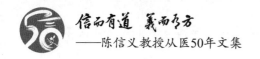

我眼中的导师

我的导师陈信义教授，在我眼中人如其名。他不仅是教导、示范和引领我走入血液肿瘤学科的专业导师，也是值得我信任、为我指明方向的人生导师。

在我的印象中，陈信义老师不仅学识渊博、专业精湛，是中医血液病学界权威，为东直门医院血液肿瘤学科建设做过突出贡献并在学术方面取得了重大突破，而且，导师的为人更让人敬佩，他是可靠、可亲、可信的长辈，是有担当、负责任的领导，是重诚信、知创新的教授，他为学科发展、学生培养的每一个关键节点"保驾护航"。在学术研究上，陈老师治学严谨，思维敏锐。陈老师对待学生宽严有度，平易近人，可敬又可亲，是学生心目中和蔼可亲的大家长，师姐师兄们都亲昵地称呼他"老班头"。在教学理念上，陈老师注重培养学生在发现问题、分析问题和解决问题的同时自由创新、严谨思维的能力，端正学生在临床实践和科研学术上的态度。此外，陈老师关爱每一个学生的学习和生活，凡事都为学生着想，深受学生的爱戴和赞誉。

初见陈信义老师时，我是一个初到北京的外乡人，对城市陌生而充满好奇心和探索欲，结果耽误了和老师约好的见面时间，内心战战兢兢。老师看上去虽然不苟言笑，但实际上他和蔼可亲、善解人意，一下子缓和了我的紧张忐忑。在此后的每一次接触中，我都越发感受到老师的亲切，我相信所有的学生和陈老师都是在轻松的氛围中相处的。

在专业培养过程中，我印象最深刻的是陈老师对我科研能力的培养。他说："做科研首先要写好标书，写好标书首先要掌握现状，发现问题！快去查阅文献资料吧！"我费尽心思写好第一稿课题标书后，他说："有意义的科研不仅是在掌握问题现状的前提下去解决问题，关键要有创新点，这是培养科研能力不可缺少的因素。"我反复修改后的标书仍然存在逻辑混乱、牵强附会的问题。陈老师拿给我当时申请中标的课题标书，让我好好参阅，希望给我带来启发。正是由于老师不断地教导，为我指明方向，才让我逐渐掌握了科研的基本思路，并给我锐意求索的想法。

陈老师不仅具有孜孜以求的专业精神，而且对我们每一个学生都有春风化雨般的关爱。恰逢 2024 年春节，追忆当年往事，我想起求学期间有一年也是春节前夕，我去找事务繁忙的陈老师告假还乡，老师事无巨细地询问并安排我的行程，让当时混混沌沌的我高枕无忧。犹记得在每年春暖花开的季节，科室会组织郊游，每一次郊游陈老师都会喊所有的学生参加，去感受大自然，放松心情。这种活动会拉近学生和每一位科室老师的距离，培养团队精神。那些登高望远、嬉笑欢奔的场景永远刻在我心底。

我能遇到这样一位好导师，真的特别幸运。陈老师严谨认真的治学态度和宽厚信义的待人方式影响了我一生。

李元青　2005 级博士（北京大学肿瘤医院，副主任医师）

幸从良师，春风化雨

有人说："你读过的书，遇见的人，正在塑造现在的你。"而我的博士导师陈信义老师以他渊博的学识、严谨的学风和独特的人格魅力潜移默化地影响了我的学习研究之路和我对人生的看法。

陈老师曾经对我们学生回忆起自己的青年时代，在陕西农村插队做大队支书的经历。陈老师出身农门，高中时赶上上山下乡，又回到家乡务农。因为文化程度较高，被村里推为大队支书。他看着村里贫困落后的面貌，一心想为老百姓做点实事。于是，他带领村民修水坝、挖水渠，增田增产，让老百姓能吃饱肚子。也许是那段经历让陈老师感受到不论身处怎样的环境，只要心系百姓，做自己应做之事，则必有收获。陈老师也说过工作之后遇到过几次不顺利的情况，他没有自怨自艾，没有愤懑不甘，而是坦然面对，沉下心来，不断学习，提升自己，在人生的低谷积蓄能量，为未来起飞做好准备。那个时候，陈老师豁达通透的人生观深深地触动了我，他以一个长者的亲身经历，让我理解了"你若盛开，清风自来；心若浮沉，浅笑安然"的含义，也让我明白了无论身处顺境逆境，都要坚守初心，做好自己。

博士期间科研工作的要求与硕士期间有很大的不同，需要有创新点，因此刚上博士的时候我是非常忐忑和紧张的。但是见到陈老师之后，他的一句"孩子，没事"，一下子缓解了我不安的心情。学习期间，陈老师给予我很多学习和锻炼的机会，让我较快地确定了研究方向。随着不断接触和了解陈老师的研究工作和成果，我对他的敬佩之情不断加深。我至今记得曾经学习陈老师关于逆转肿瘤多药耐药的一份国家自然科学基金面上项目标书的情景。那份标书，科研设计环环相扣，逻辑推导清晰合理，语言简洁明白，图表恰到好处，让我第一次体会到中医药科学研究之美，让我看到中医药的研究也可以这样精巧和精妙，也许就是那个时候激发了我今后从事中医药科研工作的兴趣。作为中医药人，我们都能体会中医药科研工作的困难与艰辛，如何用现代科学的方法与技术手段将中医药的疗效与机制讲明白、说清楚，是我们面临的难题之一。陈老师在中医药治疗血液病与肿瘤方面深耕几十年，秉承着传承创新的精神，在中医药优势显著的病种和治疗领域不断地探索创新，坚持将一个问题、一个药物做深、做细、做透，从点、线、面不同角度开展深入系统的研究，通过几十年的不懈努力，他的研究形成了独特的学术思想和系统的治疗体系。身教胜于言传，陈老师的治学之路就是我们最好的学习典范。

有生之年，幸从吾师。陈老师，我想对您说："我虽然不是您最出色的学生，可您是我最崇敬的老师。"

雒琳　2005级博士（中国中医科学院中医临床基础医学研究所，副研究员）

我和陈老师

我是来自贵州铜仁大山里的苗族孩子。对恩师陈老师的印象，源于我的硕导傅汝霖教授。在我读硕士及工作期间，傅老师经常提到陈老师关于复方浙贝颗粒逆转白血病细胞耐药的相关研究及在广州的一次学术交流会的事情，即陈老师帮他的学生解决了会务费用。他说陈老师是一个很热心、乐于助人的好老师，他一直激励我考陈老师的博士，这是我坚定报考陈老师博士的原因之一。

初见陈老师是 2006 年 12 月 15 日（星期五），我带着傅老师写的介绍信、怀着忐忑的心情走进了东直门医院血液肿瘤科，"咚、咚、咚"，我敲了敲主任办公室的门，没有回应。这时，一个穿便装的人对我说："你找陈主任啊，你有预约吗？"我说："没有呢。"正当我心生懊恼时，一位穿白大褂的女老师（不记得是侯老师还是李老师了）告诉我陈老师在出门诊，去门诊找得到他。东直门医院门诊患者很多，我来到三楼陈老师门诊室，趁病人出来开门之际，我溜进陈老师诊室，表明来意。陈老师并没有因为我的唐突出现而不悦，他平静地说："孩子，我现在忙，拿钥匙去，先把东西放在我办公室，12 点钟来我办公室。"第一次见面，就把办公室钥匙交给我这样一个陌生人，我诚惶诚恐，这是傅老师介绍的陈教授吗？北京的老师真的太好了，没有博导、教授的架子，平易近人，和蔼可亲。12 点到陈老师办公室，他看了傅老师写的介绍信说："我知道了，我招全国各地的博士生，你是第一个报考我博士的贵州籍学生，你回去代我向傅老师问一声好，好好准备考试吧。"世间一切，都源于遇见。人生道阻且长，遇见很多事，也遇见很多人，有的人，一相遇就温暖了岁月。北京的冬天虽然寒冷干燥，但陈老师的一言一行温暖了我。我想，傅老师一定是在介绍信中帮我说了很多"美言"。

2007 年 3 月，我赴京考试，本想着考试结束再见一次陈老师，但考完后自觉考得不理想，我便没有去见老师，只是在回筑城的 T87 火车上给陈老师发了一条短信："陈老师，我这次考试考得不理想，下次再努力。"很快，老师回复我说："孩子，没事，等成绩出来再说。"5 月上旬的筑城是温暖的，我是幸运的，我接到陈老师给我的电话说："孩子，你来读我的博士吧，学费我给你出，我正好缺一个来研究血小板减少的人。"我还没有被正式录取，陈老师就把研究方向安排好了。我哽咽了，泪水湿润了我的眼睛，我当时应该是说了一些感谢的话。挂掉电话，我第一时间把此消息分享给傅老师，他说："陈老师不仅临床和科研做得好，人也非常好，是一位难得的好老师，读他的博士没错。"过了几天，我才想起我报的"国家少数民族高层次骨干人才计划"，便把这个信息告诉了陈老师。在国家政策的支持及陈老师的积极协调下，我获得了公费攻读北中医博士学位名额。就这样，我成为陈老师第一个贵州籍学生。这样的师生缘是奇妙的。

三人行，必有我师。2008年初，陈老师将郑智、倪磊和我派往陕西中医药大学张恩户教授的实验室做实验研究。在秦都期间，我与郑、倪二人朝夕相处，共同面对科研难题，他们是我的良师益友。后来，郑智、倪磊出国做研究先后离开秦都，但对我仍关怀备至。5·12汶川地震，秦都震感明显，通信中断，余震时有发生。通信恢复后，陈老师心系学生安危，不记得是哪一天深夜，陈老师打电话给我说："孩子，明天有余震，天气也不好，实验先停一停，不管你坐火车还是乘飞机，明天就回北京。"与张恩户教授协商后，我在两位老师的关心下，暂停实验回京，直到后来余震不那么频繁发生，我才又返回秦都继续后续实验。我后来才得知陈老师将我安排在秦都做研究旨在培养我独立思考、独立解决问题的能力，这为我后来的工作打下坚实基础。陈老师甘为人梯，培养人才用心良苦，使我受益匪浅。

陈老师在中西医结合防治血液病领域的建树有目共睹。为人，他至真至善至亲、宽厚待人、豁达朴实、有魅力；为学，他精益求精、治学严谨、德艺双馨；为师，他亦师亦父，他是平和的，没有盛气凌人的架势，没有动辄训人的说教，而是真挚诚恳的情感与平易近人的亲切。他是睿智的，具有多元的视角与海纳百川的胸怀。我就这样在陈老师的熏陶和言传身教下感动着、学习着。他的言传身教，充满慈父般的激励和鞭策，如同涓涓细流，融入我的心中。如今，我已博士毕业14年了，陈老师还一直关心着我的生活和工作，鼓励我坚守初心，做好中医药、苗医药防治血液病的基础和临床研究。而今，我也是一名硕士研究生导师，我也努力像陈老师那样对待自己的学生，做一名称职的老师。

我每次在贵州见到精神抖擞的陈老师，心里总是温暖的、自豪的、开心的。在医学的道路上，我不是独行，有同学，有学长，更有恩师春风化雨、润物无声的育人情怀。也许是在远方，也许就在身边，他就像一盏明灯永远照耀着我前行。

恩师信义，以信待人。经师易求，人师难得，得遇良师，何其有幸。

吴晓勇　2007级博士（贵州中医药大学第一附属医院，教授）

吾师具素怀，照我前行路

青春总是同梦想相伴，而梦想需要与奋斗同行。我大学就读于北京中医药大学本硕连读七年制专业，前两年在南开大学学习医学预科，后来回到北中医开始选硕导的时候，陈信义老师是师兄们推荐次数最多的导师。但当时研究生办公室要求我们七年制专业选导师时，要均衡选择东直门医院和东方医院的导师，所以未偿所愿。幸运的是，研究生毕业后工作了2年，我又从千军万马中杀出重围，考上了陈老师的博士研究生。我记得当时拿到博士生录取通知书的那一刻，心情无比激动，我立志在导师的教导下，弘扬中西专长，探索岐黄玄幽。

初见陈老师，我心中有些小小的紧张，因为想报考陈老师博士的研究生特别多，竞争非常激烈，所以我生怕自己的学习和科研能力达不到老师的要求。但是我跟师之后发现，陈老师非常和蔼可亲，对学生也非常有耐心且宽容。记得我刚开始做的课题是一种白血病耐药机制研究，因为没有白血病耐药动物的造模经验，导致实验失败，一次性损失了60余只珍贵的裸鼠，我当时非常沮丧和痛心，也担心挨老师批评，惴惴不安。谁知陈老师知道造模失败的消息后，不仅没有生气，反而当晚就给我发邮件开导我，并在第二天带我去医科院肿瘤医院拜访相关的专业老师，反复探讨实验失败的原因，重新优化了实验方案，鼓舞并增强了我的信心，帮助我顺利完成课题并提前达到了博士生毕业的要求。

在培养学生方面，陈老师具有广阔的视野和深邃的智慧，擅长因材施教，助力成才，帮助学生紧跟学科发展的最前沿。我在博士二年级期间，被推荐参加国家公派联合培养博士的选拔，陈老师在百忙之中抽出时间，深夜里帮我电话联系美国导师，介绍并推荐我的申请项目，使其最终获得了美国导师的认可和高度赞扬。在出国前，陈老师不厌其烦，反复帮我做好国家留学基

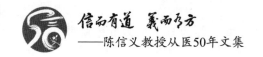

金委联合培养项目的准备工作，使我具备了扎实的科研素养。我到美国之后，能够迅速进入工作状态，获得了美方导师的高度认可。在美国学习期间，我牢记陈老师的殷殷嘱托，认真学习，认真工作。一年之内，在病毒与肿瘤研究领域，我发表了 2 篇高质量 SCI 论文，并被美国佛罗里达大学 Shands 癌症中心聘为助理研究员，成了我们那批唯一一个不经历博士后阶段就受聘的公派博士。

因为配偶的原因，我婉拒了美国导师提供的留美工作的机会。回国后，我在江西省肿瘤医院工作，后又被调入了江西省人民医院工作。陈老师一直都非常关心我的工作和成长，从国家级科研项目的申请，到基层医院挂职锻炼，从国家级学会任职，到专业领域崭露头角，在教学、科研和临床的方方面面、点点滴滴，陈老师都给予了我无私的帮助与指导。陈老师是中央保健委专家、东直门医院的首席专家，在血液系统疾病和肿瘤疾病方面均具有很高的临床造诣，我们省也经常有高级干部慕名请陈老师会诊，陈老师每到江西出诊都会联系并推荐我，不仅让我有机会继续学习导师宝贵的临床经验，还有机会熟悉各类干部保健程序。正因为有了这些工作积累，我调入江西省人民医院工作后，在干部保健工作方面也取得了较好的成绩。老师的关爱、提携、信任与支持令我受益无穷。

"恩师陈公之雅望，信义待人，立学研究之懿范，襜帷仰止。智圆行方，修邈途兮披荆斩棘，巧德洞赜，拓国医兮志在千里。荡荡宏博，展岐黄之圣手，谆谆善诱，引中西医之后学。"（摘自郑智博士毕业论文《己丑年小满于蜗居成文后序》。）

郑智　2007 级博士（江西省人民医院，主任医师 /
中西医协同旗舰医院院长）

2008 级

亦师亦友，如师如父

我的老师陈信义教授，是一位精研岐黄、专业精深的学者，亦是一位仁心仁术、一丝不苟的医生，更是一位亲切随和、亦师亦友的长辈。陈老师在我们学生圈里的口碑出奇地好，若被人问起"你的老师是谁"，"陈信义老师"这几个字会让其他师门的兄弟姐妹羡慕得不得了，因为他将老师这一职业做到了极致。作为一名学者，他厚德博学、治学严谨；作为一名教师，他诲人不倦、提携后生；作为一名长辈，他教会我终身受用的方法和态度，让我获益良多。

为学：厚德博学，治学严谨，精益求精

老师从事中医及中西医结合临床医疗 50 余年，以中医内科及中西医结合血液、肿瘤疾病为专业特长。老师是一位具有严谨治学作风、清晰科研方向和深厚学术素养的好老师。李斯有云："泰山不拒细壤，故能成其高；江海不择细流，故能就其深。"老师对待每项工作都很注重细节、认真勤勉和精益求精。最让我感动的是，每次修改我们的论文、幻灯片，都是从题目、摘要、文章内容、参考文献等开始，一字一句地修改，并将文中的标点符号、文章格式等问题一一指出，每一张图表、每一个数据更是反复推敲、检验。从老师手里修改出来的论文和幻灯片从来都是精品中的精品，老师严谨为学的态度深刻地影响着我。

为师：亦师亦友，如师如父，春风化雨

第一次见老师，我便觉得他是个为人和善、很好相处的人，他是平和的，没有高高在上的架势，没有动辄训人的说教，就是一位和蔼可亲、平易近人的长辈。记得我刚来北京读书的时候，老师关心我刚入学的适应情况，比如吃不吃得惯，住不住得惯，有没有出去逛逛等，还跟我推荐北京哪些地方比较好，可以去转转。老师的关心，让我在学校也体会到了家一般的温暖。当我对自己的科研能力信心不足，完全没有思路和头绪的时候，老师为我指路，解我心结，开拓思路，答疑解惑，教会我如何面对问题、克服困难。等我毕业后来看望他，

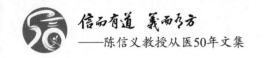

老师像朋友、像父亲一样关心我的工作生活，每次都会带着我一起吃饭，有的时候是科室的工作餐，有的时候带我去医院里的教授食堂。老师真挚诚恳的情感、平易近人的亲切，都如同春风化雨、涓涓细流，融入我的心田。

为人：豁达慷慨，幽默风趣，热爱生活

老师极具人格魅力，为人豁达慷慨。如果学生有经济困难，老师从来都是毫不吝啬，及时伸出援助之手，用自己的收入保障学生的学习和生活。若学生的家在偏远地区，老师还会帮忙买往返的车票。老师特别平易近人的一点，在于幽默风趣，他经常和我们开玩笑，科室里常常洋溢着欢乐的笑声，这也让紧张忙碌的临床工作增添了不少轻松愉悦的色彩。老师还是一个"爱折腾"、热爱生活的人。闲暇之余，他用双脚丈量世界，用镜头记录生活。一幅幅精美的图片，一张张甜蜜的笑脸，书写着不一样的人生故事。老师不但在学术科研上成就斐然，而且对家庭也很有责任心。在老师家里，我能很明显地感觉到老师家庭的温馨和睦。老师对工作、生活、家庭的态度都值得我们学习。

桃李春风，润物无声。陈老师，不仅是我的博士导师，更是我的人生导师，在以后的人生道路上，老师的鼓励和督促定会在我耳边回响，老师的悉心指导和教诲我将铭记于心。我将继续砥砺前行，不断进取，在工作中取得更大的成绩。最后也祝福我的导师陈信义教授：祝您身体健康，事事顺意，桃李满天下！

白桦　2008 级博士（北京中医药大学东方医院，
副主任医师、副研究员）

我眼中的导师

我来自山城的一个小县城，那里有着青山绿水和走街串巷的热闹人间烟火气。初入北京时，我还不会讲普通话，心中全然是对未来大学生活的好奇与期待。至今我还深深记得与老师第一次见面的情景，当时我和同班的其他 3 名同学在血液肿瘤科临床实习，正值科室准备为老师庆祝生日，不知怎么的统计参加生日聚会的工作人员独独遗漏了我。其实在进科之前，我早在室友口中听说过了

老师的事迹，主要就是讲这位老师德才兼备、和蔼幽默。室友询问能否做他硕士时，他打趣地问了室友："你眼睛那么小，是不是韩国人？"一下子就缓解了室友见到科室主任、大专家的紧张。后来入科实习，我有幸跟着老师查房，他对待每一个患者都是耐心的，仔细了解病情、解决治疗难点，同时还温和地给我们这些学生教授专业知识。我当时很想去参加老师的生日聚会，于是胆大地去敲了科主任办公室的门，老师并未记得我是科里实习的学生，但是第一句话就是"孩子，怎么了？"，听到老师像家里长辈一样喊我"孩子"，我很快就放松下来，向老师讲明了事情，也真诚地表达"我很敬仰您，想跟您说声'生日快乐'！"老师耐心地听完，然后跟我说："孩子，在科里实习的学生都是我的学生，你一定要来参加聚会，都是科里的好孩子。"青春总是莽撞又大胆的，我有幸遇到了一位德艺双馨、平易近人的大专家，心中已然期望有机会成为他的学生。

2008 年，我终于如愿考上了老师的博士，我和同门在老师的办公室里，各自汇报了选课和学习计划。老师先分析指导了我们的专业规划，但我没有料到，接下来他对我们说："以后你们不仅要努力学习专业知识、好好做学问，也要学习好好做人，在我这里，做人比做专业更重要！"他不仅仅是我学习路上的老师，还是我们人生路上的导师，我们此刻虽然好像前程似锦，却也不能得意忘形，要学习做人，谦卑地去做一名知识分子。

我在血液肿瘤科学习之际，偶然得知老师做了一件大善事。科里来了一位优秀的师妹，据说考研时专业成绩是第一名，而她的导师对她要求很高。由于是刚进入科室实习，书本上学到的知识和运用到临床上还是有些差距，师妹处理临床实践很是不顺，她感觉自己给她的导师丢了脸，竟然压力大到有了轻生的念头。我偶然得知了这位师妹的情绪状态，虽劝慰了她几次，但成效并不大。过了几天，师妹突然开心地跟我交谈，说科室主任，也就是陈信义老师，在某一天中午发现她情绪低落，问她："孩子，你怎么了？"她也是感受到了我老师的和蔼友善，才将自己的困惑和压力倾诉出来。我的老师和她谈了很多，教给她学习和临床转换的方法，也让她明白临床实践能力的提升不能操之过急，学生不会给导师丢脸，导师是会尽全力去帮助自己的学生的……老师还细心地问她："孩子，你吃午饭了吗？"然后请她吃了个汉堡。这次意外的谈话，对师妹的帮助很大，使她跳出了优秀与失败的落差感，感受到了长者的关怀和引

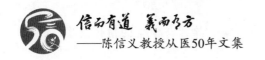
导，总算不再想轻生了！我们那时候都是初出茅庐，既自信又敏感，既优秀又青涩，会迷茫、会困惑、也会抑郁，还好遇到了我的老师，他不仅教育和帮助自己的学生，还热心帮助其他人，这束光照耀着我们所有人。在我后面的人生中，我时刻记得老师对我的教导和帮助，也始终记得老师的要求——学会做人，不忘初心、方得始终！

陈菊　2008 级博士（中国中医科学院广安门医院南区，主治医师）

我和我的导师

我在迷茫和困境中遇到我的博导——陈信义老师
老师像"神"一样的存在
敬畏之心油然而生
窃喜能成为他的学生
总是抬头仰望
盼望能离得再近些
在老师的光辉里温暖了身心

老师是我的指路明灯
学习路上循循善诱，从山脚逐渐攀向山峰
科研路上谆谆教导——独立思考，主观变客观，科学的探索精神……
拨开云雾见太阳
党建路上率先垂范，跟着红色走向光明
如何做一名好医生
跟老师临床及交流中会得到答案

老师是亲人
一日为师，终身为父
亲切、和蔼、慈祥

您在那里

我心中就有方向

感恩成为您的学生

丁晓庆 2008级博士（北京中医药大学东方医院血液科，主任医师）

一份跨越学术与人生的深刻指导

我叫倪磊，是陈信义教授指导的2005级硕士研究生、2008级博士研究生，目前在北京中医药大学执教。提及陈信义教授，我心中满是敬意与感激。正如诗中所言："高山安可仰，徒此揖清芬。"陈教授在我心中的地位，犹如那不可企及的高山，我只能在此鞠躬，以表敬仰之情。

在北京中医药大学的求学之路上，陈教授作为东直门医院血液肿瘤科的资深专家，不仅在学术领域有着深厚的造诣，更在硕士阶段给予了我无微不至的指导。他如春风化雨、润物无声，将医学的种子深深播撒在我的心田。

进入博士阶段后，我的人生迎来了一次重要的转折点。2008年，我获得了国家公派留学去美国联合培养的机会。这对我来说，既是一个难得的学习机会，也是一个巨大的挑战。然而，在这个关键时刻，陈教授义无反顾地站在了我的身边，充分给予了我支持和鼓励。

陈教授深知这次留学对我的个人发展和学术研究的重要性。他不仅为我提供了宝贵的建议和指导，还亲自为我铺路搭桥，联系国外的导师和研究机构。他的高瞻远瞩和深思熟虑让我深受感动，也让我更加坚定了去美国留学的决心。

在陈教授的帮助下，我顺利地获得了留学资格，并开始了在美国的学习生活。在那里，我接触到了先进的医学理念和技术，也结识了许多有趣的朋友和同行。这段留学经历不仅丰富了我的知识体系，还拓宽了我的视野和思维广度。我深知，这一切都离不开陈教授的鼎力支持和无私帮助。

如今，我已回到北京中医药大学从事教学工作。在工作中，陈教授对我的提携和帮助更是让我感激不尽。他为我提供了丰富的实践机会和学术资源，让我在实践中不断成长和进步。同时，他也非常关心我的个人发展，时常给予我鼓励和支持。在他的引领下，我逐渐找到了自己的研究方向和人生目标。我将陈教授的教诲融入课堂，传承给新一代的学子，引导他们探索医学的奥秘，培养他们救死扶伤的使命感。我先后获得全国高校教师教学创新大赛二等奖、全国高等院校创新创业教育优秀工作者、北京市教学创新大赛一等奖、北京中医药大学教学创新大赛一等奖、北京中医药大学十佳班主任、北京中医药大学教学成果二等奖等荣誉。我也将自己在留学期间学到的先进理念和技术应用到教学和研究中，为中医药事业的发展贡献自己的力量。

倪磊　2001级七年制硕士/2008级博士（北京中医药大学，副教授，副主任医师）

我眼中的导师

2008年，苦读7年的我，终于完成了本硕连读的学习生涯，即将面临着就业或者考博的抉择。那时，我听闻东直门医院有位良师，对学生特别认真负责。于是，我怀着忐忑的心情面见了这位导师，他就是后来成为我导师的陈信义教授。他平时工作特别繁忙，除了负责东直门医院血液肿瘤科的全面工作，还是东直门医院大内科的主任。接待我前，他正在电脑上改标书格式，我当时就想改格式这么简单的事情他都要亲力亲为，真是可敬！看见我走进办公室，他赶忙放下手头的事情，在了解我的来意后，特别爽快地说："你考吧，我手里有很多课题，我们可以一起完成。"就是这样平易近人的导师给了我满满的信心，我立刻回去认真备考。同年9月份我如愿以偿考取了陈信义教授的公费博士生。

进入博士的研究阶段后，导师为我规划了这3年的研究任务，并告诫我学习、做事切忌浮躁，要懂得从全局入手，做好各方面的统筹。只有把各方面都控制好了，才能有一个好的结果。说实话当时我不太明白其中的深意，紧接着我就得到了教训。在一项动物实验中，导师为我联系了中国医学科学院动物研究所的老师，协助指导动物饲养和取材。就在为动物注射了P388细胞株后，没多久，这批裸鼠都死光了，后面的实验无法继续进行。当年裸鼠的价格很昂贵，我内疚又胆战心惊地去找导师汇报，心想这样的结果一定会遭到训斥。没想到导师风轻云淡地说："没事，实验失败了，可以再来，钱不是太重要，重要的是一定要吸取教训，避免重蹈覆辙。一定要做好控制！"我内疚极了，把导师的话当作了耳旁风，造成这样的结局，浪费了研究经费。

后来，他又教我，不要成为只会啃书本、高分低能的人，一些社会知识的积累也非常必要。尤其是将来作为医生，与患者及家属的沟通非常重要，不要做那种胆小畏缩的人。如果你气场不足，患者如何信任你，如何配合你用药。在碰到不讲理的患者时，更容易被动挨打。我至今临床工作许久了，这些话、这些场景仍然历历在目，对我影响至深。

在我的眼中，我的导师一直走在学术的前沿，笔耕不辍，科研上严谨务实、诲人不倦，临床上疗效确切，受到患者的一致好评。现在导师从东直门医院退休已久，仍兼任多种社会职务，不知疲倦，热心传播中医知识。如今导师桃李满天下，许多弟子都在各个临床单位担任重要职务，继承着导师的优良品质、导师的学术精神，薪火相传！在我的心里，导师还是一个慈祥、和蔼、热情以及非常值得尊敬的长者，他爱学生如子，言传身教，每位学生都能感受到他的温暖。我衷心地祝愿导师身体健康，万事如意！

虽然我的文字不多，内容也很平淡，但这是我最真挚的内心感受。在这里，请让我再一次表达对您的感激之情，谢谢您曾经为我传道、授业、解惑，您像高塔上的灯，照耀着我在医学道路上勇往直前，这就是榜样的力量！

孙叙敏　2008 级博士（应急总医院中医科，副主任医师）

我眼中的导师

对陈老师的第一印象是仁慈、善良。陈老师不仅关注学生的学业，甚至会资助经济困难的学生，更会为毕业学生的工作奔波，关注学生的生活和职业发展。这不仅是一种慈善，更是一种社会责任，是一名教育工作者对教育公平性的积极维护。这种责任和担当深深打动了我，所以我在获得转博资格后，义无反顾地找到陈主任，恳求拜读于他门下。

有一句俗话是"始于颜值，陷于才华，忠于人品"，如果说对陈老师的崇拜开始于他的与人为善，那么彻底被陈老师折服是真正进入陈家军开始。众所周知，医学博士生基本的工作包括帮助导师整理数据、申报课题、做幻灯片等，这样也会大大减轻导师的工作负担，但是上学期间我发现，无论临床和科研数据的统计、讲课答辩幻灯片的设计，还是课题文件的申报撰写，陈老师从不用我们学生去做，都是一个人逐字逐句地撰写、修改、分析，常常加班到深夜，他说这样才能确保数据和文件的准确性和科学性。陈老师治学严谨，对临床和科研保持着高度的责任心和使命感，始终坚持严谨的态度和科学的方法，这样的工作态度和敬业精神，为我们学生树立了榜样，也在临床和科研工作中做出了重要贡献。

陈老师常说，低调为人是一种美德，也是一种智慧。在陈老师身上，这种品质体现得尤为突出。陈老师在追求医学真理的过程中，始终保持着谦逊、诚实的品质，用实际行动践行着"医者仁心"的理念。他注重团队协作，不会因为个人荣誉而与团队成员争功抢名。陈老师的临床经验和科研成果都是辛苦付出、不断耕耘的结果，但是他从来不吝于分享，导师的指导和支持也是我们成长的重要力量。毕业后，我们无论在哪里工作，只要需要导师的临床经验和科研基础，陈老师都会无条件地给予支持。导师的经验和智慧帮助我们避免走弯路，站在导师的肩膀上，我们能更快地取得研究成果，提高自己的学术水平。

作为学生，我从导师身上学到了很多东西，比如对待学术的严谨态度，精益求精地追求科学真理，脚踏实地勤勉工作，等等。这些品质不仅对我的学术发展非常重要，也深深影响着我未来的职业生涯和生活态度，成为我不断前进的动力和支撑。因为我有机会站在导师的肩膀上，所以才看到了更广阔的医学世界。感谢导师的悉心指导和辛勤付出，深深鞠躬！

张雅月　2008级博士（北京中医药大学东直门医院，副主任医师）

2009 级

我眼中的导师

我是 2009 级入学的贵州籍博士研究生，在这 3 年的学习生涯中，导师对我的影响极大。

一是慈祥宽怀。在读书期间，老师很少对学生发脾气，每次都是耐心地指导学习、课题、临床。我印象比较深刻的是刚入学不久，担心不能顺利毕业，我就开始琢磨课题的事，大概在 2010 年 1 月，便鼓起勇气请教。陈老师慈祥地看着我，面带微笑说道："孩子，你不用担心，你是临床专业学位博士研究生，主要的方向还是以临床研究为主，好好干临床，春节后再给你拟定课题。"短短几分钟，轻轻几句话，但每一句都让我感到温暖和安心。

二是治学严谨。陈老师的严谨在圈内是众所周知的，我也是从两个细节中体会到了老师的风范。2010 年春节后，我已经返校，有一天老师打印了一本厚厚的国家自然基金申请书草稿让我纠错，我用了 1 天的时间，进行了认真校对，只发现了 3 处错误。后面我才知道老师已经看过好几遍了，让学生相互校正，是为了避免出现错别字等低级错误。2011 年 12 月，我的博士论文初稿已经完成，我打印了一份到老师办公室，想得到老师的指点。陈老师初步翻阅后，提出了很多问题：临床资料是否详尽，统计学方法描述不够到位，论文格式未完全按照研究生院的要求，序号编排累赘……只短短半小时，就指出不少问题。老师严谨的治学态度，深深影响着我，直到现在，我也是这样要求研究生的。

3 年的博士学习时光如白驹过隙，老师和我们在学习、生活、工作中的点滴还历历在目，包含着太多的温暖、爱心和暖意！在博士论文的致谢中，我曾这样描述："感谢我的恩师陈信义教授，您严肃的科学态度，严谨的治学精神，严厉的教育风范，缜密的思维模式，幽默的处事风格，传予我乐观的为人之道，授予我广博的专业知识，解开我人生的种种困惑，开启我事业的新兴航向。"毕业已经快 12 年了，虽然我也取得了一些成绩，但没有老师的栽培，就没有我的今天。感谢恩师！

田杰　2009 级博士（贵州中医药大学第二附属医院

肿瘤科，副主任医师）

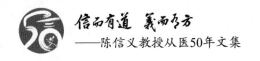
2010 级

我眼中的导师

2007年我从306医院（战略支援部队特色医学中心）脱产考上了东直门医院血液肿瘤科李忠老师的硕士。攻读硕士期间，我对陈老师的了解主要来自主任大查房和专家门诊，陈老师操着一口不太标准的普通话和病人交流，没有大专家的架子，对待病人既严谨又不失风趣。血液肿瘤科是个比较特殊的科室，患者和家属的情绪大多比较紧张和低落，但是陈老师大查房的过程中，时常会有欢笑，驱散无形之中的悲观气氛，当时我就觉得陈老师很棒。我跟过几次陈老师的门诊，陈老师看病的风格很流畅，病人看诊的过程很舒服。作为一个中医，大概就是要这样吧，云淡风轻，大家风范。

我大学时的好朋友是陈老师的学生，每每和她谈及陈老师，她都对陈老师充满了崇拜和信任。2010年机缘巧合我可以直升博士，幸运的是李老师、陈老师联合培养，我心里充满了无限感激和期待。这样我和陈老师的接触就慢慢多了起来，主要是请教博士课题。我是个比较笨拙的人，尤其是在科研方面，每次去找陈老师说课题的事，心里都紧张得很。陈老师倒是不急不躁，给我仔细梳理，他好像有一种魔力，一下就能点到点子上。陈老师不厌其烦地梳理、修改我的论文，我才能够顺利地完成博士学位。经过临床博士这个培养过程，我掌握了临床研究的方法，为我之后的临床科研打下了坚实的基础。

我是脱产后回原单位的学生，没有就业的压力。但是看到陈老师为其他同学操心完学业，再操心就业，操心完就业还得操心学生的婚嫁，既是老师又是家长，真不愧是传道授业解惑的老师。在我求学那个年代，这样的老师也是屈指可数了，所以我对陈老师的尊敬是发自肺腑的。陈老师的处世之道给年轻的我留下了深刻的印象，老师着眼当下，又非常有远见。他成就自己的同时，给后辈们也搭建了上升的平台。陈老师是科室的领军人，看到陈老师管理的科室，也就明白了陈老师的用心和公平。血液肿瘤科在他的带领下全面发展，科室梯队建立完善，医疗、护理团队都能有所成就。科室里的老师每个都是学霸，为我们这些学生树立了榜样。

师父领进门，修行在个人。毕业回原单位工作之后，我遇到一些难事，也会请教陈老师，陈老师总是能给出中肯的建议。陈老师一直都没有停下脚步，一直在给后辈搭建平台。看到陈家军的规模不断扩大，我作为其中一员也倍受鼓舞。陈老师是榜样，廉颇尚未老，我们在壮年，更要找到自己的目标，步履不停。

李洁　2010级博士（战略支援部队特色医学中心
中医科，主治医师）

师者如光，微以致远
——记我的导师

初见：缘起

初次听说陈老师，是在东直门医院重点实验室的那段日子，陈老师的博士生郑智师兄正好也在实验室工作，他经常提及陈老师如何慷慨解囊，无私帮助研究生完成学业。师兄说，当他的实验进展不顺时，陈老师总是以宽容的心态给予他支持，鼓励他克服困难，继续前行。师兄的话让我对陈老师充满了敬意，我萌生了报考陈老师博士生的想法，但内心充满了忐忑，毕竟报考陈老师博士生的学生很多，竞争的激烈程度可想而知。在报考前夕，我终于鼓起勇气去拜访了陈老师。那天，我在门诊见到了陈老师，他慈祥的笑容，给人一种亲切和蔼的感觉。在我向陈老师介绍自己并表达想要报考博士的意愿后，陈老师亲切地说道："孩子，好好准备考试吧。"那一刻，我被陈老师的温暖感动了，也坚定了我追随他的决心。在紧张的复习备考过程中，我每想起陈老师的鼓励，便充满了动力。终于，通过不懈地努力，我如愿成为陈老师的学生，从此在陈老师引领下，开启了学术精进的旅程。

触动：缘随

在攻读博士期间，我有幸获得国家公派留学的机会，远赴耶鲁大学深造。孤身一人在国外学习，面对完全陌生的学习环境、高标准的要求，以及与顶尖学生并肩，我感受到了前所未有的压力。就在我感到孤独和迷茫的时候，陈老师打来电话问候，不仅在学术上给予我悉心的指导，更在生活中给予我无微不至的关怀和宽慰。陈老师的关心如同远方的灯塔，为我照亮了前行的道路。更让我感到惊喜和感动的是，陈老师专程来到耶鲁大学探望我，他给我讲述了自己年轻时拼搏的艰辛历程，鼓励我树立起独自面对困难的信心和勇气，尽快适应陌生环境，珍惜难得的学习机会，他还叮嘱我有什么难处随时找他。在耶鲁大学送别陈老师的那一刻，我望着他远去的背影，眼角不禁湿润了。那是感动的泪水，也是不舍的泪水。我仿佛感受到了一个远行的游子，总有家人无尽的牵挂和祝福。我知道，有这样一位可爱可亲的导师在背后默默支持着我，是我人生中最宝贵的财富。

如今，每每回想起那段时光，我都深感庆幸和感激：庆幸自己能够遇到这样一位可敬的导师，感激他在我人生迷茫时的无私支持。在他的引领下，我逐渐找到了自己未来的方向，也学会了如何在人生的道路上坚定前行。

感激：缘深

能成为陈老师的学生，我深感幸运。更幸运的是，毕业后我留在医院工作，有机会继续在陈老师身边、在东直门医院血液肿瘤科这个温暖的大家庭中学习和成长。在这里，我时常感受着陈老师的精神和力量。每当我看到熬红双眼的陈老师依然神采奕奕地与我们讨论临床和科研工作时，我都不禁心疼地问陈老师："您每天这么辛苦地工作，不觉得累吗？"陈老师微笑而坚定地说："我工作的时候从来不觉得累。"朴实的话语让我深刻体会到，唯有对医学的热爱，才能在这条道路上不断前行，不畏艰辛，永不停歇。

"黑发积霜织日月，粉笔无言写春秋。"陈老师不仅以身作则，用大爱无疆的精神影响着我们，更以言传身教的方式教导我们如何处世。他对待我们就像对待自己的孩子一样，既严格要求又充满关爱。我常常在想，我是何其有幸，能够遇到这样一位导师，我一定要用自己的努力让这份幸运的光芒永不褪色。

"师者匠心，止于至善，师者如光，微以致远。"如今，我也成了一名导师，在辅导学生的过程中，我更深刻地体会到了陈老师对学生的悉心培养与呵护。我决心以陈老师为榜样，努力将这种精神力量传承下去，为更多的学生点亮心灵的明灯。

师恩深似海，生情重如山！感恩我的导师，他是我人生中最可爱的智者，也是我前行道路上最坚实的后盾。导师的关爱和期望将永远铭刻在我的心中，指引着我不断追求更高的目标和更美好的未来。

石凤芹　2010级博士（北京中医药大学东直门医院，副主任医师）

师恩如父

每当我忙碌一天看到学生发来的论文，疲于修改时；每当因申请课题，组织学生查文献写标书时；每当我的学生因忙碌无法完成我交给的任务时：我都会想起我的导师陈信义教授。师恩如山似海，如今我初为人师，更深刻地领悟到吾师之胸怀与胆略，感受到吾师之高明与"溺爱"。

记得2006年初来东直门医院实习，幸运地得知这里最好的导师是陈信义教授，于是我悄悄来到陈老师门诊，小心翼翼地询问是否可以跟着抄方学习。陈老师对病人非常认真负责，实事求是，更风趣幽默，两句话就拉近了医患间的距离，还没开药，患者已是愁容舒展，陈老师真正达到了身心同治的目的。开方子更是理法、方药浑然一体，医术高明，组方精练，行书刚劲有力、英俊潇洒，每获佳效，吾跟师临证备受鼓舞。

进入师门之后，一日陈老师把我叫到办公室，给我指明了硕士阶段研究方向，并布置了4篇论文。我写的第一篇综述是关于胃癌现代医学治疗进展的，当我把初稿交给陈老师后，他很快给了批复，还表扬我写得好，只需要稍加改动。但当打开陈老师发给我的文档时，我惊呆了，全文处处都是红笔修改的批注，大到半个段落，细到文字标点，都进行了详尽的修改，而且每一处改动，都融入了更深层的含义和更贴切的表述，陈老师对我说："你一个字也不要动了，直接投稿就行了。"后来我才知道，白天百般忙碌的陈老师，只有到凌晨两三点才能静下来给我们修改论文。

陈老师不仅因材施教，还特别重视对学生综合能力的培养，事事从培养学生的角度出发。硕士期间，陈老师把我派到了中华中医药学会进行锻炼，我借此接触到了更高层次的学术交流平台。硕士毕业那年，为了提高我的科研能力，陈老师暑假推荐我到大学实验室学习，不仅使我熟悉了基础实验操作，也使我

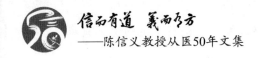
对他严谨的科研态度有了更深了解。陈老师特别重视开展中西医对话和国际合作交流，鼓励我们出国学习，记得我公派留学的那年，第一临床医学院派出的四人中，有三人都是陈老师的学生。陈老师要求我们把时间用在提高综合能力上，跟诊要善于总结，而不荒度。陈老师事事亲力亲为，从撰写标书、制作幻灯片，到编写新闻、总结汇报，都不曾交给学生，他认为学生应该把时间用在自己学业方面。而在我们需要申请课题时，他则倾囊相助。我作为导师，无一能及陈老师，每每想起，自感惭愧。

如果人生像是一棵树，陈老师就如同一棵参天大榕树，既高瞻远瞩、引领方向，又宽厚博爱，庇护着我们科室和学科一步步发展壮大、枝繁叶茂。我时刻不忘陈老师对我的培育与期望，不忘导师的谆谆教诲与言传身教，唯有不断努力。希望有朝一日我不枉费导师的栽培、不辜负导师的期望。祝愿我的导师万事如意，福寿康宁！

王婧　2003 级七年制硕士/2010 级博士（北京中医药大学东直门医院，主任医师）

2011 级

我眼中的导师

在我眼里，我的导师陈信义教授，总有一触即发的灵感和热情，总有使不完的劲儿，给我留下了很深的印象。

敏锐超前的思维

这是导师教我如何成为一名好医生的"秘籍"之一。陈老师的办公室里，至少有两台电脑，周围的书柜里被各种各样的书籍填满。正是这种不断学习的精神，以及对医学的极度熟悉，让他在领域内备受推崇。

每次查房，陈老师都耐心地听我汇报病例，总会针对性地向我提出一系列问题，每个问题都与医学前沿相关。我渐渐领悟到，不仅要学有所用，更要敏而好学，做一个有心的医学生。我珍惜和陈老师的每一次查房历练，这是我宝贵的人生财富。

申请课题、发表文章是医生工作的一个难关，不仅要基于前沿研究，还要结合自身特点。庆幸的是，我被陈老师这样的医学大家领进了中西医结合的大门。陈老师借给我大量参考书籍，对我提出诸多建议，反复提醒我在工作之余不要懈怠、偷懒。陈老师是前辈，更是我学习的榜样和努力的目标。

熟练高超的英文

这是导师教给我的"秘籍"之二。陈老师的英文水平很高，他常说："英语是中西医结合的重要工具。"他教导我们要多读英文文献，并鼓励他的学生们出国留学。在读硕士研究生期间，陈老师帮我修改英文文章，提出了很多修改意见，甚至语法、词汇上的错误都给我一一标注出来。看着花甲之年的导师，用"一指禅"样的打字法给我标注修改内容，我饱含眼泪。向导师致以最诚挚的敬意与感谢！

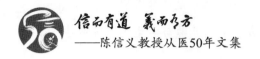
严谨温暖的治学

这是导师教给我的"秘籍"之三。陈老师是一位具有严谨工作作风、清晰科研方向和深厚学术素养的好老师。陈老师对治学要求很严苛。从一开始，他就让我们提前阅读关于如何撰写论文及提升自身学术素养的书籍。记得在博士毕业的那段日子里，我一遍遍地修改论文。在深夜，我把修改稿发给陈老师的时候，竟然很快就收到了被修改后的文档，以及陈老师推荐我查阅的文献……我很震惊，这么晚了，老师还没休息，还在辛苦地帮我改论文，甚至还帮我筛选了文献。

大医精诚，惠及百姓

这是导师教给我的"秘籍"之四。在博士阶段，我的课题是针对老年人群的调查研究。陈老师要求把这些成果推广到社区，让更多的老年人从中获益。他建议到多个社区举办讲课，鼓励我们定期义诊，要教给老年人预防疾病和康复身体的方法。陈老师秉承大医之心，行大医之道，厚德仁心，惠及百姓，造福万代。

我眼中的陈老师智慧、幽默、严谨、仁爱。他不仅传道授业、答疑解惑，更以独特的人格魅力吸引着一批批的学子。如果说这世界上有一种情，超越了亲情友情，那就是陈老师给我们无微不至的关怀之情，对我们呕心沥血的教导之情。真心祝福陈老师万事如意，永远健康！

马薇　2007级硕士/2011级博士（北京中医药大学
东直门医院，副主任医师）

我和我最亲爱的陈老师

在人生的旅途中，我们会遇到许多引路人，他们或许是我们的亲人，或许是我们的朋友，又或许是我们的老师。而在我人生最需要引导的这段旅程中，我是那么幸运地遇到了陈老师。他不仅是我学业上的引路人，更是我生命中的指路明灯。

光阴荏苒，岁月如梭，转眼间，我已经毕业 10 年，可是与陈老师的点点滴滴仿佛就在昨夕。我还记得第一次去陈老师的办公室，问他收不收我这个学生，当时我无比忐忑，是劲丹师姐为我敲开的办公室。陈老师问我为什么选他，我说选他有机会去美国留学，陈老师没有嘲笑我的不知天高地厚，竟然接收了我这名"差生"。于是，我就一直在科里学习了，硕博七年跟着陈老师和我"亲妈"侯老师。那段时光真的太过恣意和快乐，在如今苟且的生活中，都不敢去回忆了，有老师罩着的时光一去不复返。

之前大家开玩笑，总说陈老师没有博士学位，却培养了那么多博士生，而我这个不省心的，让老师受大累了，等于帮我读了一个博士。我想要按时毕业，但文章还不够，给陈老师打电话哭诉。于是，陈老师帮我整数据、发文章，终于让我有了毕业资格。要答辩了，我又因为生孩子、坐月子，不能从美国飞回来，陈老师多方协调，最终为我争取到了线上答辩的机会，开了北中医博士线上答辩的先例。答辩那天，我的两位导师——陈老师和祝老师在现场，我在美国线上。什么时候回想起来我都觉得不可思议，陈老师当时是怎么做到的？

陈老师不仅在学业上帮助我，还在我生活中扮演了重要的角色。我在美国留学期间怀孕，面临着许多挑战和困难，其中最大的问题便是高昂的医疗保险费用，陈老师和侯老师毫不犹豫地伸出了援手，慷慨解囊，帮助我渡过了难关，陈老师的善良和慷慨让我深受感动。我母亲生病找陈老师看病，他总是让我退掉专家号，挂最普通的、最便宜的号，这还只是要开药；我婆婆头晕要做磁共振成像，陈老师帮我跑前跑后……那时候我真是孩子啊，什么难题都让他解决，如今我要自己撑起生活的重担，就再次体会到了陈老师对我的爱护和包容。为什么我说不敢回忆呢？因为那时候太幸福了。

和陈老师在一起，有太多太多快乐的回忆，三天三夜也说不完。那时大家总是笑说他夜里挣钱；和同伴跟着陈老师去西安出差，之后开车回陈老师家，让我指路结果却在绕城高速上整整绕了一圈；我还偷偷给 QQ 游戏充值被段老师抓到；贴完发票，我仗着导师是陈老师，趾高气昂地去财务报销……这些都是我珍藏的回忆，如同粒粒珍珠。

如今，我已经离开陈老师 10 年了，永远都记着他的恩情和教诲，他的言传身教让我深刻理解了什么是责任、什么是担当。在我看来，陈老师不仅是一

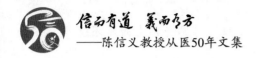

位优秀的医生，更是一位伟大的教育者。他用自己的一生诠释了"老师"这个职业的崇高和伟大。

难报师恩，借此机会，我想对他说一声："谢谢您！谢谢您在我人生旅途中给予的关爱和支持，谢谢您为我点亮了前进的道路，谢谢您成为我生命中最重要的导师。"

王荣华　2011级博士（深圳职业技术大学，讲师）

2012 级

我与导师

我眼中的导师，是个很严厉、很严谨、很严格的"老头"，他永远满面红光，精神矍铄，操着一口"商洛普通话"，思维活跃，见微知著。在这毕业快10年之际，我要落笔写我眼中的导师。当手指要敲击键盘的时刻，我心里还是很紧张，想起博士毕业前夕陈老师一遍一遍帮我修改论文的点滴，思绪在飞快地回转，想说的很多，想写的也很多。导师不仅仅在传授知识，更多的是对我人生态度的指导、人生道路的引领、人生精神的影响。我就回忆几段在我人生转折的时刻陈老师对我的帮助。

顺利读博

我本科毕业于少数民族地区的内蒙古医学院最不出名的院系——中医系。当我计划报考北京中医药大学东直门医院的研究生的时候，导员和我语重心长地说，不要好高骛远。那时的内蒙古医学院中医系，尚没有人考得上北京中医药大学，更别说去东直门医院读临床的研究生了。这反而更激发了我内心不服输的劲头。我义无反顾地报考了东直门医院，苦心不负，达成所愿，我选择了李冬云教授作为硕士导师，李老师向我介绍了血液肿瘤科的发展历程，让我认识了她的老师，陈信义教授。我后来很幸运地在陈老师和李老师的指导下，顺利毕业。为了追逐所谓的爱情，我报考了南京中医药大学的博士，但是那一年没有考上，也错过了找工作的时机，毕业即面临失业、失恋，那是我人生中最黑暗的时光。当我再次回来找到陈老师的时候，他笑着说"感情不靠谱"，安慰几番后，他答应我只要我过线，他就会招我读博。我重拾信心备考，最终不仅过线，而且以第一名的成绩顺利成为陈老师的博士生，我骄傲至极。

顺利完成课题

因为我硕士阶段都是临床工作，而博士是科研型学位，所以我初次进到实验室，处于"一脸蒙"的状态。第一次培养白血病干细胞样细胞，细胞本身不是特别好培养，我又是新手，学习细胞培养2个月，还是不能入门，课题迟迟不能开展，多次被实验室的主管老师向陈老师反映和投诉，然而陈老师说了句让我非常感动的话："我的学生如果都会，还需要去找你学习吗？"并且陈老师还悉心对我的实验流程重新梳理。这是我第一次感到老师可以成为我强大的依靠，同时我也感慨，既是临床专家，又是实验高手，真是无尽宝藏。最终，我顺利完成了北京重点实验室课题，发表了我的第一篇SCI文章。

顺利毕业

博士要想毕业自然要面对完成课题，发表文章，完成学位论文等事情。在陈老师给我无数次修改与指正后，我的文章顺利发表。那时我经常可以看到老师在凌晨给我回复的邮件，学位论文一共修改了5遍，每一遍陈老师都是修改到深夜。最终完成后，老师笑着说道："之前的每个人毕业我只需抽一盒烟，你这个论文我需要抽一整条烟。"

回忆很多，感谢与感恩很多，我眼中的陈老师就是在我最困难、最绝望、最重要的时刻给我帮助与指导、给我依靠、给我希望的人。直至我走向工作岗位，在工作和生活上遇到困难，我还是会和陈老师去沟通并寻求他的帮助。最后，我祝愿陈老师身体康健，开心快乐！我也希望自己能把老师的学术思想传承下去。

张宇　2012级博士（北京中医药大学东直门医院，主治医师）

2013 级

我和我的导师

2009 年的秋天，我有幸拜入陈信义老师门下。如今，我和老师已经共度15 载，幸运的是我能一直陪伴在老师身边，幸福得像个孩子。

知遇初见

2005 年我从北京中医药大学毕业后入职东直门医院，为了能够提升自身水平，我一直想报考在职研究生，但初入临床的我，对未来的发展与规划一片茫然，不知该何去何从，更不知道什么专业适合我。幸运的是，我来到了血液肿瘤科轮转，当时的大内科兼血液肿瘤科主任就是陈老师。老师严谨的工作作风，待人和蔼可亲的态度，都让我钦佩不已，我梦想成为老师的学生。血液肿瘤系统疾病专业性非常强，在科室轮转期间，我努力学习专业知识，为了能出色完成临床工作，尽快掌握专业知识，我几乎每天都在科里加班，遇到不会的问题随时请教，最终得到了科室老师们的一致认可。在出科前，我在陈老师办公室前徘徊许久，终于鼓起勇气向老师表达了自己的留在科室心愿，本来我担心老师会直接回绝，意外的是老师竟然爽快地答应，当时我真是既激动又幸福，梦想竟然成真了！

见证美好

从青葱年华到不惑之年，人生的境遇跌宕起伏，老师几乎见证了我所有的重要时刻。2009 年，我有幸成为老师的硕士研究生，让我从医之路有了临床专业发展方向；同年，老师又作为我的婚礼证婚人，见证我人生的美好时刻，老师当时对我的祝福与鼓励至今记忆犹新；2011 年硕士毕业后，老师让我留在东直门医院血液肿瘤科工作，加入这个温暖的大家庭中；2013 年，在老师的鼓励下，我报考了北京中医药大学中西医结合临床专业的博士研究生，我便有了陈信义老师和李冬云老师两位导师；在读博士期间，我一边工作一边上学，虽然很辛苦，但老师一直在工作和学习上非常照顾我；2016 年春节期间，我清晰地记得老师得了重感冒，他发着烧仍然坚持逐字逐句地帮我修改毕业论文；

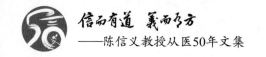

2016 年秋季，我顺利获得了博士学位，这份沉甸甸的学位证和老师的帮助与关怀密不可分。在今后的日子里，两位老师成了我工作与生活中的榜样与引路人。虽然人生总有坎坷，但两位老师在生活与工作上一直不遗余力地助我前行，让我怀着感恩的心情收获着双倍的幸福。

未来可期

15 载如歌的岁月轻轻地在老师的发间留下了银白的旋律，每一根白发都是时间的诗篇，静静诉说着流转的年华。我所幸能一直伴在老师身边。我已不惑之年，仍能随时听到老师的谆谆教导，这让我在前行的路上充满能量。希望在今后的日子里，我能够不负韶华，砥砺前行，祝愿我的老师身体健康，诸事顺遂！

李潇　2009 级硕士 /2013 级博士（北京中医药大学东直门医院，副主任医师）

2014 级

我眼中的老师

在我的生命中，有一个人，他不仅是我的导师，更是我心中的楷模和榜样。这就是我的老师，一位博士生导师，一位在中医血液病领域颇有建树的大咖。

我第一次遇见这位老师，是在我读研究生时。他那温和的笑容和平易近人的态度让我感受到了他的亲和力和温暖。在科研方面，他的能力让我肃然起敬。他精湛的专业知识和丰富的科研经验令人钦佩。在他的带领下，我逐渐学会了如何进行科学研究，如何提出问题、制订方案、进行实验和分析数据。他总是耐心地指导我，不厌其烦地解答我的问题，让我在科研道路上少走了许多弯路。他严谨治学的态度和对科学的敬畏之心深深地影响了我，让我体会到了做科研需要的执着与耐心。

除了在科研上给予我们指导和帮助，他在生活上也是十分关心和照顾我们的。每每学生遇到生活中的困难和问题，他总是毫不犹豫地伸出援手。无论是家庭琐事还是学习上的困扰，他都会耐心倾听，给予建议和支持。有一次，我因为家中有急事需要回家处理，我犹豫是否要中断科研工作，而老师没有丝毫犹豫地支持了我的决定，并亲自帮我调整了实验计划，让我能够顺利处理家中的事情。他的支持和关怀让我感受到了温暖和安慰，也让我更加坚定了在科研道路上前行的决心。

从他身上，我不仅看到了一位优秀的科研者，更看到了一位待人和善、乐于助人的好老师。他不仅在学术上给予我们指导和帮助，更在品德修养上为我们树立了榜样。他谦虚谨慎，从不摆架子，与我们平等相处；他乐于助人，总是把学生的需求放在第一位，无论是生活上的小事还是学业上的困难，他都会及时给予帮助。他的这种为人处世的态度深深地感染着我，让我学会了如何成为一个更好的人，如何以一颗谦逊之心对待他人，如何乐于奉献。

回首与老师相处的日子，我感到无比荣幸。他不仅是我的良师，更是我的益友。在他身上，我学到了很多知识，更学到了为人处世的道理。他教会了我如何做一个优秀的科研工作者，更教会了我如何做一个正直、善良、乐于助人的人。他的影响将伴随我一生，成为我前行道路上的明灯。

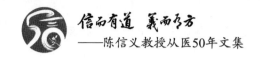
在我眼中：老师就像一座高山，巍然屹立，给予我们无尽的力量和鼓舞；老师就像一束明灯，照亮我们前行的道路，让我们不再迷茫；老师更是一位良师益友，与我们同甘共苦，风雨同舟。我由衷地感谢老师对我的关怀和教导，我会铭记于心，努力向他学习，不断进步，成为一个对社会有用的人才，回报社会。

陈科　2014级博士（中国中医科学院西苑医院，主治医师）

我眼中的导师

时光荏苒，我有幸拜在陈信义教授的门下，并在他的指引下不断攀登医学科学高峰的日子已经不知不觉过去了20年。在这20年间，陈教授在我的学术生涯中起到了至关重要的引领作用。成为陈教授的学生后，在与他的不断交流中，他对医学的独到理解和深厚认知深深令我折服，他丰富的医学知识和实践经验使我在学习中获益匪浅。陈教授用清晰的思路和严密的逻辑，使我逐渐领悟到医学的真谛，帮助我深入理解医学知识，引导我发掘自己的潜能，激发我的求知欲望。同时陈教授也在我遇到困难和挫折时给予支持和鼓励，他的这种关怀对我的学术成长有着巨大影响。

同时，陈教授拥有优秀的沟通和人际交往能力，在他的言传身教下，我不仅掌握了医学技能，还学会了如何对待病人，如何关注人性和情感。他不仅在专业上给予我指导，还为我提供了宝贵的人生经验。陈教授不仅指导我的学术研究，还帮助我建立正确的价值观和人生观。回顾往昔，与陈教授的每一次交流都给了我很大的启迪，我从他的经验和智慧中汲取营养，为自己的未来发展打下坚实的基础。

请允许我对陈信义教授表达我最深的敬意和感谢。在我求学与职业生涯的旅途中，您不仅是我学途的引路人，更是我心灵的守护者。您的严谨学风、深厚的学术造诣和无微不至的关怀，让我在学术道路上不再迷茫，勇往直前。您不仅在学术上给予了我精心的指导，更在生活上给予了我无微不至的关怀。在我遇到困难和挫折时，您总是第一时间给予我鼓励和支持，让我明白，学术的道路虽然曲折，但只要坚持下去，就一定能够看到曙光。您的言传身教，使我明白了做学问要有一颗敬畏之心，要时刻保持谦虚和谨慎。您对待学术的严谨态度，对待生活的豁达胸襟，使我受益匪浅。在此，我要向您表达我最深的感谢。最后，再次感谢您对我的悉心指导和无私奉献。在未来的日子里，我会牢记您的教诲，继续努力，不断进步，尽我所学以服务人民。

施怡　2006级硕士/2014级博士（北京中医药大学
东直门医院，副主任医师）

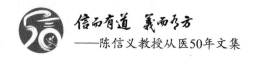
2015 级

我眼中的导师

刚读硕士时，我就听说陈老师是北京血液病、肿瘤界的一位"大佬"。他的学生遍布北京三甲中医院的血液科、肿瘤科，他本人在中医药防治血液病及肿瘤方面取得了很大成绩。当时我就心想，如果能成为陈老师的学生该多好呀！

经过自己不懈的努力与付出，2015 年，我有幸拜入陈信义老师门下，成为陈老师的博士研究生。读博的 3 年间，陈老师教会了我很多。

在我眼中，陈老师是我学术之路上的明灯，也是我工作、生活的重要指导者。他品德高尚，不仅拥有丰富的学术专业知识和经验，更有着独特的人格魅力和深厚的智慧。

作为医生和科研人员，陈老师具有高尚的医德和正确的价值观，他持之以恒地践行医者仁心、诚实、守信、正直的原则，以身作则，引导我们形成了正确的人生观和价值观。

作为导师，陈老师具有深厚而扎实的学科基础知识和丰富的科研思维及经验。在科研方面，他虽然是一位"老专家"，但他不仅对自己的研究领域有深刻的理解和把握，还持续更新自己的知识和研究方法，紧跟研究前沿。读博期间，我的科研旅程艰难坎坷，但陈老师总能够在我迷茫的时候，用他创新的思维、独特的见解以及敏锐的洞察力，为我指明方向。陈老师严谨治学的态度，追求卓越及求真务实的精神，也使我深受感染，让我明白了做学问的真谛，让我知道怎样才能成为一位优秀的导师。

陈老师不仅是我学术专业上的指导者，更是我学习生活中的良师益友。读博期间，他如慈父般关心我的学习和生活，总是在我需要帮助的时候伸出援手。他也教会我怎样战胜困难和挫折，让我懂得了自信、坚持和耐心的重要性。记得博三下学期，我压力巨大，文章没有见刊，同时又要忙着撰写毕业论文，找工作等，让我感受到从未有的焦虑、紧张甚至沮丧。那段时间，我经常向陈老师倾诉，他慈父般的笑容我现在仍记忆犹新。陈老师让我相信自己和他，眼前的困难都是暂时的，只要再坚持一下，保持积极的心态和坚定的信念，一切都会过去，最终会取得令人满意的结果。

此外，陈老师的人格魅力也让我敬佩不已。他总是那么谦虚、和蔼、风趣幽默，对待同事他谦虚友善，对待学生他和蔼可亲，他能团结一切可以团结的人。他总是教育我们，对待所从事的工作一定要充满热情和耐心，只有这样，才能精力充沛，才会取得好成绩。他的正直和善良，还有他人如其名的做事风格，让我懂得了做人的基本准则。

最后，陈老师的智慧也让我深感敬佩。他总是在看似复杂的问题中，找到最简单、最直接的解决方法。他的思维方式总是那么独特、那么新颖，让我深受启发，受益匪浅。

总的来说，我眼中的导师是一位全能型人才，他不仅是我学术上的引路人，更是我工作、生活中的重要指导者。陈老师的言传身教，让我懂得了如何做人、如何做事。我非常感谢陈老师在我人生中的付出和帮助，也希望以后能够成为像他一样优秀的人，以他为榜样，在以后的工作中踏踏实实做人，认认真真做事。

高宠　2015级博士（首都医科大学附属北京中医医院，主治医师）

我和我的导师

在我心中，陈教授不仅是一位深谙医术的专家，更是一位传道授业解惑的良师。陈教授不仅是血液科的临床主任医师、博士生导师、博士后合作导师，还是国家级重点学科"中医内科学"和国家中医药管理局重点学科"中医血液病学科"的学术带头人，这些头衔都是他多年来努力明证。

我记得第一次见到陈教授是在一次学术会议上，他深邃的眼神和温和的声音让人印象深刻。那次会议后，我鼓起勇气向他咨询学术问题，没想到他不仅耐心解答，还鼓励我深入研究中医与西医结合的领域。就这样，通过一个偶然的机会，我有幸成了他的学生。陈教授的教学方式非常独特。他总是能将复杂的医学理论简单化，用浅显易懂的语言给我们讲解。在他的引导下，我逐渐理解了中医内科学的精髓和血液病学的重要性。更重要的是，陈教授教会了我如何将理论知识运用到临床实践中，解决实际问题。他的这种理论与实践相结合的教学方式，让我受益匪浅。陈教授不仅是我的学术导师，也是我人生的导师，他的人生观对我影响深远。作为全国卫生战线精神文明先进工作者、中国百名

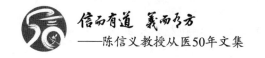
杰出青年中医师，陈教授的生活态度和工作精神，让我深受感动。他总是强调，作为医生，我们首先要有爱心，要以病人为中心，做到精诚所至、金石为开。他的这种高尚医德，是我一生学习的榜样。

在陈教授的指导下，我不仅学到了丰富的医学知识，还学会了如何成为一名优秀的医生。他教会了我在面对疑难杂症时，如何保持冷静，如何分析问题，如何寻找解决方案。在他的鼓励下，我开始参与更多的科研项目，尝试将中医和西医结合的理念应用到实际治疗中，逐步建立起自己的医学观念。我不仅在医学知识和临床技能上得到了锻炼，还在人生规划上受到了陈教授的深刻影响。在我犹豫不决是否出国深造时，陈教授给了我极大的鼓励和支持。他认为，医学是没有国界的，通过在不同文化和医疗体系中学习，可以让我们更全面地理解和掌握医学知识，更有效地服务于患者。陈教授不仅从学术角度给予我建议，还在进修申请过程中为我提供了实质性的帮助，包括撰写推荐信，以及教我如何在面试中更好地展示自己。

更值得一提的是，陈教授深知出国留学对于一个年轻医生来说，是怎样的挑战与机遇，所以他用自己丰富的经验和见解，引导我如何在异国他乡保持自我，如何在新的学术环境中继续发扬中医与西医结合的理念。他强调，无论身处何方，都不应忘记作为医者的初心——以病人为中心，探索更多的可能性，为病人提供最优质的医疗服务。

陈教授还通过自己在国际上的人际关系帮助我找到了出国深造的机会。在他的推荐下，我得以进入一所国外知名大学的医学院学习，开启了我的留学之路。在这段经历中，我深刻体验到了医学的国际化视野，也将这种视野和国外先进的医疗技术带回了国内。

陈教授的鼓励和支持，对我个人的职业生涯产生了深远的影响。他不仅是我的医学导师，更是我人生道路上的引路人。在他的指导和帮助下，我不仅在医学领域取得了新的进步，也在个人成长上迈出了重要的一步。能有机会跟随如此杰出的导师学习，我深感荣幸，并且我会将他的教诲和精神作为我今后职业生涯的灯塔。

　　韩睿　2015级博士（海军军医大学第一附属医院中医肿瘤科，主治医师）

2016 级

我与恩师

转眼间，我博士毕业已经近 4 年了，回想起第一次见到陈老师，一切仿佛还在昨天。

2015 年冬天，我第一次有机会与陈老师面对面交流。陈老师安排我参加北京市科委的临床课题，学习如何入组患者、整理统计数据。当时的我还是一个研二的学生，从未接触过临床试验，这对我来说是非常难得的锻炼机会。现在回想起来，我依然非常感恩陈老师，这段经历也成为我们后来师生情的序曲。

陈老师是中西医结合防治恶性肿瘤与血液病领域的著名专家，知识渊博，人生经验丰富。但是陈老师为人非常质朴，平易近人，对待学生没有架子。跟陈老师相处非常愉快，我经常会觉得自己很幸福。后来我有了更多机会听陈老师讲课，越来越发现陈老师对于中西医理论的融会贯通有着非常独特的见解，经常让我如醍醐灌顶般拍案称奇。在我撰写硕士毕业论文期间，陈老师也给了我很多指导和帮助，使得我在后续的论文送审和答辩过程中都非常顺利。

2016 年的秋天，我终于成了陈老师的博士关门弟子。博士入学后，我就加入到陈老师 973 项目的审计和结项的准备工作中。这是我第一次接触这么大的项目，财务方面的经验更是没有，所以在整个工作过程中难免焦虑无措，也走了一些弯路。但是在陈老师的耐心安抚和悉心指导下，973 项目最终还是顺利完成审计，结项了。这段经历对我非常重要，其中一些课题经费管理的经验，以及抗压能力的磨炼，对我后来走上工作岗位后独立承担课题非常有帮助。

在我博二那年，陈老师非常无私地帮助我申请到国家基金委公派留学的机会，我于 2017 年 10 月远赴美国佛罗里达大学进行学习深造。这段经历对我的科研能力、学业、乃至人生都产生了深远影响。现在回过头看，我更加为陈老师的豁达与无私深深感动。

陈老师不仅在学业上为我传道解惑，在生活上也对我关怀有加。在北京求学期间，陈老师还会邀请我们去家中做客、聚餐。这对我们这些异乡求学的学子来说是难以忘怀的温暖记忆。

陈老师不仅学术造诣颇高，还非常热爱生活，有包括摄影、养花等许多业余爱好。这么多年来，陈老师一直坚持自己开车出行，自己制作讲课课件，这些都给我带来很大的启迪：一个专注工作和事业的人，也可以是一个很豁达、很热爱人间烟火的人。这种心态对我帮助很大，尤其在我工作之后。每当我在烦琐的临床工作和繁重的科研任务中深感疲惫、心生退意，陈老师的人生态度就会激励我继续前进。他让我知道，不应该把工作和生活完全割裂开，应该敞开心胸，接受工作也是生活的一部分，好好工作也是认真生活，试着去享受这个过程，感受自己的成长，以及因成长而带来的快乐和成就感。

博士毕业那一年，我的论文送审过程发生了一些波折。彼时正值我怀孕3个月，孕反十分严重，身体和心理压力一度达到顶峰，有很多次濒临崩溃的时刻。陈老师一边耐心地安抚我的情绪，一边积极地帮助我修改毕业论文，像慈父一样给足了我勇气和底气。终于，在我们的共同努力下，我完成了答辩，顺利毕业。

对我来说，陈老师是像灯塔一样的存在。我人生中许多闪光的时刻与优秀的履历都离不开陈老师的帮助与教导。虽然我的学生时代已经画上了句号，但是我正走在更加具有挑战性的道路上，不论是事业还是生活，我都要积极地面对。永远感恩陈老师的教导与照拂，我要向他学习，活出自己的精彩。

王佳　2016级博士（河南省肿瘤医院，主治医师）

博士后与合作导师

 2002 级

博士后进站工作体会

2002 年我从南京中医药大学博士毕业，准备进入北京中医药大学中西医结合肿瘤学博士后流动站。我来北京面见恩师陈信义教授后，他对我的博士进站报告进行了认真详细地修改，开题报告每页上都批满了红字。我完全震惊了，当时我在南京中医药大学担任《南京中医药大学学报》编辑部副主任，从来都是给别人修改文章，所以我当时就下定了决心，一定要来北京好好地向陈老师学习。陈老师每次批改完并发给我电子邮件都是在凌晨两三点，这种工作精神让我敬佩不已。

进站后，恩师陈信义教授布置的博士后研究工作的题目是"茶多酚干预肿瘤血管生成的细胞和分子机制研究"，本课题是在国内研究茶多酚抑制肿瘤细胞生长、抗突变、诱导肿瘤细胞凋亡与分化效应基础上，以国外抗肿瘤血管生成的初步研究结果为线索，以茶多酚干预肿瘤血管生成研究为侧重点，进行茶多酚抗血管生成的分子细胞机制研究。本项课题国外只有一篇报道，国内尚无此研究，为了将研究工作进行得有深度和广度，具有先进性和创新性，在陈老师的指导下，我踏踏实实进行了大量的调研，复印的研究资料有数百份，开题报告反复修改了 10 稿，同时我还进行了文献查新。本课题查新报告结论：综合文献分析，国内对茶多酚及儿茶素抗肿瘤作用分子机理的研究见有报道，但只是对其直接抑制肿瘤细胞生长或诱导肿瘤细胞凋亡与分化等进行了研究，尚未涉及到干预肿瘤血管生成的研究。采用介入给予中药制剂观察其对实验动物抑癌作用的研究见有报道，但在检索范围内，尚未见通过介入给予茶多酚及儿茶素来观察其对实验动物抑癌作用的报道。国外，对茶多酚及儿茶素抗肿瘤血管生成的研究见有报道，但其实验研究中所采用的给予途径不是介入给药。

在开题报告的基础上，陈老师鼓励我申报了中国博士后科学基金。在陈老

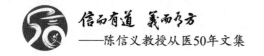

师的精心指导下，我认真进行了报题准备，按照中国博士后科学基金会的要求，对科研设计全面研究、反复推敲，经过评审专家们的反复论证，本课题终于获得中国博士后科学基金资助（编号2003033102），为我后续的学习与研究奠定了良好的基础。

徐力　2002级博士后（南京中医药大学教授，
主任医师、研究员、博士生导师）

2004 级

我眼中的导师

2004 年 3 月，我进入北京中医药大学东直门医院中西医结合临床博士后流动站，有幸成为陈信义教授的博士后。进入博士后流动站，在陈老师的指导下，我寻找科学研究的切入点，确立当归补血汤不同配比"补血"效应机制研究的课题。众所周知，当归补血汤是由黄芪与当归按 5∶1 配比组成，在查阅相关文献阐释黄芪作用时，发现人们对黄芪作用的认识基本上是囿于补益脾胃、升阳举陷、利水消肿等作用，尤其是黄芪补脾、补气之功是所有中医人铭记在心的。而我即将开展的科研课题主要是考察当归补血汤对骨髓造血的影响。至于如何做到有所超越、有所创新、有所发现地去做科研，我苦苦地思索而不得其解，便去请教陈老师，他说："大家皆谓黄芪补脾，你可以从黄芪补肾入手研究。"听闻此话，我陷入沉思。虽然记不清那是 2004 年的哪一天，但我至今仍记忆犹新，乃至今日我也常常对自己的博士 / 硕士研究生提及此事。后来我较为系统地阅读古本草关于"黄芪"效用的记载，从中发现了黄芪"补血""补肾"之说，由此撰写并发表了《黄芪功效主治的衍化及其应用与发展》。在相当长的一个时期，黄芪主要用于中焦脾胃虚弱，清阳下陷，或肺气不足，卫表不固所致诸症，而治疗"肾衰"者甚少。《日华子本草》明确了黄芪的"补血"之效，唐代甄权的《药性论》认为黄芪治"肾衰耳聋"。陈老师的启发不仅对我的科研工作有重要影响，亦对我的临床工作大有裨益。

我从陈老师身上看到的品质：勤奋，敏锐，有心。

勤奋，我通过耳濡目染感受到了陈老师是如何以身作则的，也是他教我如何成为一名好的科研工作者的"秘籍"之一。在科研工作闲暇之余，与陈老师的聊天中，我了解到陈老师的工作非常繁忙，常常工作到深夜。陈老师既是一名临床医生，亦是一名科研工作者，尤其是在这样一个专业性极强的领域，正是不断学习的态度以及对行业的熟悉程度，让他得到了领域内的认可，获得了诸多的殊荣。

保持敏锐，是科研工作者的职业本能。在我做博士后期间，陈老师曾告诫我：一项课题研究，无论大小，多问几个为什么，往往能够发掘出亮点。在

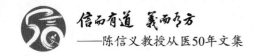

申报科研课题时，学会提出问题，每个问题的指向都是本学科领域科学研究关注的热点。之后，我渐渐领悟到，积极感知研究热点，时刻开启发现科学问题的"雷达"，才能对科学问题保持足够的敏锐。从2007年博士后出站至今已经17年了，我仍然对陈老师的学术敏锐度感受颇深。

做一个有心人，我从陈老师取得的临床、科研工作成果中，体会到陈老师的"法宝"是做一个有心人。医生职业的特殊性，让医生有机会深入了解患者的病情，陈老师从中医药治疗中挖掘血液病的辨病与辨证用药思路，并细心研究，提出许多具有临床价值的创新理论，积累了丰富的临床经验。

在我的博士后的科学研究工作中，导师从课题设计到论文的修改都提出了宝贵意见。陈老师博学多识与智慧令与其相接触的人无不佩服。他那敏捷的思维，渊博的知识，严谨的治学态度，对我的科研工作产生了深远的影响。

范颖　2004级博士后（辽宁中医药大学，教授）

2012 级

我眼中的导师

那是 2012 年的夏天，我决定攻读博士后，那时候我的年龄已经比较大了，再次学习科研压力很大，而我又是西医出身，对中医基本不通。当时选择的导师是陈信义教授，第一次见陈老师，是在他的办公室。他大致了解了我的情况后，很快拟定了一个中西医结合方向的研究课题。他还列出了研究要点，使我能很快地开始拟定开题方向，确定博士后研究课题，很快完成了开题报告，并顺利开题进站。陈老师渊博的知识、清晰的思路、利落的表述是非常值得称赞的。

两年多的科研生活是辛苦的，也是痛苦的。我有许多事情要做，不时地要与陈老师咨询、商量。这时的陈老师是和蔼的、也是严肃的，他认为在科研上不能出错，必须十分认真。

我准备出站的日子更为痛苦，需要做大量的数据分析、讨论结果的工作，时间紧迫，这时的陈老师是耐心的、严谨的，连论文格式、错别字都会认真修改，使得我的出站答辩再次顺利通过。

回首两年多的博士后生活是痛并快乐的，收获良多。不仅有尊敬的陈信义教授，还有很多科室的医生、同学给予了我极大的帮助，也让我拥有了很多友谊，这些友谊会一直延续下去。

我现在依然会经常回去看看，与陈老师聊聊天，告诉他，我在干什么。以前每次见面陈老师都在吞云吐雾中，现在陈老师为了健康戒烟了，愿陈老师身体健康。

樊庆胜　2012 级博士后（首都医科大学附属
北京中医医院，主任医师）

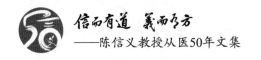

开心"老顽童"

光阴似箭，日月如梭，10年生活如白驹过隙。时光仿若回到了2013年，我博士即将毕业，而还想继续深造，博士期间实在太过艰辛，因此我就想找一个不仅业务水平高，还要人品好、脾气好的博士后导师合作。有幸研究院的老师给我介绍了陈老师，说陈老师不仅临床和科研两手都硬，而且是众所周知的对学生特别好、把学生当自己孩子的老师。跟陈老师见的第一面，我就觉得陈老师看起来要年轻许多（当时已经60岁了），交流起来我发现他和蔼可亲，当然导师应该也觉得我可以吧，毕竟是双向选择，之后我就顺理成章地成了陈老师的博士后。

有人说："你读过的书，遇见的人，看过的风景，正在塑造现在的你。"在和陈老师相处的10年中，我经历了好几个人生阶段，都有不一样的收获，所幸，在每一段特别的旅程中，陈老师都与我一路同行，做我科研之路的引领者、临床工作的指导者、生活之旅的引导者。陈老师用他积极乐观的态度影响着我，成为我终生学习的榜样。

师者，传道授业解惑也。陈老师总是有很多科研新思路，他在学术会议、讲座甚至是线上讨论时都可以提出很多"新点子"。在我博士后课题遭遇瓶颈时，陈老师能给我指明方向，让我知道从何入手，该如何做。陈老师犹如漆黑夜晚的一盏明灯，指引了我的前进方向，让我圆满完成博士后的科研工作，顺利出站。我在阔别临床工作10余年后，机缘巧合下又重新进入了临床。当我对自己十分缺乏信心，觉得自己不能当一个好大夫时，是陈老师的鼓励坚定了我的信心。他告诉我只要我肯努力学习，一切都不晚，他还用他年轻时的事情举例子，让我明白成长的路上会面对很多困难，但是只要坚持住，一定会得到我想要的东西。他说，只要我全身心投入临床工作，把病人当成自己的亲人，就一定能成为一个优秀的大夫。他的话语坚定而又让人安心，我会按照陈老师的指导继续我的临床工作。和陈老师相处的10年光阴中，我生活上也曾有很多变数，在我经历不同的人生阶段时，总会有一些自己无法理解的事情发生，之前我还是会钻牛角尖，内耗自己，但是在陈老师的开导下，我学会了想不通就放弃，没必要非要理解别人或让别人理解自己，做好自己就够了，只有自己爱自己，才能爱别人，自己优秀了，才能把生活过好，调整好心态把生活过好，才能把工作干好。就这样，我以优秀的身心素质，迈向下一段旅程。

我用曾经在微博上看到过的一句话来结尾吧："不论时间过去多么久，也不管来路有多么坎坷，更不用理会有多少波折，您一定都要是最快乐、最开心的那一个！"向前看，向后望，您都永远是我生命中最好的老师，没有之一！也许您会有好多好多的学生，但在中医血液病领域我就只有您这么一个老师，永远年轻的老顽童！您是良师，亦是朋友！就此搁笔，愿恩师健康、平安！

杨璐　2013 级博士后（北京中医药大学东直门医院
通州院区血液科，主治医师）

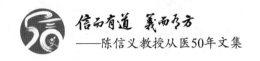
临床优才与指导老师

我和陈老师

我是陕西中医药大学附属医院肿瘤科的全建峰，于 1991 年 7 月本科毕业后成为中医内科临床医师，于 2003 年硕士毕业后成为陕西中医药大学的临床教师，2010 年博士毕业于南京中医药大学中医诊断学专业。

2013—2015 年，我做了陕西省临床优才项目的学员，经陕西省名中医王希胜教授推荐介绍拜请陈老师作为我的指导老师，得以有幸成为陈老师的学生。

久闻陈老师大名，这 10 余年来的近距离学习，使我更加尊重更加热爱老师。陈老师在血液与肿瘤的学科专业上给了我很多的指导，我也从副主任医师升到了主任医师，成了临床科主任，在中西医结合肿瘤内科治疗领域有了一些认识，也得到了部分同行、患者及亲属的认可，这一切成绩与陈老师的指导和帮助密不可分。

陈老师在专业领域里孜孜追求，数十年来在血液与肿瘤专业潜心研究，取得了丰硕成果，影响重大。对我这样一名年龄较大的学生，他始终热情指导，和蔼可亲，使我深受感动。他的学术风范与高洁的品格带给我深远的影响，他始终把患者的疗效和病痛放在首要位置，关心患者，关爱学生，不断指导我提高临床诊疗水平。

作为一位卓越的医界大家，他以其医德、医风、医术带领着我在工作上不断地努力。他具有浓厚的振兴中医的兴趣和提高中西医结合治疗肿瘤疾病的情怀，不断带动着我和我的团队及学生，在专业上加强学习与实践，使得我们也取得了一定成绩。

陈老师是一位来自陕西省商洛市山阳县的大医和专家，他始终满怀着浓烈的桑梓情怀，致力于带动和提高陕西的中西医结合肿瘤的诊疗水平。他多次带动国内知名的专家学者到陕西指导医疗工作。记得 2021 年，陈老师约请了李萍萍、林洪生2位知名教授并带领陈老师团队的10余位专家，到陕西参加学术会议并进行义诊，他还安排我联系几位陕西专家。当时，我联系了陕西中医药大学附属医院的王希胜教授、张亚密主任、周晓燕主任，西安交通大学第一附属医院肿瘤科的李恩孝主任，交大二附院的尹晓然教授，西京医院的张红梅主任和唐都医院的王文清教授以及商洛和宝鸡的肿瘤科专家等。各位专家在那次会议中进行了热烈的学术交流，中西医专家们意兴盎然，由原定的1小时会议，拓展为了一项大型活动，为陕西省内主要医院的中西医结合肿瘤学界带来了很大的影响力。诸如此类，陈老师还带动陕西的肿瘤医生参与国内高水平的学术会议、临床研究和成果转化等工作，提升了我和陕西很多医院中西医结合肿瘤专业医生的诊疗水平，未来我和我的很多同仁将在陈老师的指导下继续努力。

在生活上，每次的相聚中，陈老师和师母都给予了我很多的关心与照顾，使我感动和难忘。

有幸成为陈老师的学生。对于过去，我满怀感激和感动；对于未来，我将不断努力，带动我的团队和学生，在陈老师的指导下，为中西医结合的肿瘤诊疗事业继续努力！

全建峰　2013陕西省临床优才（陕西中医药大学
附属医院肿瘤科，主任医师）

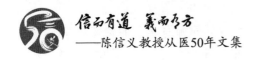

我眼中的导师

我是天津中医药大学第一附属医院血液科的史哲新，与陈信义老师结缘是我进入 2015 年全国第三批国家优秀中医临床人才研修班。在这 3 年的学习中，我有幸拜陈信义老师为临床指导老师，深入学习中医血液病，我的体会有以下 3 个方面。

从临床出发，医教研协同发展

全国优秀中医临床人才研修班以提高中医临床思维、提高中医临床疗效为培养目的。培训期间学生被允许拜全国 6 位中医行业的老师，系统学习中医思维，不仅仅限制于血液病。我之所以拜陈信义老师为师，就是想学习陈老师是如何做到医教研都是如此出色且硕果累累。在学习过程中，我充分学习陈老师的学术思想，充分理解到作为一名医生，一定是临床在第一位，要掌握中医临床思维，善于巧妙运用现代医学手段为中医所用，形成自己独特的中医临床特色。

例如，在免疫性血小板减少症（ITP）的治疗中，医生要充分意识到西医治疗的局限性，因为在糖皮质激素治疗无效、或激素依赖时，血小板数量不在安全范围的难治性 ITP 已成为临床研究的热点问题。陈信义老师从中医气阴两虚、瘀血内阻的角度辨证，以"益气养阴，活血止血"为基本治疗原则，随症施治，屡获佳效。

又如，对老年白血病的治疗，陈老师在十几年前就反复强调，对老年急性白血病的治疗不要只强调白血病细胞，要充分考虑到人的因素，以整体思维去治疗老年急性白血病患者，要更多地去关注治疗过程中出现的并发症的预防与治疗。

陈老师正是因为在临床中发现问题，用中医思维去解决问题，才会有更多的研究方向，获得更多的科研成果，同时也有更多的临床体会和科研体会传授给学生。通过跟师学习，我更加体会到，虽然我们的研修班是以提升中医临床思维、提高临床疗效为目的，但是作为一个好的中医人，会看病绝不是我们的终极目标，我们还要学会总结，学会探究中医学的奥秘，学会传授中医学。

坚信中医，传承中医，发展中医

中医药学包含着中华民族几千年的健康养生理念及其实践经验，是中华文明的一个瑰宝，凝聚着中华民族的博大智慧。几千年来中医药在疾病预防、治疗、康复等方面都有着独特的优势，为中华民族繁衍生息做出了巨大贡献，这是我们民族的骄傲。在跟随陈信义老师学习过程中，陈老师反复强调我们要有这种文化自信，要把中医药这一祖先留给我们的宝贵财富继承好、利用好、发展好，还要充分运用现代科技的发展为我们所用。要想发展中医，坚定信念是前提，同时也要有好的研究方法，不能故步自封，要善于运用现代医学，要学会创新。

凝聚团队，共同为中医发展做贡献

团队凝聚力是指团队对成员的吸引力，成员对团队的向心力，以及团队成员之间的相互吸引力。团队凝聚力不仅是维持团队存在的必要条件，而且对团队潜能的发挥有很重要的作用。陈老师注重学术团队建设，从本单位的团队到全国的中医血液病团队，都能体现出陈信义老师的核心凝聚力，陈信义老师似乎就是全国中医血液病团队凝聚的中心点。我也反复思考为什么陈老师能有如此高的凝聚力，这与他的科学严谨分不开，与他对中医坚定分不开，也与他的为人处世作风分不开。陈老师上能为中医事业的发展献计献策，中能为全国各地的中医血液病发展提供帮助，下能为全国中医血液学术团队的人才培养搭建平台，让全国的中医血液病团队成为一个大家庭，这就是凝聚力的体现。

史哲新 2015年全国第三批国家优秀中医临床人才研修班
（天津中医药大学第一附属医院血液科，主任医师）

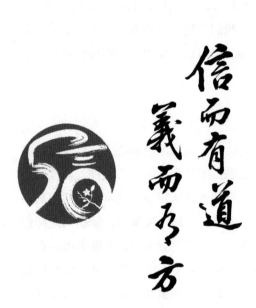

信而有道
義而乃方

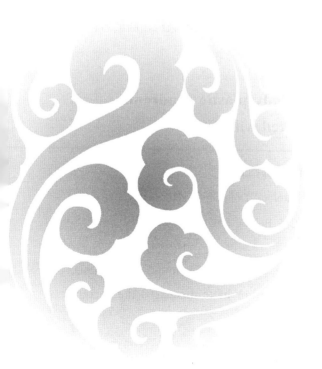

第三章 精选学术作品

- 理论研究
- 临床研究摘要
- 基础研究摘要

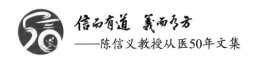

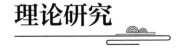

理论研究

中医药防治骨髓增生异常综合征的
研究现状与展望

陈信义，李冬云

（北京中医药大学东直门医院血液肿瘤科，北京 100700）

摘要： 从证候、病证名、病因病机、治疗规律、常用药物几方面，对中医药防治骨髓增生异常综合征（MDS）的研究现状、优势及存在问题进行了探讨。建议今后在中医药防治 MDS 研究中，要以中医药理论为指导，开展跨区域的大协作，在开展流行病学调查研究的基础上，探讨病因病机，研究辨证施治规律，制定符合中医药理论的临床疗效评定标准，使中医药防治 MDS 研究形成规范化。同时建议把探索建立 MDS 动物模型和改善 MDS 患者骨髓巨核系病态造血以及提高患者周围血小板数值作为中医药研究的突破口。

关键词： 骨髓增生异常综合征（MDS）；中医药；病因病机；病证名；治疗规律；常用药；疗效标准；流行病学调查

Review of Research on Myelodysplastic Syndrome Prevented and Treated with TCM

Chen Xinyi, Li Dongyun

(Department of Oncology and Hematology, Dongzhimen Hospital,

Beijing University of TCM, Beijing 100700)

Summary: From syndrome, disease name, pathogenic factor and pathogenesis, treatment rules and drugs most in use, the author have discussed the current situation, advantages and problems of the research on prevention and treatment of myelodysplastic syndrome (MDS) with TCM.They suggested that these research works should be conducted with TCM theory and united with other associated disciplines. Based on the studies of epidemic investigation of MDS, the pathogenic factor, pathogenesis and rules of differentiation of signs and symptom and treatment should be discussed. A clinical curative criterion, which would be confirmed with TCM, should be established, so that the research of MDS with TCM could be standardized. They thought it might be a penetrating point of research on MDS with TCM to establish animal model of MDS, improve the morbid hematopoiesis of marrow megakaryocytic series of these patients and increase their peripheral platelet numbers.

Keywords: Myelodysplastic syndrome (MDS); TCM; Pathogenic factor and pathogenesis; Syndrome name; Treatment rules; Drugs most in use; Criterion of therapeutic effect; Epidemic investigation.

骨髓增生异常综合征（myelodysplastic syndrome，MDS）作为一种病名及其分类是 1982 年由 FAB 协作组倡导应用并加以推广的。但有关这组疾病的描述至少有 50 年历史。通过 50 年研究，现在已能根据本病临床症状、体征与实验室检查做出前瞻性诊断。

目前认为本病有以下特征：①是一组起源于骨髓造血干细胞水平上的恶性克隆性血液病；②无效和病态造血以及多态性变化经过是其主要临床表现；③本病的发展是由 RA → RAS → RAEB → RAEB-T → AML 转化的动态变化过程；④因其转化为急性白血病的机率极高，故有"白血病前期""低增生性白血病""冒烟性白血病"之称。目前现代医学除对症支持疗法外尚无有效疗法。

鉴于 MDS 上述特征，积极寻求安全、有效的治疗方法或防止 / 延缓其转化为 AML 的新途径是国内外医学界为之奋斗的目标。中医药防治 MDS 研究始兴于 80 年代，90 年代已有了较大进步，也取得了较好的临床疗效。现根据有关中医药文献，结合本人临床体会，对中医药防治 MDS 研究与展望分述如下。

1　证候与病证名探讨

MDS 发病隐袭，在疾病发生发展过程中，由于机体的内外在因素的变化，而使其临床表现呈多样化、多态性。多数文献是根据 MDS 不同时期临床表现进行临床证候归纳的。临床见有：气血两虚、气阴两虚、阴阳两虚、肾阴虚、肾阳虚、脾肾阳虚、肝肾阴虚、热毒炽盛、湿热内蕴、郁热内结、血瘀内阻、痰瘀互阻、痰湿瘀阻、症积瘀血等多种证候。陈信义等认为"气阴两虚、血瘀内阻"是 MDS 的最基本临床证候。也有学者按 MDS 分型的不同临床表现进行证候归纳，RA、RAS 两型多为气血双亏、脾肾阳虚；RAEB 型则见肝肾阴虚；RAEB-T 型多见痰瘀互阻、痰湿瘀阻、症积瘀血证候。

由于对 MDS 症状及发展规律认识不同，采用辨证方法亦不同，导致临床证候类型尚不统一，难以推广运用。韦云等通过对 MDS 临床证候学调查认为，其临床以虚象为主，属虚实夹杂的中医复合证候，虚为"气阴两虚"，实为"血瘀内阻"。故以"气阴两虚，血瘀内阻"为临床主要证候，在疾病发展过程中出现的其他症状或证候均属本病的兼证，从而为临床辨证、立法、组方、遣药提供了便利条件。

对于 MDS 的病证名，多数根据其临床不同时期的表现而定病证名，贫血者用"虚劳"为病证名；出血者以"血证"为病证名；肝脾淋巴结肿大者以"症积"为病证名；发热者以"内伤发热"为病证名。另有"瘀证""眩晕"等病证名。

总之，MDS 的中医所属病证目前尚未统一。从以上临床资料分析，MDS 辨证均以疾病本身为主，对发热、出血未加以辨证分型。故临床以"虚劳"定病证名符合临床实际。事实上 MDS 临床虚象多涉及气血阴阳和五脏之虚，故以"虚劳"立论，对于其他症状或证候，应依据病机分析，视为兼证，而不单立病名为宜。这样有利于对疾病的整体分析和认识，以便确定最基本的治疗原则。

2 病因病机研究

唐由君认为，本病系由先天不足，后天失养，复感外邪所致，病变部位在脾肾与气血。成诗君认为，MDS 的发病与五脏虚损有关，关键在脾肾二脏，尤以肾脏为主。还有人认为本病为阴阳失调，相火妄动，外邪侵袭而发病。也有人认为本病虚实夹杂，肾虚为本，血瘀痰浊为标。总之多数学者对 MDS 的病因病机只是概括性地归纳，并未做深入的研究。

其实，作为中医的一个病证，病因无非内因、外因和不内外因三个方面，苏伟、陈信义等通过对MDS临床资料分析认为，其内因为素体虚弱（气虚或阴虚），外因为六淫之邪，不内外因为接触异常射线和药物、化学毒素。外因、不内外因通过内因而起作用，正气存而病不发，正气虚而诱发病。病初浅者为"气血两虚"，病情进一步发展可出现"气阴两虚"，严重者见"阴阳两虚"。气虚不足以推血；血虚百脉失养，脉道不充，血流不畅；阴虚液少，脉道艰涩，流而不畅，或阴虚生内热，热伤血络，迫血妄行，溢出脉外，留体为瘀以及阳虚鼓脉无力，或阳虚生内寒，血遇寒则凝是"血瘀"形成的病理机制。气阴两虚，虚热内生可致"发热"症状，风热毒邪乘虚而入，又可形成热毒炽盛或邪毒内攻的"高热"症状。气虚无力统血、阳虚无力固摄或阴虚火旺，热迫血行均可导致"出血"症状。因此，MDS的发病过程是由虚到实，实又加重虚损，终为虚实夹杂的动态病理变化过程。

3　治疗方法与规律的研究

包括辨证施治、辨病施治与中西医结合治疗三个方面。

辨证施治：根据临床证候选用古方加减。气血两虚者用八珍汤、人参养荣丸；脾肾阳虚者用桂附八味丸；肝肾阴虚者用六味地黄汤或青蒿鳖甲汤；痰瘀互阻者用消瘰丸合涤痰汤；热毒炽盛者用三黄汤合化斑汤；血瘀内阻者用桃红四物汤。

辨病施治：考虑到疾病性质和所出现的临床症状，一般以补虚治本为主，结合本病恶性性质及临床分型（期），分别佐以清热解毒、活血化瘀、消癌祛痰、抑癌抗癌药物以顾其标。

中西医结合治疗：在西医采用对症支持治疗的基础上，配合中药治疗，或针对西医治疗所产生的毒副作用予以中药纠正。对RA、RAS两型用康力龙、肾上腺皮质激素结合辨证施治；对RAEB、RAEB-T用小剂量化疗或诱导分化治疗结合中医辨证或辨病治疗；补充造血原料，如维生素 B_{12}、叶酸、铁剂，结合中药治疗也是中西医结合常见方法之一；也有人在化疗期间把调理胃肠功能作为缓解或防治化疗药物毒副作用的重要手段。临床资料表明，采用中西医互补疗，临床疗效可明显提高。

在以上治疗方法当中，辨证施治多用于RA及RAS两型；辨病施治与中西医结合治疗多用于RAEB及RAEB-T两型。在临床上无论采用哪种治疗方法，

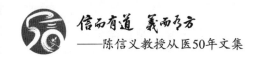

多数学者已在补虚扶正为主、标本同治的基本原则上达成了共识。

4　常用中药汇集

通过对已发表的临床研究论文的分析，归纳出常用药物如下。

补气类：黄芪、党参、白术、茯苓、黄精、山药、太子参、人参、炙甘草。其中以黄芪、党参的用药概率最大，体现了黄芪为补诸气之要药及用党参以补后天之气的重要理论。同时，多数文献认为，运用补气药在于调节机体免疫机理，增加机体抵抗能力，是预防感染发生的关键。

补血类：丹参、当归、白芍、熟地、鸡血藤、首乌。以丹参、当归、熟地用之最广泛，且丹参用量最大，一般为 20 ~ 30 g，强调了丹参养血活血的重要作用。

补阴类：山萸肉、生地、枸杞子、女贞子、旱莲草、阿胶、麦冬、知母、沙参、石斛。多数学者认识到阴虚以肝肾为本，故山萸肉、生地、枸杞子、女贞子为最常用之药，对肾阴枯竭者应加阿胶、龟板胶等血肉有情之品。

补阳类：菟丝子、鹿角胶（霜）、巴戟天、肉苁蓉、仙茅、仙灵脾、紫河车、附子、肉桂。平补肾阳用菟丝子、仙茅、仙灵脾；温肾壮阳则用附子、肉桂；鹿角胶（霜）、紫河车用于阴竭阳危之重证。

活血化瘀类：在主方的基础上，佐以活血时用丹皮、赤芍、川芎、当归、丹参即可；血瘀重症宜用桃仁、红花、三七、苏木以活血化瘀治其标；血瘀内结、症积肿块者则以三棱、莪术配生龙骨、生牡蛎、鳖甲以软坚散结消症；对个别病例宜应用水蛭、虻虫、土鳖虫等破血药物才能达到治疗目的。

清热解毒抗癌类：兼外邪入侵、化为热毒者用银花、连翘、公英、板蓝根、黄连、黄芩、大青叶等清热解毒；骨髓原始细胞过多，肝、脾、淋巴结肿大者用白花蛇舌草、虎杖、半枝莲、山慈姑、黄药子等具有抗癌作用的药物。

其他类：阴虚内热者在养阴或滋阴的基础上加青蒿、银柴胡、地骨皮等清退虚热；各种因素所致的出血症，在主证、主方的基础上，根据引起出血原因分别加用益气摄血、清热凉血、温阳固涩、收敛止血以及活血止血药物。

在辨证用药过程中，由于作者习惯，用药的频率与用药剂量亦有不同，临床较难掌握辨证用药规律，也难以归纳成为固定方剂。有的学者认识到运用固定方剂和开发新药的必要性，试图抓住临床基本证候，以专方、专药治疗，也收到了良好的效果。另一方面，固定方剂是否完全符合中医辨证施治理论，有待进一步观察。

5 疗效评估

国外已见有多种临床疗效评定标准，但尚不统一和缺乏权威性。国内也未曾在任何血液病会议上讨论过临床疗效评定标准。现有的中医药治疗 MDS 的临床文献有按国内潘峻提出的标准的，有自拟疗效标准的。从已发表的文章及国内学术会议资料分析，按自拟疗效标准共治疗 128 例，基本缓解 44 例，占 34.4%；明显进步 48 例，占 37.5%；进步 28 例，占 21.9%；无效 8 例，占 6.3%；总显效率 71.9%；总有效率 93.8%。按潘峻提出的标准共治疗 144 例，基本缓解 29 例，占 20.1%；明显进步 35 例，占 24.3%；进步 35 例，占 24.3%；无效 45 例，占 31.3%；总显效率 44.4%；总有效率 68.7%。两组病例经 Ridit 分析比较，u 检验，分别为：u = 7.39（总显效率）与 7.80（总有效率），$P < 0.05$，有显著性差异。自拟疗效标准的临床疗效明显高于潘峻提出的疗效标准。另外，部分文献对 MDS 患者生存期和白血病转化率做了报告，与对症治疗相比，接受中医药治疗的患者生存期明显延长，白血病转化率明显降低。

6 存在的问题与研究展望

综上所述，中医药防治 MDS 研究已显示了一定优势。但在研究中还存在一些有待商榷和解决的实际问题。

病因病机问题：多数文献报告的研究病例均属小样本，且以探讨临床疗效为核心、对 MDS 病因病机理解和阐释众说纷纭，导致证候归纳不一，有时主次不清，标本不明。治疗上难免诸法并立，诸方并提。有的仅从疾病的某一症状入手，缺乏对疾病的整体分析和辨证规律的深入研究，故往往临床疗效也不甚明显。问题的关键是缺乏对 MDS 大样本病例分析。鉴于本病发病率及其特性，要提高临床疗效，就必须重视对病因病机和临床证候的分析研究，必须组织跨区域性大宗病例的流行病学调查，以求在对大宗病例流行病学调查中解决从个案病例中难以解决的对病因病机、临床证候与辨证规律探讨和归纳的问题。以便为指导临床治疗提供更为可靠而规范的科学资料。

临床疗效问题：总体来讲，中医药治疗 MDS 有一定的临床疗效，特别是中医药对 MDS 的 RA、RAS 疗效是肯定的，表明中医药治疗 MDS 有一定优势和前景，这种优势在于中医药能明显改善患者临床症状，提高周围血象和生存质量，降低白血病的转化速度和转化率。但临床报告差别较大，主要原因为在判定临床疗效时缺乏统一的疗效标准，按自拟标准难免过于宽松。此外，对有些病例是否中西药同用以及在单纯使用中药时是否严格设立对照组等，从文献中很难得到精确的临床资料。这给临床重复验证和科学求实地评价中医药治疗的临床疗效带来了一定的难度。另外，在现有文献中无论按哪种疗效评定标准，都以血红蛋白值、白细胞、血小板计数及骨髓幼稚细胞数目为依据，我们认为这还不够全面。对于一组用中医治疗的病例来讲，尽管上述指标是评定临床疗效的可靠指标，但中医临床所属证候的改善也是不可忽视的。我们的临床研究表明，部分病例尽管血红蛋白值、白细胞、血小板计数及骨髓幼稚细胞数目未见明显改变，临床症状却得到了改善，患者生存期延长，生存质量有了提高，白血病转化率有所降低。所以，我们认为，制定既有现代医学客观指标，又有中医客观标准的临床疗效评定标准显得十分重要和迫切。

研究的突破点：目前中医药防治 MDS 研究仅以临床疗效观察为主。实际上中医药防治 MDS 的研究应包括基础和临床研究两方面。因此，我们认为，目前的研究状况和水平仍然处在初浅阶段，深入的研究还存在着一定的难度。要进一步开展中医药防治 MDS 的研究工作，必须组织全国性大协作。这种协作不应只限于地区、中医单位内，应广泛地跨地区、中医与西医、医院与科研单位以及多学科交叉进行。注重把基础研究、临床研究与新药开发有机地结合起来，形成一个完整的研究体系，这样才能多出成果，早出成果。与此同时，中医药防治 MDS 的研究也不能只停留在临床疗效观察水平上，要有所突破。要突破就必须寻求突破点，确定研究拟解决的关键问题。而关键问题又往往是难以攻克的，包括以下两方面。①把探索建立 MDS 动物模型作为基础研究的突破点。白血病模型的建立为开展中医药防治白血病的研究奠定了良好的基础。与白血病一样，MDS 模型的建立，对研究中医药作用机制将有着重要意义。鉴于 MDS 为白血病前期表现的特殊性，建立动物模型有相当的难度。国外也有人试图建立 MDS 模型，但未成功。如能成功地建立 MDS 动物模型，将对研究本病发病机理、中医药治疗机理以及开展中药药理研究具有重要意义。②把改善 MDS 患者骨髓巨核系病态造血及提高周围血小板计数作为临床研究的突破点。现代医学实践证明，某些药物临床运用疗效显著，如促红细胞生成素（EPO）能促进血红蛋白增长；粒细胞因子能使患者白细胞明显升高；维甲酸能促进幼稚细胞分化；化疗药物能抑制幼稚细胞的增殖等。这些方面，中医药的临床疗效尚有差距。因此，与现代医学对症支持疗法相比，中医药治疗 MDS 应立足于解决现代医学对 MDS 患者骨髓巨核细胞病态造血现象以及由此导致的周围血小板减少缺乏理想药物的问题上。如能突破这一重要难关，无疑将对发展中医药学理论，提高中医药治疗在国际的地位具有重要意义。

［陈信义，李冬云．中医药防治骨髓增生异常综合征的研究现状与展望．北京中医药大学学报，1996, (02):8-12+72.］

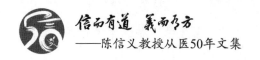
骨髓增生异常综合征中西医结合治疗思路

陈信义

（北京中医药大学东直门医院，北京 100700）

骨髓增生异常综合征（myelodysplastic syndrome，MDS）是一种源于造血干/祖细胞水平损伤而产生的克隆性疾病，临床以骨髓病态造血，同时或先后累及红系、白系、巨核系任一系或一系以上，从而引起周围血细胞减少，并由此导致贫血、出血和感染为主要特征。MDS 常呈多态性变化及延续性发展过程，因其骨髓造血细胞异常增殖，并有不成熟细胞生长，其发展及预后与白血病关系密切，世界卫生组织将其定为骨髓肿瘤性疾病。

目前 MDS 主要依赖于骨髓细胞形态学与组织病理学确诊。其中，最有意义的诊断指标是患者骨髓或外周血中原始细胞数增多。支持疗法、诱导分化、联合化疗、免疫抑制剂、刺激造血组织药物及骨髓移植等可依据患者个体化差异分别选用。但到目前为止，除造血干细胞移植外，其他各种治疗方法尚不能显示满意的临床效果，而且还可产生与治疗相关的严重并发症。我们通过长期的临床实践认为，以中医药为主，中西医结合治疗 MDS 有一定的优势。这种优势主要体现在能够充分发挥中西医两种医药学特长，相互取长补短，相互为用，发挥综合治疗效应。

1 中医学对发病机制认识

中医学认为 MDS 发病与先天因素、生活因素以及疾病因素有一定的关系。在先天因素中体质决定人体对病因的易感性和病机、证候的倾向性。在生活因素中，主要以饮食、起居方面尤为突出，部分 MDS 患者常继发于服用或注射细胞毒类药物、接触放射线及化学品。在疾病因素中大病、久病导致气血耗伤，连及阴阳，伤及五脏，而致五脏虚损。我们的临床研究表明，MDS 临床证候错综复杂，虚实并见，既见有气、血、阴、阳之虚证，又见有血瘀、痰阻、邪毒内盛的实证。这种错综复杂的临床经过，与 MDS 患者在发病过程中正邪消长机制有关。当机体正气尚能抗邪情况下，通过适当治疗，疾病易于康复。

2　选择治疗时机

多数 MDS 患者起病隐匿，病程较长，临床以血红蛋白降低，或以血小板减少，或以白细胞减少为主要表现，此期患者病情相对稳定，临床多见疲乏无力、心悸气短、面色萎黄，或见午后颧红、五心烦热、咽干舌燥，皮肤瘀斑、瘀点，舌淡红，少苔，脉细等气阴两虚、血瘀内阻证候。临床可采用益气养阴、活血化瘀治则。此时患者病情相对稳定，进展缓慢，因而，是中医药治疗的最佳时机，临床效果理想。而难治性贫血伴有原始细胞增多（RAEB）或以此转化的RAEB-T 患者病情进展迅速，临床多因严重贫血、出血和感染而增加病死率。此时中医药治疗效果相对缓慢，且疗效也差。采用输血、止血、抗感染以及适当化疗等西医综合措施可明显降低病死率。中医药可配合现代综合治疗措施而分别采用益气补血、凉血止血、清热解毒法，以协助西药促进临床症状缓解，待病情相对稳定后，可采用中医辨证施治方法进行整体调节。另外，对长期服用达那唑、康力龙、环孢菌素 A 以及正在进行小剂量化疗的病情稳定患者，可利用中医药减轻与西药治疗相关的不良反应。

3　辨证与辨病相结合

辨证施治是根据患者病因与发病机制，结合临床所出现的证候、病机转化以及治疗相关问题组方遣药。临床一般采用补虚法治疗，包括：补气养血、滋阴温阳、补肾益髓、健脾和胃、补益肝肾、脾肾双补等；在补虚的基础上，可依据病机转化，灵活应用活血化瘀、祛湿化痰、梳理气机、清热解毒等辅助疗法，并结合发病学、病理学、细胞形态学、免疫学以及中西药药理学等现代医学各种因素的综合治疗措施。如对于病情稳定、骨髓原始细胞较少的单纯难治性贫血（RA）、RA 伴多系异常增多、单纯环形铁粒幼细胞性贫血 RALRARS和 RARS 伴多系异常增生患者，多采用补虚治疗；而对于骨髓原始细胞增多或即将转化为急性白血病的 RAEB 或由此转化的 RAEB-T 患者来讲，辨病施治更有明显优势。

4　中药与西药相结合

如何在体现中医辨证施治原则基础上，选择针对疾病治疗的中药，就需要结合现代中药学研究成果。通常在MDS发生与发展过程中，患者机体免疫失调、造血机能失控、白血病细胞恶性增殖、慢性髓性溶血、骨髓网硬蛋白增生是最基本的病理变化，而贫血、出血和感染又是病理变化过程中的重要临床表现。因而，在辨证施治的前提下，辨病遣药具有调节免疫、恢复骨髓造血、降低白血病细胞数值、控制慢性溶血、防止骨髓网硬蛋白增生等综合效应。一般来讲，滋补肾阴与平补肾阳药物具有刺激骨髓干细胞发育效应，如生/熟地黄、山茱萸、女贞子、旱莲草、枸杞子、菟丝子、补骨脂、龟板、阿胶、何首乌、巴戟天、仙茅、仙灵脾、紫河车等；益气健脾药具有调节免疫效应，如黄芪、党参、人参、白术、茯苓、黄精等；活血化瘀药，特别是养血活血药具有改善骨髓微循环效应，同时，还具有一定的控制溶血效果，如当归、丹参、川芎、赤芍、益母草等；破血行血药具有防止或对抗骨髓网硬蛋白增生效应，如三棱、莪术、地龙、水蛭、红花、桃仁、穿山龙等；解毒抗癌药具有杀伤白血病细胞效应，如白花蛇舌草、半枝莲、半边莲、虎杖、贝母、苦参、砒石、雄黄等；清热解毒药具有抗感染效应，如金银花、连翘、贯众、板蓝根、黄芩、黄连等。临床选择中药的基本原则首先是要突出理法方药的一致性，重点是符合辨证施治总体原则，其次，要考虑是否针对西医病理机制发挥治疗作用。

通常中药发挥作用相对缓慢，而西药或西医支持疗法相对收效较快。例如，中药效应的发挥与患者血红蛋白高低密切相关，通常患者血红蛋白 > 60 g/L，中药效果较为理想，因此，对于血红蛋白 < 60 g/L患者，经常性的少量输血可明显提高中医药治疗效果；而感染可明显使患者血红蛋白降低，及时发现感染和控制感染可保持血红蛋白的稳定；适当小剂量化疗配合中药治疗不但可以降低患者骨髓原始细胞数值，也可促进骨髓正常细胞增殖。辨证、辨病组方遣药与西医治疗措施结合是制定MDS综合治疗方案的重要依据。其应遵循：①增效原则，病情严重阶段，应以西药治疗为主，可依据中医临床表现辨证施治，亦可根据病理特点辨病施治，以协助西药发挥作用；②减毒原则，由于长期应用西药可导致一些不良反应发生，而中医药可以针对西药的不良反应治疗，如在服用达那唑、康力龙、环孢菌素A的同时，辨证施治可以有效地预防或减轻上述药物毒性。

［陈信义.骨髓增生异常综合征中西医结合治疗思路.中国中西医结合杂志,2003,(04):252-253.］

浅谈恶性肿瘤因于寒及其临床运用

刘雪强[1]，陈信义[1]，唐　勇[2]

（1.北京中医药大学东直门医院血液肿瘤科，北京100700；

2.北京中医医院，北京100010）

活血化瘀、化痰软坚、清热解毒、补虚扶正是临床肿瘤治疗的常用方法，在具体的治疗过程中，早期肿瘤多清热解毒，早中期多活血化瘀，晚期则人体正气耗损，采取补虚扶正之法。但是传统的关于肿瘤"因寒而生"的中医理论却往往被忽视。

关于肿瘤，早在《灵枢·百病始生》就有"积之始生，得寒乃生，厥乃成积矣"的论述。《灵枢·水胀》又云："寒气客于肠外，与卫气相搏，气不得荣，因有所系，癖而内著，恶气乃起，息肉乃成。""石瘕生于胞中，寒气客于子门，子门闭塞，气不得通，恶血当泻不泻，衃以留止，日以增大。"认为肠蕈、石瘕的形成与"寒气"所客有密切关系。《素问·调经论》曰："血气者，喜温而恶寒，寒则涩而不能流，温则消而去之。"《素问·举痛论》又有："寒气客于小肠膜原之间，络血之中，……故缩昔而成积矣。"《灵枢·百病始生》："肠外有寒汁沫与血相搏，则并合凝聚不得散而积成矣。"隋·巢元方《诸病源候论》："症瘕病者，皆由久寒积冷.饮食不消所致也。"清·沈金鳌《杂病源流犀烛》中也说："积聚症瘕疬癖，因寒而痰与血食凝结病也。"关于肿瘤的治疗，《医学入门》指出："积初为寒，宜辛温消导。"清·王洪绪《外科证治全生集》配以川乌为主的小金丹治疗乳岩阴疽等。《王旭高医案》提出："积聚之证，大抵寒多热少，虚多实少，桂枝、肉桂、吴茱萸为积聚之要药，……盖气温则行，气寒则凝，运行其气，流通其血.为治积第一法。"现代一些学者也认为，寒瘀毒结为肿瘤最常见的证候类型，且他们发现温阳法在临床上也有较好的疗效。

寒邪分为外寒和内寒。所谓外寒主要指外来寒邪。内寒则是机体的阳气不足，失却温煦。两者之间又互为因果，相互联系，相互影响。阳虚内寒之体，容易感受外寒；感受外寒，积久不散，又能损及人体的阳气，导致内寒。表现在肿瘤的发生上，无论是外在风寒的侵袭，寒湿浸渍，寒食伤及中阳，进而伤及肾阳，还是素体脾肾阳虚，易感受外寒，最终都导致人体阳气的虚弱。而人体的血气津液，皆有赖于阳气的温化推动，阳气充足则血气津液得以温化推动，运行宣畅，阳气虚则对其温化推动作用减弱，津液精血的运行滞迟，阳气虚则寒邪更易侵犯，"寒性凝滞"，精血津液的运行更为迟滞，日久则形成症瘕积聚。寒邪伤阳，阳气虚弱，血气津液温化无力，则易形成寒凝血瘀、寒凝痰结之证。若寒邪蕴久，阴毒结聚，则成寒毒之证。20 世纪 80 年代以来，中医治疗恶性肿瘤大体以扶正祛邪法为基本原则。扶正多以补气、滋阴、养血为法；祛邪多着眼于痰、瘀、毒，采用活血化瘀、软坚散结、清热解毒等方法。血瘀、痰浊、毒邪、虚损作为肿瘤的重要病机为人们所重视。但传统认识中的肿瘤发生与阳气不足、寒凝瘀滞有关却为人们所忽视。正由于对肿瘤的病机缺乏全面而正确的认识，目前肿瘤治疗中存在着"重寒凉药，轻温热药"的片面认识。一些医家认为肿瘤就是"热毒""毒瘤"，处方中动辄就用白花蛇舌草、半枝莲、龙葵等清热解毒药，认为"温阳药能够加速肿瘤的生长"而弃之不用。在进行抗肿瘤耐药的中药研究中也存在同样的问题，在以往的"血瘀论""痰浊论""毒邪论""虚损论"的中医病机思路指导下，抗肿瘤耐药的研究尽管取得了一定的成果，但是效果并不是很理想。往往是体外实验有一定的逆转效果，但应用于临床尚无足够的证据证实理、法、方、药与实验结果的一致性，且逆转倍数也较低。这就启发我们，在恶性肿瘤治疗方面除以上病机理论之外，是否尚存在着其他重要的病机需要进行更为深入的研究。近年来，我们依据"积之始生，得寒乃生，厥乃成积""寒主收引、主凝滞、主痛"等传统中医理论，并通过多年临床实践，结合恶性肿瘤特有的局部肿块、疼痛、面色晦暗、舌质青紫、脉象细涩等临床研究，认为"寒凝血脉"是恶性肿瘤发病的重要机制之一，并特别提出耐药肿瘤是经放疗、化疗及其相关治疗后，气血进一步虚弱，阳气严重亏损，而使阴寒内盛，血脉凝滞加剧的复杂病理过程。根据这一认识，初步构建了"温阳散结"法治疗恶性肿瘤的理论基础，并且在临床实践中取得了良好的效果。

恶性肿瘤即以寒者居多，寒者当温之，在治疗上就要敢于运用大剂量的大辛大热之药，如乌头、附子、肉桂、干姜、吴茱萸等药，以温阳散结，辛散温通，祛除寒邪，使阳气来复，津液气血通行，症瘕可除。在用药上可以根据患者情况配合运用活血化瘀，化痰软坚，以毒攻毒、疏肝理气、补虚扶正等法，并结合病位进行治疗。伴血瘀者配以桃仁、红花、三棱、莪术、乳香、没药、郁金、丹参等活血化瘀，痰结者配以昆布、海藻、浙贝母、黄药子、瓜蒌、半夏等化痰散结，毒蕴者配以斑蝥、蜂房、全蝎、水蛭、蜈蚣、马钱子、壁虎以毒攻毒，兼夹肝气郁滞者配以八月札、柴胡、青皮、玫瑰花、延胡索、川楝子等疏肝理气，伴虚损的根据气血阴阳虚损的不同进行加减，灵活处理。必须进行辨证论治，在临床上确实观察到有寒邪为患指征者为用，甚至可以结合如微循环改变等的微观指标来辨证，往往能有效改善和缓解病情。由于乌头、附子、干姜、肉桂等温阳药为大辛大热之品，用之过久可耗伤气阴，所以剂量必须掌握好，必要时可配以熟地黄等养阴药填补肾精。对于寒邪日久郁而化热者，当辨清主次，在辛热药中适当配以养阴、清热解毒之属。对于毒热内蕴表现明显的，则温热药的运用当忌之。

［刘雪强，陈信义，唐勇 . 浅谈恶性肿瘤因于寒及其临床运用 . 中医杂志，2004，(12):948-949. ］

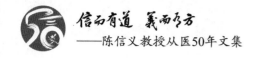
从痰瘀论治难治性白血病

李冬云，陈信义，侯　丽，姜靖雯

（北京中医药大学东直门医院血液肿瘤科，北京100700）

关键词：痰瘀；难治性白血病；复方浙贝颗粒

长期临床实践证明，中药配合或辅助化疗治疗难治性白血病，能够明显改善患者临床症状，提高缓解率与生存质量，延长生存期。通过临床实践发现，痰、瘀在难治性白血病的发病、病机转化、临床表现上占有重要地位，以化痰散结、活血化瘀立法的复方浙贝颗粒应用于临床收到良效，现论述如下。

1　难治性白血病病因

难治性白血病病情复杂，病因多端，寻根溯源，其发病总与痰瘀有关。

1.1　外感六淫转化为痰瘀

风、寒、暑、湿、燥、火（热）六淫之邪皆可产生痰瘀，尤以湿、热为甚。

1.2　药毒为害

白血病的发生常与服用某些药物有关，而难治性白血病都经过了多次反复诱导化疗而未缓解或化疗缓解后复发，或骨髓移植后复发，这些化疗药物皆为有毒之品，反复作用于人体导致气血运行不畅，遂成痰瘀。

1.3　内生之毒

禀受于母体所产生的胎毒以及饮食、七情等作用于人体导致脏腑气机逆乱，气血津液运行失常。《证治汇补·积聚》曰："积聚痕……名虽不同，大要不出痰与食积死血而已。"《灵枢·百病始生》曰："若内伤于忧怒则气上逆，气上逆则俞穴不通，湿气不行，凝血蕴裹不行，津液涩渗，著而不去，而积成也。"《金匮钩玄》："气不能作块，成聚块乃有形之物，痰与食积、死血。"清·高锦庭说："癌病者，非阴阳之气郁结肿，乃五脏瘀血。浊气痰凝而成。"

外感六淫，七情内伤，正气亏虚，脏腑功能失调导致气血失和，气机升降失调，水液代谢紊乱，积聚成痰，痰凝气滞，痰阻络脉，痰浊瘀血交结，而致痰瘀同病，日久形成积块。为难治病、久病、重病的发病机理，且痰瘀致病具有因果性，危害更大。

2　难治性白血病病机转化

2.1　痰瘀致病特点

病变广泛，病情深重，病程缠绵，难治棘手。痰瘀互结致病的病机较为复杂，病位盘根错节，病势进退消长难以把握，且以倒因为果、循环加重为特点。元·朱震亨在《丹溪心法·痰》指出"痰挟瘀血，遂成窠囊"，首次指出痰与瘀可以兼夹同病，且病情更为深重。明·罗赤诚在《医宗粹言》中说："先因伤血，血逆则气滞，气滞则生痰，痰与血相聚，名曰瘀血挟痰……治宜导痰消血。若素有郁痰所积，后因伤血，故血随蓄滞，与痰相聚，名曰痰挟瘀血……治医破血消痰。"说明痰瘀两者在病理表现和治疗上还有主次之异，应予以区别对待。

根据痰的病证特点，作为有形的病理产物，痰一旦形成可阻滞气机，影响脏腑气机的升降，又可流注经络，影响气血的运行。气行血行，血的运行靠气的推动，故痰可致气机不畅，气血运行受阻形成瘀。同时由于是津液代谢障碍的产物，痰致病则具有湿邪致病之重浊黏滞的特性，造成病势缠绵、病程较长，其病多反复发作而缠绵难愈，久之则从瘀。痰瘀病理上同为阴邪，且互化中互为因果，从而痰瘀交结，纠缠不清。

2.2　痰瘀同源

痰与瘀的病理变化，似乎各有其源，然而追溯其本，痰来自津，瘀本乎血，津血同源，阴精阳气失其常度，则津灼为痰，血滞为瘀，说明痰瘀实为同源。《灵枢·痈疽》云："津液和调，变化而赤为血。"《灵枢·邪客》曰"营气者，泌其津液，注之于脉，化以为血"，说明津血同源，津液可以转化为血。李梴《医学入门》："痰乃津血所成。"关幼波认为："痰与血同属阴，易于交结凝固。气血流畅则津液并行，无痰以生，气滞则血瘀痰结。"

2.3　痰瘀互阻是难治性急性白血病关键病机

通过临床实践发现，白血病患者早期多见有痰核、瘰疬等临床表现，其发病机制与痰关系密切。而在难治性急性白血病进展过程中，又常可见瘀斑、瘀点、发热等临床征象，其属性与瘀、热有关。痰来自津，瘀本乎血，津聚液停形成痰饮，血滞血留而为瘀。痰阻而气滞，气机阻滞则帅血不利，血行瘀滞而为痰瘀同病。《诸病源候论》中有"诸痰者，此由血脉壅塞，饮水积聚不消散"的观点，说明血滞又促进痰饮形成。瘀血停滞，脉络不通，脉道不通，气不往来，则津液不布，聚为痰饮，与瘀血相合为病。痰与瘀相互交织形成痰瘀互阻，是难治性急性白血病难以治愈的关键病机特征。

3 难治性白血病临床表现

痰瘀致病，变化无常，临床表现多样性。起病黏腻，病情进行性加重；致病性强，危害严重，变证多端，常伏于气血，深入精髓，耗血动气，败坏形体，其病程较长多危难；致病范围广，常见脏腑、经络、四肢、髓窍同时为病，导致病情迅速恶化。

3.1 症瘕积聚，瘰疬瘿瘤

痰瘀交结凝聚则成腹中积块，与白血病见肝、脾、淋巴结肿大有关。造血器官功能障碍，引起白细胞增生，也以"痰阻"为主。

3.2 发热

进一步发展，痰瘀二者均可郁而发热。

3.3 血虚症状

久病入络，瘀血不去，新血不生。由于瘀血的存在，妨碍新血的生成从而表现为面色苍白、头晕、心悸、舌质淡等血虚的症状。

3.4 出血

瘀血阻络，血不循常道而妄行，则有衄血、咯血、吐血、便血、崩漏、皮肤瘀斑等出血症状。

3.5 疼痛

《张氏医通》云："痰挟死血，随后攻注，流走刺痛。"痰瘀阻滞经络，气血运行受阻，"不通则痛"，出现骨、关节疼痛。而疼痛或呈刺痛，固定不移；

或疼痛重着缠绵，经久不愈。

3.6　舌脉

舌质紫暗或有瘀斑、瘀点，舌苔薄腻或厚腻，脉滑涩或结代。

3.7　其他

难治性白血病经过反复诱导化疗、糖皮质激素及造血集落因子的应用等，可导致血液黏度增加，血小板聚集，形成血栓、弥散性血管内凝血（DIC）等类似瘀血的状态。

4　难治性白血病治疗

痰瘀互阻是难治性白血病病情缠绵、顽固、难以治愈的病理基础。临证中虽然有时只表现出痰或瘀某一方面的症状，但痰瘀二者同源而互衍，痰阻则血滞而瘀，血瘀则痰结难化，因此治疗中要治痰兼顾化瘀，治瘀不忘祛痰。郁仁存认为，活血化瘀与化痰药物配伍可以增强消肿散结作用，能使积块缩小或消失；瘀去有利于痰消，痰消有利于瘀去，二者相辅相成。关幼波也提出"治痰要活血。血活则痰化"。祛痰化瘀二者均有不同程度的抗癌效应，但作用环节不同，相互配伍可产生药效互补并发挥协同作用。

基于对难治性急性白血病"痰瘀互阻"这一关键病机推论，其治则当为"化痰散结，活血化瘀"。为体现理法方药的一致性，我们拟订了以化痰代表药物的浙贝母为君药、以川芎为臣药的复方浙贝颗粒，应用于难治性白血病的治疗恰恰体现了中医药辨证论治、理法方药的理论。且对其君臣药进行了应用基础与初步的临床预试验研究，并取得了理想的效果。

4.1　理论依据

复方浙贝颗粒由浙贝母、川芎、汉防己3味中药组成。浙贝母苦、寒，归肺、心经，具有"化痰止咳、清热散结"功效。浙贝母开泄力大，清火散结力强，除了能止咳化痰之外，长于治瘰疬、瘿瘤、疮痈等症。《神农本草经》记载贝母主治"伤寒烦热，淋沥邪气，疝瘕，喉痹，乳难，金疮风痉"。《本经逢原》记载："浙产者治疝瘕、喉痹、乳难、金疮、风痉，一切痈疡。"两者所列病症皆以实证为主，且甄权曰："贝母主项下瘤瘿疾"。因浙贝母具有化痰消瘰、清火散结功效，在方中为君药。川芎辛、温，归肝、胆、心包经，具有"活血行气，祛风止痛"功效。川芎在临床可用于血行不畅，血脉瘀阻引起的血瘀证候，在方中为臣药，与君药配伍以发挥行气、化痰、活血、止痛效果。防己苦、辛、寒，归膀胱、肾、脾经，功效为祛风湿、止痛、利水。该药祛湿、利水可配合浙贝母阻截生痰之源；止痛可配合臣药消除瘀滞、舒缓疼痛。方中3药均为临床常用之化痰散结、活血化瘀药物。3药相互配合、相互为用，可发挥"化痰活血、行气解郁"功效。可用于治疗难治性急性白血病之痰瘀互阻型。

4.2 实验研究

分别对处方中单味中药的基础性研究证明，方中单味中药提取物对多种白血病细胞耐药性具有逆转效应。

4.2.1 浙贝母碱 浙贝母碱是中药浙贝母的主要活性成分，其化学结构属异类生物碱中的瑟文类生物碱，包括贝母甲素、贝母乙素、贝母甲素糖苷、贝母乙素糖苷等。胡凯文等研究首次发现，贝母甲素和贝母乙素在无明显细胞毒剂量下，具有明显的多药耐药逆转活性。在体外细胞孵育条件下，贝母乙素并不增加阿霉素（Adriamycin，ADM）杀伤敏感肿瘤效应，而对多重耐药（multi drug resistance，MDR）细胞则杀伤效果明显，对 K562/AO2、HL60/Adr 细胞的逆转倍数分别为 5.7 和 5.6。主要机制是降低渗透性糖蛋白（Pgp）表达，增加柔红霉素（Daunorubicin，DNR）在耐药细胞内蓄积水平，可使部分耐药性得到纠正。李伟等研究发现，浙贝母散剂在临床安全剂量下，与常规化疗方案合用，可提高化疗药物对急性白血病细胞的杀伤作用，其主要机制与逆转耐药蛋白 Pgp、MRP、LRP 高表达有关。

4.2.2 汉防己甲素（Tetrandrine，TTD） TTD 是中药防己的主要活性成分，属双苄基异喹啉类生物碱，是目前报道最多的中药单体逆转剂。1992年，何其扬等首次报道 TTD 能够逆转中国仓鼠上皮细胞对 ADM 的耐药性。此后，TTD 成为中药逆转剂研究的热点。许文林等研究发现，TTD 能显著增强 DNR、VCR 对白血病细胞杀伤效应，并有一定剂量依赖关系。敖忠芳等通过对 K562/S、K562/AO2 体外研究发现，TTD 通过提高耐药细胞内 DNR 浓度而达到逆转白血病耐药效应。陈宝安研究发现，当单独及联合使用 TTD 和他莫西芬时，并不会增加 VCR 对 K562 细胞的抑制率，而能明显逆转 K562/VCR 细胞的耐药性。TTD 属较弱的钙通道阻滞剂之一的双苄基异喹啉类生物碱（bis-benzylisoquinoline alkaloids，BBI），其主要作用机制是通过与细胞膜磷脂结合，干扰 Pgp 表达而逆转白血病多药耐药性。

4.2.3　川芎嗪（Tetramethylpyrazine，TMP）　TMP 是从中药川芎中提取的有效成分之一，属酰胺类生物碱，化学结构为四甲基吡嗪。梁蓉等研究发现，TMP 可以部分逆转 HL-60/VCR 的 MDR，且对耐高三尖杉酯碱（homoharringtonine，HHT）、ADM、依托泊苷（VP-16）的 HL-60/VCR 细胞均有类似作用。王昕等通过脐带血单个核正常细胞与敏感的白血病细胞为靶细胞观察发现，TMP 可下调白血病细胞的 Pgp 蛋白表达，并降低正常细胞内 VCR 浓度。认为 TMP 治疗白血病可发挥抗耐药与保护正常细胞的双向机制。李建华等发现，TMP 在非细胞毒性剂量下能使 K562/ADM 对 ADM 和 DNR 的 IC_{50} 降低，使细胞内 ADM 和 DNR 的浓度升高，但对细胞表面的 Pgp 却没有影响。赵永辰等发现，TMP 可下调 MRP 阳性表达率、降低骨髓幼稚细胞百分率，提高白血病临床缓解率，认为川芎嗪注射液可作为低毒的耐药逆转剂用于克服急性白血病 MDR。其可能的作用机制包括：具有钙拮抗作用并降低谷胱甘肽 S 转移酶（glutathione S transferase，GST）活性，影响 MDR1 表达及 Pgp、MRP、LRP 功能，降低 Bcl-2 与 Bcl-xL 高表达，即川芎嗪可通过多靶点起到逆转白血病 / 肿瘤 MDR 效应。

4.3　临床研究

基于上述理论及研究基础，为将基础性研究成，果应用于临床，评价复方浙贝颗粒辅助化疗提高难治性急性白血病临床有效性与安全性，我们以难治性急性白血病患者为研究对象，采用随机、双盲、多家医院同期对照临床研究方案，按照药物随机法将符合诊断标准的患者分复方浙贝颗粒配方、复方浙贝配方颗粒、安慰剂对照 3 组。所有入组病例均在化疗前 3 天给予观察药物或安慰剂，1 个化疗疗程结束后进行临床疗效判定。按照临床研究方案能够进入统计学处理的患者 208 例，其中复方浙贝颗粒配方组 71 例，复方浙贝配方颗粒组 71 例，安慰剂对照组 66 例。疗效评定结果显示，复方浙贝颗粒配方组临床完全缓解（complete remission，CR）率为 42.3%，总有效率 73.2%；复方浙贝配方颗粒组 CR 为 42.3%，总有效率 80.3%；对照组 CR 为 25.8%，总有效率 53.0%。

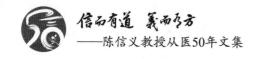

经统计学处理，复方浙贝颗粒配方与复方浙贝配方颗粒临床疗效相似，无统计学意义（$P > 0.05$）；2 组分别与安慰剂组比较，有统计学意义（$P < 0.05$）。说明复方浙贝颗粒辅助化疗能够提高难治性急性白血病临床疗效，并具有较好的临床用药安全性。

4.4 治疗展望

我们提出在难治性急性白血病发生与进展过程中"痰瘀互阻"病机理论以及"化痰活血"治则辅助化疗提高难治性急性白血病的临床疗效的科研构思属原始创新。进一步研究包括两部分。临床研究主要是在国家"十一五"科技支撑计划"难治性急性白血病围化疗期中医干预治疗临床应用研究"项目中，既选择了国际公认的评价白血病临床疗效的金指标"临床缓解率"，并选择了当今社会普遍关注的患者治疗受益指标"生活质量与抗癌药物毒性反应"。同时，更关注能够反映中医特色与疗效优势的中医症状（证候）指标。通过上述指标综合观察分析，可以从多角度综合评价复方浙贝颗粒辅助化疗治疗难治性急性白血病的临床有效性与安全性。另外，从临床角度考虑，有诸多因素可导致难治性急性白血病发生。其中，白血病细胞多药耐药是其关键原因之一。

理论上讲，检测多药耐药蛋白是评价观察药物临床获效的关键指标。因此，我们将通过国家自然科学基金项目"复方浙贝颗粒逆转急性白血病多药耐药效应机制研究"中设计的 Pgp、MRP、LRP 为主要检测指标的疗效机制研究，以及教育部科技研究重点项目"复方浙贝颗粒逆转白血病多药耐药分子生物学机制研究"给予客观评价，从而丰富和发展难治性急性白血病多药耐药性发生过程中的"痰瘀"理论，并用以指导难治性急性白血病的临床治疗。

［李冬云，陈信义，侯丽，等. 从痰瘀论治难治性白血病 [J]. 中国中医基础医学杂志，2009, 15(05):365-367.］

规范常见血液病中医病名建议

陈信义[1]，麻　柔[2]，李冬云[1]

（1 北京中医药大学东直门医院，北京 100700；2 中国中医科学院西苑医院）

由于中医、西医理论体系的不同，血液病的中医、西医病名混淆之处甚多。因此，规范血液病中医病名，不仅便于临床医师、科研人员临床规范应用，利于学术交流，更有利于与国际接轨。基于血液病领域的中医临床学术理论发展需求以及从事中医的血液病临床工作者的迫切愿望，经过多年的临床实践，在中国中西医结合学会血液病专业委员会主持召开的两次全国性会议酝酿讨论的基础上，中国中西医结合学会血液病专业委员会与中华中医药学会内科分会血液病专业组于 2008 年 10 月 17—19 日联合召开了由全国部分高校、研究院所从事血液病临床与科研的专家、教授（科主任）参加的常见血液病中医病名专题讨论会，现将讨论结果以及相关共识报道如下。

1　规范血液病中医病证名的意义

1993 年国家中医药管理局颁布的《中医病证分类编码》中有部分血液病的中医病名，其分别归于脾系病类 1 条（BNP100 紫斑）、肝系病类 1 条（BNG030 萎黄）、各类血证 7 条，癌病 1 条［BNA000 癌（内）］。而 1994 年国家中医药管理局发布的《中华人民共和国中医药行业标准·中医病证诊断疗效标准（简称国标）》中医内科病证中除有"吐血""便血""黄疸"与血液病有关的病证外，无血液病名。上述两个版本的国家标准列出的血液病中医病名临床应用中存在的主要问题有以下 3 点。①从血液病发展与血液病学科建设角度分析，血液病属于一门独立的学科体系。在中医领域，血液学科是运用中医基本理论阐述血液系统病证病因病机及其证治规律的一门学科。而将血液病中医病名归于上述疾病门类不能体现血液病的临床特征，不利于学科发展的需求。②从血液病中医临床诊疗角度分析，血液病诊断与命名具有特殊性。多种血液病如白血病、再生障碍性贫血、免疫性血小板减少性紫癜、过敏性紫癜等出血是其最主要的临床症状之一，但由于病因与发病机理不同，其治疗角度与结局大有差异。因此，不能用同一病证名概括，也不能依据临床症状的轻重来概括。③血液病的诊断

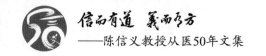

与治疗有其自身的特点和规律，在疾病发生与进展过程中可能并发或伴发其他疾病，但不与其他疾病有依赖和隶属关系。例如，髓劳、恶核与心系疾病，蚕豆黄与肝系疾病并没有明确的隶属关系。基于上述，经与会专家充分讨论认为，从行业角度有必要对常见血液病中医命名进行规范，其重要意义在于：①有利于学科建设与血液病中医临床及理论的发展；②易于从事血液病临床的中医临床工作者掌握和规范应用；③能够更好地进行学术交流与中西医之间的理论与实践的交融和沟通；④便于血液病科普知识的宣教。

2　血液病中医命名原则

根据血液病临床特点以及目前血液病知识的普及程度，与会专家认为，常见血液病中医病名命名应遵照以下原则。①尽量突出中医学特色，凡是中医古籍文献已有的病名，其临床症状描述基本与现代血液病临床症状接近或相似的应继续沿用中医传统的病名，例如《金匮要略》中描述的"萎黄病"多因脾胃虚弱，气血不足，或兼有食滞、虫积等病因引起的血液亏虚，而以面色无华、形神不足、气短乏力、头晕目眩、肌肤不仁、食欲不振、舌红无苔等与现代医学的叶酸、维生素 B_{12}、铁元素缺乏引起的营养不良性贫血（巨细胞性贫血、缺铁性贫血）所致症状一致。因此，营养不良性贫血可沿用"萎黄病"名称。②因多数血液病与骨髓有密切关系，如果单从临床表现命名不能反映疾病的本质与特征。因此，对病位清晰的疾病从病名上应该读出病位、病性及病情。如再生障碍性贫血是骨髓造血功能受损性疾病，其外在表现以贫血为主。一般认为，现代医学的"贫血"症状类似中医的"虚劳病"。若将再生障碍性贫血命名为虚劳只能反映病性与病情，而不能反映病位。经与会专家讨论认为，再生障碍性贫血应当依据病位、病情命名，故命名为"髓劳"。"髓"代表病位，"劳"代表病情与病性。③就骨髓增殖性疾病而言，慢性髓细胞白血病、原发性血小板增多症、真性红细胞增多症、骨髓纤维化等均属于该系统疾病范围。但慢性髓细胞白血病属骨髓肿瘤性疾病，而后三者属骨髓慢性增殖性良性疾病，如果将上述疾病统一命名就会忽略疾病特征。故前者命名为"慢性白血病"，后三者统一命名为"髓症"（骨髓症积）。这样命名就具有明显的排他性。④对于一些普及性较好，发病率较高，医患通常熟知的疾病，尽可能做到中西医临床医师、患者皆能接受命名，同时，也便于国际学术交流。例如"白血病"

除临床医师外，患者均熟知该疾病性质与病情，故用"白血病"病名。⑤先粗线条从大类着手，先定大类、再定具体病名。对于不能定病名者暂时不定，待临床实践后再定。例如对于血液系统疾病现代医学统称为"血液病"，而中医也有"血液病"之名称，主要包括血证（出血）、血虚（贫血）、血瘀（高凝状态）、血积（肝脾肿大）等，其诊疗范围与西医基本相似。因此，对于血液系统疾病亦命名为"血液病"。⑥对于无中医传统的病名，也不能用西医病名替代的可新创病名。对于新创病名要严格掌握，不可随便创新。例如骨髓增生异常综合征既没有中医传统的病名沿用，西医病名"骨髓增生异常综合征"也并不能反映该病的本质，经专家反复讨论，可创新命名为"髓毒劳"，其含义为："髓"代表病位，"毒"代表病性，"劳"代表病状。⑦对一些耳熟能详的有关"血"的中医常用名词如"血虚""衄血""血瘀""血热""血毒"等应在辨证分型中应用。

3　常见血液病中医病名

基于上述常见血液病的中医命名原则，与会专家经过认真讨论达成了共识，提出了常见血液病12个大类中医学病名，供全国中医、中西医结合血液学工作者实践。其西医病名、中医病名与注解说明见表1。

表1　常见血液病中医与西医病名对照与说明

西医病名	中医病名	说明
血液系统疾病	血液病	诊疗范围相似，医患易懂，便于交流，为血液病中医的总病名
再生障碍性贫血 　普通型再生障碍性贫血 　重型再生障碍性贫血 　纯红细胞性再生障碍性贫血	髓劳	疾病发生部位在骨髓，临床表现基本相似，诊疗方法大致相同，故暂以大类疾病命名
营养不良性贫血 　缺铁性贫血 　巨幼细胞性贫血	萎黄病	均属造血原料缺乏导致，临床表现基本相同，以面色萎黄为主要临床表现，故暂以大类疾病命名

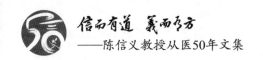
续表

西医病名	中医病名	说明
血小板减少性紫癜 特发性血小板减少性紫癜 继发性血小板减少性紫癜	紫癜病	临床表现基本相同，以出血症状为主，诊疗方法基本相似。故暂以大类疾病命名
过敏性紫癜	紫癜风	虽然其出血的临床表现与紫癜病基本相同，但紫癜时起时消，反复发作，有中医风善行而数变的特征，故命名为紫癜风
恶性淋巴瘤 霍奇金病 非霍奇金淋巴瘤	恶核	疾病发生部位在骨髓，临床表现基本相似，诊疗方法相同，故暂以大类疾病命名
多发性骨髓瘤	骨髓瘤	西医病名可以能够较好地反映中医病名特征，故继续采用西医病名
溶血性贫血 阵发性睡眠性血红蛋白尿 自身免疫性溶血性贫血 红细胞异常性溶血性贫血	血疸	黄疸是该类疾病的主要临床表现，因其主要病因是红细胞过度破坏引起，为与肝性黄疸区分命名为"血疸"。其诊疗方法基本相同，故暂以大类疾病命名
骨髓增生异常综合征	髓毒劳	中医无恰当的病名可以沿用，西医病名不能反映疾病状态，属创新性中医病名
慢性骨髓增殖性疾病 原发性血小板增多症 真性红细胞增多症 骨髓纤维化	血积 （髓症）	均以骨髓增殖为主要临床表现，诊疗方法基本相同，故暂以大类疾病命名
白血病 急性白血病 慢性白血病	白血病	疾病性质相同，医患均能明了，有中医行业标准，该中医病名有利于学术交流。暂以大类疾病命名
白细胞减少症 白细胞减少症 粒细胞缺乏症	虚损	无相应的病名可用，基于中医症状命名，属创新性中医病名

［陈信义,麻柔,李冬云.规范常见血液病中医病名建议 [J].中国中西医结合杂志,2009, 29(11):1040-1041.］

难治性免疫性血小板减少症中医治疗优势
与临床实践

陈信义，李冬云，许亚梅

（北京中医药大学东直门医院血液肿瘤科，北京 100700）

免疫性血小板减少症（immune thrombocytopenia，ITP）是由于自身抗体覆盖的血小板破坏增加以及血小板生成减少共同作用的结果。有文献表明，英美每年发病率约 20.3/10 万。女性发病率为男性的 1～7 倍。发病年龄以中青年为主。ITP 属血液系统常见的出血性疾病，多数 ITP 患者特别是成人 ITP 通常呈缓慢发病，虽然有外周血小板数目减少，但多数可维持在安全水平（$> 30 \times 10^9$/L），也从未有严重出血的经历。因此，注意监测外周血小板数值的动态变化比长期服用糖皮质激素、雄性激素更能够使患者获得临床受益，也比应用免疫球蛋白、脾切除付出的代价要低。目前的临床资料显示，以糖皮质激素类为主体的初始治疗虽然可使 50%～80% 患者获益，但减少剂量或停止应用后仅 10%～30% 病例能够得到持续性缓解；尽管以免疫球蛋白为主体的免疫治疗，能使有出血危险的患者安全渡过血小板低谷期（$< 30 \times 10^9$/L），但该措施不能作为 ITP 长期维持治疗的有效方法，且经济代价的付出、停用后血小板计数不能有效维持，可增加患者经济负担与精神压力；免疫抑制治疗和脾切除术带来相关并发症的病死率与疾病本身出血导致的病死率相似。所以，慢性、无出血倾向、血小板在安全水平的患者建议尽量减少治疗与使用脾切除术。而对于有出血倾向的血小板减少症仍需积极治疗，治疗目标仅为在最小治疗相关风险下，获得安全的血小板数量来缓解出血倾向，而并非将血小板数量升至正常。

在临床实际中，要特别关注那些对糖皮质激素、脾切除术以及免疫抑制剂等治疗反应很差或毫无反应，且外周血小板持续减少的慢性难治性 ITP（RITP）患者，因这部分病例多数外周血小板计数不能维持在安全水平，时常会发生严重或致命的出血。但目前西医又无理想的应对措施与治疗程序。为了缓解出血倾向与消除患者精神压力，有出血症状的病例，临时性对症治疗显得非常必要，如输注血小板与应用免疫球蛋白。口服免疫抑制剂与雄激素治疗尚未显示良好的治疗受益率，反因毒副反应而增加了患者心理负担。因此，探索应用中医药

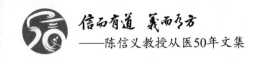
治疗已成为 RITP 患者的首选治疗方法。

通过多年的临床实践发现，RITP 多数从 ITP 发展而来，除具有面色无华、体倦乏力，反复出现瘀斑、瘀点等 ITP 共有的临床特征外，难治难愈涵盖了 RITP 治疗的艰辛与获效的难度。依据中医学理论，综合 RITP 临床特点，其病理机制与临床证候有以下 2 个方面：①经多种措施综合治疗不能获效，且有反复出血症状的患者，多与病程日久，损及五脏，耗伤气血，以致气不摄血，脾不统血与气虚血滞，脾虚运化水湿无力引发痰瘀互阻发病机制关系密切，可辨证为"气虚血瘀痰阻"证；②血小板不能维持在安全水平，伴有贫血患者，多与病及脾肾，肾精不能化生血液，脾虚不能统摄血液以及久病入络，骨髓瘀血密切相关，可辨证为"脾肾两虚兼夹血瘀"证。基于 RITP 上述发病机制，"益气活血化痰"与"健脾补肾活血"为其两大主要治则。

笔者通过临床实践积累，针对"气虚血瘀痰阻"病机拟定了治疗方剂，并在承担首都医学发展基金课题"芪龙调血方治疗难治性血小板减少性紫癜临床应用研究"（编号：2005-SF-Ⅱ-021）过程中发现，采用随机双盲、安慰剂对照、多中心临床试验方法，与安慰剂对照组比较，芪龙颗粒（炙黄芪、穿山龙）治疗 RITP 能够提升患者外周血小板计数、改善出血症状、提高骨髓产板型巨核细胞数，并具有较好的临床安全性。针对"脾肾两虚兼夹血瘀"病机，通过反复临床实践发现，具有健脾补肾活血功效的"益髓颗粒"（院内制剂）对 RITP 具有良好的治疗效果。益髓颗粒由炙黄芪、党参、生地黄、熟地黄、菟丝子、阿胶、龟板、丹参、红花、鸡血藤等组成，原制剂是为骨髓增生异常综合征而设。前期基础与临床研究均显示，该制剂对骨髓增生异常综合征与骨髓病态造血性疾病有明显的改善效果。其主要效应机制有以下 3 点。①以益髓颗粒治疗骨髓增生异常综合征，其中治疗组 50 例，对照组 10 例。结果表明，治疗组临床显效率、总有效率分别为 62%、86%。经对其中 20 例 5 年以上患者长期随访，中位生存期已超过 56 个月，白血病转化率为 15%。②益髓颗粒可改善骨髓巨核系病态造血，促进巨核细胞向正常方向分化。③能够改善机体紊乱的免疫状态，提高免疫功能。通过建立 ITP 小鼠动物模型研究发现，益髓颗粒对 IFN-γ、IL-4 均有较好的恢复效果，并能够提升模型小鼠脾脏调节性 T 细胞（T regulatory，Tr 细胞）比例及 TGF-β1 水平。说明益髓颗粒可通过影响 Th1/Th2 细胞及其因子与 Tr 细胞的比例及血清 TGF-β1 水平调节失控的免疫机制。

综合上述，可以看出，到目前为止，还未发现对 RITP 有较高治疗效果的西药，给中医药治疗提供了时机与治疗点。因此，开展中医药治疗 RITP 效应机制研究，并在研究中观察与发现具有良好治疗效果的中药，具有重要的临床价值。

［陈信义 , 李冬云 , 许亚梅 . 难治性免疫性血小板减少症中医治疗优势与临床实践 [J]. 中国中西医结合杂志 , 2011, 31(08):1033-1035. ］

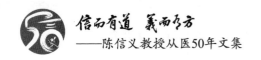
中医血液病学科研究方向与内涵外延解析

侯　丽，许亚梅，李冬云，陈信义

（北京中医药大学东直门医院，北京 100700）

摘要： 中医血液病学科是运用中医药基本理论阐述血液系统病证、病因、病机及证治规律的一门临床学科。讨论中医血液病概念、研究方向、内涵外延等学科建设中的关键性问题，提出学科研究方向的制定要具备“有良好的前期研究基础、注重学科领域发展前沿、关注学科特色与优势”3 个要素，并要把握好“严谨的科学态度、稳定的研究内容、持久发展的潜力”3 个关键。内涵与外延要把握本学科自身建设特点，高度重视内涵、外延与相近、相邻学科的关联性和交叉性，以丰富和发展自身学科内涵、外延内容。

关键词： 中医血液病；学科研究方向；内涵外延

北京中医药大学“中医血液病学科”是国家中医药管理局确定的第一批重点学科点，通过第一轮学科建设（2001—2005 年），学科在学术发展、教学建设、人才培养、科学研究等方面取得了预期的建设成绩，并在第二轮学科中期验收中成绩优良。但总体上还存在一些需要认识和理解的问题。为此，我们在学科建设过程中，对重点学科概念、学科研究方向、内涵与外延等关键性问题提出一些见解，供同道分享和赐教。

1　重点学科概念

学科是高等学校的基本组成部分。学科建设是一项加快高校发展的重要战略性措施。《中华人民共和国高等教育法》明确了高等学校具有培养高级专门人才、发展科学技术、为社会服务三大职能，重点学科建设是督促高校履行职能效率的重要途径。但学科建设往往不能明确区分学科、重点学科与重点专科建设内容，导致建设重点不突出，建设内容相互重叠。因此，要建设好重点学科，首先要了解三者之间的区别。

1.1　学科

学科的含义有两种。一是指一定科学领域或一门科学的分支，是学术分类概念。如自然科学中的化学、生物学、物理学，社会科学中的法学、社会学等。学科是自然科学、社会科学两大知识系统内知识子系统的集合概念，是分化的科学领域，是自然科学、社会科学的下位概念。二是指高校教学、科研等的功能单位，是对高校人才培养、教学建设、科学研究、临床医疗等业务隶属范围的相对界定。目前的学科建设侧重于后者，但与前者密切关联。国家标准（GB-T13745-2009）依据学科研究对象、特征、方法、派生来源、研究目的与目标6个方面对学科进行了分类，即自然科学、农业科学、医药科学、工程与技术科学、人文与社会科学5类，并下设一、二、三级学科。

1.2　重点学科

重点学科是指高校或具有教学能力和水平的科研型学术机构充分利用本单位资源，通过高级人才培养，以实现理论与技术创新，在科技激烈竞争的时代，能够占领一席之地所建设的学科称之为重点学科。重点学科分国家与部局（省、市）级。国家级重点学科在行业领域处于国家层面一流水平，部局级重点学科在行业层面处于先进水平。衡量一所大学或科研机构整体实力的主要标志是其拥有国家或部局级重点学科数量。因学科层次不同，建设内容有一定区别。一般而言，国家级重点学科建设内容必须能够带动国民经济发展，推动科技创新与发展以及促进社会进步；部局级重点学科则注重于区域与行业领域的科技发展与创新。

1.3　重点专科

重点专科是经行业管理部门按照行业标准，组织专家评估产生的功能单位，其特征是具有高质量的医疗服务能力和规范的行业管理水平。其中，服务体系的建设是重点专科建设的核心。同时，也是行业质量管理、人才培养和技术推广重要基地。中医血液病重点专科分国家中医临床专科与国家中医药管理局重点专科两个层次。国家层面的中医血液病专科应重点建设符合国家标准的服务体系和管理水平。因此，重点专科与重点学科在建设对象、建设内容、建设目标等方面有一定区别。但也有相互交叉和重叠建设内容。

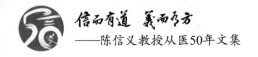
1.4 中医血液病学科

中医血液病学科是运用中医药基本理论阐述血液系统病证、病因、病机及证治规律的一门临床学科。属于医学科学门类下的三级学科，在重点学科中属最小功能单位，并隶属于国家中医药管理局重点学科。因此，建设内容应以带动学科领域科技创新与发展为重点，其建设内容与意义在于：基于西医血液学发展历程与研究技术水平以及疾病治疗复杂程度，在追踪国际医学发展前沿，借鉴西医血液学科的细胞分子生物学技术与基因、蛋白组学研究成果基础上，充分发挥中医药特色和优势，不但完善和丰富建设内涵，保证临床疗效可靠性、科研成果先进性、教学体系完整性，而且能够得到国内外同行业的公认，并以此促进中医血液病科学研究的国际化进程，带动高素质、高水平的专业人才培养，逐步形成具有学术相对独立、理论基本完整、技术全面的独立学科体系。同时，中医血液病学科的学术创新与发展也要对相近、相邻学科乃至其他行业学科发展产生重要影响。

2 学科研究方向

学术创新与发展是学科建设的灵魂，内涵与外延的确切界定是学科建设核心，研究方向则是引领学科前进的动力。因此，制定学科研究方向要以推动学术创新、科技进步、国民经济建设、社会发展和国防建设为核心。中医血液病学科研究方向的确立要遵循以上原则。在制定具体学科研究方向时，要特别关注以下要素与关键问题。

2.1 制定学科研究方向的要素

（1）打好前期研究基础。坚实的前期研究基础是制定学科研究方向的重要依据。没有坚实前期工作基础的研究方向就像空中楼阁，经不起临床实践的检验，也不能达到预期的建设目标。比如一个没有骨髓增殖性疾病临床与应用研究基础的学科，如果制定一个以骨髓增殖性疾病为研究内容的研究方向，可能带有很大的盲目性。因为首先要了解这些疾病，找出研究的切入点和研究内容，制定研究规划后才能进行研究。

（2）注重学科发展前沿。学科发展前沿是学科研究方向的指南。中医血液病学属于自然科学门类，其发展的生命力在于创新和进步，若不了解学科领域的学术发展前沿和趋势，就难以制定学科研究方向，也很难在理论、技术、方法等方面创新。例如，利用西医学的分子生物学技术能够鉴别临床上无法鉴别的再生障碍性贫血与骨髓增生异常综合征等多种血液病；利用免疫表型可以鉴别各类型的白血病等。也就是说，现代科学技术的发展为中医药治疗血液病提供极大帮助。多种技术的综合、多学科交叉模式、微观数字化思维替代单一措施、简单模式、宏观思维是血液病诊断与治疗的发展趋势。

（3）关注学科特色与优势。学科特色与优势是制定学科研究方向的必要条件。纵观全国中医血液病学科分布可以看出，每个学科都有自身的特色和优势。每个中医血液病学科建设点所处的地域位置、民族分布、疾病谱等都有差别。由于这些差异，即使同一疾病，其宏观的临床表现和微观的分子生物学特征都会有区别，不能用同一方法和同一尺度看待一种现象或一种问题。如果不考虑这些特点，所有学科用同样的方法研究一种疾病，就有可能出现重复和低水平研究，而把地域、种族以及自身优势一并考虑，就有可能避免这些弊端，突显自身的特色。

2.2 制定学科研究方向的关键

（1）严谨的科学态度。科学的本质是实事求是。学科研究方向概念、原理、定义、目标任务等内容叙述要清晰，专业术语要准确、规范。确定的学科研究方向内容要符合客观实际，能客观反映学科研究方向的本质和内在规律。这里需要注意学科研究方向中"假说"问题。假说并不是伪科学，假说是在原有的基础上进一步的科学设想。在学科研究方向的制定中，我们要大胆地提出"假说"，并采用严谨的科学方法予以证实其可能隐藏着的人们还未发现的科学规律。因此，对现有研究结果的批判和质疑，同样是尊重科学、尊重知识的表现。

（2）稳定的研究内容。稳定的研究内容指的是稳定的研究方向。在学科建设中，稳定的研究方向是学科学术能否得到提高和持续发展的关键。研究方向中的研究对象、研究内容要保持相对稳定，不能朝三暮四，也不能什么时髦研究什么，不能面面俱到。一个重点学科以3个稳定的研究方向为宜，可以拓展1、2个，但建议不多于5个。这样有利于集中优势、整合资源、重点突破，有利于学术创新与发展。

（3）持久发展的潜力。学科研究方向的研究要有可持续性。持续性是指学科研究方向能够维持学科建设全过程，能够及时跟踪国际发展前沿。它与研究方向稳定并不矛盾。研究方向的稳定重点是研究对象和内容，持续发展指研究思维和方法。制定学科研究方向要考虑生态、经济和社会3个相互联系部分。诸如有些学科制定的"中医内科疾病的研究、血液系统疾病的研究"等研究方向也不能保证持续性，因为题目太大、涉及内容太多，不可能集中优势发现科学规律；而"骨髓增生异常综合征的研究、血小板减少性紫癜的研究"等研究方向的研究内容则小，难以扩充研究内容，不能形成具有辐射效能的科研成果。因此，学科研究方向要有延伸与拓展余地，要有发现新增长点的视角，并能够得到专业医学界的公允。

3 学科内涵与外延

界定内涵与外延是学科建设的核心问题。内涵是指主体里的灵魂、气质、个性、精神，被我们用情感概念创作出来一切属性之和。内涵不具有广义性，也不具有表面性，而是内在、实际、隐藏在事物深处的内在规律，需要探索、挖掘与时间才可以看到和完善。

3.1 学科内涵

中医血液病学科内涵建设主要涉及临床医疗、教学教材、科学研究与人才培养4方面的内容。

（1）临床医疗。医疗是中医血液病临床学科的核心内涵，主要涉及下列3个方面内容。①整理与挖掘：要在全面整理和发掘古代医籍理论基础上，通过归纳、分析等方法，发现并提出符合学术理论发展与现代临床实际新理论、新观点，用以指导血液病的临床治疗，提高疗效。②实践与规范：对散在于古典医籍中包括病因病机、症状或证候、中医病名、有效方剂、用药特点等名词术语进行整理、归纳与提炼，并赋予内涵实质，并切合临床实际的定义，再通过临床实践加以规范。③继承与创新：继承的前提是整理与挖掘，创新的条件是实践与规范。要基于传统中医理论，结合现代研究进展，针对血液界普遍关注的世界性临床难题，重视新病因病机的发现、新诊疗技术的探索、创新理论的研究，逐步运用新诊疗技术方法与创新理论，在高度体现个体化治疗基础上，制定、优化与完善中医诊疗方案，建立与推出可控的疗效评价体系，加速中医药治疗血液病国际化进程。

（2）人才培养。重点学科是培养和造就高素质创新型人才的摇篮。中医血液病学科要充分发挥临床教学优势和特色，高度重视两方面高质量人才培养。①研究生培养：中医血液病学科建设尽管起步较晚，但近年来发展迅速。目前，在全国范围内有10个重点学科，这些重点学科与其相应的协作单位密切合作，培养大批的中医血液学人才。但与其他重点学科相比，具有创新意识和创新能力的高级人才相对不足。因此，中医血液病学科要高度重视博士研究生与博士后培养，关键是改革教学方法，培养他们的创新能力和创新意识以及适合血液学发展前沿的科学思维，让他们能够立足中国，放眼世界，跟上时代步伐。②学科人才培养：培养研究生是为行业输送人才，体现了学科辐射能力和带动效益。而学科自身人才培养则是关系到学科能否可持续发展的百年大计。学科建设点一定要站在担当历史重任高度，加强在职教育，通过研修、师带徒、自修、培训等方式改善学科点教师队伍的学历和知识结构。要建立多种机制，注重学科带头人、后备学科带头人的培养，让学科发展具有潜力。③教材建设：教材建设是人才培养过程中涉及的关键问题。纵观中医血液病临床发展历程可以看出，与其他学科相比，教材建设非常薄弱，没有适合于各层次教学的规范化教材，这是学科建设滞后的主要原因。因此，要从本科教育教材入手，由浅入深地完善研究生教材建设。血液病教学与其他学科有明显区别，除了宏观的教学内容与手段外，微观化教学内容（结构、细胞、蛋白质、基因等）与现代化教学手段（显微镜、酶标仪、PCR等仪器）是血液病教学关键。所以，整合这些教学内容与方法，使其更适合中医血液病教学属性是教材建设的首要任务。

（3）科学研究。从细胞结构、分子生物学发展分析，血液学科充当了其他学科科学研究的先锋。尽管研究方法已经处于医学领域的先进水平，但治疗与疗效相对滞后。从中医临床角度还不能提炼出明确创新、且能够被行业公认的高水平科研成果。因此，在中医血液病学科研究领域要围绕科技创新解决以下问题。①临床实践科技创新：要以中医药理论为指导，在博古基础上，结合西医血液学发病机制与疾病发展规律，引进现代科学诊疗技术，在不摒弃传统中医理论前提下，寻找血液病领域创新理论。其中，组织全国大协作，对疑难疾病联合攻关，制定诊治方案，并进行临床实践，以获得国际公认的临床疗效是临床理论与实践创新的关键。②基础理论科技创新：要在认真挖掘和整理中医血液病古文献基础上，借鉴现代科学研究技术，寻找学科交叉的科学研究新生长点，科学地阐述血液生成与调节、生理功能效应的实质与内涵，深入开展药效学研究，从不同层次、不同角度探讨中医药治疗血液病的最佳靶位机制与作用机理，力求获取能够与国际同步的科学研究成果。③创新中药新药研制：要针对现代血液病无药可医或缺乏疗效以及毒副反应严重的现实问题，开展创新中药研究。其创新的先决条件是疗效优于西药同类或超出西药疗效水平，且无明显的不良反应。

3.2　学科外延

中医血液病学科属于三级学科，不可能形成学科分化，但能够实现学科交叉。学科交叉问题实际也是学科建设内涵的外延。学科外延是建立在内涵的基础上，注重与其他学科的关联性和交叉性。依据中医血液病学科特点与学术发展需求，其与"中医基础理论""中医诊断学""中药学""方剂学""中医内科学"等中医学科具有密切的关联性，与"血液生理学""血液病理学""细胞形态学""细胞分子生物学""血液遗传学""临床血液病学"等具有交叉性。了解中医血液病学科与其他学科的关联与交叉，目的是借鉴各学科优势，发挥各学科基础理论、诊疗技术特长，在相互交融的基础上，通过实践、创新，建立并形成中医血液病学科的研究新体系，完善并丰富"中医血液生理学""中医血液病理学""中医血液诊断学""中医实验血液学""中医血液治疗学""中医血液康复学"等建设内容。

总之，中医血液病学科还有许多类似的问题没有得到解决或给予确切的认识，这就需要在建设中探索与不断完善。只有这样，中医血液病学科才能进步与发展。

［侯丽，许亚梅，李冬云，陈信义.中医血液病学科研究方向与内涵外延解析［J］.中医教育，2014,33(04):16-19+28.］

《中医血液病名词术语整理与诠释》
研究思路探讨

董　青，侯　丽，许亚梅，陈信义

（北京中医药大学东直门医院，北京 100700）

摘要：中医血液病学是中医诊疗体系中的重要组成部分。目前在临床工作中一直存在着中医血液病名词术语混淆、错误使用现象和欠缺规范等问题。为促进中医血液病学理论发展与创新，有必要继承和挖掘历代中医文献中与血液病相关的名词术语，并分门别类对其原义和新解予以诠释。

关键词：血液病；名词术语；整理；诠释

Study on the Research of the Terms of the Nomenclature and the Interpretation of the Terms of Blood Diseases in TCM

DONG Qing, HOU Li, XU Yamei, CHEN Xinyi

Dongzhimen Hospital, Beijing University of Chinese Medicine, Beijing 100700

Abstract: Haematology of traditional Chinese medicine is an important part in diagnosis and treatment system of TCM. Now, there has been confusion, misuse and lack of standardization on terminology of blood disease in Chinese Medicine in clinical work. To promote theory development and innovation on haematology of traditional Chinese medicine, it is necessary to inherit and develop, to arrange, to interpret the terminology related blood diseases in the Chinese literature.

Keywords: Blood disease, Terminology, Arrangement, Interpretation

"中医血液病学"是依据中医基本理论，借鉴现代技术与思维来规范血液病名词术语、阐述生理功能、探讨病因病机与证治规律、制订综合防治与调护方案、建立疗效评价体系的临床学科。古代虽没有血液系统各种疾病的相应病名，但中医血液病的流源历史悠久，历代医家多有论述。但中医流派众多，导致对血液病中医生理病理、病证名称、临床证候、治法治则等认识不一，特别是在血液病中医生理病理、病证名称认识上分歧颇为明显，使中医药治疗血液病难以规范化。因此，为加强中医血液病学科的规范化建设，有必要继承和挖掘历代中医文献与血液病相关的名词术语并予以诠释，以促进中医血液病学的理论发展与创新。

1　研究现状及意义

在现代医学领域中，血液病学名词术语的涵义在各个时期基本是一致的。但临床表现相似的疾病，中医名称常常有多种；一个中医名词术语，其涵义在各个时代、各个地区、各个流派也往往不尽一致，以致临床工作中一直存在着血液病中医名词术语的混淆、错误使用和欠缺规范等问题，严重影响传统中医的继承和弘扬。尽管1997年颁布的《中华人民共和国国家标准·中医临床诊疗术语疾病部分》（简称"国标"）中有部分血液病名词术语，但不够系统及全面，其中有些名词术语尚有推敲之处。如血证常被简单认为就是血液病的总称，虚劳可以概括所有伴有贫血的血液疾病。因此，对中医血液病名词术语的整理与诠释，有利于中医诊断、辨证和治疗的规范化。

在中医理论中，有许多普通名词术语因初用者的随意性造成后世医家的理解偏差。如清·唐容川所创的"血证"四大治法，至今仍为临床所常用，然而其所言的"止血"与"消瘀"却不完全是普通的字面含义。唐容川在《血证论》中解释道："所谓止血者，即谓此未曾溢出，仍可复还之血，止之使之不溢出""抑思瘀之不行，则新血断无生理……然又非去瘀是一事，生新另是一事也。盖瘀血去则新血已生，新血生而瘀血自去，其间初无间隔"。亦即"止血"不仅要止其溢出之血，更重要的是止经脉中未溢出之血；"消瘀"不仅是为消除瘀血，更重要的是促进血液新生。医中类例，俯拾可得，因此重新整理血液病中医名词术语，结合现代血液学科发展前沿，对其进行规范化诠释是一个亟待解决的课题。

2　研究思路与原则

历代文献对于血液病相关病证虽多有记述，但资料散漫纷杂，缺乏专门的著作和系统的整理论述。而对血液系统疾病中医名词术语的系统整理及诠释，目前尚无完整资料可查，大多是对于血液病名及其病机的规范化探讨，其文章散见于个别期刊，此方法导致血液学名词内涵不清。此外，治法、方药和医案记载虽丰富，但散在于各医家著作中，未能系统整理及分门别类。且对古代文献的研究方法大抵停留在整理、汇纂等方面，缺乏辨析思考，多沿袭旧说。基于此，有必要对古代文献进行系统整理，找出最合适的病名和最有效的方药，结合现代血液病的发展现状，对其进行详尽诠释，理清血液系统疾病的学术发展脉络。

2.1 筛选方法

借助网络技术发展优势，依托中国医学科学院信息所、北京中医药大学图书馆、东直门医院图书馆等文献资料平台，通过《中华医典》光盘初步筛选相关古籍，用《全国中医图书联合目录》检出其他书目，机检与手检相结合，确定最终选用的医籍，检索出血液病相关的名词术语。

2.2 基本原则

在整理中医血液病名词术语时，要做到规范化，即用同一标准对词条的内涵与外延进行界定，应将以下几条作为基本原则：一是中医血液病名词术语原义应严格遵守该名词术语的固有含义；二是中医血液病名词术语的沿革应按照年代记录历代医家对该词条有代表性的注释；三是对该词条的诠释方面，应根据该名词术语本身的含义，参照其在血液系统中的应用进行解析；四是每条名词术语及其解释要求用词得当、语意确切、表述简洁清晰；五是每条名词术语应界定明确、范围清楚，避免名词术语之间内涵重叠、界限模糊。

3 方法与内容

检索出与血液病相关的中医名词术语后，将其按照本身所具有的属性归类，按照生理病理、病证名称、临床证候、治则治法、常用方剂顺序进行整理，现举例如下。

示例 1 词条：虚劳。出处：汉·张仲景《金匮要略·血痹虚劳病篇脉证并治》。沿革："虚劳"属于病名类词条。"虚"和"劳"始见于《内经》，在《素问·通评虚实论》中提出："精气夺则虚"；对于"劳"虽没有直接解释，但有"五劳所伤"之说。汉·张仲景《金匮要略·血痹虚劳病篇脉证并治》中，首次将"虚"和"劳"合称用作病名。隋·巢元方在《诸病源候论》中对"虚劳"病进行了解释，指出"夫虚劳者，五劳、六极、七伤是也。"原义：汉·许慎在《说文解字》中指出："劳，剧也""用力者劳"。"虚"是指人体气血阴阳的消耗，"劳"是指人体器官过用或动作过极。虚劳是多种致病因素导致的病理结果。《金匮要略》认为，虚劳是以脾肾阳虚证候为主要表现的慢性虚弱性疾病的总称，与《内经》之虚、劳泛指的气血阴阳虚衰的"证"有所不同。至隋·《诸病源候论》所载"虚劳诸候"把许多慢性病的后期阶段划归于"虚劳"范畴。新解：虚劳是多种慢性疾病中晚期阶段总称；血液系统疾病的骨髓增生异常综合征、慢性（非重型）再生障碍性贫血、各类型的溶血性贫血、缺铁性贫血（极重度贫血）以及其他血液病的严重阶段或伴发严重贫血时，可用"虚劳"作为病名；虚劳是多种慢性疾病发展（虚、损、劳、极）的严重阶段。

示例2 词条：保元汤。出处：明·魏直《博爱心鉴》。原方：黄芪、人参、炙甘草、肉桂、上加生姜1片，水煎，不拘时服。方解：药物组成：人参、黄芪、肉桂、生姜、炙甘草。功效益气温阳，主治虚损劳怯，元气不足。以倦怠乏力，少气畏寒以及小儿痘疮，阳虚顶陷，不能发起灌浆者为证治要点。魏直《博爱心鉴》："人参益内，甘草和中，实表宜用黄芪，助阳须凭官桂。前三味得三才之道体，后一味扶一命之巅危。"罗美《古今名医方论》引柯韵伯："参、芪非桂引道，不能独树其功；桂不得甘草和平气血，亦不能绪其条理。"

现代应用，一是具有增强机体免疫功能效应，增强巨噬细胞功能，抑制自身免疫反应，增强细胞免疫，对与免疫相关的血液病有治疗作用；二是改善心血管系统功能，对化疗药物对心脏的毒性有预防作用；三是改善血液系统功能，调节凝血和纤溶相对平衡，对再生障碍性贫血有治疗作用，有促进造血干细胞增殖作用；四是具有较好的抗休克作用，对感染或出血导致的休克有治疗效果。

4 研究结果

采用上述研究方法对中医血液病名词术语加以检索、分门别类、系统整理，以论著形式展示对血液学科中医名词术语整理的结果。因此，由北京中医药大学东直门医院血液科牵头，组织国家中医药管理局中医血液病重点学科建设单位以及军队中医血液病重点学科同仁，通过查阅大量的文献资料，并结合已形成的专家共识与临床经验，编写了《中医血液病名词术语整理与诠释》一书。

　　该书共分六章，前四章分别从血液病中医生理病理、病证名称、临床证候、治则治法所属的名词术语进行了整理与诠释，每条名词术语按词条、出处、原文、新解顺序归纳；第五章为血液病临床常用方剂，每方按词条、出处、原文、方解、新解顺序列出；第六章为脾脏藏象名词术语，是基于北京中医药大学承担的国家重点基础研究发展计划（973计划）项目课题"脾不统血所致血小板减少性紫癜从脾论治的疗效机制及规律"研究文献整理而得，并将与课题其他研究内容一并纳入课题的重要研究成果。

　　［董青, 侯丽, 许亚梅, 等.《中医血液病名词术语整理与诠释》研究思路探讨[J]. 中国中医基础医学杂志, 2015, 21(09):1095-1096.］

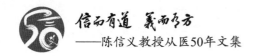

Traditional Chinese Medical Comprehensive Therapy for Cancer–Related Fatigue

YANG Lu（杨　璐）[1], LI Tiantian（李天天）[1], CHU Yuting（褚雨霆）[1], CHEN Ke（陈　科）[1],

TIAN Shaodan（田劭丹）[1], CHEN Xinyi（陈信义）[1], YANG Guowang（杨国旺）[2]

1.Dongzhimen Hospital, Beijing University of Chinese Medicine, Beijing 100700, China

2.Beijing Hospital of Traditional Chinese Medicine, Beijing 100010, China

Abstract: Cancer-related fatigue (CRF) is a common and one of the most severe symptom in the period of onset, diagnosis, treatment and rehabilitation process of cancer. But there are no confirmed measures to relieve this problem at present. Traditional Chinese medical comprehensive therapy has its advantages in dealing with this condition. Based on the research status of CRF, the following problems have been analyzed and solved: the term of CRF has been defined and recommended, and the definition has been made clear; the disease mechanism is proposed, i.e. healthy qi has been impaired in the long-term disease duration, in the process of surgery, chemotherapy, radiotherapy and biology disturbing; it is clear that the clinical manifestations are related to six Chinese medicine patterns: decreased functioning of the Pi (Spleen) and Wei (Stomach), deficiency of the Pi with dampness retention, deficiency of the Xin (Heart) and Pi, disharmony between the Gan (Liver) and Pi, deficiency of the Pi and Shen (Kidney), and deficiency of the Fei (Lung) and Shen. Based on its severity, the mild patients are advised to have non-drug psychological intervention and sleep treatment in cooperation with appropriate exercise; diet therapy are recommended to moderate patients together with sleep treatment and acupuncture, severe patients are recommended to have herbal treatment based on pattern differentiation together with physiological sleep therapy.

Keywords: cancer-related fatigue, combined traditional Chinese and Western medicine, non-drug treatment

Cancer is a general term for a large range of malignant tumor. With clinical and pathological views, cancer has the following characteristics: (1) Cancer cells have the ability to proliferate endlessly and competitively take nutrition from the sick body, resulting in constant consumption of energy and nutrition. (2) Cancer cells can release a variety of toxins or related factors, making the patient present a series of symptoms, such as fatigue, anemia, pain, emaciation, and bleeding, etc. (3) Cancer cells can be transferred to the whole body through blood or lymphatic channels, stay and reproduce in appropriate organs, which will lead these target organs to decrease function or loss of function. (4) Although relevant cancer treatments can kill cancer cells, they would also damage the body's normal tissues and organs, and maul heavily the immune system, which is easy to cause deadly bacteria or virus infection. But the biggest worries in clinic are concurrent fatigue, for which drug treatment are not available.

Concept of Cancer-related Fatigue

Name Terminology

In China, there are a variety of terms to describe cancer-related fatigue (CRF), such as cancer fatigue, CRF, cancerous fatigue, and cancer weak correlation, etc. According to the text interpretation in China, "fatigue" refers to the self feeling of physical tiredness. The commonly used terms include "fatigue", "tiredness", "weariness", "exhaustion", "inadequateness", "slacking", and "weakness", etc. Analyzing from Chinese word meanings, in the medical terms and clinical characteristics of CRF, "fatigue"and "tiredness" are similar in meaning, therefore, the term "CRF" or "cancer-related tiredness" is recommended to be used for more compliance with medical standards. In addition, CRF is caused by cancer and ts related factors, and is not totally caused by cancer itself, "CRF" or "cancer-related tiredness", "cancer fatigue", "cancerous fatigue" and other terms that are narrowly defined shall not be recommended.

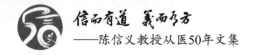

Definition

CRF is a kind of painful, persistent and subjective feeling of tiredness or fatigue. The degree of fatigue s disproportionate to daily activities, so it cannot be relieved through rest. When it occurs in cancer patients, CRF is simultaneously accompanied by corresponding emotional and physical symptoms, such as low mood, anxiety, loss of appetite, and pain, etc. CRF may last with the whole process of cancer incidence, progress, treatment and rehabilitation. Due to combined and intensive treatment methods, as well as high-strength excessive treatment, CRF becomes increasingly serious, and may seriously affect the patients' life quality or the lifetime. Most patients generally believe that in comparison with cancer pains, sleep disorders, anxiety and other accompanying symptoms, CRF is one of the most painful complaint. According to the definition and clinical manifestations, CRF is similar to the pattern category of "consumptive disease" or "deficiency pattern" in Chinese medicine (CM) .

Etiology and Pathogenesis Fusion of CM and Western Medicine

CRF refers to weakness caused by cancer factors. With detailed clinical observations and researches, the concept of CRF is not only given priority to cancer, surgery, radiotherapy, chemotherapy, biological and targeted therapy and other factors are increasingly concerned with. Meanwhile, psychological, social and economic factors are also closely associated with CRF. In CRF clinical observation, we found that the pathogenetic mechanism had many fusion characteristics between Chinese and Western medicine, which provided an important theoretical basis for CM treatment.

Long Illness Impairing Qi

The reasons for why cancer can be divided into the category of chronic disease are decided by two characteristics: one is that most cancer courses are insidious and slow, it needs a longer time from cell canceration to tumor formation; the second is that most cancer patients need long-term and repeated treatments in the process of disease occurrence, treatment and rehabilitation. In the long process cancer leads to excessive consumptions of energy metabolism, and to persistent fatigue. According to the theory of CM, cancer is viewed in the category of chronic diseases. Because it is a serious illness with long duration, the insidious disease stage often impairs healthy qi, and the ong treatment process necessarily leads to physical weakness, and consumption of qi and blood.

Surgery Injuring Healthy Qi

According to clinical observation no one could escape from the CRF incidence after surgery. Mild or moderate CRF is seen before surgery as there is worry and fear beyond measure. CRF occurred after surgery is often caused by energy consumption, which cannot be corrected in a short period. Anesthesia post-surgery pain, disturbed sleep and other factors would no doubt lead to severe CRF. CM holds that healthy qi exists in the internal organs, which should be supplemented but never leaked. Surgery directly damages the organs and impairs healthy qi as well. Since each organ has its specific qi or function, surgery applied to any organ would decrease qi or function of the organ, for example, surgery applied to the lower abdomen (where the kidneys are located), the primordial qi is injured as it comes from the Shen (Kidney); if surgery applied to the stomach the nutrient qi is injured as it comes from the Pi (Spleen); if surgery applied to the chest (where the lungs are located), the pectoral qi is injured as it is stored in the Fei (Lung); if surgery applied to the body surface, the defensive qi is injured as it comes from the skin.

Chemotherapy Injuring Qi

Cancer patients may have obvious CRF after chemotherapy, accompanied by absent-mindedness, poor memory, stress and anxiety, which are induced the side effect of chemotherapy, which decreases appetite, causes gastro-intestinal dysfunction and disturbs nutrition absorption and lowers storage of energy. Furthermore, disturbed sleep, limb numbness and anemia also cause energy imbalance and consumption, which will aggravate the condition. According to CM etiology classification, chemotherapeutic drugs belong to the category of "toxic" drug in CM, cancer is a pathological

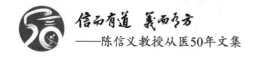
process of struggle between the healthy qi and the pathogenic factors, so "toxic" chemotherapeutic drugs play dual roles, one is to kill the cancer cells, and the other is to impair the internal organs, and injure the healthy qi.

Radiotherapy Consuming Qi

As one of the treatment methods for cancer, radiotherapy has obvious curative effects in the following aspects: reducing tumor load, eliminating post-operative cancer cell residues, treating some cancers (lymphoma, nasopharynx cancer, brain tumor) and relieving pains (bone metastasis), etc. However, it can also cause serious adverse reactions, such as gastrointestinal dysfunctions and radiation enteritis induced by abdominal radiotherapy; radiation-induced pulmonary injury caused by thoracic radiotherapy; salivary glands damage and dementia caused by brain radiotherapy, etc. The anticipation of radiotherapy adverse reactions can lead patients to unhealthy emotions before radiotherapy, and cause mild-to- moderate CRF. If these adverse reactions are produced after radiotherapy, they will directly cause or aggravate CRF. As a treatment method with thermal effect, radiotherapy can lead to body's energy consumption while treating cancer, bring down patients' physical strength and lead to CRF. The theory of CM holds that, "heat" has dual characters as an external factor. On one hand, it works to fend off the cold and treat disease; on the other hand, it can hurt healthy qi and body fluid, eventually leading to qi loss, yin deficiency and body fluid deficiency. When radiotherapy is applied to a part of the body, specific lesion will be caused in that part in terms of the physiological functions, for example, abdominal radiotherapy may consume and damage Pi-qi and cause diarrhea or constipation; thoracic radiotherapy may consume and damage Fei-qi and cause shortness of breath, cough and expectoration of phlegm; brain radiotherapy may consume and damage body fluid and cause dryness of the mouth and tongue.

Biological Treatment Disturbing Qi

Biological treatment is an emerging tumor treatment model with some curative effects, it is a method that uses biotechnologies and biological products to collect immune cells from the patient's body and feedback to the patient's body after in vitro culture and amplification, so as to stimulate and enhance the body's own immune function, and achieve therapeutic purposes. At present, the mature technology is dendritic cell, cytokine-induced killers autologous cell immune biological treatment. Targeted treatment is to design corresponding therapeutic drugs on cellular and molecular levels in view of already clear carcinogenic sites or tumor markers or signal pathways, which will specifically select the target positions for combination after entering the body and occur anti-cancer effects, make the tumor cells in specific death, and will not affect normal tissues and cells around the tumor. Targeted drugs commonly used in China include: imatinib, gefitinib, sorafenib, erlotinib, sunitinib and rituximab, cetuximab, trastuzumab, etc. Biological and targeted treatments have the advantage of accurate orientation, strong pertinence and few adverse reactions, etc. However, in addition to the higher economic cost, these treatments may cause body's own immune system responses and low-grade fever, anaphylactic reaction, etc. According to the theory of CM, innate qi is granted from parents, and stored in the Shen; acquired qi is from the Pi and Wei (Stomach). The combination of innate qi and acquired qi forms a defense of the body, which may be grown or declined, regulated and controlled regularly, and kept relatively constant. Even though the biological or targeted treatment only acts on pathogenic factors or disease locations of cancer cells, it can also interfere with the normal physiological activities and cause physiologic function disorders of the internal organs.

Clinical Features of CRF

Clinical Manifestations

According to the definition of CRF and clinical experience, the main features are feelings of fatigue or obviously decreased strength not related to daily activities lasting for 2 weeks or occurring everyday, which cannot be eased via proper rest. Accompanied manifestations are (1) general weakness, powerlessness, or heaviness of the lower limbs; (2) absent-mindedness, poor memory; (3) unwilling to carry out daily activities, or trying one's best to fulfill a task, but failing because

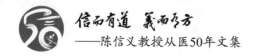
of lack of energy; (4) drowsiness or sleeplessness, or sleep that cannot relieve fatigue and (5) unhealthy emotions, such as sadness, anxiety, social interaction incapacity caused by fatigue.

CM Patterns

According to CM theory, based on clinical manifestations, problems are mainly involved in the Pi and Shen, functional activities of the Gan (Liver) and Fei, qi, blood. Yin and yang are also affected. The special features of the organ weakness are as follows.

Deficiency of the Pi and Wei pattern: Marked by weakness, lassitude, loss of appetite, abdominal distention after eating, puffy tongue, pale tongue texture, thread weak or forceless pulse.

Dampness retention and deficiency of the Pi pattern: Marked by limb heaviness, sleepiness, loss of appetite, loose stool, pink tongue texture, white greasy or yellow greasy tongue coating, thread and slippery pulse.

Deficiency of the Xin (Heart) and Pi pattern: Marked by fatigue and weakness, palpitation, shortness of breath, insomnia and dreaminess, sallow complexion;puffy tongue, pale tongue texture, thread and weak or thread and rapid pulse.

Gan-Pi disharmony pattern: Marked by fatigue and weakness, fullness in the chest and hypochondrium, depression, abdominal distension and anorexia, pink tongue texture, white or greasy tongue coating, wiry or wiry thread pulse.

Deficiency of the Pi and Shen pattern: Marked by fatigue and weakness, lassitude, soreness and weakness of the lower back and knees, somnolence and amnesia; pale and tender tongue texture, thin and white tongue coating, deep and thread or thread weak pulse.

Deficiency of the Fei and Shen pattern: Marked by fatigue and weakness, shortness of breath, declining to speak, aching pain of the lower back and leg, dyspnea and cough; thin tongue body, red tongue with little coating, thread and weak or thread and rapid pulse.

CM Comprehensive Treatment for CRF

Treatment Principles

CRF is characterized by sudden onset, long duration, and lack of effective treatment. After anti-cancer treatment many patients still suffer from fatigue for at least several months or years. Therefore, CM comprehensive therapy for CRF is considered the best choice. According to the brief assessment of "Piper" fatigue scale revised in 1998, mild CRF with O-3.3 grades shall be recommended with non-drug psychological intervention and sleep treatment in cooperation with appropriate exercise;moderate CRF with 3.4-6.7 grades is recommended to increase the comprehensive treatment such as diet adjustment with medicine and food, tranquilizing and sleep promoting, acupuncture, etc, on the basis of mild fatigue treatment; severe CRF with 6.8-10 grades is recommended with CM treatment based on pattern differentiation, and sleeping pills can be added at an appropriate time.

Treatment Methods

Mild fatigue: Good clinical efficacy can be achieved in the treatment of mild CRF by comprehensive intervention treatment with a variety of non-drug therapies, including the following aspects:

(1) Psychological intervention: There is mutual causal relationship between psychological stress and CRF. Therefore, psychological intervention is very important for control of mild CRF, and the specific intervention measures are as follows: (a) Physician of the oncology department must have enough time for patients under their jurisdiction, give them corresponding medical advices or do medical knowledge popularization in the form of individual speaking, guide the patients to fully understand the diagnosis, treatment and other related information, know well that cancer is a treatable and curable chronic disease, so as to relieve the mental pressure, make them bravely face the disease, and help them develop confidence to cure the disease. (b) Focus group consultations for some common problems in endemic areas, give priority to popular science lectures or guidance consultations,

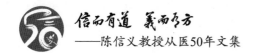

and carry out educational guidance against group common problems. At the same time, physician can also make use of brochures, posters, video and other forms to carry out the medical popular science education, guide the patients to overcome and find themselves. Because of the influences of many factors during treatment, the psychological intervention can have better effects before and after the treatment.

(2) Sleep treatment: Sleep disorder is a common problem of CRF, which may be a cause of CRF or an accompanying symptom. Effective sleep is an important measure to relieve mild CRF, which can increase the energy and function of patients, ease emotional stress and anxiety. Sleep treatment is mainly used for the treatment of mild insomnia. Physician must ask about the sleeping hours, quality, psychological reactions to sleep and other related data, and then guide or instruct the patients to change their sleep habits, increase the sleeping time and improve the quality based on these information.

(3) Appropriate exercise: Mild CRF does not meanloss of mobility, increase of proper motion (exercise) not only can improve sleep, but also accelerate the energy conversion, promote metabolism, and relieve symptoms. Physicians shall make proper exercise prescriptions for every patient based on their physical conditions, including sickroom, corridor and outdoor activity range and intensity, etc. Activity forms are diverse, for example, walking, jogging, gymnastics, Tai Chi, and yoga and other appropriate exercise mode, and exercise intensity should also be increased gradually. However, when the cancer patients are accompanied by anemia, thrombocytopenia, leukopenia, bone metastasis of tumor and fever infection, exercise treatment is not recommended, because exercise treatment may cause corresponding complications.

Moderate fatigue: If the above non-drug treatment does not bring about obvious improvement or cannot gain effects, other treatment approaches should be added.

(1) Diet adjustment: Diet adjustment occupies an important position in cancer rehabilitation treatment. Its effectiveness in prevention and treatment of diseases has been highly valued in the Yellow Emperors Internal Classic (Huang Di Nei Jing), the bible of CM. For example, it says in the book that: "use highly moderate and low poisonous herbs to treat an illness, 60, 70, and 80 percent effectiveness is

achieved respectively, then "use non-poisonous herbs to treat an illness, 90 percent effectiveness is achieved." "Consume more grains, meat, fruit and vegetables, but never eat too much, or it is no good to your." There are a lot of herbs and food are of the same origin, so dietitians, nurses or physician can give such herbs and food to patients according to individual needs. The recommendations are as follows: (a) For patients with decreased functioning of the Pi and Wei: *Rhizoma Dioscoreae* (fried, boiled, steamed), *Semen Lablab Album* (in porridge), *Semen Phaseoli* (in porridge), *Poria* (steamed), *Perillae* (in botargo), and *Herba Herminii Monorchidis* (in porridge) were added. (b) Deficiency of the Pi with dampness retained: *Semen Coicis* (in porridge), *Folium Nelumbinis* (in drinks), *Herba Eupatorii* (fried, boiled), and *Herba Agastaches* (in botargo) were added. (c) Deficiency of the Xin and Pi: *Radix Codonopsis* (in soup), *Radix Pseudostellariae* (in soup), *Radix Angelicae Sinensis* (in soup), *Ostrea* (steamed), and *Margarita* (powder form). (d) Disharmony between the Gan and Pi: *Fructus Citri* (in drinks), *Pericarpium Citri Tangerinae* (in drinks), *Fructus Citri Sarcodactylis* (in drinks), *Semen Coicis* (in porridge), *Flos Rosae Rugosae* (in drinks), *Fructus Lycii* (in soup), and *Flos Chrysanthemi* (in drinks) were added. (e) Deficiency of the Pi and Shen: *Semen Euryales* (in porridge), *Semen Sesami Nigrum* (in thin porridge), *Herba Rhodiolae Sacrae* (powder form). *Ganoderma Lucidum seu Japonicum* (fried, boiled or in powder form), and *Fructus Ligustri Lucidi* (in soup) were added. (f) Deficiency of the Fei and Shen: *Bulbus Lili* (in porridge), *Semen Armeniacae Amarum* (in porridge), *Bulbus Frityllariae* (steamed and boiled), *Radix Scrophulariae* (in soup), and *Herba Gynostemmae Pentaphyli* (in drinks) were added.

(2) Calming the mind and inducing sleep: For patients with severe sleeplessness, if it does not response to changing sleep habits, calming the mind and inducing sleep are adopted. Specific methods are as follows: (a) Herbal foot bath: herbal foot bath in warm water is employed before bedtime. The herbs used are those that can warm yang, active blood and dredge meridians (Caulis et Folium Polygoni Multiflori, Ramulus Cinnamomi, Pericarpium Zanthoxyli). (b) Taking herbs that can calm the mind 30 min before bed time. For example, take 0.3 g pearl

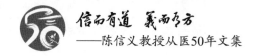

powder or 0.6 g amber powder each time or others like Tianwang Buxin Pills（天
王补心丹）to nourish yin and blood, tonify the Xin and calm the mind, or Zhenzhong
Pills（枕中丸）to invigorate the Xin and Shen, and calm the mind; or Baizi Yangxin
Pills（柏子养心丸）to benefit qi and nourish blood, calm the mind, and nurture the
Xin, or Anshen Buxin Pills（安神补心丸）to nurture the Heart and calm the mind.

(3) Acupuncture treatment: Acupuncture is given 30 min before bed time. The
following points are selected: Baihui (DU 20), Shenmen (HT 7) and Sanyinjiao (SP 6)
as the main points to nurture the Xin and calm the mind. For invasion of the Xin by
Gan-fire the following points are selected, i.e. Xingjian (LR 2), Xiaxi (GB 43) and
Fengchi (GB 20); for patients with disharmony between the Pi and Wei, Zhongwan (RN
12), Fenglong (ST 40) and Zusanli (ST 36) are selected;for patients with deficiency
in the Xin and Pi, Xinyu (BL 15), Shenshu (BL 23) and Zusanli (ST 36) are selected;
for patients with disharmony between the Xin and Shen, Xinyu (BL 15), Shenshu
(BL 23) and Taixi (Kl 3) are selected. Needle is retained for 30-40 min. However, for
patients with thrombocytopenia and bone metastasis, acupuncture is forbidden.

Severe fatigue: The above treatments are used at first, if no positive response is
seen, herb decoction is prescribed based on pattern differentiation. Optional prescriptions
are as follows: (1) For decreased functioning of the Pi and Wei: modified Buzhong
Yiqi Decoction（补中益气汤）, with ingredients of Radix Astragali, Radix Codonopsis,
Radix Glycyrrhizae, Rhizoma Atractylodis Macrocephalae, Radix Angelicae Sinensis,
Rhizoma Cimicifugae, Radix Bupleuri, Pericarpium citri Reticulatae, Rhizoma
Zingiberis Recens and Fructus Jujubae. (2) For Deliciency of the Pi with retained
dampness: modlified Shenling Baizhu Powder（参苓白术散）, with ingredients of Semen
Lablab Album, Rhizoma Atractylodis Macrocephalae, Poria, Radix Glycyrrhizae, Radix
Platycodi, Semen nelumbinis, Radix Ginseng, Fructus Amomi, Rhizoma Dioscoreae and
Semen Coicis. (3) Deficiency in the Xin and Pi: modified Guipi Decoction（归脾
汤）, with ingredients of Semen Ziziphi Spinosae, Arillus Longan, Radix Aucklandiae,
Radix Glycyrrhizae, Radix Angelicae Sinensis, Radix Polygalae, Rhizoma Zingiberis Recens
and Fructus Jujubae. (4) Disharmony between the Gan and Pi: modified Xiaoyao Powder（逍
遥散）, with ingredients of Radix Bupleuri, Radix Angelicae Sinensis, Radix Paeoniae

Alba, Rhizoma Atractylodis Macrocephalae, Poria, Radix Glycyrhizae, Rhizoma, Rhizoma Zingiberis Recens and Herba Menthae. (5) Deficiency in the Pi and Shen: Jianpi Bushen Decoction (健脾补肾汤), with ingredients of Radix Codonopsis, Radix Dipsaci, Rhizoma Atractylodis Macrocephalae, Poria, Radix Paeoniae Alba, Radix Angelicae Sinensis, Fructus Schisandrae, Semen Cuscutae, Cortex Magnoliae Oficinalis and Rhizoma Cyperi. (6) Deficiency of the Fei and Shen: modified Bufei Decoction (补 肺 汤), with ingredients of Radix Astragali, Radix Glycyrrhizae, Stalactitum, Radix Ginseng, Cortex Cinnamomi, Rhizoma Rehmanniae Glutinosae Siccata, Poria, Fluoritum, Cortex Magnoliae Oficinalis, Cortex Mori, Rhizoma Zingiberis, Radix Asteris, Pericarpium Citri Tangerinae, Radix Angelicae Sinensis, Fructus Schisandrae, Radix Polygalae, Radix Ophiopogonis and Fructus Jujubae.

［杨璐 , 李天天 , 褚雨霆 , 等 .Traditional Chinese Medical Comprehensive Therapy for Cancer-Related Fatigue[J]. Chinese Journal of Integrative Medicine, 2016, 22(01): 67-72. ］

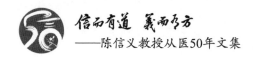
血液肿瘤疾病中医临床疗效评价方法探析

王　珺[1]，刘雅峰[2]，张雅月[3]，马　薇[3]，田劭丹[2]，侯　丽[3]，陈信义[3]

（1.浙江中医药大学第一附属医院，杭州 310006；2.河北省唐山市玉田县中医医院，唐山 064100；3.北京中医药大学东直门医院，北京 100700）

摘要： 针对血液肿瘤疾病特点，简要介绍中医古代临床疗效评价方法，并结合现代血液肿瘤中医临床疗效评价指标，从临床研究设计、盲法设计以及中医观察指标权重等方面，对血液肿瘤疾病临床疗效评价方法进行探讨。强调血液肿瘤属于难治疾病，要体现整体疗效，需要从单一评价指标向多元化指标集成转变。在盲法设计方面，如以国际规范的血液肿瘤疗效指标为主者，在严格随机、对照情况下，可以不采用盲法；而以临床证候、症状、生存质量为主要观察指标的临床研究，必须使用盲法设计并建立科学的评价方法和评价体系。对于治疗无反应或复发难治性血液肿瘤，坚持"以人为本，治病留人""带瘤生存"等理念，加大临床证候（症状）改善、生存质量提高、生存期延长等疗效评价指标权重更能让患者临床受益。

关键词： 血液肿瘤；疗效评价方法；疗效评价指标；盲法

Analysis of Traditional Chinese Medicine Clinical Efficacy Evaluation Methods for Hematological Neoplasms Diseases

WANG Jun[1], LIU Yafeng[2], ZHANG Yayue[3], MA Wei[3], TIAN Shaodan[2], HOU Li[3], CHEN Xinyi[3]

1. The First Affiliated Hospital of Zhejiang University of Chinese Medicine, Hangzhou 310006

2. Traditional Chinese Medicine Hospital of Yutian County, Tangshan 064100

3. Dongzhimen Hospital，Beijing University of Chinese Medicine, B 100700

Abstract: Aiming at the characteristics of hematological tumor diseases, the ancient clinical efficacy evaluation methods of traditional Chinese medicine was briefly introduced. Combined with modern Chinese medicine hematological tumor clinical efficacy evaluation indicators, from the aspects of clinical research design, blind design and the weight of TCM observation indicators, the clinical efficacy evaluation method for hematological tumor diseases was explored. It was emphasized that blood tumors were refractory diseases. In order to reflect the overall therapeutic effect, it is necessary to change from a single evaluation index to diversified index integration. In terms of blind design, such as the international standard of blood tumor efficacy indicators, in a strictly random, controlled case, blind method cannot be used; For clinical researches with clinical syndrome, symptoms, quality of life as the main observational indicators, the blind method must be used to design and establish a scientific evaluation method and evaluation system. For the treatment of non-responsive or relapsed and refractory hematological tumors, it should adhere to the concept of " people-oriented, treatment-for-living" and " survival with tumors" to increase the weight of clinical syndrome (symptoms) improvement, quality of life, and prolonged survival, which can make the patient benefit clinically.

Keywords: Hematological neoplasms; Efficacy evaluation method; Efficacy evaluation index; Blinding method

中医临床疗效评价是当今中医临床研究的热点，是基于循证医学寻找临床最佳证据的理念而产生的。中医临床评价多是基于循证医学、现代中医临床、现代医学以及现代科学等角度来寻找确定中医临床疗效。在阐明这个问题前，应首先分析古代中医关于临床疗效评价的部分关键词及其内涵，再进一步分析目前中医药治疗血液肿瘤疾病临床评价方法的优势与弊端以及临床应用。

1　古代中医临床疗效评价方法

古代中医十分重视临床疗效，其评价方法主要有以下两种。①证候与症状评价：依据治疗前后证候或症状变化进行评价，这种评价方法虽然简单，但非常明了，在临床中最为常见。在对证候或症状疗效评价发展的过程中，创立了许多与临床、治疗相关的疗效评价术语或称为评价词。如现行的痊愈用愈、解、痊、安、病去、如常、获效、病衰、立愈等术语描述；有效用稍缓、少愈、暂愈、可治、病减、稍和、少止、尤减等描述；无效用不解、不瘥、不效、不已等描述；

病情恶化或证候、症状加重用甚、剧、坏、危、重、增、难等描述；死亡用不治、必死、凶兆、将尽、命绝等描述。②病机变化评价：根据治疗前后病机变化来评价临床疗效，这种评价方法也很常见，是判定临床疗效的重要方法之一。如《伤寒论·辨阳明病脉证并治》曰："阳明病，脉浮，无汗而喘者，发汗则愈，宜麻黄汤"，即阳明病，无汗而喘证病机为风寒外袭，肺气不宣，服用麻黄汤后肺气宣，汗出即愈。又如《本草纲目》对枣树主治功效进行的描述，曰"枣树，味甘、涩、温，主治中蛊腹痛，面目青黄，淋露骨立。锉取一斛，水淹三寸，煮至二寸澄清，煎五开。旦服五合，取吐即愈。又煎红水服之，能通经脉"。

古代中医临床疗效评价方法具有以下优势。①两种临床疗效评价方法均简洁、明了、宏观，便于掌握和临床应用。②以患者为重点评价对象，注重患者主观感受，如证候或症状、体征改善。③基于"有诸内必形于外"的中医理论，用外在表征或病机变化来评价临床疗效，在某种程度上可以代表疾病或证候实质性改变。由于当时对疾病的认识还处于宏观层面，所以这两种评价方法很为实用，而在医学飞速发展的现代，这种传统评价方法已逐步被现代生物医学模式的疗效评价方法所替代。

2 现行血液肿瘤中医临床疗效评价指标

现代医学对疾病的疗效评价标准着重于病因学、解剖学、病理损害、生化等指标的改变。如肝炎主要以肝炎病毒拷贝数，冠心病主要以冠状动脉血流改善情况，急性白血病主要以骨髓幼稚细胞数量，糖尿病主要以血糖变化等作为疗效评价标准。由于受现代生物医学模式的影响，现行中医临床疗效评价自觉或不自觉地接受或照搬了现代生物医学模式的疗效评价方法和标准。

目前中医药治疗血液肿瘤的疗效评价指标主要包括下列8个方面。①疾病疗效评价：主要以白血病临床缓解率，骨髓象是否恢复正常，外周血象是否改善为标准。②证候疗效评价：多数是在疾病疗效评价基础上，按照中医临床特点对证候积分改善情况进行评价。如果疾病疗效很好，则证候疗效评价多放在辅助位置；如果疾病疗效较差，则证候疗效的权重比例放大，可占据主要位置。③临床主要症状、体征的疗效评价：如果整体证候改善不理想，则单项症状与体征的疗效非常重要；如果对某一症状如疲乏的改善非常明显，则认定干预药物也具有明显的临床应用与推广价值。④理化检查：包括影像学、血象、骨髓象、生化、病理等，理化检查既可作为重要的疗效指标引用，也可作为安全性指标选用。如骨髓增生异常综合征、慢性粒细胞白血病等患者外周血象、骨髓象是判定临床疗效的可靠指标，而多发性骨髓瘤、骨髓纤维化则将影像学认定为临床疗效判定指标，但在多数临床研究中，血象与生化检查往往作为安全性检测的关键指标。⑤生存质量：血液肿瘤患者由于疾病病程较长，临床普遍存在的问题是患者生存质量下降，因此，血液肿瘤患者生存质量评价是不可忽视的关键指标。如复发难治急性白血病、耐药或复发淋巴瘤等，维持最佳生存质量、延长生存时间也被看作是符合伦理学和国际规范的有效疗效指标。⑥合并症发生：控制并发症包括疾病自身并发症和治疗相关并发症，前者的最终评价标准是对并发症治疗的有效性或并发症的预防疗效；后者是针对治疗并发症采取的防治措施，如用提升外周血象药物预防或舒缓骨髓抑制状态等。⑦安全性评价：除外周血象、生化指标以外，治疗相关不良反应引发的症状、体征以及严重不良事件均属于安全性评价指标。⑧卫生经济学评价：包括治疗成本的计算、成本/效果分析等，选择治疗成本低、效果好的治疗方案是卫生经济学评价的关键。为了体现中医药治疗血液肿瘤疾病的整体疗效，需要从单一评价指标向多元化指标集成转变，从单纯西医评价指标向具有中医特色的病证指标或中西医结合指标集成转变，把各项指标综合，建立整体、综合的疗效评价体系。

3　血液肿瘤中医临床疗效评价中应注意的问题

中医学与西医学最根本的区别是中医学将人看作一个整体，内脏功能状态与外在表象不可分割，西医学则相反。血液肿瘤疾病临床疗效评价应"以人为本，疗人为核心"，注重对人体生理功能状态调节、病理状态调整、疾病规律调控。因此，血液肿瘤临床疗效评价要体现疾病特征以及不同疗效指标的分阶段评价，并具有合理性、随机性、重复性、代表性等符合临床实际的疗效评价特征。

3.1　临床试验设计

对临床疗效进行公正的评价，需要选择合适的临床试验方案。在血液肿瘤疾病临床治疗中，评价中医药治疗血液肿瘤疾病临床疗效更需要选择合适的试验方案。目前常见的临床试验方案类型如下。

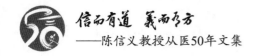

3.1.1　观察性临床研究

观察性临床研究是在自然状态下，对研究对象群体特征进行观察、记录，并对治疗结果进行描述和对比分析的一种设计方法。观察性临床研究是非随机化对照研究，对研究者不能人为设置处理因素，同时受试对象接受何种处理因素或同一处理因素的不同水平也不是由随机化而定。在观察性研究中，不向研究对象施加任何实验因素（干预因素），可以将观察对象按某种特征分组，但不需随机分组。常用的设计类型有描述性研究、病例对照研究与队列研究。观察性临床试验主要用于研究者对血液肿瘤疾病群体的治疗措施所产生疗效的总结。

3.1.2　试验性临床研究

试验性临床研究指研究者能够人为给予干预措施的研究。试验性研究的优点在于能够较好地控制非处理因素（即混杂因素）的影响，避免人为造成的偏倚，使比较组之间具有均衡性和可比性。其缺点为小样本时，不能保证混杂因素在组间有较好的均衡性和可比性。此外，若所采用的处理对受试者有害或不利，则随机分组会导致伦理学问题。常用的设计类型有随机对照试验、前后对照试验与交叉对照试验。试验性临床研究主要用于血液肿瘤疾病治疗药物或其他干预方法所产生的群体疗效的验证。

3.2　盲法设计

血液肿瘤疾病临床疗效评价的真实性是以临床研究设计类型为基础，其中随机、对照、重复性必不可少。盲法设计要依据对血液肿瘤疾病的研究点和观察目的而定，盲法在血液肿瘤疾病临床设计方案和疗效评价中并非必须具备，其使用情况如下。①对于以国际规范的血液肿瘤疗效指标而言，如白血病、多发性骨髓瘤、骨髓增生异常综合征等，其主要疗效指标是外周血象与骨髓象，判定疗效的金标准是临床缓解率。因其有明确的实验室指标，且目前多数医院已经实施计算机管理系统，从临床检测结果的真实性、可靠性、可溯源性以及医生必须遵守的伦理道德考虑，在严格随机、严格对照情况下，可以不采用盲法设计。另外，对于延长生存期、降低死亡率以及有明确客观指标的临床研究也可以不采用盲法设计。②以临床证候、症状、体征、生存质量为主要观察指标的临床试验，因可变、人为干扰因素较多，必须使用盲法设计，并建立科学的评价方法和评价体系，必要时需请第三方统计和评价。如中医药治疗癌性疲乏、改善食欲、舒缓抑郁状态等。

3.3　中医指标的权重

现代医学治疗无效、复发以及疾病进展等是血液肿瘤临床面临的难题。对于治疗无反应或复发难治的血液肿瘤疾病，维持原有的治疗方案存在着伦理问题，而"以人为本，治病留人""带瘤生存"等理念越来越受到重视，其治疗的真实目的是最大限度地改善患者临床证候（症状、体征）、提高生存质量、延长生存时间。对于治疗无效、复发难治以及老龄人群，加大中医观察指标的权重，真实地评估生命体征是临床疗效评价的重点。因此，中医证候、影响患者生存质量的单一症状和体征、生存质量以及生存期等疗效评价能够体现中医治疗的特色和优势，是中医药治疗血液肿瘤疾病临床疗效评价的重点研究方向。

［王珺，刘雅峰，张雅月，等.血液肿瘤疾病中医临床疗效评价方法探析 [J]. 中医杂志，2018, 59(13):1118-1120+1125.］

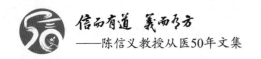
脾主统血与多脏腑综合功能效应关联性现代释义

刘雅峰[1]，郎海燕[2]，杨丽美[1]，王　佳[3]，张雅月[3]，张佳诺[3]，陈信义[3]

（1. 河北省唐山市玉田县中医医院，唐山 064100；2. 北京中医药大学东方医院，北京 100078；3. 北京中医药大学东直门医院，北京 100700）

摘要：脾主统血是脾脏象重要理论之一。在正常生理状态下，脾统摄血液的生理过程需要"血""气""脉"三要素才能实现。其中，血为统摄的物质基础，气为统摄的动力，脉为统摄的道路。用现代医学术语释义，血相当于现代医学的血细胞，尤其是参与止血过程的血小板；气类似于心肌细胞内线粒体产生的能量；脉比喻为循环系统及其功能的完整性。脾统血全过程涉及中医的五脏和部分腑（府）的密切配合，而现代医学的凝血机制也是多器官功能特性及其产生相关因子作用的结果。中医的脏腑在统摄血、气、脉方面，除各自执行应有的功能效应外，它们之间还存在着相互依存、相互协调制约的密切关系。

关键词：脾主统血；血；气；脉；脏腑

Modern Interpretation of the Correlation Between the Spleen Controlling Blood and the Integrated Functional Effect of Multiple Zang-fu

LIU Yafeng[1], LANG Haiyan[2], YANG Limei[1], WANG Jia[3], ZHANG Yayue[3], ZHANG Jianuo[3], CHEN Xinyi[3]

1. Yutian County Hospital of Traditional Chinese Medicine, Tangshan 064100, China;

2. Dongfang Hospital, Beijing University of Chinese Medicine, Beijing 100078, China;

3. Dongzhimen Hospital, Beijing University of Chinese Medicine, Beijing 100700, China

Abstract: "Spleen controlling blood" is one of the important zang-fu theories related to spleen in traditional Chinese medicine (TCM). In the physiological status, the process of spleen controlling blood needs all of the three elements "blood", "qi" and "vessel" working together. Among them, blood is the material basis, qi is the power and vessel is the pathway. In modern medical terms, blood is similar to the blood cells of modern medicine, especially the platelets that are involved in the process of hemostasis. Qi is similar to the energy produced by the mitochondria in the myocardial cells. Vessel is compared to the circulatory system and the integrity of its functions. The whole process of spleen controlling blood is involved in the close coordination of the five zang organs and some of the fu organs in TCM, moreover the mechanism of blood coagulation in modern medicine is also the result of multi-organ function and its related factors. Zang-fu organs of TCM or similar tissues and organs of modern medicine, not only each performs its own functional effects, but also have a close relationship of mutual coordination and restraint in the aspects of blood, qi and vessel of TCM.

Keywords: Spleen controlling blood; Blood; Qi; Vessel; Zang-fu

　　脏象学说的一个重要特征除各自承担相应的生理功能外，五脏之间或脏与腑之间有着相互依存、相互制约的关联性。脏与脏、脏与腑生理功能协调一致，才能保证人体的最佳健康状态，否则就会出现各种病证。"脾主统血"是脾脏象理论的重要组成部分，原意是指脾脏有统摄血液不溢出脉外的生理功能。但到目前为止，"脾主统血"实质还不完全明了，临床的一些现象如慢性出血性疾病伴有气短懒言、四肢倦怠、食欲不振等脾虚表征还无合理的解释。因此，通过查阅文献结合临床实践，阐明"脾主统血"与脏腑间关系，并赋予现代释义，对于发展中医脏象理论、指导临床实践具有重要意义。

　　脾脏象理论认为，脾有主运化（消化食物、水液代谢）、主升清（转输营养物质）、主统血（维护血液循环）三大生理功能。这三大功能除脾脏自身功能相互依赖、相互制约关系外，与其他脏腑之间也有密切的联系。在正常生理功能状态下，脾统血功能的发挥主要存在"血""气""脉"三个基本要素。其中，血是统摄的基本物质，气是统摄的原动力，脉是统摄的道路。

1　血为统摄之物

　　中医的"血"是营养人体脏器组织、维持生命活动的重要物质，也是脾统血的重点对象。血属阴，是能够通过现代医学手段观测到并具有强大生理功能的红色液体，对机体具有营养作用，也是构成人体和维持人体生命活动的基本物质之一。血液由先天肾精与后天之精以及无形之气转化而成，而各脏腑在生血过程中所发挥功能效应不尽一致。①脾（胃）：《灵枢·决气》中指出"中焦受气取汁，变化而赤，是谓血"。《灵枢·营卫生会》云："中焦亦并胃中，出上焦之后，此所受者，泌糟粕，蒸津液，化其精微，上注于肺脉，乃化而为血，以奉生身，莫贵于此"。这里明确提出中焦（脾胃）是生成血液的重要器官。②肾：中医学的肾不能定位是生血器官，因其不能直接生成血液，而是通过功能效应将肾精转化成血。③髓：髓属奇恒之府，与肾关系极为密切，正如《素问·平人气象论》中曰："脏真下于肾，肾藏骨髓之气也"。《素问·阴阳应象大论》也指出："肾主骨髓"。肾精充足，骨髓得养，髓能生血。如果上述脏腑功能不足或亏虚状态，脾统血功能就不能正常发挥，就会出现血虚或出血等病理表征。

目前对于中医"血"的现代学释义较少，经分析文献，结合临床实践，对中医的"血"可作如下释义：①血是流动在心脏和血管内不透明的红色液体。主要成分为血细胞（红细胞、白细胞、血小板）和血浆（白蛋白、球蛋白、凝血及抗凝因子、补体、抗体、酶、激素、电解质等）。其中，血小板、凝血及抗凝因子、激素、白蛋白应当理解为脾统血的最重要物质。这一解释能清晰地从宏观到微观表达中医"血"为营养物质的内容，并丰富和发展了中医"血"理论内涵。②脾（胃）相当于人体消化系统，可以从摄入的食物中消化与吸收造血原料，即中医所称的"精微物质"。无论是称精微物质，还是称造血原料，在生血方面，两种医学机制完全相同。这种解释可以明确说明"脾为后天之本，气血生化之源""脾属土，土位居中央，四方兼顾，土能生化万物"以及"健脾生血"等中医治则理论的潜在学术理论价值。③现代医学的肾脏能分泌促红细胞生成素。红细胞生成素（erythropoietin，EPO）是肾脏产生的糖蛋白，可以刺激多能造血干细胞并使其形成红细胞祖细胞。过去对于肾精化血多解释为"遗传基因"，现在看来，这种解释仅涵盖了中医的先天之精，对于血液生成方面定位也不精准。所以，用EPO解释肾精化血既包含了先天之精，也包括了后天之精。④"髓"用中西医两种医学术语均能解释，在血生成方式及其生血部位方面具有共性特征。不同的是生血方式存在着差异，即中医的"髓生血"

是由精转化而成，现代医学的"髓生血"需要骨髓提供微环境，骨髓细胞才能转化为血液。

综上可以看出，脾统血的基本物质"血"的生成并不是单器官功能的结果，而是由脾（胃）、肾、髓三者密切配合、协调一致完成。其中，脾（消化系统）提供造血物质，肾提供血细胞生长刺激因子，髓提供造血微环境和土壤。由上可知，在血生成过程中，任何一脏或腑出现问题，都会导致疾病的发生。

2　气为统摄之能

血液之所以能够在脉道中周流不息，需要有推血运行的动力，这就是现代医学还无法精确检测的无形之气。"气"是不断运动，并具有活力的精微物质，故属于阳，主动。按照气的生理功能可分为"元气""宗气""营气""卫气"，它们分别来源于肾（肾精化生）、肺（自然清气）、脾（水谷精微化气）。气除有气化（生化血液、津液）、温煦（主要调节机体温度）、防御（抵御外邪）功能外，推动和固摄是维系脾统血生理功能的重要组成部分。①推动功能：气的推动功能主要体现在对机体生长发育，脏腑、经络生理功能发挥，能量及其代谢的激发以及对血液循环、津液输布推动效应。故有"气为血帅""气行则血行"之说。若气不足或亏虚，推动作用减弱，不但会使生长发育迟缓，脏腑功能衰退，还可导致血流缓慢而发展成为血瘀病证。②固摄功能：固摄作用，主要是对血、津液等液态物质具有固护、统摄、控制，防止其无故流失效能。其中，固摄血液，防止溢出脉外是脾统血的重要功能。如气不足或气虚，就会出现气不摄血的临床表征。固摄功能的另一个靶器官是肝脏。肝脏能储存血液，调节血量，可保证血流量处于恒定状态，正如《素问·五脏生成篇》云："故人卧血归于肝"。"人动则血运于诸经，人静则血归于肝脏"（王冰注《素问》）则是对肝脏调控和辅助统摄血液的高度概括。

中医的"气"是人体必备且无形、无态的精微物质，至今尚无现代检测仪器能精确测试并证实其物质属性。笔者通过临床观察与基础研究现象分析，对气推动和固摄功能作如下释义。①推动功能：心肌细胞线粒体释放的能量推动血液运行。传统中医理论认为，血液运行靠心气推动，而现代医学证明，血液流动靠心脏收缩和舒张来完成。经过相关研究证明，心脏收缩和舒张功能主要由心脏搏动产生，心脏在搏动的同时可产生能量，这些能量的关键靶部位就是心肌细胞中的线粒体。线粒体能将心肌细胞中的一些有机物质与氧结合，经过复杂程序将有机物转变为二氧化碳和水，同时为血液循环提供所需的能量或三磷酸腺苷（adenosine triphosphate，ATP）。这就从微观上解释了气推动血液运行的物质基础。②固摄功能：固摄功能可以解释为血液凝固与抗凝的稳态，这种稳态好比阴阳学说，始终是对立统一关系，以利于血液既不发生血栓，也不会发生出血现象。维系这种动态平衡的关键物质是相关凝血因子，如因子 I～XIII，其大部分来源于肝脏。

综上可以看出，由心肌细胞线粒体产生的能量维系着心脏收缩与舒张功能，从而完成血液循环过程。这种现代医学观点完全清晰了"心主身之血脉"以及心气推动血液运行的科学内涵。凝血与抗凝系统的相关因子对立统一、动态平衡也丰富了脾统血的科学内涵。

3 脉为统摄之道

《素问·脉要精微论》指出："夫脉者，血之府也"。《素问·痿论》也曰："心主身之血脉"。这里的脉指的是道路，通常在解释中医血液流态方面称之为"脉道"。脉道是指与心脏相连并具有储藏和运输血液功能的管道。因此，脾统血功能的发挥离不开脉道储藏血液及运输血液功能的完整性。①脉道是分布于全身，并是具有储藏血液功能的主要器官。在正常生理状态下，血液具有沿封闭的脉道周流不息、并不溢出脉外的特性，主要靠脉道储存血液与辅助心气推血运行两种功能效应。其中，储藏血液是前提，运输血液是结果。如果脉道不能储藏血液，推血运行就成了无本之木；脉道不能推动血液运行，血液就会停滞而导致血瘀诸证，且久瘀会阻塞脉络，也可以导致血不循经的血瘀出血证。②正常人体脉道分布具有规律与相应的生理学意义。无论机体何种器官要维持正常生理功能都需要血的滋润。因此，中医的脉道普遍存在于全身各组织器官中，是一条坚韧而有弹性的管道，能使血液沿着这条管道流向各组织器官，以发挥营养效果。但长期以来，中医对脉道的认识仅限于其血液运输效应，并没有认识到脉道是除肝、肺以外的庞大的储血器官。同时，对于脉道运输血液功能中医一直认为是心气推动效应，其实质并没有人从现代医学角度予以明确阐释。

由上述可见，脉道的功能相当于现代医学的循环系统生理效应。其中，脉道包括除心脏以外的动脉、静脉及其相应的毛细血管。脉道是完整的封闭循环管道，其特性只能使血液沿这条管道朝一个方向不断地向前流动，最后分布到全身各组织器官内，在毛细血管内完成与组织间的物质交换。同时，维护血管功能完整性除血液提供足够的营养支持外，血管收缩和舒张因子或活性物质起着关键性作用，例如血管内皮收缩因子血管内皮素（endothelin，ET）起着信使分子的作用，并向肌肉发出放松指令以促进血液流通，还可使血管周围的平滑肌细胞接收信号后产生舒血管因子一氧化氮等。收缩和舒张血管因子类似中医的阴阳学说，收缩血管因子属阳，主动，可辅助心脏线粒体产生的能量推动血液运行；而血管舒张因子属阴，主静，能够预防血管收缩因子强烈的收缩引起的负面效应。

综合上述不难看出，脾主统血生理功能的发挥，不仅是脾脏应有的功能效应，而是人体多器官综合效应的结局，在实施脾统血功能当中，血细胞及其参与止血过程的主要成分血小板是脾统血的重要物质基础；心肌细胞线粒体产生的代谢能量可以解释中医气的动力效应；血管及其功能完整执行了脾统血的全过程。而这一过程涉及中医五脏和部分腑，相对应的是现代医学多组织器官。这些脏或腑、组织器官自身生理功能以及产生的相应物质，在脾统血生理功能执行过程中或多或少、或强或弱地担任着一定角色。

［刘雅峰，郎海燕，杨丽美，等 . 脾主统血与多脏腑综合功能效应关联性现代释义[J]. 中华中医药杂志 , 2018,33(08):3679-3681. ］

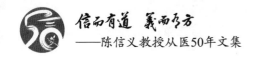

缺铁性贫血中医药防治康复一体化专家共识

郎海燕[1]，陈信义[2]，杨文华[3]

（1. 北京中医药大学东方医院血液科，北京 100078；2. 北京中医药大学东直门医院血液肿瘤科，北京 100700；3. 天津中医药大学第一附属医院血液科，天津 300192）

摘要：中医的"萎黄病"与现代医学的缺铁性贫血症状极为相似，以面色萎黄、体倦乏力、头晕眼花，心悸气短、食欲不振为主要临床表现。治疗是在对因治疗基础上，中医遵照辨证施治原则，多在处方中加用"皂矾""煅绿矾""生铁络""煅针砂"等具有补铁效果的中药，或应用现已上市的中药新药；现代医学则以补充铁剂为主。两者均能获得理想疗效。经专家充分讨论一致认为，中医药治疗缺铁性贫血有肯定疗效，很少见不良反应，更具有中医特色和优势。因此，《缺铁性贫血中医药防治康复一体化专家共识》从概述、病因病理、症状、检查、诊断、管理、预防、治疗、康复 9 个方面进行了论述，倡导以辨证论治和 / 或中药新药防治为主，并基于《黄帝内经》"未病先防""既病防变"的治未病理论，强化预防与康复理念，把治疗时间点前移，提出预防缺铁性贫血是关键，治疗是核心，康复是目标的一体化过程。

关键词：缺铁性贫血；中医药；防治康复一体化

Expert Consensus on the Integration of TCM Prevention and Treatment for Iron Deficiency Anemia

LANG Haiyan[1], CHEN Xinyi[2], YANG Wenhua[3]

1. Department of Hematology, Dongfang Hospital of Beijing University of Chinese Medicine, Beijing 100078, China

2. Department of Hematdogy and Oncology, Dongzhimen Hospital of Beijing University of Chinese Medicine, Beijing 100700, China

3. Department of Hematology, First Teaching Hospital of Tianjin University of Chinese Medicine, Tianjin 300192, China

Abstract: "Chlorosis" in traditional Chinese medicine (TCM) is similar to iron-deficiency anemia (IDA) in modern medicine, which characterized by sallow complexion, lack of energy, dizziness, palpitations, shortness of breath and loss of appetite. The treatment in modern medicine is iron supplementation. Besides, Chinese patent medicine or herbal medicine such as "soap alum", "calcined alum", "pig iron", "calcining needle sand" are used on the basis of treatment by cause and syndrome in TCM. Both the treatment of modern medicine and TCM are effective. According to the experts full discussion, TCM treatment in IDA has definite curative effect, lower risk of adverse reactions, therefore should be vigorously promoted in clinical application. This consensus reached agreements from 9 aspects: overview, pathology, symptom, examination, diagnosis, management, prevention, treatment and rehabilitation. The core content is to use TCM to treat IDA, and to advocate prevention and treatment integratedly which shows distinct advantages. Based on the theories outlined in *Huangdi Neijing* that "prevention before disease", "preventing disease from changing", the experts strengthened the concept of prevention and rehabilitation, moving the treatment time point forward, indicated that prevention is the key, treatment is the core, rehabilitation is the goal of the integration process.

Keywords: Iron-deficiency Anemia (IDA); Traditional Chinese medicine (TCM); Integration of prevention and treatment

1　概述

缺铁性贫血是指体内贮存铁不足或缺乏而引起的一组疾病。根据机体缺铁的程度，可分贮铁缺乏、缺铁性红细胞生成与缺铁性贫血（iron-deficiency anemia，IDA）3期。缺铁性贫血属全世界发病率最高的营养缺乏性疾病之一，以孕妇和儿童为高发人群。有资料显示，发展中国家缺铁性贫血发生率是发达国家的4倍。据世界卫生组织（WHO）调查报告，全世界约有10%～30%的人群有不同程度的缺铁。男性发病率约10%，女性发病率>20%。亚洲发病率高于欧洲。我国缺铁性贫血患病率不容乐观，有调查显示，男性患病率约10%，女性患病率为20%，孕妇患病率高达35%；城市儿童患病率为12.3%，农村儿童患病率为26.7%。已有大量证据表明，缺铁性贫血对儿童行为、发育、

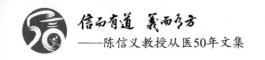

运动和免疫功能均有明显影响，也是诱发和加重成人诸如冠心病、心绞痛等疾病的危险因素。因此，缺铁性贫血已构成严重影响国民身心健康的公共卫生问题。

类似缺铁性贫血症状的中医描述起始于东汉，著名医家张仲景在《金匮要略·腹满寒疝病宿食病脉证治第十》中指出："病者萎黄，躁而不渴，胸中寒实，而利不止者，死。"就是说因泻利不止导致面色萎黄者为重症、死症。宋代《圣济总录》中也有面色萎黄的描述，如"面色萎黄，饮食不化，心腹痞满，呕吐酸水，大肠泻痢，手足逆冷，骨节酸痛，日渐羸瘠是也"，是指脾脏疳积时，除有消化不良、大肠泻痢、心腹满闷一般症状外，还会出现面色枯黄无泽、手足逆冷的危重现象。同年代的《卫生宝鉴》《世医得效方》中记载"食劳疳黄""积黄"，明朝《医学纲目》记载"食劳黄"以及民国出版的《证治心得》中记载"萎黄"病名均与缺铁性贫血类似。

因缺铁性贫血病理结局明确由机体铁缺乏导致，补充铁剂是针对病理结局治疗的有效措施。但由于患者对疾病的危害性了解不足，加之铁剂治疗会出现一些不良反应，使多数患者不能坚持常规治疗，或由于病因未能有效根除，导致缺铁性贫血迁延不愈，并加剧了患者心理负担。中医早就认识到类似于缺铁性贫血的"萎黄病"与矿物质缺乏有关，并喜用含铁矿物质治疗，如南北朝的《集验方》载有"绿矾"治疗"小儿疳气"。元朝《世医得效方》用"醋煅针砂"治疗"积黄""黄肿"等。明代《张三丰仙传方》对"伐木丸"功效解释为"治脾土虚弱，肝木气盛，肝乘脾土，病胸腹中满，或黄肿如土色，服此能助土益元"。清代《重订广温热论》引张三丰方，用制白术、黄酒曲、煅皂矾制丸以治黄胖病，症见面色萎黄、浮肿、心悸气促、肢倦无力等。《医林纂要》中对皂矾功效解释曰："矾红，功亦略同白矾，色赤入心入血分，治诸血病，从容平缓而有奇功……又能敛气，且不必忌盐，盖平肝即以和胃，补心即以生土也。"《杂病源流犀烛》治疗萎黄病用"针砂消食平肝，其功最速，不可缺，又须带健脾祛湿之药治之，无不愈者"。《串雅内篇》用"加味绿矾丸治大小男女黄病……大率四两药可治一人"。从以上古籍文献可以看出，中医以矿物质治疗缺铁性贫血具有悠久历史，有效而无不良反应是其特色和优势。《缺铁性贫血中医药防治康复一体化专家共识》的核心内容是：①鉴于中医药治疗缺铁性贫血有效而无明显不良反应的特色和优势，倡导以中医药防治为主；②基于《黄帝内经》"未病先防""既病防变"的治未病理论，强化预防与康复理念，把治疗时间点前移，提出缺铁性贫血是以预防为关键、治疗为核心、康复为目标的一体化过程。

2　病因病理

缺铁性贫血主要由储铁不足、铁摄入减少、生长发育过快、铁丢失过多和（或）吸收减少等导致。病理改变除导致不同程度贫血外，由于体内许多含铁酶和铁依赖酶，如细胞色素 C、过氧化酶、单胺氧化酶、腺苷脱氨酶等控制着体内重要代谢过程。当机体缺铁时，会影响组织呼吸、氧化磷酸化、胶原合成、卟啉代谢、淋巴细胞及粒细胞功能、神经介质的合成与分解、躯体及神经组织功能，而导致一系列非血液学改变。如上皮细胞退变、萎缩，小肠黏膜变薄致吸收功能减退；大脑皮质层和下丘脑的 5- 羟色胺、多巴胺等介质堆积引起神经功能紊乱；甲状腺滤泡上皮细胞坏死、T4 分泌减低；细胞免疫功能及中性粒细胞功能下降引起抗感染能力减低。

3　症状

缺铁性贫血症状由贫血、组织缺铁及导致缺铁的基础病的症状 3 个部分组成。

3.1　贫血相关症状

多数患者见面色萎黄或苍白，头昏耳鸣，体倦乏力，心悸气短，食欲不振，或伴有恶心呕吐等症状。

3.2　组织缺铁表现

主要包括：①精神与行为异常，如急躁易怒，注意力不集中，对外界反应力差，体力与耐力下降；②儿童生长发育迟缓、智力低下；③上皮组织改变，如口腔炎、舌炎、舌乳头萎缩、口角皲裂，胃黏膜呈浅表性炎症，亦可呈重度萎缩，胃酸减少，皮肤干燥，指甲缺乏光泽、脆薄易裂，甚至变平呈勺状，可见萎缩性胃炎，少数可出现吞咽困难。

3.3　基础疾病临床表现

常见导致缺铁性贫血的原发性疾病症状包括：①消化性溃疡、胃肠肿瘤或痔疮导致的便血或腹部不适；②寄生虫或慢性感染导致腹痛或大便性状改变，如

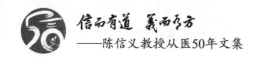
腹泻，血便等；③妇女月经过多或经期延长；④肿瘤性疾病导致的厌食、消瘦等。

4　检查

4.1　血常规

血红蛋白（Hb）男性＜120 g/L，女性＜110 g/L；平均红细胞体积（MCV）＜80 fL，凡MCV＜70 fL者应当排除地中海贫血；平均红细胞血红蛋白量（MCH）＜27 pg；平均红细胞血红蛋白浓度（MCHC）＜310 g/L。

4.2　外周血涂片

可见到典型的小细胞低色素性红细胞形态，如红细胞体积变小，中央淡染区扩大；网织红细胞（Ret）计数多正常及增高。

4.3　血清铁

血清铁蛋白（SF）＜12 μg/L；血清铁（SI）＜8.95 μmol/L；总铁结合力（TIBC）＞64.44 μmol/L；转铁蛋白饱和度（TS）＜15%。

4.4　骨髓象

骨髓增生活跃或极度活跃，以中、晚幼红细胞为主；骨髓小粒可染铁消失，铁粒幼红细胞＜15%。

4.5　血卟啉

红细胞游离原卟啉（FEP）＞0.9 μmol/L，或者血液锌原卟啉（ZPP）＞0.96 μmol/L，或者FEP/Hb＞4.5 μg/gHb。

为排查导致缺铁性贫血的原发疾病，还应当进行以下检查：①粪便隐血试验（多次检查）与粪便虫卵检查；②胃肠X线及（或）内镜检查；③妇科彩超或腹腔CT检查。

5　诊断

5.1　预警

缺铁性贫血发生隐匿，进展缓慢，贮存铁缺乏、缺铁性红细胞生成常无症状，缺铁性贫血患者症状较为明显，且慢性症状较多，很难直接感觉。但在无其他疾病或明显诱因情况下，如查体中发现，血红蛋白在正常范围，但红细胞体积低于正常，考虑正在消耗机体贮存铁，当贮存铁进一步耗尽，即可导致缺铁性贫血。因此，基于"治未病"与"未病先防"中医理论，提出早期预警有助于帮助患者及其家属早发现、早治疗。早期预警信号包括：①疲乏无力，胸闷憋气，心慌心悸；②头晕眼花，失眠多梦，记忆力减退；③面色无华或萎黄；④指甲变薄易折，或扁平甲和反甲；⑤无明显诱因的食欲减退，恶心或呕吐，或便秘；⑥有自发性吞咽困难。

5.2　诊断标准

5.2.1　贮铁缺乏诊断标准

符合以下任何一条即可诊断。①血清铁蛋白 < 14 μg/L。②骨髓铁染色显示骨髓小粒可染铁消失。

5.2.2　缺铁性红细胞生成诊断标准

根据贮铁缺乏诊断标准，同时有以下任何一条符合者即可诊断。①转铁蛋白饱和度 < 0.15。②全血红细胞游离原卟啉 > 0.9 μmol/L（50 μg/dL），或全血锌原卟啉 > 0.96 μmol/L（60 μg/dL），或 FEP/Hb > 4.5 μg/gHb。③骨髓铁染色显示骨髓小粒可染铁消失，铁粒幼红细胞 < 15%。

5.2.3　缺铁性贫血诊断标准

按照张之南、沈悌主编的《血液病诊断及疗效标准 第三版》，符合以下①项和②～⑨项中任何两项及以上者，可诊断为缺铁性贫血。①小细胞低色素贫血：男性 Hb < 120 g/L，女性 Hb < 110 g/L，孕妇 Hb < 100 g/L；MCV < 80 fL，MCH < 27 pg，MCHC < 320 g/L；红细胞形态可有明显低色素表现。②有明确的缺铁病因和临床表现。③血清（血浆）铁 < 8.95 μmol/L（50 μg/dL），总铁结合力 > 64.44 μmol/L（360 μg/dL）。④转铁蛋白饱和度 < 0.15。⑤骨髓铁染色骨髓小粒可染铁消失，铁粒幼红细胞 < 15%。⑥红细胞游离原卟啉（FEP）> 0.9 μmol/L（50 μg/dL）。⑦血清铁蛋白（SF）< 12 μg/L。⑧血清可溶性转铁蛋白受体（sTfR）浓度 > 26.5 nmol/L（2.25 mg/L）。⑨铁剂治疗有效。

5.3　分级

依据张之南、沈悌主编的《血液病诊断及疗效标准 第三版》中贫血分级标准，将贫血程度分 4 级。①轻度：血红蛋白女性 90 ～ 110 g/L，男性 90 ～ 120 g/L。

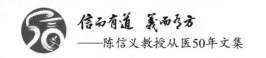
②中度：血红蛋白 61 ~ 90 g/L。③重度：血红蛋白 31 ~ 60 g/L。④极重度：血红蛋白 <31 g/L。

5.4 鉴别

5.4.1 铁粒幼细胞性贫血

主要是由于先天或后天获得的铁利用障碍而致的贫血，好发于老年人，转铁蛋白饱和度、铁蛋白及骨髓中铁粒幼细胞或环形铁粒幼细胞增多。

5.4.2 慢性病性贫血

常伴有肿瘤或感染疾病。转铁蛋白饱和度正常或稍高，血清铁蛋白增多，骨髓中铁粒幼细胞数量减少，含铁血黄素颗粒增加。

5.4.3 海洋性贫血

常有家族史，血涂片中可见靶形红细胞，有慢性溶血表现，血红蛋白电泳常有异常。血清铁、转铁蛋白饱和度及骨髓铁染色不降低。

6 管理

缺铁性贫血全程管理需要以多学科交叉的规范化诊疗为基础，从社会学角度进行全面认知，集患者、家庭、医疗机构、社会等的各方合力，以取得包括有效预防、治疗、康复与随访的最理想结果。全程管理流程见图1。

7 预防

基于中医"治未病"理论，对于贮铁缺乏、缺铁性红细胞生成应以预防为主，其目的是阻止向缺铁性贫血进展，包括对因预防、饮食预防、生活预防与中成药预防等方面。

7.1 对因预防

针对导致缺铁性贫血病因治疗是有效预防的关键，如有效治疗消化性溃疡，手术切除胃肠肿瘤，痔疮根治术，驱虫治疗与控制肠道慢性感染，调理月经，纠正偏食等。

7.2 饮食预防

7.2.1 补血

中医为象形医学，根据形象化类比原理，可食用下列食品预防缺铁。①动

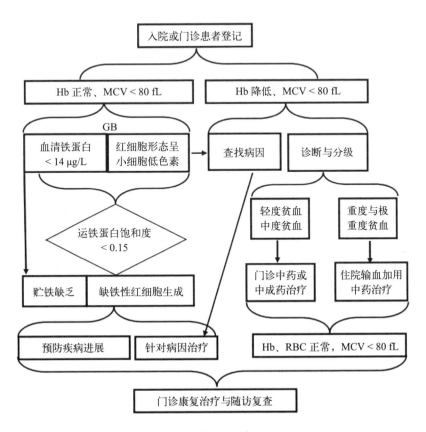

图 1　缺铁性贫血全程管理流程图

物血：动物血液中含有丰富的铁，而且是血红素铁，容易被人体吸收，不容易被食物中的草酸等物质干扰。因此，吃动物的血液来补充血液是预防和治疗缺铁性贫血的最佳食疗方式。可选用"以血补血"的猪血、鸡血、鸭血等动物血液食品预防。有关资料显示，动物血液里铁的利用率为 12%。②动物肝脏：基于中医脏象理论"肝主藏血"，肝脏能调节血量，食用动物肝脏对缺铁性贫血辅助治疗效果较好。如每 100 g 猪肝含铁 25 mg，而且也较易被人体吸收。③瘦肉：虽然瘦肉里含铁量不太高，但铁利用率与猪肝、动物血相似。

7.2.2　豆类

每 100 g 黄豆及黄豆粉中含铁 11 mg，人体吸收率为 7%，远较米、面中的铁吸收率为高。小豆、豌豆、豇豆、黑豆、青豆、扁豆、芸豆、刀豆、四季豆等含铁量也高于大米和面粉。

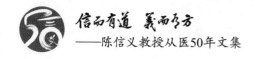

7.2.3 食用菌

许多菌类食品如木耳、地耳、银耳、猴头菌、灵芝、平菇、香菇、草菇、竹荪中铁的含量很高，尤其是木耳，每 100 g 含铁 185 mg，自古以来，人们就把它作为补血佳品。

7.2.4 海产品

海鱼、海虾、紫菜、海蜇等水产品也是预防和治疗缺铁性贫血的食品。

7.2.5 蔬菜

芹菜、菠菜、韭菜、萝卜叶、红苋菜等虽然铁的吸收率不高，但蔬菜毕竟是日常补充铁的一个来源。

7.2.6 水果及干果

水果中以樱桃、杏、李、葡萄干、红枣等含铁较多，干果有核桃等。

7.3 生活预防

铁锅逐渐被钢锅、铝锅、钛锅、陶瓷锅、砂锅等替代，也是导致潜在铁缺乏的重要原因。铁锅是我们日常生活中厨房里必备的做饭工具，用铁锅炒菜能补充铁元素。高温下，铁锅中的少量铁元素会渗入到食物中，因此在客观上起到了补铁的作用。

7.4 特别提醒

虽然食品有预防和治疗铁缺乏效果，但要合理搭配，合理搭配可增加铁吸收，反之，会导致铁吸收下降，达不到补铁效果。

7.4.1 宜搭配的种类

补铁时可与维生素C含量高的食物、水果、蔬菜同服，可更好地促进铁的吸收。①食物：芝麻或芝麻酱富含各种营养素，是一种极好的婴幼儿营养食品。每 100 g 芝麻酱含铁 58 mg，还含有丰富的钙、磷、蛋白质和脂肪。②维生素 C 含量较高的水果：如苹果、柚子、橘子、橙子、柠檬、草莓、芒果、猕猴桃、龙眼、刺梨、金樱子等。③蔬菜：西红柿、南瓜、小白菜、油菜、紫菜、香椿、苦瓜、花菜、辣椒、毛豆、豌豆苗、藕和马齿苋、野苋菜、蒲公英等野菜。

7.4.2 禁忌搭配的种类

①药物：四环素、土霉素、多西环素或奎诺酮类抗生素、ACEI、左旋多巴、甲状腺激素、钙剂或镁剂、降低胃酸的药物（如 H2 受体拮抗剂）、非甾

体类抗炎药（如布洛芬、吲哚美辛）可影响铁的吸收或加重铁缺乏。②食物：高汤、肥肉等高脂肪食物不宜在补铁治疗期间食用，这些食物会抑制胃酸分泌进而使铁剂的吸收减少；豆浆跟铁剂同服时，会在肠道生成一种特殊的螯合物而让人体无法真正补充到铁元素；苏打饼干、红薯等碱性食物可影响胃内胃酸量和 pH 值进而影响铁剂的吸收；茶叶与铁剂同用时会生成亚氰化铁，影响铁吸收；咖啡里的多酚类物质会和铁形成难以分解的盐类，抑制铁的吸收。③蔬菜与水果：含鞣酸较多的蔬菜或水果能与铁剂形成鞣酸铁盐沉淀，会影响铁离子的吸收，如柿子、山楂、石榴、桃子等；一些干果类食物如桃仁、杏仁等与铁剂同用时会生成亚氰化铁，从而降低铁剂吸收；海带、胡萝卜、黄瓜等碱性食物可影响胃内胃酸量和 pH 值进而影响铁剂的吸收。

8　治疗

鉴于缺铁性贫血中医药防治与康复优势，以病因病机与临床证候为依据，以辨证施治为总则，轻、中度贫血单纯中药治疗即可，重度和极重度贫血宜在输血治疗基础上加用中药治疗。大量文献表明，中医药治疗缺铁性贫血不仅具有与铁剂相等的临床疗效，且不良反应少。更重要的是除能有效补铁外，还可促进铁的吸收和利用。

8.1　原则

因缺铁性贫血总体为虚，虚在脾胃与气血。因此，应遵照《灵枢·经脉篇》"虚则补之"治则理论，以健脾和胃、双补气血为主。但在治疗过程中，除调理脾胃、补益气血外，还要针对导致缺铁性贫血的病因对应治疗，并适当补充有利于血液化生的中药或具有现代补铁效果的血肉有情之品，如血红素铁、阿胶、龟甲胶、鹿角胶等。

8.2　汤剂

口服汤剂对改善缺铁性贫血某些症状，如疲乏无力、心悸气短、食欲不振有较好效果，但长期服用依从性较差，建议根据病情需要适当选用。

8.2.1　脾胃虚弱证

①证候：面色萎黄，目睛不黄，体倦乏力，食欲不振，恶心欲吐，胃脘部不适，脘腹胀满，大便溏稀。舌质淡红，舌苔薄白，或白腻，脉象细弱。②治则：

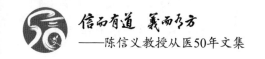

健脾和胃。③方药：香砂六君子汤；党参、白术、茯苓、炙甘草、木香、砂仁、陈皮、半夏。④加减：泄泻肠鸣者，加葛根、淮山药；腹痛喜温、畏寒肢冷者，加干姜、桂枝。

8.2.2　心脾两虚证

①证候：面色萎黄，目睛不黄，头目眩晕，失眠多梦，心悸气短，食欲不振，食后腹胀，大便不调。舌质淡红，舌苔薄白，脉象细弱。②治则：补益心脾。③方药：归脾汤；党参、黄芪、白术、茯苓、酸枣仁、龙眼肉、木香、当归、远志、生姜、大枣、炙甘草。④加减：严重失眠者，加菖蒲、夜交藤；严重心悸、心慌者，加适当加用生龙骨、生牡蛎、珍珠母。

8.2.3　脾肾双亏证

①证候：面色萎黄，颜面虚浮，食欲不振，食后腹胀，腰膝酸软，夜尿频多。舌体胖大，舌质淡红，舌苔薄白，或水滑，脉象细弱，或沉迟。②治则：健脾益肾。③方药：异功散合六味地黄丸；人参、白术、茯苓、陈皮、半夏、熟地黄、山药、山萸肉、牡丹皮、泽泻、甘草。④加减：畏寒肢冷者，加桂枝、炮附子；腰痛明显者，加桑椹、杜仲。

8.2.4　冲任失调证

①证候：面色萎黄，目睛不黄，头目晕眩，心悸失眠，月经过多，经期延长，或见崩漏，或见腹痛。舌质淡红，舌苔薄白，脉象细弱。②治则：调理冲任。③方药：固冲汤；白术、黄芪、煅龙骨、煅牡蛎、山萸肉、白芍、海螵蛸、茜草、棕边炭、五倍子。④加减：面色苍白者，加阿胶、当归；月经不止者，加血余炭、炒蒲黄。

8.2.5　肠道虫积证

①证候：面色萎黄，脘腹胀满，恶心欲吐，时常腹痛，消谷善饥，喜食异物，或吐或便虫体。舌体胖大，舌质淡红，舌苔薄白，脉象细弱。②治则：健脾驱虫。③方药：四君子汤合化虫丸；党参、白术、茯苓、槟榔、鹤虱、苦楝皮、枯矾、铅粉、使君子、芜荑。④加减：腹中冷痛者，加细辛、白芍、甘草；恶心呕吐者，加半夏、生姜、陈皮。

8.3　中成药

因缺铁性贫血从预防、治疗到康复是一漫长过程，服药时间相对较长，在对因治疗前提下，中成药在缺铁性贫血预防、治疗与康复一体化过程中具有优势。

8.3.1 益气维血胶囊（颗粒、片）

①处方组成：猪血提取物、黄芪、大枣。②功能主治：补血益气。③适应证：用于治疗各种类型贫血见面色萎黄或苍白，头晕目眩，神疲乏力，少气懒言等。④服用方法：胶囊剂成人一次4粒，一日3次，儿童一次4粒，一日2次；3岁以下儿童一次2粒，一日2次。颗粒剂成人一次1袋，一日3次；儿童一次1袋，一日2次；3岁以下儿童一次1/2袋，一日2次。片剂成人一次4片，一日3次；儿童一次4片，一日2次。⑤不良反应与注意事项：参照产品说明书。基于益气维血制剂主要成分为猪血提取物（含猪血红素铁），易于被人体吸收和利用，对缺铁性贫血有肯定的治疗效果。

8.3.2 益中生血胶囊（片）

①处方组成：党参、山药、薏苡仁（炒）、陈皮、法半夏、草豆蔻、大枣、绿矾、甘草。②功能主治：健脾和胃，益气生血。③适应证：用于脾胃虚弱、气血两虚所致的面色萎黄、头晕、纳差、心悸气短、食后腹胀等。缺铁性贫血见上述证候者。④服用方法：饭后或饭中服用。胶囊每次2粒，一日3次。片剂每次6片，每日3次。⑤不良反应与注意事项：参照产品说明书。益中生血胶囊（片）除对缺铁性贫血具有肯定疗效外，对癌性贫血也具有良好的治疗效果。

8.3.3 生血宝合剂

①处方组成：制何首乌、女贞子、桑椹、旱莲草、白芍、黄芪、狗脊。②功能主治：滋补肝肾，益气生血。③适应证：由肝肾不足、气血两虚所致的神疲乏力、腰膝疲软、头晕耳鸣、心悸、气短、失眠、咽干、纳差食少；放、化疗所致的白细胞减少，缺铁性贫血见上述证候者。④服用方法：口服，一次15 ml，一日3次。⑤不良反应与注意事项：参照产品说明书。

8.3.4 其他中成药产品

说明书标有治疗缺铁性贫血的中成药，并结合当地医保实际，可在辨证施治基础上选用，如复方皂矾丸、健脾生血颗粒、生血宁片等。

9 康复

临床实践证明，许多缺铁性贫血患者服用铁剂治疗或担心铁剂相关不良反应，往往在贫血纠正后不能巩固或康复治疗，或忽视贫血病因治疗，导致贫血复发或

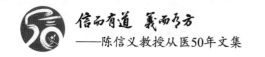

长期不能治愈。因此，康复对提高缺铁性贫血治愈率、降低复发率具有重要意义。

9.1　标准

当 Hb、MCV 恢复正常后，即可进入康复期治疗。根据个体化差异，达到完全康复标准的金指标是在达到缺铁性贫血治愈标准前提下，再康复治疗 3 ~ 6 个月。

9.2　方法

康复方法很多，具体措施有饮食调理、改变生活习惯等；针灸与推拿疗法对增进食欲，增加铁摄入和利用有一定效果。但对于缺铁性贫血最理想的康复方式是应用中成药，因其具有依从性好，便于携带、服用简单、有效而无明显不良反应等优势。建议选择既能改善临床症状，又有补铁效果，且易于被机体吸收和利用的治疗缺铁性贫血中药新药。

共识意见专家（按姓氏笔画排列）：王兰英，王金环，叶宝东，史哲新，刘松山，刘清池，许亚梅，孙凤，孙伟正，邸海霞，沈建平，陈志雄，胡晓梅，侯丽，徐瑞荣，蓝海。

［郎海燕，陈信义，杨文华 . 缺铁性贫血中医药防治康复一体化专家共识 [J]. 中华中医药杂志，2018, 33(08):3487-3492.］

常见血液病的中医分类与命名

蓝　海[1]，侯　丽[2]，郎海燕[3]，陈信义[2]，陈志雄[1]

（1.广州中医药大学第一附属医院，广州510405；2.北京中医药大学东直门医院，北京100700；3.北京中医药大学东方医院，北京100078）

摘要：通过组织全国部分高等中医药院校、中医血液病重点学科与重点专科建设单位部分专家讨论，就临床常见血液病分类与中医命名形成一致意见。依照继承、创新、类聚三原则，针对古代用多种病证名涵盖一类疾病的情况，从中找出符合现代血液病特征的病证名予以继承；古代病名结合现代血液病特点赋予具有创新性的名称；多种血液疾病有不同的中医病证名，按照类聚原则，统一在疾病名称前加定语以示区别。具体命名方法包括：对古代文献中明确、实用，或有国家标准、行业标准与专家共识的常见血液病中医病名沿用保留；对没有明确中医病名的常见血液病及新拓展的血液疾病，经专家讨论予以新的病证名；属现代医学独立的血液疾病，确定为中医病名，由于血液学变化过程中形成的疾病，则确定为中医证名。最终列出6个系统23个病种及其亚病种的中西医病名对照，并进行说明。

关键词：血液病；中医疾病分类；中医病证命名

Classification and Naming of Common Blood Diseases in Traditional Chinese Medicine

LAN Hai[1], HOU Li[2], LANG Haiyan[3], CHEN Xinyi[2], CHEN Zhixiong[1]

1. First Affiliated Hospital of Guangzhou University of Chinese Medicine, Guangzhou 510405

2. Dongzhimen Hospital, Beijing University of Chinese Medicine, Beijing 100700

3. Dongfang Hospital, Beijing University of Chinese Medicine, Beijing 100078

Abstract: By organizing some traditional Chinese medicine (TCM) colleges and universities as well as TCM hematology key disciplines and key specialist construction units, the experts discussed and formed consensus on common clinical blood disease classification and naming in TCM. In accordance with the principles of inheritance, innovation, and clustering, for the case of covering a class of diseases with a variety of disease names in ancient times, the names of the disease syndromes that conform to the characteristics of modern blood diseases should be found out to inherit them; the ancient disease names should give innovative names combined with the characteristics of modern blood diseases, A variety of blood diseases have different names of TCM syndromes. According to the principle of aggregation, the words are added before the name of the disease as attribute to show the difference. The specific naming methods include: for the TCM disease names of common blood diseases in the ancient literature，which are clear and practical, or have national standards，industry standards and expert consensus，they should be preserved and followed to use; For common blood diseases and newly developed blood diseases without clear TCM names, experts should discuss and give new disease names and syndrome names; The blood disease that is independent of modern medicine is determined to be the TCM name. The diseases formed during the course of hematological changes are set as the TCM syndrome names. Finally, a list of TCM and western medicine disease names of 23 disease types and sub-diseases in 6 systems are listed and explained.

Keywords: Blood diseases; Disease classification of traditional Chinese medicine; Naming of diseases and syndrome in traditional Chinese medicine

　　随着社会发展与环境变化，常见血液病发生率呈快速上升态势，疾病谱也发生了明显的变化。中医药在现代血液病的治疗中具有明显的特色和优势，特别是在复发难治性血液病以及解决西药治疗导致相关并发症方面不可替代。但既往常见的血液病中医病名已经不能涵盖现代血液病的病因、病理、发病过程以及临床证候等特征，不能适应现代血液病学的进步与发展。因此，应从传承、发展与创新的视角出发，探讨并规范常见血液病中医病名，并拓展其内涵及外延，以加快中西医基础理论融合研究与临床多学科交叉诊疗技术并轨的步伐，提高中医诊治能力与临床疗效。基于上述目的，中华中医药学会血液病分会于2017 年 11 月与 2018 年 4 月分别组织全国各高等院校、中医血液病重点学科与重点专科建设单位部分专家，对《规范常见血液病中医病名建议》进行了讨论与重新修订。

1　血液病中医命名基本原则

1.1　继承原则

对古代用多种病证名涵盖一类疾病的情况，从中找出符合现代血液病特征的病证名继承下来。如古代将淋巴结肿大（见于淋巴结炎、淋巴结核、恶性淋巴瘤等）一类疾病用"石疽""失荣""恶核""瘰疬""痰核"等不同的病名命名，其中"恶核"病名基本符合现代医学"恶性淋巴瘤"的临床特点，故将恶性淋巴瘤中医病名确定为"恶核"。

1.2　创新原则

创新是中医学术发展的关键。基于创新原则，其一是对古代或现代习用的血液病中医病证名赋予新的名称。如"虚劳"病因病机、临床特征与再生障碍性贫血极为相似，但"虚劳"只可部分反映再生障碍性贫血的病性，不能确定病位，因此，我们根据病性、病状与发病部位，将再生障碍性贫血命名为"髓劳病"，"劳"代表病性与病状，"髓"代表病变部位。其二是对现行还没有中医病证名的现代血液学疾病，给予创新病名。如基于"溶血性贫血"以贫血并发黄疸为主要临床表现，故命名为"血疸病"。又如淋巴系统疾病白血病与髓系白血病虽均具有"毒"的特征，但细胞形态学、免疫学特征有明显差别，将髓系白血病的中医命名方法用于淋巴细胞白血病显然不妥，故将淋巴细胞白血病命名为"淋毒病"，在其项下将急性淋巴细胞白血病命名为"急淋毒病"，慢性淋巴细胞白血病命名为"慢淋毒病"，则可体现其与髓系白血病有明显的形态学差别。

1.3　类聚原则

许多血液疾病虽然有不同的病名，但病变性质基本一致。按照类聚原则，在中医命名时，统一在疾病名称前加定语。如骨髓增殖性肿瘤（包括骨髓增生异常综合征、急性白血病、慢性白血病、原发性血小板增多症、真性红细胞增多症、骨髓纤维化等）统一用"毒"代表病性与病名，或作为该类疾病的定语，

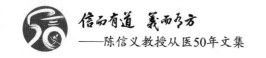
并依据临床表现给予相应的病名。如髓系白血病中医命名为"髓毒病"，在其项下又将急性髓系白血病命名为"急髓毒病"，慢性粒细胞白血病命名为"慢髓毒病"。原发性血小板增多症命名为"髓毒血实病"，真性红细胞增多症命名为"髓毒血积病"，原发性骨髓纤维化命名为"髓毒血症病"等。

2 血液病中医命名方法

通过参考历代中医古典医籍及现有文献记述的有关血液疾病中医病证名，确定命名方法如下。

（1）中医古籍文献中确定的血液病证名如能够涵盖现代血液病病因病理、临床特征或治疗特点的可继续沿用。如"萎黄病"的病因病机为脾胃虚弱、运化失常、水谷精微缺乏，与现代医学的"缺铁性贫血"发病特点基本一致，故可继续沿用。

（2）国家标准、行业标准或专家共识中已有的血液病中医病名继续沿用。如1993年国家中医药管理局颁布的《中医病证分类编码》脾系病类条中"紫癜病"基本能够涵盖现代医学的"免疫性血小板减少症"，可继续沿用。

（3）经行业学会或专家论证已达成共识的血液病中医病名可继续沿用。如将现代医学的"骨髓增生异常综合征"确定用"髓毒劳"中医病名；再生障碍性贫血用"髓劳"中医病名等。

（4）没有明确中医病名的血液病及新拓展的血液病经专家讨论予以命名。如现代医学的血友病、易栓症、溶血性贫血、慢性病贫血均给予相应的中医病名。

（5）对于现代医学独立的血液疾病，在给予中医命名时一律确定为"病"；对多种因素导致血液学变化过程而形成的疾病，在中医命名时一律确定为"证"。如现代医学的"巨幼细胞性贫血"命名为"黄胖病"，"易栓症"则命名为"血栓证"等。

3 现代血液病与中医血液病名称对照

根据2次专家讨论会的建议，并4次以通讯方式调研、征求具备正高职资质的临床专家意见，制订了常见血液系统疾病分类方案。该方案基本按照现代血液系统疾病分类方法进行归类，但二者有以下2点不同。①按照现代血液病发病学、治疗学进展，把需要血液科治疗的一些跨学科、跨系统血液学变化或疾病按照分类方法，新增到血液系统疾病中。如在红细胞疾病中增加了"慢性病贫血""肿瘤相关性贫血"2个病症，同时也给予"血劳病"与"癌毒血枯病"相应病证名；在白细胞疾病中增加了"化疗后白细胞减少症"，并给予"药毒虚损证"相应病证名；在出凝血疾病中增加了"化疗后血小板减少症"，并给予"药毒紫癜证"相应病证名。②按照现代血液学研究进展及相关诊断标准，把"真性红细胞增多症""原发性血小板增多症"分别从"红细胞疾病"与"出凝血疾病"中移出，与"原发性骨髓纤维化"一起合并到"骨髓增殖性肿瘤"疾病中，把"急性淋巴细胞白血病""慢性淋巴细胞白血病"从白细胞疾病中移出，与"恶性淋巴瘤"组成淋巴系统疾病。最终列出6个系统23个病种及其亚病种的中西医病名对照，详见表1。

表 1　常见血液病中西医分类与病名对照表

疾病系统分类	西医病症名	中医病证名
红细胞疾病	缺铁性贫血	萎黄病
	巨幼细胞性贫血	黄胖病
	再生障碍性贫血	髓劳病
	重型再生障碍性贫血	急髓劳病
	轻型再生障碍性贫血	慢髓劳病
	溶血性贫血	血疸病
	慢性病贫血	血劳证
	肿瘤相关性贫血	癌毒血虚证
白细胞疾病	髓系白血病	髓毒病
	急性髓系白血病	急髓毒病
	急性早幼粒细胞白血病	急髓毒紫斑病
	慢性粒细胞白血病	慢髓毒病
	白细胞减少与粒细胞缺乏症	虚损病
	化疗后白细胞减少症	药毒虚损病
	骨髓增生异常综合征	髓毒劳病

续表

疾病系统分类	西医病症名	中医病证名
出凝血疾病	免疫性血小板减少症	紫癜病
	继发性血小板减少症	紫癜证
	化疗后血小板减少症	药毒紫癜病
	过敏性紫癜	紫癜风病
	血友病	血溢病
	易栓症	血栓证
	弥散性血管内凝血	血凝证
骨髓增殖性肿瘤	真性红细胞增多症	髓毒血积病
	原发性血小板增多症	髓毒血实病
	原发性骨髓纤维化	髓毒血症病
淋巴系统疾病	淋巴细胞白血病	淋毒病
	急性淋巴细胞白血病	急淋毒病
	慢性淋巴细胞白血病	慢淋毒病
	恶性淋巴瘤	恶核病
浆细胞疾病	多发性骨髓瘤	骨髓瘤病

4　归类方法说明

4.1　红细胞疾病

（1）用"血疸病"概括溶血性贫血疾病。经专家讨论一致认为，各种原因引起的溶血性贫血最主要和首发症状均为黄疸，导致黄疸原因主要是红细胞被破坏，因而用"血疸"病名既代表疾病的变化过程，也反映疾病最主要的临床表现。

（2）用"血劳证"命名慢性病贫血。慢性病贫血为新增跨学科血液疾病，是多种慢性疾病的表现之一，与中医的"虚劳病"临床特征基本一致，但其最主要的病机变化是血液亏虚的病理过程，而不是一种独立的疾病，故用"血劳证"命名。"血"代表血虚或血亏，是导致"劳"的原因，"劳"是血虚或血亏病理结局，代表病性与病状。

4.2　白细胞疾病

（1）将白血病分类命名。在《规范常见血液病中医病名建议》基础上进行相应的调整或改进。起初部分专家认为，急性髓系白血病、淋巴细胞白血病均用白血病作为中医病名已经被临床医师和患者熟知，具有公认性，但经全体专家多次讨论认为，白血病既非中医病名，也不能突出中医特色、体现中医病因病机特点，故建议将白血病分类命名。将髓系白血病（急性早幼粒细胞白血病除外）统称"髓毒病"，以"髓"代表病位，以"毒"代表病因病机，即髓系白血病是毒邪侵犯骨髓导致疾病。其中急性发病者称"急髓毒病"，慢性发病者称"慢髓毒病"。为从细胞形态学和治疗学角度区分髓系白血病与淋巴系白血病，将淋巴系白血病命名为"淋毒病"。其中急性淋巴细胞白血病为"急淋毒病"，慢性淋巴细胞白血病为"慢淋毒病"。急性早幼粒细胞白血病是髓系白血病的特殊类型，且用砷剂疗效显著，基于目前研究进展，结合白血病总体中医命名和该病临床以出血为主要表现，故用"急髓毒紫斑病"中医病名。

（2）用"虚损病"命名白细胞减少与粒细胞缺乏症。因白细胞减少与粒细胞缺乏症属于血液系统独立疾病，以"虚损"作为病名虽能代表病性，但不能代表其是独立疾病，故专家建议用"虚损病"作为其中医病名。

（3）增加了药毒虚损病。随着恶性肿瘤发病率增加和化疗的应用，由此导致的白细胞减少以及相应治疗越来越受到国内外关注。肿瘤临床工作者在处理化疗后白细胞减少症方面除粒细胞刺激因子外，治疗措施相对有限，因此，增加"化疗后白细胞减少症"这个新病种具有重要临床价值。且在中医"治未病"理论指导下，中医防治化疗后白细胞减少具有明显的特色和优势。经专家反复讨论认为，"化疗后白细胞减少症"由化疗药物毒性导致，其临床表现与单纯白细胞减少症存在着病因差异，故专家建议中医病名用"药毒虚损病"。用"药毒"代表病因，用"虚损"代表病性，加"病"字表明是一种独立疾病。

4.3　出凝血疾病

（1）区分了紫癜病与紫癜证。在《规范常见血液病中医病名建议》中，将特发性血小板减少性紫癜（免疫性血小板减少症）、继发性血小板减少性紫癜（继发性血小板减少症）统一命名为"紫癜病"。经专家讨论认为，两种疾病从发病学、病理学及治疗学方面有明显区别，继续将"免疫性血小板减少症"

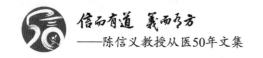
沿用"紫癜病"中医病名，而"继发性血小板减少症"是某种疾病发生与进展过程的表现，治疗原发疾病即可取得良好疗效，故用"紫癜证"中医病名。

（2）将化疗后血小板减少症命名为药毒紫癜病。与化疗后白细胞减少症一样，化疗后血小板减少症致病因素明确，故命名为"药毒紫癜病"。

（3）将过敏性紫癜命名为紫癜风病。国家中医药管理局中医优势病种诊疗方案中，将过敏性紫癜命名为"紫癜风"，此次专家认为，过敏性紫癜是血液系统独立疾病，用"紫癜风"病名不具备独立疾病特征和病名的完整性，建议用"紫癜风病"。

（4）以血栓证命名易栓症。在讨论易栓症中医病名时，专家认为，易栓症由多种病因导致，实质是微血管的微血栓形成，易栓症中医命名应保留疾病病理与临床特征，故用"血栓证"中医病名，也可以与"血瘀证"加以区别。

4.4 骨髓增殖性肿瘤

世界卫生组织（World Health Organization，WHO）于 2016 年正式把骨髓增殖性疾病统称为骨髓增殖性肿瘤，表明该类疾病具有"肿瘤"性质，预后相对不良。专家在讨论过程中认为，应当参考白血病类命名，并基于疾病不同的临床表现，加用相应的后缀词，构成复合病名。故将真性红细胞增多症、原发性血小板增多症、原发性骨髓纤维化分别用"髓毒血积病""髓毒血实病""髓毒血症病"中医病名。其中，"髓毒"代表病因与病位，"血积"代表红细胞增多，并易于聚集；"血实"代表血小板增多，易于在血管堆积，堵塞血管；"血症"代表骨髓有微型症块形成。而且，积、实、症与肝脾肿大症状相似。

4.5 浆细胞疾病

在国家中医药管理局中医优势病种诊疗方案中，将"多发性骨髓瘤"以"骨髓瘤病"命名，而不用"骨痹""虚劳""腰痛""骨蚀"等不具有针对性和临床特征的中医病名。

5 修订中医病名的意义

5.1 从病机上精准揭示现代血液病的中医学特征

如急性髓系白血病，不仅从"出血（紫癜）""低热（内伤发热）""症积（肝脾肿大）"等表征上概括，而且全面认识疾病发生的本质，从病因特点将其命名为"毒"，从病位特点将其命名为"髓"，再结合发病病程"急"的特点，整体考虑将其病名定为"急髓毒病"，更符合中医临床特点。

5.2 推动中医药血液病理论与临床发展

将现代血液疾病赋予相应的中医病名不仅仅是形式上的举措，更重要的是这样能够突出中医特色，有利于在此基础上进行血液病的中医临床与基础理论研究。如化疗后骨髓抑制中的化疗后白细胞减少症、化疗后血小板减少症已成为血液学科需要治疗或协助治疗的常见相关病症，应列入血液系统疾病中，并给予相应的中医病名，能够帮助临床医师对疾病进行正确认识和及时处理。

5.3 加速中医血液病与现代医学接轨

如骨髓增殖性肿瘤的真性红细胞增多症、原发性血小板增多症、原发性骨髓纤维化分别命名为"髓毒血积病""髓毒血实病""髓毒血症病"，急性早幼粒白血病命名为"急髓毒紫斑病"等，这样更加系统、规范，能更好地将中医血液病与现代医学临床和研究进行接轨。

［蓝海，侯丽，郎海燕，等.常见血液病的中医分类与命名 [J].中医杂志，2019，60(09):750-753+778.］

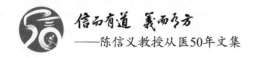
恶性肿瘤中医药维持治疗临床价值与述评

陈信义，董 青，田劭丹，侯 丽，贾 玫，李 潇

（北京中医药大学东直门医院，北京 100700）

摘要：鉴于中西医之间的知识体系差异以及恶性肿瘤维持治疗概念，从中医视角出发，对恶性肿瘤维持治疗概念、中医维持治疗特征以及中医维持治疗现状与对策三方面进行了评述。阐明中医维持治疗的内涵定义、思维模式与治疗方法。重点强调中医维持治疗要在"道法自然"核心理论指导下，把"以人为本，致力中和""坚守内功，修护元气"以及"调畅情志，天人合一"等理念贯穿维持治疗全过程，并通过最高境界的"养心"法则保持恶性肿瘤患者身心处于最佳状态，重视"辨证施治""整体观念""平衡状态""固本清源""靶向归经""治未病"等理论的灵活运用。提出恶性肿瘤的中医药维持治疗是集疾病维持治疗、肿瘤相关症状维持治疗、肿瘤相关并发病症维持治疗三位一体的多维度系统概念。将治疗目标定位在将证候（症状）控制与提高患者生存质量上升到与无进展生存期和总生存期相等位置，让更多的恶性肿瘤患者在维持治疗中获益。

关键词：肿瘤维持治疗；肿瘤中医维持治疗；多维度系统概念

Comment on the clinical value of traditional Chinese medicine in the maintenance treatment of tumor

Chen Xinyi, Dong Qing, Tian Shaodan, Hou Li, Jia Mei, Li Xiao

(Dongzhimen Hospital, Beijing University of Chinese Medicine, Beijing 100700, China)

Abstract: Inview of the differences in the knowledge systems between Chinese and Western medicine and the concept of maintenance treatment of malignant tumor, this paper reviews the concept of maintenance treatment of malignant tumors, the characteristics of maintenance treatment in traditional Chinese medicine (TCM), and the existing problems and coping strategies of TCM maintenance treatment. Firstly, the definition, ways of thinking and treatment methods of TCM maintenance treatment are clarified.It is emphasized that the maintenance treatment in TCM should be guided by the core theory of "Tao conforms to the nature", and the concepts of people-orientedness, commitment to the golden mean, adherence to internal energy, restoration and protection of the original qi, regulation of the emotions and correspondence between human beings and nature throughout the whole process of maintenance treatment. In addition, patients with malignant tumors should be placed in the best state of mind and body by adhering to the highest principle of "nourishing the heart". Such concepts and theories should be applied with flexibility as pattern differentiation and treatment, holistic concept, balanced state, consolidating the basis and clearing the source, targeted meridian tropism and preventive treatment. It is proposed that the maintenance treatment of malignant tumors in TCM is a multi-dimensional system that integrates maintenance treatment of diseases, of tumor-related symptoms, and of tumor-related complications. The goal of the treatment should be control of patterns (symptoms) and improvement in the quality of life of patients as well as longer progression-free survival (FPS) and overall survival (OS), so that more patients with malignant tumors can benefit from maintenance treatment.

Keywords: Maintenance treatment of tumor; Maintenance treatment of tumor in TCM; Multi-dimensional system

据 *JAMA*（《美国医学会杂志》）子刊 *JAMA Oncology* 最新发布的关于全球 195 个国家 29 大类癌症发病率、死亡率、寿命损失年、伤残损失生命年、伤残调整寿命年以及因病损失的健康寿命年等数据显示，恶性肿瘤已位列全球十大发病率和致死率最高的疾病之一。以 2017 年为例，全球新发癌症病例 2450 万，死亡病例 960 万。在中国，每 65 个人当中就有 1 名癌症患者，每年有超过 400 万人被确诊癌症，折合每天有超过 1 万人确诊，每分钟超过 5 人死于癌症。其发病率、死亡率位于全球第一，已成为严重危害人类健康的重大公共卫生问题。对于恶性肿瘤治疗，虽然中国已经实施了包括西医、中医或中西医结合在内的整合治疗措施。但就目前中国恶性肿瘤治疗现状分析，多数诊疗方案依然参照美国国立综合癌症网络（National Comprehensive Cancer Network，NCCN）每年更新的恶性肿瘤临床实践指南。在 NCCN 中极少提及中医药在恶性肿瘤治疗中地位与临床价值，使得中医药很少引起国际社会的关注。中国作为中医药发源地和应用最广泛的国家，实际上有超过 80% 肿瘤患者或多或少地接受了中医药治疗，说明中医药在恶性肿瘤治疗中具有不可替代的位置与重要性。因此，如何弘扬中医药治疗恶性肿瘤特色和优势，挖掘具有中国元素的肿瘤治疗新模式是国人应当探究的重大临床课题。实际上，中医药治疗恶性肿瘤有很多选择、理念、方法与优势。其中，恶性肿瘤的中医药维持治疗涵盖了很多具有中国特色的治疗理念、模式和方法，值得进行深入研究。

1 恶性肿瘤维持治疗概念

恶性肿瘤维持治疗是近年来兴起的新概念，是指恶性肿瘤患者在完成初始制订的化疗周期数（一线化疗），并达到最大肿瘤缓解疗效后，继续应用化疗或其他药物进行延续治疗直至出现疾病进展这一阶段的治疗策略。临床可分为继续维持化疗和换药维持化疗两种。也就是当患者进行一线化疗 4 ~ 6 个周期后，如果没有出现疾病进展，即可使用至少一种在一线方案中使用过的抗肿瘤药物，或更换另一种不包含在一线化疗方案中的药物，或使用与一线化疗方案无交叉耐药的化疗药物进行维持治疗。当今，在恶性肿瘤靶向与免疫治疗盛行时代，的确能够改善患者生存曲线。可以认为，维持治疗还应包括靶向或免疫药物两类。例如，晚期非小细胞肺癌一线化疗获益后，采用培美曲塞维持治疗，或一线化疗后没有进展的患者换用厄洛替尼维持治疗，其目的是延缓疾病进展，部分病人可达到延长生存期效果。故最理想终点评价指标是无进展生存期（progression free survival，PFS）和总生存期（overall survival，OS）。目前，这种维持治疗理念和模式，特别是靶向与免疫治疗已经在非小细胞肺癌、乳腺癌、肠癌等瘤种中得到初步验证，并改善或提高了部分患者 PFS 或 OS 生存曲线，使患者获得了良好的临床受益。但上述治疗始终未包括中医药的临床应用，也就是说目前恶性肿瘤的维持治疗还没有脱离西医的对抗治疗模式。第一，把肿瘤维持治疗定位于有可评价肿瘤病灶或中晚期患者，忽视了原位癌或 I ~ III 期肿瘤手术切除后，各种检测手段尚不能证实有肿瘤病灶存在或已经转移的患者在辅助放、化疗后的维持治疗。第二，虽然明确了维持治疗的药物应具备单药有效、副作用少、使用方便等特点，但目前可选择的维持治疗药物还不能完全达到低毒、有效的理想效果，何况现有维持治疗药物（包括靶向和免疫治疗）事实上存在着一些不良反应，甚至有严重的不良反应。第三，按照现有维持治疗时间点以及终点指标 PFS 和 OS 分析，把维持治疗锁定在一线治疗达到有效或稳定到疾病进展这一时间区间值得讨论。讨论焦点之一是维持治疗适用于一线化疗使肿瘤获得完全缓解（complete remission rate，CR）、部分缓解（partial remission rate，PR）与疾病稳定（stable disease，SD）患者。那么，疾病进展（progression disease，PD）患者的二线化疗后是否还需要维持治疗并不明确。之二是既然规定了 OS 作为终点指标，那么二线治疗有效后是否应纳入维持治疗范围。之三是维持治疗终点指标（PFS 和 OS）并没有顾及患者生存质量以及更多的社会关注和人文关怀。特别是对恶性肿瘤及其治疗相关痛苦症状，如肿瘤相关抑郁状态、厌食、乏力、失眠、便秘等缺乏有效治疗。即使患者获得了较长的 PFS 和 OS，但总体生活质量并没有得到改善。因此，现有西医的肿瘤维持治疗的概念与模式需通过临床实践进一步完善。这种完善并不是只使用西医西药，而是在当今多学科交叉、融合的肿瘤整合诊治新时代下，中医药也可以在疗效方面发挥独特的优势。所以，探讨中西医结合维持治疗模式，或具有中国元素的中医药维持治疗模式才是中国治疗恶性肿瘤的必由之路。

2　中医维持治疗特征

集哲学思维、科学实践为一体的中医学是具有中国特色和文化渊源的智慧医学。中医在恶性肿瘤维持治疗中具有特定内涵定义、思维模式与治疗方法。

2.1　内涵定义

与现有恶性肿瘤西医维持治疗的概念、方法、目的与终点指标相比，中医药的维持治疗更具有临床应用价值和推广应用前景。其一，中医药维持治疗定位于医患共同参与的肿瘤连续性身心治疗全过程。在临床适应证方面更加宽泛，其不仅仅是考虑有可评价肿瘤病灶患者的全程治疗，也充分兼顾无可评价肿瘤病灶患者的治疗。其二，治疗目的不仅仅是改变 PFS 与 OS 曲线，而更多是关注患者生存质量与症状控制以及人文关怀。中医药维持治疗适应证主要有以下 3 种。①疾病维持治疗：有可评价肿瘤病灶或无病灶的各期患者都有维持治疗的适应证，前者终点指标是PFS与OS，后者终点指标则是肿瘤复发率，共性指标是维护患者最佳生存质量与相关症状（证候）控制。②肿瘤相关症状维持治疗：无论有无可评价的肿瘤病灶，只要存在着肿瘤及其相关症状，且经相应治疗后，无论症状是否控制或好转，均需进行维持治疗。维持治疗目的是预防或控制相关症状，减轻患者痛苦，提高生存质量。③相关并发症维持治疗：包括肿瘤本身或相关治疗导致的并发症也需维持治疗。治疗目标是减轻或治愈相关并发症，减轻患者身心痛苦，促进或帮助患者恢复健康。由上可见，包括血液系统肿瘤在内所有恶性肿瘤的中医药维持治疗是多维度的系统概念。

2.2　思维模式

恶性肿瘤的中医药维持治疗是在"道法自然"核心理论指导下，把"以人为本，致力中和""坚守内功，修护元气"及"调畅情志，天人合一"等理念贯穿维持治疗全过程，并通过最高境界的"养心"法则保持肿瘤患者身心处于最佳状态。在此过程中，要灵活应用"辨证施治""整体观念""平衡状态""固本清源""靶向归经""治未病"等中医理论与方法，通盘考虑维持治疗获得的整体受益。

2.2.1　辨证施治

辨证施治是中医药治疗疾病的精髓。在肿瘤中医维持治疗全程中，能为每位患者提供量体裁衣的个体化治疗方案，更有效地根据患者个体差异（体质、状态）、病因病机、病变部位、病变性质以及邪正关系，实施有其证（疾病与症状）、组其方、使其药的方证对应治疗。同时，在辨证施治过程中也充分兼顾病证结合治疗。

2.2.2　整体观念

整体观念是具有统一性和完整性的中医思维理念。中医学非常重视人体内外的统一性、完整性及其与自然界的相互关系。其核心是建立在人是一个有机整体，组织器官与功能不可分割，局部病变与整体之间内在联系以及机体与自然界关联性等基础上的智慧治疗。在肿瘤治疗或维持治疗中，不仅着眼于肿瘤病灶，同时也关注局部病变的全身反应状态，并通过调整机体反应状态来控制疾病或症状。

2.2.3　平衡状态

平衡状态包括"调平与平调"两种思维与治疗理念。调平是针对肿瘤发生与进展的病因病机治疗，以恢复肿瘤患者机体紊乱的病理状态，达到新平衡；平调是针对肿瘤治则的组方遣药。《素问·五常政大论篇》指出："大毒治病，十去其六；常毒治病，十去其七；小毒治病，十去其八；无毒治病，十去其九；谷肉果菜，食养尽之。无使过之，伤其正也。不尽，行复如法。"可见平调是采用不伤正气的"中和"治疗方法，与西医使用化学药物治疗（化疗）、靶向或免疫维持治疗相比更能使患者受益。尤其是老年肿瘤患者更加适合平调治疗。

2.2.4　固本清源

"固本清源"理论是中国中医科学院广安门医院林洪生教授等在传统的"扶正培本"理论基础上提出的治疗理念。"固本清源"治则是恶性肿瘤中医药维持治疗重要理论依据。"固本"可以改善恶性肿瘤患者本身或放射性治疗、化疗导致的虚证状态，修护元气，"清源"是指清除残留的肿瘤病灶，以防肿瘤复发和转移。

2.2.5　靶向归经

目前，恶性肿瘤的靶向治疗已经悄然地改变了中晚期肿瘤患者肿瘤控制力度与生存曲线。与西医学的靶向治疗相比，中药的归经理论是我国最早的靶向治疗方式。例如，抗肿瘤中药生半夏归脾、胃、肺经，对肺癌、胃癌具有较好治疗效果；山慈菇归肝、胃、脾经，对肝癌、消化道肿瘤治疗有效；石韦归膀胱经，可针对膀胱癌治疗等。

2.2.6　治未病

"不治已病治未病"是《黄帝内经》中提出的防病养生策略，也是迄今为止我国卫生界所遵守"预防为主"战略的最早思想。治未病包括未病先防、已病防变、已变防渐等多个方面内容。朱震亨在《格致余论》中说："与其求疗于有病之后，不若摄养于无疾之先；盖疾成而后药者，徒劳而已；是故已病而不治，所以为医家之怯；未病而先治，所以明摄生之理。夫如是则思患而预防之者，何患之有哉？此圣人不治已病治未病之意也。治未病重在防，防未病与治未病殊词同旨。"中医"治未病"的理论在肿瘤全程治疗或维持治疗中将越来越受到医学界的重视。

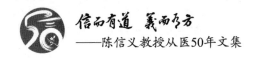
2.3 治疗方法

2.3.1 疾病维持治疗

疾病维持治疗可分有可评价的肿瘤病灶和无可评价的肿瘤病灶 2 种。①有可评价肿瘤病灶：西医的维持治疗是在肿瘤预定的化疗周期后，有效或稳定的肿瘤患者需要经过一段时间的继续或换药维持治疗，在 PD 后进入后续治疗（化疗、靶向或免疫治疗）。但对于一线治疗无效的肿瘤患者是给予维持治疗，还是不间断地给予二线治疗，并没有明确说明。另外，对于二线治疗获得有效或稳定的肿瘤患者是否需要维持治疗，以及没有获得有效或稳定患者如何处理，并没有给予合理解释。中医药维持治疗可以将中药（汤剂、中成药或中药注射液）与化疗药物组成新的治疗方案，一可增加新治疗方案中化疗药物的敏感性，强化肿瘤治疗效果（增效）；二可降低化疗药物毒性反应（减毒）。在 PD 患者进入二线治疗并没有获得有效或稳定的治疗效果时，继续化疗存在着诸多危险因素，如严重的骨髓抑制、肿瘤细胞多药耐药等，需要认真评估继续化疗给患者带来的临床受益。在这种情况下，中医药维持治疗具有稳定肿瘤病灶发挥"带瘤生存"的优势。②无可评价肿瘤病灶：对于无可评价肿瘤病灶的患者，部分患者需要预定辅助化疗，但并没有给出化疗后是否进行维持治疗。在临床实际中，的确也能看到有部分患者辅助化疗后依然存在着肿瘤复发和转移情况。同时，我们也无法知晓诸如手术前、手术中或手术是否有癌细胞转移及残留以及化疗药物是否杀死了已经转移的癌细胞。这就给无可评价肿瘤病灶患者在辅助化疗后进行中医维持治疗提供重要依据。

2.3.2 肿瘤相关症状维持治疗

在肿瘤发生、进展及其治疗过程中，均可引起相关症状。肿瘤相关症状可轻可重，持续时间可长可短，甚至伴随肿瘤发生、进展以及治疗的全过程，严重症状可导致患者体能与生存质量下降，如肿瘤相关抑郁状态，癌性乏力、疼痛、厌食、腹泻或便秘以及末梢神经病变等。甚至这些症状是构成患者意外死亡的危险因素。临床实践证明，包括中成药在内的中医药对肿瘤相关症状控制具有明显优势，也是肿瘤维持治疗的最佳选择。有资料表明，天蟾胶囊、华蟾素胶囊有控制癌性疼痛效果，四君子汤对厌食治疗有效，肠胃舒胶囊等对肿瘤相关腹泻或便秘有双向调控作用。在临床中应用"静以养心，宁以安神"与"动以疏肝，畅以理气"等中医理论，以"养心安神"与"疏肝理气"为治则，选择"酸枣仁汤""柏子仁丸"与"柴胡疏肝散""逍遥丸"等经典方剂加减治疗肿瘤相关抑郁状态（轻中度），可获得良好治疗效果。抗肿瘤中药新药艾迪注射液除作为抗肿瘤治疗药物外，对有轻中度肿瘤相关抑郁状态有一定的治疗效果，可作为肿瘤相关症状维持治疗的选择用药。

2.3.3　肿瘤相关并发病症维持治疗

与肿瘤相关症状相比，肿瘤相关并发病症尤其是已经构成疾病诊断的相关并发症，往往影响肿瘤治疗效果，也是肿瘤患者提前死亡的危险因素。如一线多疗程化疗或二线治疗后骨髓抑制甚至骨髓衰竭的外周血三系细胞减少，具有出血、感染及贫血等风险；化疗导致肾功能衰竭、药物性肝炎、肿瘤患者血液中存在的高凝状态、肿瘤细胞多药耐药等。与已经出现相关并发症继而进行西医对症治疗的策略相比，中医可在"治未病"理论指导下，把治疗的时间点前移，预防肿瘤相关并发症的发生与进展，并在后续维持治疗中进一步强化中医药治疗优势，加强治疗效果。有资料证明，辨证施治的汤剂或中成药具有防治化疗后骨髓抑制，延缓肾功能衰竭，保护肝脏功能等效应。如艾愈胶囊、芪胶升白胶囊、升白口服液、地榆升白片等可有效防治化疗导致的白细胞减少或中性粒细胞减少症；复方皂矾丸、再造生血胶囊、益髓升血胶囊、血速升颗粒有减轻化疗导致骨髓抑制效果；通关藤注射液除能够抗肿瘤外，因原药材通关藤具有活血止血功能，其不但能够控制肿瘤患者的血液高凝状态，还有防治化疗导致血小板减少症的效果。

3　中医维持治疗现状与对策

3.1　治疗现状

20世纪70年代末期，Goldie-Coldman模型的提出奠定了肿瘤维持治疗的理论基础，将维持治疗定位在患者经一线化疗，且疾病得到控制后至二线化疗前这一时间段。维持治疗特定时间划分的终点是发生疾病进展或因无法耐受的副反应而被迫中止化疗。维持期间所使用的药物可能是一线用过的化疗药物，也可能是更换的新化疗药物。如患者从未用过的化疗药物或目前进行靶向或免疫治疗药物，待疾病进展后再进行二线治疗。基于上述肿瘤维持治疗模式定义，近40年来，肿瘤界一直探讨肿瘤维持治疗最佳模式与方法，但至今仍存在争

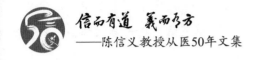

议而尚未有实质性进展。目前，虽然有关于肿瘤中医维持治疗的文献，但相关概念、适应证、时间点划分等也是参照西医维持治疗概念和模式，并没有系统提出具有中医药特色的维持治疗理论，也没有明确中医药维持治疗的相关临床证据。因此，提出具有中医特色的肿瘤中医药维持治疗概念、内容、方法非常关键。

3.2　应对措施

恶性肿瘤维持治疗的适应人群不仅仅局限于中晚期肿瘤患者，也不仅局限于一线与二线治疗期间。中医在肿瘤维持治疗中肯定存在有别于西医的不同理论体系与独特的认识观有待临床实践。目前，肿瘤中医维持治疗存在的主要问题与应对策略主要包括：①中医药在治疗疾病时，应有包括病因病机、辨证施治、组方遣药、治疗目的等理论支撑。但目前还没有形成支撑肿瘤中医维持治疗的理论体系，有待进一步深入研究。②按照西医维持治疗定义，终点指标是PFS 或 OS。虽然 PFS 或 OS 是评价进展期肿瘤维持治疗的金指标，但中医药在临床症状（证候）控制以及生存质量改善方面具有明显优势。同时，中医药在增效与减毒方面的优势需要在肿瘤维持治疗中进行强化研究，应通过大协作的团队研究获得更多的循证依据。③肿瘤维持治疗涉及瘤种、有无可评价肿瘤病灶、维持时间段等具体问题，如果仅将中晚（进展期）肿瘤纳入维持治疗，其范围显然不够，对于无可评价的肿瘤病灶，包括术后辅助放化疗患者，预防复发和转移也可纳入维持治疗范畴。维持治疗不仅仅是针对肿瘤疾病治疗，持续控制肿瘤相关症状和并发症的维持治疗也应当引起高度重视。但目前尚缺乏全国多中心协助、大样本、随机对照的临床研究报告。基于肿瘤中医维持治疗是多维度的系统工程概念，需要通过中西医专家对话、碰撞以及规范临床实践，才能获得可供临床推广应用的专家共识或指南。

［陈信义，董青，田劭丹，等.恶性肿瘤中医药维持治疗临床价值与述评 [J]. 北京中医药大学学报，2021, 44(09):777-783.］

中医药提升肿瘤患者生活质量研究述评

陈信义

（北京中医药大学东直门医院，北京 100700）

摘要：通过中外相关文献研究与分析，全面述评中医药在提高肿瘤患者生活质量方面的特色与优势。在中国知识基础设施工程、PubMed 数据库检索 2012 年 1 月 1 日—2022 年 4 月 23 日发表的中外文献，对肿瘤患者生活质量研究现状与症状控制对肿瘤患者生活质量影响 2 个关键问题进行概述与评价。近年来，提高肿瘤患者生活质量已成为当今医学界研究热点。提高或改善肿瘤患者生活质量的重要举措逐步趋向于中医药治疗，积极治疗原发疾病及对相关症状的有效控制是提高肿瘤患者生活质量的关键。中医药在防治肿瘤相关性贫血、抑郁、疲乏、疼痛、骨髓抑制、消化道不良反应及周围神经毒性等方面具有明显的疗效优势，对提高肿瘤患者生活质量具有重要意义。但中医药在提高肿瘤患者生活质量方面仍存在着主要问题：临床研究方面缺乏具有中医药特色的顶层设计与多中心随机对照研究数据，证据级别有待进一步提高；中医药提高患者生活质量的终点指标与疗效评价体系亟待用本土化评估标准予以评价。疾病精准治疗时代，中医药提升肿瘤患者生活质量的优势将会更加突显，临床研究与疗效评价体系将会日趋完善。

关键词：肿瘤；生活质量；中医药

Abstract: The characteristics and advantages of traditional Chinese medicine in improving the quality of life of tumor patients were comprehensively reviewed through the research and analysis of relevant literature, both at home and abroad.The Chinese and foreign literature published from January 1, 2012 to April 23, 2022 were searched in the databases of China National Knowledge Infrastructure and PubMed. The two key issues of the research status of the quality of life of tumor patients and the impact of symptom control on the quality of life of tumor patients were summarized and evaluated. In recent years, improving the quality of life of tumor patients has become a hot topic in the medical field. Important measures to enhance or improve the quality of life of tumor patients gradually tend to traditional Chinese medicine treatment. Active treatment of primary diseases and effective control of related symptoms are the key to improving the quality of life of tumor patients. Traditional Chinese medicine has obvious advantages in preventing and treating tumor-related anemia, depression, fatigue, pain, bone marrow suppression, adverse reactions of digestive tract, and peripheral neurotoxicity, which is of great significance for improving the quality of life of tumor patients.However, there are still main problems of traditional Chinese medicine in improving the quality of life of tumor patients, including: clinical research lacks top-level design and multi-center randomized controlled study data with characteristics of traditional Chinese medicine, and the level of evidence needs to be further improved; the endpoint indicators and efficacy evaluation system of how traditional Chinese medicine improves the quality of life of tumor patients urgently need to be evaluated with localized evaluation standards. In the era of precise disease treatment, the advantages of traditional Chinese medicine in improving the quality of life of tumor patients will be more prominent, and the clinical research and efficacy evaluation system is expected to be improved.

Keywords: Tumor; Quality of life; Traditional Chinese medicine

中国医学科学院、北京协和医学院、国家肿瘤临床医学研究中心 2022 年 2 月 27 日于 *Journal of the National Cancer Center* 在线发文显示：2016 年我国新发肿瘤病例约 406.4 万例，新发死亡病例 241.35 万例，粗发病率和年龄标准化发病率分别为 293.91/10 万和 186.46/10 万。目前，肿瘤治疗目标不仅仅是单纯清除肿瘤病灶，伴随肿瘤全程治疗过程中的患者生活质量的提高已成为全球关注的热点话题。1993 年，世界卫生组织（World Health Organization，WHO）对生活质量的定义为："不同文化和价值体系中的个体，对他们在生活中所处位置的感受，对与他们的目标、期望、标准及所关注事情有关生活状况的体验。"肿瘤患者生活质量包括患者个体生理、心理、社会功能及物质状态 4 个方面。

肿瘤患者生活质量下降是多方面因素共同参与的结果。《柳叶刀》最近报道显示，影响成年肿瘤患者生活质量的常见临床症状包括：伴随肿瘤发生的疼痛、疲乏、抑郁、失眠；经物理、化学治疗后引起的心功能不全、代谢综合征、淋巴水肿、周围神经病变、骨髓抑制和骨质疏松症；免疫疗法引起特定的免疫相关不良反应。此外，还包括常见的社会心理问题，如对肿瘤复发产生恐惧和认知改变，对性功能的理解和亲情关系，经济和就业影响等。在肿瘤临床诊疗过程中，客观与主观在内的量化参数指标非常重要。对于肿瘤患者生活质量评价主要基于卡氏（Karnofsky，KPS）评分、美国东部肿瘤协作组评分和欧洲癌症治疗研究组癌症患者生命质量测定量表（QLQ-C30）。近年来，已有更多的专用量表或症状量表正在研究或使用，如美国卫生和公共服务部发布的《常见不良事件评价标准5.0版》《癌症疲乏量表》《疼痛评估量表》等，为肿瘤患者生活质量的评估提供了科学的参照体系和有效工具。目前，提升肿瘤患者生活质量的关键是治愈或控制原发病，但在肿瘤不能治愈或没有必要进行高强度治疗，且不能回避治疗相关不良反应的情况下，患者生活质量的改善面临着巨大的挑战。

1 肿瘤患者生活质量研究现状

在中国知识基础设施工程以"中医""肿瘤"和"生活质量"为主题词，检索并获得2012年1月1日至2022年4月23日发表的中文文献1638篇。其中，中文核心期刊206篇，科技核心期刊1432篇；有各类科学基金项目支撑的文献130篇；内容涉及妇产、泌尿、眼耳鼻喉、心血管、消化、呼吸、神经等多个学科领域。在PubMed数据库以"traditional Chinese medicine neoplasms"和"quality of life"为主题词，检索并获得2012年1月1日至2022年4月23日SCI收录期刊文献62篇。其中，中科院分区2区6篇，3区20篇，研究类型多为系统评价和荟萃分析。再以"traditional Chinese medicine"和"neoplasms"为主题词，检索并获得中医药研究文献1021篇，类型为肿瘤药理及分子机制研究。

通过进一步文献分析表明：①提高患者生活质量方面的论文发表量呈现逐年递增趋势，仅2021年国内外发表文献已达到257篇，说明提升患者生活质量已成为当今研究的热点；②多系统疾病领域都存在如何提升患者生活质量的问题，与其相比，提升肿瘤患者生活质量备受关注，位列系统疾病领域第二位；③从中医药文献占总文献47.46%的比例可以看出，提高或改善肿瘤患者生活

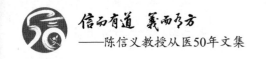
质量的重要措施逐步趋向于中医药领域；④提升肿瘤患者生活质量是包括辨证施治、中成药及各类非药物疗法综合应用的结局，原发疾病治疗和相关症状有效控制对提高肿瘤患者生活质量至关重要。

2 症状控制对肿瘤患者生活质量的影响

影响肿瘤患者生活质量的因素很多，最常见的是肿瘤及其治疗过程中的相关症状。如果这些症状得不到及时与有效的控制，即使肿瘤治疗效果再好，依然不能提高患者生活质量。近年来，针对影响肿瘤患者生活质量相关症状控制的中医药诊疗专家共识或诊疗指南相继发布或更新，表明有效地控制相关症状是提高肿瘤患者生活质量的关键。

2.1 肿瘤相关性贫血

肿瘤相关性贫血是临床常见的伴随症状，也是评估肿瘤患者预后的独立危险因素。肿瘤相关性贫血不仅降低肿瘤对放射治疗和化学药物治疗（简称"化疗"）的敏感性，且严重影响患者生活质量。一项随机对照的临床研究显示，健脾养正方与人促红素注射液组成的中西医整合方案，与单纯人促红素注射液比较，前者在提升患者外周血红细胞计数、血红蛋白水平，以及改善肿瘤患者KPS评分方面均具有明显优势。有研究表明，当归补血汤能提高肿瘤患者血红蛋白浓度与红细胞水平；炙甘草汤联合针灸能改善老年肿瘤相关性贫血患者的血红蛋白水平与KPS评分。2021年，中华中医药学会血液病分会、中国中西医结合学会肿瘤专业委员会等联合发布了《肿瘤相关性贫血中医药防治专家共识》，开启了肿瘤相关性贫血中医药规范诊疗模式。

2.2 肿瘤相关性抑郁

肿瘤相关性抑郁是由肿瘤诊断、治疗及相关症状共同作用而引起的一组心理症状或状态，其核心是心境或情绪低落、兴趣缺乏与乐趣丧失。因肿瘤相关性抑郁通常与肿瘤相关痛苦症状交替出现或被痛苦症状所掩盖，仅 5% ~ 10% 的患者能被早期诊断并接受治疗。有文献表明，将 63 例肝郁脾虚型肿瘤相关性抑郁患者随机分为柴胡疏肝散组与安慰剂对照组 2 组，用汉密尔顿抑郁量表评估治疗后的抑郁程度，前者抑郁改善有效率（71.4%）高于后者（14.3%），中医证候评分减低。将 100 例老年肿瘤并发抑郁患者分为针灸联合拔罐治疗组与口服盐酸帕罗西汀对照组2组，以老年抑郁量表和QLQ-C30进行治疗后评估，前者能改善患者抑郁状态，且轻度抑郁疗效优于对照组，并在改善患者生活质量方面更有优势。2015年，中华中医药学会血液病分会首次发布《肿瘤相关抑郁状态中医诊疗专家共识》，规范了肿瘤相关抑郁状态的中医临床诊疗。经过几年的中西医对话及推广应用，肿瘤科医生对肿瘤相关抑郁状态的认识水平与诊治能力得到提高。

2.3 肿瘤相关性疲乏

肿瘤相关性疲乏（cancer-related fatigue，CRF）是贯穿疾病全过程的伴随症状，直接影响肿瘤患者社会功能、情绪状态及日常活动。与肿瘤其他相关症状相比，持续性乏力是患者感觉最痛苦的症状，且是导致患者生活质量下降的始动因素。相关文献表明，中医药治疗CRF具有明显的疗效优势。一项随机对照的临床研究将186例接受化疗的CRF患者随机分为八珍汤组、八珍汤联合穴位贴敷组、空白对照组3组，使用癌因性疲乏量表及QLQ-C30对干预治疗后进行评估。与对照组相比，八珍汤和八珍汤联合穴位贴敷均能降低患者疲乏症状评分，提高生活质量评分，且八珍汤联合穴位贴敷组优于八珍汤组。另一项研究将80例肺癌气血两虚证患者采用随机数字表法用薯蓣丸联合脐灸与常规治疗（运动饮食方案）对比，用癌症疲乏量表评估，结果表明薯蓣丸联合脐灸的有效率（97.5%）高于常规治疗的有效率（67.5%），且中医证候评分降低。有文献证明，温和灸、耳穴压丸、艾叶精油穴位按摩、热熨等疗法也具有改善CRF的效果。基于中医药治疗的诸多证据，中华医学会肿瘤学分会肿瘤支持康复治疗学组在2021年发布了《中国癌症相关性疲乏临床实践诊疗指南（2021年版）》，强调中医药治疗的重要性。根据相关文献报道，中医药治疗CRF通过刺激患者造血功能、调节免疫机制、改善内分泌功能与促进能量代谢而降低CRF等级。

2.4 肿瘤相关疼痛

肿瘤相关疼痛是指由肿瘤引起或抗肿瘤治疗所致的疼痛。自从WHO推荐三阶梯规范止痛方案以来，疼痛治疗得到了根本性保障。但止痛药物带来的如厌食、腹胀、便秘等症状一直困扰患者身心健康，直接或间接地降低了患者生活质量。与WHO推荐的三阶梯规范止痛方案比较，中医药内服、外用及针灸等疗法具有不良反应小、安全性高、无成瘾性和无戒断性等优势，可视为"咖啡加伴侣"效应用于"不通则痛"和"不荣则痛"的肿瘤疼痛治疗。目前，中医药参与疼痛治疗越来越受到重视，2021年北京市疼痛治疗质量控制和改进中心癌痛专家组联合多家三甲医院肿瘤科发布了《癌痛规范化治疗中成药合理使用专家共识》，依据WHO天然药物与食品应用指南证据分级标准对中药止痛药物进行了详尽划分，活血消症止痛类如金龙胶囊、解毒消症止痛类如华蟾素胶囊、理气止痛类如元胡止痛片、散寒止痛类如桂参止痛合剂、清热止痛类如六神丸、益气止痛类如参芪片等中成药，不仅直接用于疼痛治疗，还可用于改善阿片类药物不良反应。因此，与三阶梯规范止痛方案组成的中西药止痛综合方案将会有更广阔的临床应用前景。

2.5 化疗后骨髓抑制

化疗后骨髓抑制是肿瘤化疗最为常见的毒副反应，主要表现为外周血细胞一系或多系减少。一项纳入132例化疗后骨髓抑制患者的随机对照研究显示，化疗前预防性使用芪胶升白胶囊等药物，化疗后骨髓抑制分级程度低于对照组，并可提高患者KPS评分，降低人重组粒细胞集落刺激因子（rhG-CSF）的使用频率。四君子汤与化疗同步使用可降低骨髓抑制发生率与rhG-CSF使用量。基于中医药治疗化疗后骨髓抑制的特色和优势，2018年由北京中医药大学东直门医院牵头，联合中华中医药学会血液病分会、中国中西医结合学会肿瘤专业委员会相关专家发布的《化疗后白细胞减少症中医药防治与评估专家共识》明确强调：基于中医"治未病""已病防变"预防疾病思想，以及"防为重点，治为目标，以防为治"的特色与理念，中医药防治化疗后白细胞减少症的重要价值在于提倡把治疗的时间点前移，变治疗为预防。此共识发布后，中华中医药学会血液病分会用了3年时间，采用中西医对话方式推广应用，取得了良好效果。2021年由中华中医药学会血液病分会、中国中西医结合学会肿瘤专业委员会与北京中西医结合学会肿瘤专业委员会联合发布了《肿瘤化疗相关性血小板减少症中医药防治专家共识》，进一步明确了中医药防治化疗后骨髓抑制导致血小板减少症的应用前景。同年，中国临床肿瘤学会中西医结合专家委员会发布了《抗肿瘤药物引起骨髓抑制中西医结合诊治专家共识》，同样明确了中医药治疗的必要性和临床应用价值。

2.6 消化道不良反应

肿瘤患者在化疗、靶向治疗、免疫治疗过程中会出现一系列消化系统症状，如厌食、恶心、呕吐、腹胀、腹泻及便秘。虽然中医药在应急止吐方面并不占优势，但在调控胃肠道功能、固护胃黏膜方面具有优势。有报道显示，电针刺激联合艾灸、掀针及芳香疗法等多种疗法均能改善化疗所致胃肠道症状。补脾止泻散治疗吉非替尼相关性腹泻的临床研究纳入 40 例Ⅳ期脾胃虚弱型非小细胞肺癌患者，使用补脾止泻散治疗与使用蒙脱石散、双歧杆菌三联活菌胶囊及洛哌丁胺相比，能提高止泻有效率（前者止泻有效率 80%，后者止泻有效率 45%）及患者 KPS 评分。80 例化疗后便秘患者，联合增液承气汤与单纯乳果糖治疗比较，前者在改善排便频率、粪便性状、排便困难、使用泻剂、排便时间、腹胀评分方面有优势。目前尚有多种中医疗法治疗肿瘤相关便秘的报道，如穴位刺激能够改善化疗所致便秘，大黄穴位贴敷神阙穴改善阿片类药物所致便秘等。中国抗癌协会癌症康复与姑息治疗专业委员会 2016 年发布的《肿瘤姑息治疗中成药使用专家共识（2013 版）》，根据证据等级推荐对肿瘤患者使用中成药治疗肿瘤相关厌食、恶心、呕吐、腹泻、便秘等，推荐证据等级皆为Ⅱ类或Ⅲ类。近些年来，笔者一直在积极寻找对肿瘤患者胃肠道功能有双向调节效应的药物，试图用于肿瘤相关治疗导致的腹泻与便秘调控治疗。经随机对照临床试验发现，肠胃舒胶囊（蜘蛛香、草果、紫地榆、草血竭、木香）不仅对肿瘤相关腹泻脾胃湿热证有良好的治疗效果，对肿瘤相关腹泻与便秘还有双向调节效应。新近的临床试验还证实，肠胃舒胶囊对于肺癌患者服用表皮生长因子受体 – 酪氨酸激酶抑制剂导致腹泻相关症状的控制效果令人满意，且患者服药依从性好，无不良反应。

2.7 周围神经毒性

周围神经毒性是肿瘤化疗相关的特异不良副反应，主要症状为四肢末端感觉异常、麻木或疼痛，活动功能障碍，遇冷症状加重等。有文献报道，使用黄芪桂枝五物汤熏洗联合艾灸与单纯使用甲钴胺比较，在改善奥沙利铂所致周围神经毒性和生活质量方面，前者疗效更佳。在一项 135 例化疗致周围神经病变的随机对照临床试验中，使用总神经病变评分量表评价患者周围神经损伤情况，使用癌症治疗功能评价针对肿瘤患者神经毒性的生活质量评价量表（FACT/

GOG-Ntx）评估患者生活质量。结果表明，益气温阳通脉方能够明显改善患者手足麻木、疼痛、畏寒的症状，提高正中神经和腓肠神经的感觉神经传导速度、运动神经传导速度，降低总神经病变评分和 FACT/GOG-Ntx 评分。针灸、中药泡浴、中药封包联合蜡疗、中药穴位注射等多种外治疗法改善周围神经病变具有明显的特色和优势。2021 年中国中西医结合疼痛学会、中国抗癌协会中西医整合专业委员会、中国中医药研究促进会联合发布了《化疗所致周围神经病理性疼痛中西医诊治专家共识》，根据临床试验证据等级推荐黄芪桂枝五物汤、通络蠲痹汤、参芪扶正注射液进行预防，使用温络通洗剂、补阳还五汤及针灸疗法、阳和汤进行治疗。综上所述，肿瘤患者生活质量与肿瘤及其治疗相关并发症密切相关。相对西医学而言，中医药在治疗或控制（改善）肿瘤相关病症方面具有特色和优势，主要体现在以下 3 个方面。①高度体现在整体观念指导下的个体化治疗决策。中医药在控制肿瘤相关症状与提升患者生活质量方面除重视人体统一性、完整性，以及与自然界、社会、家庭等相互协调关系外，也高度重视辨证施治理论指导下的个体化治疗。与西医的群体化、程序化治疗方案比较，中医的个体化治疗决策具有智慧医学和哲学高度融合的特征，针对疾病或证候（症状）更具有时空性、灵活性与精准性，故而能够得出满意的临床疗效。②多学科整合疗法是提高临床效果的关键。对于肿瘤相关症状的治疗或控制，中西医各有优势与不足，相互取长补短，多学科整合，以及中医疗法的综合运用，如中药内服、外敷，以及针灸、热疗、体育训练、推拿按摩、音乐与心理治疗、卫生宣教等非药物疗法可提高临床疗效。③"治未病"理论的临床应用可改善患者病情与病程。鉴于当前医疗资源的布局情况，应用中医宏观辨证的思维模式提前预防肿瘤相关症状的发生与进展，更能节省医药资源，舒缓或减轻肿瘤引起的痛苦症状。

3　存在的问题与展望

3.1　问题

综合已经发表的文献，归纳主要问题有以下 3 点。①由于缺乏中医药特色的顶层设计与多中心的随机对照临床研究，已经发表的研究论文整体质量不高，有效性证据不充分。国内中文核心期刊和 SCI 期刊文章发表量仍处于低位，国内文献以临床观察和中医理论探讨为主，外文文献以综述类报道为主，这表明中医药提升肿瘤患者生活质量的研究刚刚起步，在顶层设计、研究方法、评价标准、结局指标确定等方面还有更多的研究空间或空白需要填充或弥补。②在当前推崇疾病精准治疗的新时代，明确中医药提升患者生活质量的终点指标及其疗效机制有待揭示和突破。在终点指标确定、临床评价方法、中西药联合应用效果、中药复方（多成分）作用机制等方面，中西医之间存在着一些争议。目前的中医药文献还不能完全做到从宏观模拟化诊疗模式转向微观数字化诊疗模式，患者受益的诊疗方法或技术未必能得到医学界认同，尤其是对疗效机制的许可。因此，需要中西医之间采用相互对话、宽容接纳的方式共谋公允之路。③亟待用本土化评估标准评价中医药干预治疗效果。目前，除骨髓抑制有客观定性评价指标与方法外，包括生活质量在内的症状控制疗效评价还要借助国外量表来获得认同。实际上，在国外有许多症状评估量表，由于内容与评价方法（自评、他评）有所不同，得出的结果也不一致。临床实践证明，中医临床证候虽然是望、闻、问、切四诊所获知的疾病过程中的外在表征，但在整体层次上证候能全面反映人体机能状态或心理状态。原国家食品药品监督管理总局、国家中医药管理局早已在疾病临床研究中规范了中医证候评价标准。选定使用简便的国外量表与中医证候组合优化，形成具有中医学特色的本土化症状评价量表是我们应当高度重视的问题。

3.2　展望

提升肿瘤患者生活质量已经成为伴随肿瘤发生、治疗、康复全程中医患共同关注的重要话题。目前，能够早发现、早诊断及精准可治的肿瘤治愈率越来越高，与生活质量构成正比关系。但还有一些症状将伴随肿瘤发生、治疗、康复的全过程，如乏力、抑郁、失眠等。实际上，在目前已有的诊断条件及其相关因素下，多数肿瘤尚且不能治愈，肿瘤相关并发症的发生及生活质量的下降在所难免。因而，维系肿瘤患者良好的生活质量已成为肿瘤姑息治疗的重要组成部分。截至2022年4月23日，在美国临床试验注册中心登记的中药辅助肿瘤治疗相关临床试验已达248项，其中，以提升肿瘤患者生活质量为主的研究就有23项，涉及治疗症状频率从多到少依次为癌痛、疲乏、恶心、呕吐、抑郁和贫血等。

中医药临床应用离不开中医理论的指导，在世界医学分类逐渐细化的模式下，宏观的辨证论治需要逐步向微观辨证过渡并融合，实现辨证与辨病的双精准化。但无论如何，中医理论体系及其引导效应不能弱化。例如，笔者在"调平与平调"理论指导下，逐步形成了以中医药有效解决肿瘤患者相关痛苦（抑郁、失眠、厌食、乏力、便秘、腹泻）、提高患者生活质量为特色的北京中医药大学东直门医院恶性肿瘤治疗模式。"调平与平调"理论根植于中医阴阳观，"调平"是恢复肿瘤患者病机的动态平衡，"平调"是病症用药致力缓和。在治疗原发疾病的同时，动态平衡地兼顾患者的伴随症状，追求防治、康复一体化，全面提高肿瘤患者的生活质量。随着中医药治疗肿瘤及其相关并发症等专家共识或诊疗方案的临床推广和应用，精确防治肿瘤及其相关并发症与提升患者生活质量的中医理论与诊疗体系将会进一步完善。

4 小结

多学科交叉的中医药治疗肿瘤及其相关并发症，全面提升患者生活质量，其疗效已得到广泛的验证和认同，并已展示出中医药应有的特色和优势。这些研究成果体现在逐年增长的国内外学术论文的发表量，高水平的临床试验设计和有效实施，以及针对具体病症制定和发布的相关指南、共识。同时，在疾病精准治疗时代，笔者更期待在中医药提升肿瘤患者生活质量方面推出创新理论，以指导临床实践。

［陈信义.中医药提升肿瘤患者生活质量研究述评[J].北京中医药大学学报,2022,45(11):1081-1088.］

肿瘤相关抑郁中医诊疗专家共识

中华中医药学会血液病分会　　中国民族医药学会血液病分会

中国中西医结合学会肿瘤专业委员会　　北京中西医结合学会肿瘤专业委员会

关键词：恶性肿瘤；肿瘤相关抑郁；中医诊疗

在恶性肿瘤发生、诊断与治疗的过程中，患者不仅要面临死亡的威胁、机体功能与社交能力的丧失，同时还伴有精神与心理的痛苦，如情绪低落、兴趣减退、悲观伤感、自罪观念等。肿瘤患者与家属对提高生存质量有明显的诉求，但在某种程度上不愿向主治医生透露其心理、精神和情感等方面的问题，导致医生对患者的抱怨、恐惧、自杀倾向等认识不足，继而忽视了相关治疗。

目前，临床医生更关注肿瘤患者的近期疗效，而忽略了诊治过程中患者可能出现的异常心境，且部分抑郁症状，如食欲下降、睡眠障碍、疼痛等常被肿瘤相关症状所掩盖，给肿瘤相关抑郁的诊断造成困难。据资料显示，国外肿瘤相关抑郁的发病率为 3.7% ~ 58%，而我国其发病率高达 25% ~ 75%，但仅有不足 10% 的患者被明确诊断，5% 左右的患者被推荐接受心理咨询或给予相关药物治疗。为提高临床医生对肿瘤相关抑郁的早期识别与诊疗能力，2015 年，中华中医药学会血液病分会提出了《肿瘤相关抑郁状态中医诊疗专家共识》。经过 7 年的实践，临床医生对肿瘤相关抑郁的认识与诊疗水平明显提高，基本可以做到早发现、早诊断、早预防、早治疗。其中，非药物疗法及中医药治疗得到了较广泛的应用，能有效地帮助患者度过抑郁低谷期，提高其临床疗效。但基于 7 年的临床实践也发现了一些在临床诊疗中适用性不强的内容，需要再次修订与补充。鉴于此，由北京中医药大学东直门医院、首都医科大学附属北京中医医院、浙江中医药大学浙江省中医院牵头，邀请中华中医药学会血液病分会、中国中西医结合学会肿瘤专业委员会、中国民族医药学会血液病分会、北京中西医结合学会肿瘤专业委员会，以及其他学会分支机构的血液、肿瘤、精神、神经、心理、临床评价等方面的专家，重点对《肿瘤相关抑郁状态中医诊疗专家共识》中西医发病观进行简化，并对中医病名、诊断与治疗部分进行修订，删除症状、筛查等相关内容，使共识更加简明、实用。

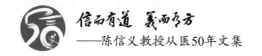
1 定义

肿瘤相关抑郁是指在肿瘤诊断与治疗过程中出现的病理性情绪变化，主要表现为情绪低落、兴趣减退、精力不足、疲乏、悲观伤感、自罪观念、自杀倾向。依据肿瘤相关抑郁的定义，结合患者具有心情抑郁、胸脘痞闷、胁肋胀痛，或易怒欲哭，或咽中有异物感等症状，推荐"郁证"为其中医病名。

2 发病

2.1 西医学认识

肿瘤相关抑郁的发生是多种因素综合作用的结果。①心理因素：心理因素贯穿肿瘤诊断与治疗的全过程，尤其是既往有心境障碍的患者，其发病率明显增加。②癌性疼痛：严重或不易控制的癌性疼痛，以及服用镇痛药物所导致的腹胀、便秘等不良反应可作为一种身心应激源，持续诱发与加重患者的抑郁状态。③癌性疲乏：可在血液与肿瘤疾病发生和治疗过程中出现，并持续存在数月甚至数年。持续性疲乏会导致患者情绪低落、活动能力减退，且疲乏和抑郁状态常合并发生或相互影响。④睡眠障碍：抑郁、焦虑情绪与睡眠障碍直接相关，也是影响患者生存质量的关键。⑤治疗因素：如手术前后情绪、心理变化，以及肿瘤部位、手术方式均会严重影响患者的心理及社交能力；放射治疗、化学药物治疗、靶向治疗及免疫治疗的不良反应，如恶心、呕吐、疲乏、脱发、神经毒性、骨髓抑制，以及患者的恐惧心理在治疗过程中及治疗结束后均持续存在，往往会引发肿瘤相关抑郁。⑥其他因素：肿瘤临床分期、疾病进展、治疗效果、康复程度、应对方式、社会支持等均可对肿瘤相关抑郁的发生及其严重程度产生明显影响。

2.2 中医学认识

肿瘤相关抑郁的发生、进展与情志因素密切相关。中医学整体观认为，恶性肿瘤是全身疾病的局部表现。患者正气不足、癌毒伏留、脏腑功能损伤是疾病发生的内在基础，外感毒邪、气滞血瘀、痰湿凝结是疾病发生的必然条件。肿瘤相关抑郁是以恶性肿瘤病因病机为基础，由郁怒伤肝、思虑伤脾、神劳伤心导致肝藏魂、脾藏意、心藏神等脏腑功能失调，以及气血逆乱的身心疾病，且抑郁程度与脏腑功能失调密切相关。①轻度抑郁：肝主疏泄，具有调畅情志的功能，且喜舒畅而恶抑郁。若肝失疏泄或情志不舒，则可导致肝气郁结，临床多见情志抑郁、胸胁满闷或胀痛、善太息、情绪急躁、脘腹胀满、少腹隐痛、大便秘结、小便黄赤等症状。②中度抑郁：《难经本义》载"所谓治未病者，见肝之病，则知肝当传之于脾，故先实其脾气，无令得受肝之邪"，肝气郁结可导致肝郁脾虚，脾胃运化失常，痰湿内生，阻滞胸胁。临床多见情志抑郁、胸胁胀痛、脘腹胀满、食欲不振、四肢倦怠、肠鸣矢气、大便稀溏等症状。③重度抑郁：中医学理论认为，气郁、脾虚均可生无形之痰，停留于人体四肢百骸。痰瘀同源、痰瘀相互转化、痰蒙心窍，在肝郁脾虚基础上，重度抑郁可因痰瘀互阻而出现心境异常相关症状，如情志抑郁、症积肿块、肢体麻木、胸闷多痰、头晕目眩、恶心呕吐、失眠多梦等。综上所述，肿瘤相关抑郁是虚实夹杂的动态病机变化过程，也是"肿瘤—抑郁—肿瘤进展—抑郁加重"的恶性循环。

3 诊断

3.1 诊断标准

参照《国际疾病分类第十一次修订本（ICD-11）》相关内容，将肿瘤相关抑郁的临床症状分为核心症状和附加症状。①核心症状：心境低落、兴趣和愉快感丧失、精力不济、疲劳感。②附加症状：注意力和集中注意能力降低、自我评价降低、自罪观念和无价值感、认为前途悲观暗淡、自伤及自杀观念或行为、睡眠障碍、食欲下降。凡在恶性肿瘤诊断与治疗过程中，出现至少2条核心症状和2条附加症状，且持续2周以上者，即可诊断为肿瘤相关抑郁。

3.2 分级

按照简易测试焦虑抑郁情绪量表（简称"PHQ-9量表"）测评标准划分，5~9分为轻度抑郁，10~14分为中度抑郁，15~19分为中重度抑郁，20~27分为重度抑郁。

4 治疗

4.1 治疗原则

肿瘤相关抑郁的治疗目的是帮助患者恢复良好的心境状态，克服抑郁带来的身心痛苦。治疗目标是保护或预防患者出现各种意外事件。建议治疗抑郁与抗肿瘤同时进行。轻度抑郁者可采用非药物疗法。中度抑郁者可在中医辨证治疗的同时，根据患者意愿，推荐其向精神专科医生咨询，并选择服用合适的抗抑郁药物。如患者不愿意或不宜接受抗抑郁药物治疗，应提醒患者或监护（委托）人严密观察其病情发展，并及时向主管医生报告。当抑郁的严重程度达到精神疾病诊断标准时，应按照相关法律条文，及时转诊至精神专科医院或转交精神专科医生诊治。

4.2　非药物疗法

非药物疗法适用于肿瘤相关抑郁的全程治疗。可根据患者具体情况以及医疗机构现有条件，推荐下列非药物疗法单独或综合应用。

4.2.1　情志疏导疗法

中医学的情志疏导疗法类似于西医学的心理疗法。《灵枢·师传》云："人之情，莫不恶死而乐生，告之以其败，语之以其善，导之以其所便，开之以其所苦，虽有无道之人，恶有不听者乎。"《医方考》云："情志过极，非药可愈，须以情胜。"中医学认为，肝主疏泄，畅以理气，情志疏导疗法的核心是调畅气机。可辅助西医学的认知与行为疗法、暗示与催眠疗法、集体心理咨询等。

4.2.2　音乐疗法

音乐疗法是通过乐曲的节奏和音调以缓解患者的抑郁状态，帮助患者减轻焦虑、抑郁等不良情绪。有条件的医疗机构可结合患者兴趣、接受能力与欣赏水平，以音乐疗法转移患者的注意力，舒缓低落或急躁的情绪。其中，情绪低落者可选用豪放类音乐，情绪急躁者可选用抒情类音乐。

4.2.3　运动训练

运动训练是基于患者的具体情况，由医生开具适合患者的个性化运动训练处方，以帮助患者调畅情绪，改善体能，促进疾病康复。散步、慢跑、八段锦、太极拳、五禽戏等均可适当选用。

4.2.4　针灸

针灸具有疏通经络、调畅气机的作用，可缓解抑郁状态，改善躯体功能。针灸包括毫针、电针、耳针与艾灸等。毫针刺法以针刺合谷、太冲、神门、内关、印堂、百会为主。肝气郁结加期门；痰气郁结加中脘、丰隆；气郁化火加曲池、行间、外关；心脾两虚加心俞、脾俞；肝肾亏虚加肝俞、太溪。电针疗法以针刺百会、四神聪、印堂为主，配气海、合谷、太冲疏泄肝气；配太溪、三阴交、肾俞补益肝肾；配足三里、心俞、神门、内关养心安神。耳针神门以安神定志。艾灸关元、足三里以扶正益气。

4.3 辨证治疗

基于肿瘤相关抑郁的病因病机，中医学认为，肝主疏泄、心主神明、脾主运化、痰瘀与痰湿同源，根据患者临床证候特点进行辨证论治。

4.3.1 肝气郁结证

症状：情志抑郁，胸胁满闷，时善太息，急躁易怒，脘腹胀满，少腹隐痛，大便秘结，小便黄赤。舌质暗红，苔薄黄，脉弦。

治法：疏肝解郁。

方药：柴胡疏肝散加减。陈皮、柴胡、川芎、香附、枳壳、白芍、甘草等。

中成药：舒肝解郁胶囊。口服，0.36 g / 粒，一次 2 粒，一日 2 次。

4.3.2 肝郁脾虚证

症状：情志抑郁，胸胁胀痛，脘腹胀满，食欲不振，四肢倦怠，肠鸣矢气，大便稀溏。舌体胖大，舌质淡红，苔白或腻，脉弦细。

治法：疏肝健脾。

方药：逍遥散加减。当归、茯苓、白芍、白术、柴胡、生姜、薄荷、炙甘草等。

中成药：加味逍遥丸。口服，6 g / 袋，一次 1 袋，一日 2 次。

4.3.3 心脾两虚证

症状：情志抑郁，心悸怔忡，失眠多梦，倦怠乏力，食欲不振，大便稀溏。舌体胖大，舌质淡，苔薄白，脉细弱。

治法：补益心脾。

方药：归脾汤加减。炙黄芪、人参、白术、当归、茯苓、龙眼肉、远志、酸枣仁、木香、炙甘草等。

中成药：九味镇心颗粒。温水冲服，6 g / 袋，一次 1 袋，一日 3 次。

4.3.4 痰瘀互阻证

症状：情志抑郁，癥积肿块，肢体麻木，胸闷多痰，头晕目眩，恶心呕吐，失眠多梦。舌质紫暗或有瘀斑，苔腻，脉滑或涩。

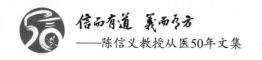

治法：化瘀祛痰。

方药：桃红四物汤合二陈汤加减。当归、熟地黄、川芎、白芍、桃仁、红花、半夏、橘红、茯苓、甘草等。

中成药：鳖甲煎丸。口服，3 g／丸，一次 1 丸，一日 2～3 次。

4.3.5 气滞血瘀证

症状：情志抑郁，胸胁胀痛，痛有定处，两胁满闷，脘腹胀痛，口唇紫暗，嗳气吞酸，咽中有异物感。舌质紫暗或有瘀斑，苔薄白，脉弦。

治法：理气活血。

方药：血府逐瘀汤加减。桃仁、红花、当归、生地黄、牛膝、川芎、桔梗、赤芍、枳壳、甘草、柴胡等。

中成药：血府逐瘀胶囊。口服，0.4 g／粒，一次 6 粒，一日 2 次。

4.3.6 痰湿阻滞证

症状：情志抑郁，头身困重，胸胁胀闷，口中黏腻，脘腹不适，食欲不振，大便不爽或黏腻。舌质淡红，苔白腻，脉滑。

治法：祛湿化痰。

方药：涤痰汤加减。茯苓、人参、甘草、陈皮、胆南星、半夏、竹茹、枳实、石菖蒲等。

中成药：陈夏六君子丸。口服，9 g／丸，一次 1 丸，一日 2～3 次。

4.4 中成药在肿瘤相关抑郁关联症状中的应用

在辨证治疗基础上，配合中成药可控制某些严重影响身心健康并可以导致抑郁的相关症状。

4.4.1 睡眠障碍

睡眠障碍是抑郁发生的重要因素。相反，抑郁也可以导致睡眠障碍。因此，有效地缓解患者的睡眠障碍可明显降低抑郁的发生与进展。心肝血虚者，可选用心神宁片治疗；惊恐诱发者，可选用安神定志丸治疗；心肾不交者，可选用孔圣枕中丸治疗；心血不足者，可选用枣仁安神胶囊治疗。

4.4.2 疲乏

肿瘤相关疲乏与肿瘤相关抑郁存在着相互依赖的关系。疲乏可导致抑郁的发生与进展，而抑郁又可以加重疲乏程度。补益类中成药可改善患者的疲乏症状，降低抑郁发生率。例如艾迪注射液、康艾注射液、参芪扶正注射液等。

4.4.3　癌性疼痛

癌性疼痛是肿瘤相关抑郁发生的重要因素，然而疼痛亦是抑郁诊断中最容易被误诊、漏诊的症状。因此，有效地缓解疼痛是防治肿瘤相关抑郁的关键。临床上除按照世界卫生组织"三阶梯"原则处理外，选择相应的中药或中成药可以增强止痛效果。如天蟾胶囊与镇痛或抗肿瘤药物联合应用可明显缓解疼痛，提高抗肿瘤疗效；东泰华蟾素胶囊等除能治疗中、晚期恶性肿瘤外，对于癌性疼痛亦有良好的治疗效果。

对于中、晚期恶性肿瘤，尤其是胃肠道恶性肿瘤，以及正处于化学药物治疗或其他治疗阶段的患者，因其存在食欲减退、厌食或进食困难、腹胀等胃肠道症状，导致口服中药汤剂或中成药依从性较差，基于抑郁与肿瘤治疗同时进行的总体原则，可考虑静脉给药。临床研究表明，艾迪注射液具有抗肿瘤、抗疲乏与抗抑郁等多重功效，可用于治疗肿瘤相关抑郁轻、中度患者，并可以明显提高患者的生存质量。

5　结　语

综上所述，肿瘤相关抑郁是肿瘤发生、诊断与治疗过程中难以被发现且又严重影响患者生存质量及治疗效果的疾病，其发生、进展与心理、癌性疼痛、疲乏、睡眠障碍、手术创伤、放射治疗、化学药物治疗等密切相关。为提高肿瘤患者生存质量、降低意外死亡风险，建议对肿瘤相关抑郁患者进行包括非药物疗法、辨证治疗、中成药在内的干预治疗。对于肿瘤相关抑郁的风险因素，如睡眠障碍、疲乏、癌性疼痛等，应在抗肿瘤、抗抑郁的同时，加强治疗力度，可以有效降低肿瘤相关抑郁的发生率与严重程度。

本共识无利益冲突。

本共识由中华中医药学会血液病分会、中国民族医药学会血液病分会、中国中西医结合学会肿瘤专业委员会、北京中西医结合学会肿瘤专业委员会部分专家共同讨论制定。制定成员名单（按姓氏首字母排序）：陈信义（北京中医药大学东直门医院）、郭蓉娟（北京中医药大学东方医院）、侯丽（北京中医药大学东直门医院）、贾玫（北京中医药大学东直门医院）、贾竑晓（首都医科大学附属北京安定医院）、贾英杰（天津中医药大学第一附属医院）、蓝海（广州中医药大学顺德中医院）、李和根（上海中医药大学龙华医院）、娄彦妮（中日友好医院）、卢殿荣（中国中医科学院望京医院）、全建峰（陕西中医药大学第一附属医院）、孙红（北京大学肿瘤医院）、孙长岗（山东省潍坊市中医院）、唐东昕（贵阳中医药大学第一临床医学院）、唐丽丽（北京大学肿瘤医院）、田劭丹（北京中医药大学东直门医院）、王笑民（首都医科大学附属北京中医医院）、夏小军（甘肃省肿瘤医院）、叶宝东（浙江中医药大学附属第一医院、浙江省中医院）、张英（中国中医科学院广安门医院）、郑智（江西省人民医院）、周郁鸿（浙江中医药大学附属第一医院、浙江省中医院）。

主要执笔人：贾玫，王笑民，叶宝东，侯丽，田劭丹，陈信义#（#通讯作者：chenxinyi0729@126.com）

［中华中医药学会血液病分会，中国民族医药学会血液病分会，中国中西医结合学会肿瘤专业委员会，等．肿瘤相关抑郁中医诊疗专家共识［J］.北京中医药大学学报，2023,46(01):12-17.］

恶性肿瘤中医维持治疗专家共识

中华中医药学会血液病分会　　中国民族医药学会血液病分会

中国中西医结合学会肿瘤专业委员会　　北京中西医结合学会肿瘤专业委员会

中华中医药学会血液病创新研究与转化平台

摘要：维持治疗是恶性肿瘤特定治疗阶段的重要一环。恶性肿瘤的中医药维持治疗是在中医药理论指导下，灵活运用"整体观念""辨证施治""平衡状态"及"固本清源"等支撑理论，集肿瘤治疗、共病治疗、症状治疗三位一体的多维度诊疗体系。其中无论有无可评价病灶，均可进行肿瘤的维持治疗，临床常见的共病如癌性疼痛、肿瘤相关性失眠、癌因性疲乏、肿瘤相关性抑郁、化疗后骨髓抑制，以及肿瘤治疗过程中所出现的恶心呕吐、腹痛腹泻、肢体麻木等症状，亦可在辨证的基础上进行维持治疗，以期最大程度地缓解症状。具体实施从辨证使用汤剂、中成药及非药物疗法等方面展开。其核心理论是"道法自然"，思维模式是"以人为本"，将证候（症状）控制与生存质量上升到与无进展生存期和总生存期同等重要的位置，让更多恶性肿瘤患者在维持治疗中身心双受益。

关键词：恶性肿瘤；中医维持治疗；专家共识

Expert consensus statement on maintenance treatment of malignant tumors in traditional Chinese medicine

China Association of Chinese Medicine Blood Disease Branch, Hematology Branch of the Chinese Ethnic Medicine Association, Chinese Cancer Committee of Integrated Traditional and Western Medicine, Cancer Committee of Beijing Society of Integrated Traditional Chinese and Western Medicine, Innovative research and transformation platform for hematological diseases of the Chinese Association of Chinese Medicine

Abstract: Maintenance treatment is a crucial part of the specific treatment phase of malignant tumors. The maintenance treatment of malignant tumors in traditional

Chinese medicine (TCM) is a multi-dimensional diagnosis and treatment system that flexibly integrates the maintenance treatment of tumors, concomitant diseases, and tumor-related symptoms under the guidance of TCM theory using supporting theories such as the holistic concept, pattern differentiation and treatment, a balanced state, and consolidating the basis and clearing the source. The maintenance treatment of malignant tumors in TCM can be performed with or without evaluable lesions. Based on pattern differentiation, it can also be applied to common clinical concomitant diseases including cancerous pain, tumor-related insomnia, cancer-related fatigue, tumor-associated depression, and myelosuppression after chemotherapy and symptoms in the process of tumor treatment such as pernicious vomiting, abdominal pain, diarrhea, and limb numbness. The specific implementation of treatment is carried out based on rational use of decoctions, proprietary Chinese medicines, and non-drug therapies under the guidance of pattern differentiation and treatment to maximize symptom relief. The core theory of the treatment is "Tao conforms to nature", and the thinking mode is "people-oriented". The goal of the treatment is to control patterns (symptoms) and improve the quality of life of patients as well as to prolong progression-free survival and overall survival, so that more patients with malignant tumors can benefit from maintenance treatment.

Keywords: Malignant tumor; Maintenance treatment of tumor in TCM; Expert consensus

早在 2006 年，世界卫生组织已将恶性肿瘤定义为慢性疾病，维持治疗是其特定治疗阶段的重要施治策略。众所周知，维持治疗在恶性血液系统疾病如急性白血病的治疗中发挥着重要作用。近年来，维持治疗模式已在多种实体瘤，如晚期非小细胞肺癌、结直肠癌、乳腺癌等疾病中陆续得到临床应用，并证明通过维持治疗可明显延长患者生存时间，提高其生活质量。有鉴于此，2017 年中国抗癌协会乳腺癌专业委员会发布《中国晚期乳腺癌维持治疗专家共识》。2020 年中国抗癌协会妇科肿瘤专业委员会发布《中国卵巢上皮性癌维持治疗专家共识》，进一步明确提出维持治疗在肿瘤临床中的应用价值。在我国，约超过 80% 的恶性肿瘤患者在诊疗过程中接受过中医药治疗。特别是在手术、放化疗后维护患者体能、提高生活质量、防止肿瘤复发与转移等方面，中医药都发挥着重要作用。恶性肿瘤维持治疗是近些年来国内外医学界普遍关注的热门话题，涉及患者心身健康与治疗受益等重大临床问题。因此，在肿瘤多学科交叉的整合治疗时代，制定符合中国国情，且有中医药特色和优势的"恶性肿瘤中医维持治疗专家共识"具有重要临床应用价值。

1　恶性肿瘤维持治疗的概念

1.1　西医概念

美国国家癌症研究所将恶性肿瘤维持治疗定义为：维持治疗指在初始治疗获得成功控制之后，有助于阻滞肿瘤发生进展的任何治疗，包括药物、疫苗或抗体等，这种治疗应给予较长的疗程。根据治疗目的和所应用治疗药物，维持治疗也包括巩固治疗和早二线治疗。维持治疗模式改善了部分中晚期肿瘤患者的生存质量，实现带瘤生存，并延长了总生存时间。随着恶性肿瘤治疗的快速进展，维持治疗的药物日益丰富，不仅局限于化学治疗（以下简称"化疗"）药物，还包括靶向药物、免疫检查点抑制剂等。

1.2　中医概念

恶性肿瘤中医药维持治疗是在中医药理论指导下构建的，集肿瘤治疗、共病治疗、症状治疗三位一体的多维度诊疗体系。①肿瘤治疗：将所有肿瘤患者均纳入中医维持治疗范畴。对于有可评价病灶的肿瘤患者，在维持治疗阶段，中医药与化疗或免疫、靶向药物联合应用发挥增效与减毒效果。治疗目标要充分考虑患者的整体受益，包括延长患者无进展生存期（PFS）、无病生存期（DFS）、总生存期（OS），改善生活质量（QOL）。对于无可评价肿瘤病灶的患者，中医药维持治疗以降低复发率，维持患者最佳生存质量。②共病治疗：在肿瘤发生发展过程中，患者可出现一组或多组影响生存质量的痛苦症状或共生疾病，可采用包括中医维持治疗在内的综合治疗。③症状治疗：抗肿瘤治疗导致的相关症状往往会持续很长时间，甚至伴随患者余生。因而，对治疗相关并发症应积极进行中医维持治疗。可以看出，恶性肿瘤中医维持治疗的内涵已远远超越了西医学肿瘤维持治疗的范畴。

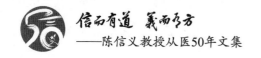
2 恶性肿瘤中医维持治疗的理论支撑

中医药维持治疗的基础包括"整体观念""辨证施治""平衡状态"及"固本清源"等中医理论。

2.1 整体观念

中医学整体观念是统一性和完整性相结合的中医思维模型。在人体生理方面，非常重视人体内外统一性、完整性及其与自然界之间的相互联系。在病理方面，局部或全身病变的组织器官状态与脏腑功能不可分割。在治疗方面，既要顾及局部病变的治疗，也要考虑患者整体功能调理。因此，在恶性肿瘤的治疗或维持治疗中，不仅要着眼于患者局部肿瘤病灶的消长，还要关注患者整体反应状态，坚守局部治疗不伤整体、整体治疗兼顾局部状态的整体平衡理论。

2.2 辨证施治

在恶性肿瘤发生、进展与治疗过程中，患者证候表征与患者体质、治疗方式、心理状态及社会关注程度密切相关。因此，辨证施治是恶性肿瘤中医维持治疗的关键，能为每位患者提供量体裁衣的个体化诊疗方案，也能有效地根据患者个体差异（体质、状态）、病因病机、病变部位、病变性质、涉及脏腑及邪正消长情况提供精准治疗措施。临床应用过程中，也要充分考虑辨证与辨病相结合的诊疗模式，以便将局部与整体治疗有机结合。

2.3 平衡状态

所谓状态是指在疾病生成、发展、消长过程中，患者机体或局部病变出现的形态表征。在恶性肿瘤发生、进展及其治疗过程中，无论患者整体功能还是局部病变，均处于不平衡的病理状态。因此，恢复平衡状态是肿瘤治疗的最基本原则。《医学启源》指出："虚则补之，实则泻之，寒则温之，热则凉之，不虚不实，以经调之。"包含了中医学"调平与平调"两种思维模式与治疗理念。"调平"是针对疾病发生、进展过程中的病因病机及所出现的表征治疗，以调整机体紊乱的病理状态，达到生理新平衡状态；"平调"是针对疾病而实施的治则与组方遣药。遵循《素问·五常政大论篇》中"大毒治病，十去其六；常毒治病，十去其七；小毒治病，十去其八；无毒治病，十去其九；谷肉果菜，食养尽之。无使过之，伤其正也。不尽，行复如法"的治则理论，采用不伤正气的"中和"特色中医疗法，与化疗、靶向或免疫等维持治疗相比，更能使患者受益，尤其是老年肿瘤患者更加适合平衡状态的平调治疗。

2.4　固本清源

"固本清源"是恶性肿瘤中医维持治疗的重要治则理论。其中，"固本"即通过对肿瘤患者气血阴阳的扶助补益与调节来改善肿瘤患者机体的虚弱状态，修复机体元气，增强抗邪之力；"清源"既清除导致恶性肿瘤的瘀毒、痰湿、寒凝等病因病机，又针对微小残留肿瘤病灶实施清除治疗，以防肿瘤复发和转移。"固本"与"清源"之间存在着相互为用的辩证关系，有效的"固本"为"清源"提供了重要的整体功能支撑条件，祛除邪毒的同时又达到邪去正自复的目的。

3　恶性肿瘤中医维持治疗的基本内容

3.1　肿瘤治疗

目前，最大限度地控制肿瘤是医患共同关注的临床问题，也是恶性肿瘤维持治疗的核心。西医学的维持治疗主要针对有可评价肿瘤病灶患者。但在临床实际中，无可评价肿瘤病灶患者也在应用中医理论指导下的维持治疗，以降低肿瘤复发率、转移率，提高患者生活质量。

3.1.1　有可评价肿瘤病灶

对于有可评价肿瘤病灶的患者，对已完成规定疗程的治疗（包括手术、化疗、放射治疗、靶向治疗、免疫治疗等）并达到部分缓解（PR）、疾病稳定（SD）的患者需维持治疗。

3.1.1.1　适应人群

①确诊时已至中晚期无法进行根治性手术治疗，或仅可行姑息性手术，仍有残存病灶者，如卵巢癌姑息性肿瘤减灭术后的患者。

②根治性手术切除或放化疗后，出现肿瘤复发和转移者。

③因疾病性质不考虑手术治疗的患者，如淋巴瘤、多发性骨髓瘤患者等。

3.1.1.2　治疗目标

延长 PFS 和 OS，兼顾维护患者最佳生存质量并控制症状。

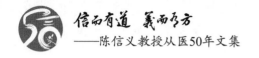
3.1.2 无可评价肿瘤病灶

针对经治疗后已达到临床完全缓解（CR）的肿瘤患者，虽然这部分患者从临床或分子生物学角度已明确无可评价肿瘤病灶，但因肿瘤具有复发和侵袭性特征，仍然需要中医维持治疗。

3.1.2.1 适应人群

①恶性肿瘤根治术后，病理显示切缘阴性或区域组织及淋巴结无肿瘤受累，无癌栓与远处转移，分子生物学检测正常的患者。

②经相关治疗已达到 CR 者，如急性白血病、淋巴瘤、多发性骨髓瘤患者等。

3.1.2.2 治疗目标

力争疾病治愈或延长 DFS 和 OS，并高度重视患者身心健康问题的维护治疗，以维护患者最佳生存质量和关注患者身体状态。

3.2 共病治疗

不同性质、不同生长部位的恶性肿瘤会产生不同的临床症状或共生疾病。由恶性肿瘤导致的症状或共生疾病可随肿瘤治疗效果而发生变化。但某些共生疾病会持续存在，严重影响肿瘤治疗，降低患者生存质量，如癌性疼痛、肿瘤相关性失眠、癌因性疲乏、肿瘤相关性抑郁、骨髓抑制等。临床上无论是否有可评价的肿瘤病灶，只要存在着严重影响患者身心健康或生活质量的肿瘤相关症状或共生疾病，就应当积极进行维持治疗，治疗目标是改善或控制对肿瘤治疗不利或对患者生存质量有影响的痛苦症状。

3.3 症状治疗

除积极治疗与肿瘤相关症状或共生疾病外，对治疗导致的并发症也需要进行维持治疗。例如：抗肿瘤药物所致恶心呕吐、腹泻或便秘、手足麻木等。治疗目标是预防、改善或治愈这些症状，帮助患者恢复健康，尽可能减轻患者身心痛苦。

3.4 治疗时限及评估

遵循《素问·至真要大论篇》"谨察阴阳所在而调之，以平为期"，以恢复机体的平衡状态为原则，以最大程度地缓解不适症状为度，由临床医师来决定治疗时限。

恶性肿瘤中医维持治疗的评估应分为两个部分：一是症状评估，由中医师依据望、闻、问、切四诊合参，对患者的临床症状、身体状态进行评估；二是病灶评估，可跟随患者每次的复查进行，如术后患者根据治疗指南按时完成定期复查，中晚期有可评价病灶的患者可每 2 ~ 3 个月进行一次病情评估。根据检查结果，结合临床症状，开启下一阶段的维持治疗。

4　恶性肿瘤中医维持治疗的实施方法

4.1　维持治疗流程

恶性肿瘤中医维持治疗流程如图 1 所示。

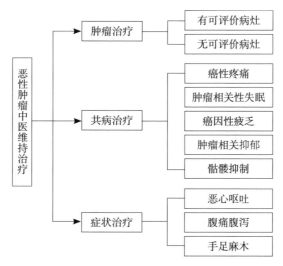

图 1　恶性肿瘤中医维持治疗流程图

4.2　肿瘤治疗

对有可评价肿瘤病灶患者，在按照美国国立综合癌症网络指南及中国相应组织制定的临床实践指南、专家共识进行规范治疗的同时，可选用中西医结合的方案治疗。在完成规定疗程后，肿瘤进展（PD）的患者进入二线或后线治疗，CR 和未完全缓解（PR、SD）两种情况的患者可纳入中医或中西医维持治疗的范畴，可依据对病情的评估选择适当维持治疗方式，一般推荐应用以中医药为主或中西医结合的治疗。

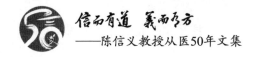

4.2.1　辨证使用汤剂

对无可评价肿瘤病灶或经治疗获得 CR 患者，完成西医相关规范治疗，整体状态（体能、脏器功能、食欲状况、心理问题、免疫创伤）尚未得到恢复，建议采用以调理患者整体功能状态为主的扶正治疗；对 PR 或 SD 患者，选用中西医结合维持治疗方案，以发挥协同增效或减毒效应。因受中国地域文化、地理气候、人文观念、临床思维及用药习惯等影响，且处于不同分期、不同受累部位、不同治疗方法的肿瘤患者临床证候有明显差异，故辨证使用汤剂不做相应限定，经治医师可在个体化治疗原则基础上选方（组方）遣药。特别提醒：采用中西医结合方案维持治疗时，尽量选择不增加西药毒性或避免应用已知有明显毒性的中药，以免加重治疗的不良反应。

4.2.2　辨证使用中成药

对不能配合长期服用汤剂的患者，可考虑使用口服中成药。使用原则如下：①无可评价肿瘤病灶或经治疗 CR 者，主要选用扶正祛邪的中成药，疗程可参照药品说明书。②经相关治疗后依然有可评价肿瘤病灶者，推荐有抗肿瘤作用的中成药或与西药联合，组成新的维持治疗方案。凡具有循证医学证据的中成药品种均可根据适应证选用。特别提醒：长期服用中成药时，应同时定期进行安全性监测。③根据病情、肿瘤类型、分期及适应证选择中药注射液，中药注射液与口服中成药序贯、交替使用。举例如下：通关藤注射液（消癌平注射液）主要成分为通关藤浸膏，具有清热解毒、化痰软坚的功效，配合放射治疗及化疗有增效减毒作用，食管癌、胃癌、肺癌、肝癌等患者可应用；艾迪注射液由斑蝥、人参、黄芪、刺五加等组成，具有清热解毒、消瘀散结的功效，适用于原发性肝癌、肺癌、直肠癌、淋巴瘤、妇科恶性肿瘤的患者。上述药物用量与疗程参考产品说明书。完成预定疗程后可用复方斑蝥胶囊、通关藤糖浆（圣耐）序贯治疗，或交替应用。其他如西黄丸、安替可胶囊、康莱特注射液、鸦胆子油乳注射液、复方苦参注射液等均可根据适应证选用。特别提醒：使用中药注射液要进行不良反应监测并提供应急处理预案。

4.3　共病治疗

在以实体瘤临床疗效评价标准（RECIST）进行疗效评价的整合治疗时代，要更多地关注肿瘤相关症状或共生疾病的控制。因为有些症状或共生疾病可伴随肿瘤发生与进展的全过程，甚至伴随患者终生，严重影响患者生存质量及恶性肿瘤规范治疗。

4.3.1　癌性疼痛

癌性疼痛由多种因素引起，在合理应用由世界卫生组织推荐的恶性肿瘤三阶梯止痛原则的基础上，同时考虑应用中药内服、外治及针灸等疗法，有不良反应小、安全性高、无成瘾性和无戒断性等突出优势。

非药物疗法：多数情况下，针灸、物理疗法、心理治疗、适当运动等非药物疗法对轻、中度癌性疼痛有一定的治疗效果，与"三阶梯"药物结合对重度癌痛也有协同增效作用。

辨证使用中药汤剂：根据"不通则痛、不荣则痛"的中医病机理论，临床常见4种证型。①气滞血瘀证，宜理气活血治疗，血府逐瘀汤加减。②寒凝血瘀证，宜温阳活血治疗，温阳活血汤加减。③气虚血瘀证，宜益气活血治疗，补阳还五汤加减。④血虚血瘀证，宜养血活血治疗，桃红四物汤加减。特别提醒：应用附子、乌头、细辛、马钱子等有毒止痛中药时，要严格掌握适应证与用药剂量，密切观察不良反应，并及时处置。

辨证使用中成药：2021年北京市疼痛治疗质量控制和改进中心癌痛专家组联合多家三甲医院肿瘤科发布了《癌痛规范化治疗中成药合理使用专家共识》，对止痛中药依据世界卫生组织天然药物与食品应用指南证据分级标准进行了详尽划分，具体如下。活血消癥止痛类如天蟾胶囊、金龙胶囊；解毒消癥止痛类如华蟾素胶囊；理气止痛类如元胡止痛片；散寒止痛类如桂参止痛合剂；清热止痛类如六神丸；益气止痛类如参芪片；养阴止痛类如阴虚胃痛颗粒等。临床不仅能够直接用于轻度癌性疼痛的治疗，配合镇痛药应用可增加中重度癌痛疗效，还可改善阿片类药物导致的不良反应。

4.3.2　肿瘤相关性失眠

肿瘤相关性失眠，亦称肿瘤相关性睡眠障碍或癌因性失眠，可由多种因素导致。根据临床调研与文献分析，患者负面情绪（恐惧、焦虑、抑郁）、治疗手段（手术、放射治疗、化疗、免疫治疗、靶向治疗）、癌性疼痛、经济压力、社会关注等与肿瘤患者失眠相关。严重失眠或长期不缓解的失眠会给患者带来身心痛苦，严重影响患者生存质量。有效地治疗肿瘤患者失眠是预防肿瘤相关抑郁的关键。

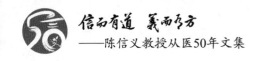

非药物疗法：轻、中度失眠患者首先考虑非药物疗法，如针灸推拿、运动锻炼、心理疏导、音乐疗法等，可帮助患者缓解紧张情绪，改善失眠症状。

辨证使用中药汤剂：经非药物疗法治疗效果不明显的轻、中度失眠患者或重度失眠患者，可依据临床证候辨证使用中药汤剂。肿瘤相关性失眠发生的关键是疾病及其治疗导致心、肝、脾、肾功能失调，气滞、血瘀、痰湿等参与病变发展的全过程。临床常见证型及治疗如下。①心火亢盛证，宜滋肾清火，交泰丸加减治疗。②肝气郁结证，宜疏肝理气，丹栀逍遥丸加减治疗。③痰湿阻滞证，宜健脾化痰，四君子汤合二陈汤或温胆汤加减治疗。

辨证使用中成药：心神宁片、安神定志丸、孔圣枕中丸、枣仁安神胶囊及具有安神镇静疗效的中成药均可根据证候与适应证选择应用。对于重度失眠，严重影响患者生存质量时，建议中西医结合治疗。

4.3.3　癌因性疲乏

恶性肿瘤患者常伴有不同程度的乏力，乏力是肿瘤发生、进展和诊疗过程中呈现的最痛苦症状之一。未经治疗的癌因性疲乏会持续数年或更长时间，不但影响患者生存质量，也是降低患者生存信念及导致抑郁发生的关键因素。目前，对于癌因性疲乏的重视程度与治疗需求还远远不够。中华医学会肿瘤学分会肿瘤支持康复治疗学组 2021 年发布的《中国癌症相关性疲乏临床实践诊疗指南》中强调了中医治法的作用与重要性。基于中医理论与临床实践认为，气、血、阴、阳亏虚与心、肝、脾、肺、肾脏腑功能状态失调是癌因性疲乏的关键病机。

非药物疗法：按照 2021 年《中国癌症相关性疲乏临床实践诊疗指南》中的疲乏量表研判，轻度或部分中度癌因性疲乏患者首先考虑非药物疗法，如针灸推拿、运动锻炼、心理疏导、音乐疗法及食疗等，在疗效不明显的情况下，可考虑中医药干预治疗。

辨证使用中药汤剂：部分中度及以上的癌因性疲乏患者应辨证采用中药治疗，临床主要证候、治则与选方如下。①脾胃虚弱证，宜益气健脾，四君子汤加减。②气阴两虚证，宜益气养阴，四君子汤合生脉饮加减。③肝气郁滞证，宜疏肝理气，逍遥散加减。④气血两虚证，宜益气养血，八珍汤加减。

辨证使用中成药：基于以上证候选择相应治则与适应证的中成药治疗，如参芪口服液、贞芪扶正胶囊、补中益气丸、黄芪片及具有补益适应证的口服中成药。对于重度乏力患者，应尽快、有效地改善肿瘤患者临床症状，提高患者生存质量，建议辨证使用中药注射液治疗，例如艾迪注射液既有抗肿瘤、抗抑郁疗效，又能够改善乏力症状。参芪扶正注射液可改善肺脾气虚引起的乏力症状等。

4.3.4　肿瘤相关抑郁

肿瘤相关抑郁是肿瘤患者在诊疗过程中因心理创伤、治疗及多种临床痛苦症状共同作用而引起的一组心理症状或状态。其核心症状为心境或情绪低落、兴趣缺乏与乐趣丧失。因肿瘤相关抑郁通常与肿瘤相关痛苦（失眠、乏力、疼痛）症状交替出现或被痛苦症状所掩盖，只有仅 5% ~ 10% 的患者能够被早期诊断并接受抗抑郁治疗。2015 年中华中医药学会血液病分会首次发布《肿瘤相关抑郁状态中医诊疗专家共识》，后在进一步修订中明确了肿瘤相关抑郁的中医药治疗措施。

非药物疗法：适用于肿瘤相关抑郁的全程治疗。可根据患者具体情况及医疗机构条件，推荐下列疗法单独或综合应用，如情志疏导疗法、音乐疗法、运动训练、针灸治疗、芳香疗法等。

辨证使用中药汤剂：具体如下。①肝气郁结证，宜疏肝解郁，柴胡疏肝散加减。②肝郁脾虚证，宜疏肝健脾，逍遥散加减。③心脾两虚证，宜补益心脾，归脾汤加减。④痰瘀互阻证，宜化瘀祛痰，桃红四物汤合二陈汤加减。⑤气滞血瘀证，宜理气活血，血府逐瘀汤加减。⑥痰湿阻滞证，宜祛湿化痰，涤痰汤加减。

辨证使用中成药：辨证选用中成药对轻度抑郁也具有一定的改善效果，如舒肝解郁胶囊、逍遥丸或加味逍遥丸、归脾丸、鳖甲煎丸、血府逐瘀胶囊等。有临床研究表明，艾迪注射液对肿瘤患者轻中度抑郁有防治效果，对于口服药物依从性差的中晚期肿瘤患者推荐临床应用，以达到抗肿瘤、防治抑郁、提高患者生活质量的目的。

4.3.5　骨髓抑制

骨髓抑制是肿瘤治疗中最为常见的不良反应，也是影响肿瘤治疗及其疗效的关键因素，主要临床表现为外周血细胞一系或多系减少。关键病因是"药毒"，其发生与进展是动态病机变化过程，与人体气血阴阳、脏腑功能状态密切相关。

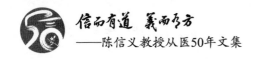

4.3.5.1 贫血

因骨髓抑制所致的红细胞减少，治疗可参考中华中医药学会血液病分会等发布的《肿瘤相关性贫血中医药防治专家共识》。

辨证使用中药汤剂：具体如下。①脾胃虚弱证，宜健脾和胃、补益中气，补中益气汤加减。②心脾两虚证，宜补益心脾，归脾汤加减。③肝肾阴虚证，宜滋补肝肾、益气养血，知柏地黄汤合当归补血汤加减。④脾肾阳虚证，宜温补脾肾，右归丸合当归建中汤加减。

辨证使用中成药：基于临床证候类型选择再造生血胶囊（片）、益血生胶囊、益气维血颗粒（胶囊、片）、桃芪生血胶囊、血速升颗粒、生血宁片、益中生血胶囊、复方阿胶浆、复方皂矾丸、生血宝合剂等治疗。

4.3.5.2 血小板减少

因骨髓抑制所致血小板减少，治疗可参考由中华中医药学会血液病分会等发布的《肿瘤化疗相关血小板减少症中医药防治专家共识》。

辨证使用中药汤剂：具体如下。①气血亏损证，宜补养气血，八珍汤随症加减。②脾胃虚弱证，宜健脾和胃，六君子汤或归脾汤随症加减。③肝肾阴虚证，宜滋补肝肾，左归丸加减。④血瘀内阻证，宜活血止血、祛瘀生新，桃红四物汤随症加减。

辨证使用中成药：根据临床证候选用维血宁合剂（颗粒）、升血小板胶囊、复方皂矾丸、血速升颗粒、复方阿胶浆等治疗。通关藤注射液具有清热解毒、化痰软坚功效，国内有研究表明，通关藤注射液有抗肿瘤和防治化疗所致血小板减少症的双赢效果。

4.3.5.3 白细胞减少

因骨髓抑制所致的白细胞减少，治疗可参考中华中医药学会血液病分会发布的《化疗后白细胞减少症中医药防治与评估专家共识》。化疗后白细胞减少症多采用预防为主、防治结合的原则。

辨证使用中药汤剂：具体如下。①气血亏损证，宜补养气血，八珍汤随症加减。②脾胃虚弱证，宜健脾和胃，六君子汤或归脾汤随症加减。③肝肾阴虚证，宜滋补肝肾，左归丸加减。④血瘀内阻证，宜活血止血、祛瘀生新，桃红四物汤随症加减。

辨证使用中成药：根据临床证候选用地榆升白片、艾愈胶囊、芪胶升白胶囊、复方皂矾丸、再造生血胶囊、益血生胶囊等。

4.4　症状治疗

4.4.1　恶心呕吐

化疗导致的恶心呕吐最为常见，是很多肿瘤患者恐惧化疗的重要原因之一。积极、合理地预防和处理肿瘤治疗相关恶心呕吐，将为肿瘤治疗的顺利进行提供保障。恶心呕吐的治疗要高度体现个体化及预防与治疗相结合的原则。对于高度致吐药物，且属急性、暴发性与部分难治性恶心呕吐，或呕吐分级 ≥ 3 级的患者建议按照相关专家共识对症或应急处理。对于应用中度以下致吐药物，且属迟发性、预期性与部分难治性，或呕吐分级 ≤ 2 级的患者推荐中医药治疗。

非药物疗法：心理疏导、音乐疗法、针灸疗法、穴位按压、耳针、脐疗等对恶心呕吐分级 ≤ 2 级的患者有一定治疗效果，对迟发性或预期性恶心呕吐有一定的预防效应。

辨证使用中药汤剂：抗肿瘤药物导致恶心呕吐的中医病因病机与药毒损伤脾胃导致胃失和降、脾失健运、脾胃虚弱、内生痰湿密切相关，临床常见以下4 类证型。①胃失和降证，宜和胃降逆，以橘皮竹茹汤或旋覆代赭汤加减。②脾胃虚弱证，宜健脾和胃，香砂六君子汤加减。③肝郁脾虚证，宜疏肝健脾，柴芍六君子汤加减。④痰湿中阻证，宜祛湿化痰，小半夏加茯苓汤加减。

辨证使用中成药：基于临床证候特点，凡符合上述证候类型，且符合说明书可以选择应用。

4.4.2　腹痛腹泻

肿瘤患者在相关治疗过程中可能会出现不同程度的腹痛腹泻症状。推荐治疗方法如下。

非药物疗法：心理疏导、针灸疗法、穴位按压、耳针等对腹痛腹泻有一定治疗作用，可适当选用。

辨证使用中药汤剂：按照中医学理论，急性腹痛腹泻的病机与肠道湿热、肝郁脾虚密切相关。脾胃虚弱、脾肾阳虚是慢性腹痛腹泻的主要病机。基于病因病机推荐治法如下。①肠道湿热证，宜清热利湿，葛根芩连汤加减。②肝郁脾虚证，宜疏肝健脾，痛泻要方加减。③脾胃虚弱证，宜健脾益气，参苓白术散加减。④脾肾阳虚证，宜健脾温肾，附子理中汤加减。

辨证使用中成药：中国抗癌协会癌症康复与姑息治疗专业委员会2013年发布的《肿瘤姑息治疗中成药使用专家共识》，根据证据等级推荐对肿瘤患者使用中成药治疗肿瘤相关厌食、恶心、呕吐、腹泻、便秘等，推荐证据等级皆为Ⅱ类或Ⅲ类，临床上可以作为重要参照依据。气滞胃痛片（颗粒）对气滞性胃痛有明显治疗效果。随机对照研究发现，肠胃舒胶囊（蜘蛛香、草果、紫地榆、草血竭、木香）不仅对肿瘤相关腹泻（脾胃湿热证）有良好的治疗效果，对肿瘤相关腹泻与便秘还有双向调节效应。临床试验还表明，肠胃舒胶囊对于肺癌患者服用表皮生长因子受体酪氨酸激酶抑制剂（EGFR-TKI）导致腹泻相关症状控制疗效满意，且患者服药依从性好，并无不良反应。

4.4.3　手足麻木

化疗引起的手足麻木是指特定化疗药物对周围神经功能造成的损伤及产生的一系列神经功能紊乱的症状和体征。针对该症状，预防重于治疗。推荐治疗方法如下。

非药物疗法：功能锻炼、针灸疗法、穴位按压、耳针等对手足麻木有一定治疗作用，可适当选用。

辨证使用中药汤剂：根据手足麻木的不同伴随症状进行辨证，以经络辨证为主，分为"不荣"和"不通"，推荐辨证分型如下。①肝郁气滞证，宜表里双解、理气通络，柴胡桂枝汤加减。②寒湿阻滞证，宜祛风除湿、散寒活血，蠲痹汤加减。③气虚血瘀证，宜补气活血通络，补阳还五汤加减。④肝肾亏虚证，宜补肝肾、祛风湿，独活寄生汤加减。

辨证使用中成药：基于临床证候特点，且符合说明书可以选择应用，如同仁大活络丸等。

5　结　语

恶性肿瘤维持治疗模式是近些年来国内外普遍关注的热门话题，也是使恶性肿瘤患者心身受益的重大临床问题。以哲学思维及大智慧医疗构建的恶性肿瘤中医维持治疗是集肿瘤治疗、共病治疗、症状治疗三位一体的多维度诊疗体系。其核心理论是"道法自然"，思维模式是"以人为本"，必将在临床实践中让广大患者获得身心双受益。

本共识无利益冲突。

本共识由中华中医药学会血液病分会、中国民族医药学会血液病分会、中国中西医结合学会肿瘤专业委员会、北京中西医结合学会肿瘤专业委员会、中华中医药学会血液病创新研究与转化平台的部分专家共同讨论制定。制定成员名单（按姓氏首字母排序）：陈武进（福建中医药大学附属第三人民医院）、陈信义（北京中医药大学东直门医院）、耿刚（内蒙古自治区中医医院）、侯丽（北京中医药大学东直门医院）、姜靖雯（海南省中医院）、李和根（上海中医药大学附属龙华医院）、李建英（石家庄平安医院）、李晶（河北医科大学第四医院）、李平（安徽医科大学附属医院）、廖斌（福建中医药大学附属人民医院）、林丽珠（广州中医药大学第一附属医院）、刘杰（中国中医科学院广安门医院）、刘怀民（河南省肿瘤医院）、刘丽坤（山西省中医院）、陆嘉慧（上海中医药大学上海市中医医院）、裴晓华（北京中医药大学厦门医院）、全建峰（陕西中医药大学第一附属医院）、苏立（重庆市中医院）、孙长岗（山东省潍坊市中医院）、孙伟正（黑龙江中医药大学第一附属医院）、孙雪梅（江苏省中医院）、唐东昕（贵阳中医药大学第一临床医学院）、田劭丹（北京中医药大学东直门医院）、王兰英（甘肃省中医院）、王笑民（首都医科大学附属北京中医医院）、夏小军（甘肃省肿瘤医院）、徐瑞荣（山东中医药大学附属医院）、许云（中国中医科学院西苑医院）、闫祝辰（天津市肿瘤医院）、杨文华（天津中医药大学第一附属医院）、杨向东（天津中医药大学第一附属医院）、叶宝东（浙江中医药大学第一附属医院）、由凤鸣（成都中医药大学肿瘤研究所）、于丁（湖北省肿瘤医院）、张英（中国中医科学院广安门医院）、张洪亮（新疆维吾尔自治区中医医院）、郑秋惠（青海省中医院）。

主要执笔人：董青，李潇，吕丽媛，翟苗杰，侯丽，陈信义。

［董青，李潇，吕丽媛，等 . 恶性肿瘤中医维持治疗专家共识 [J/OL]. 北京中医药大学学报，1-9[2024-01-31]］

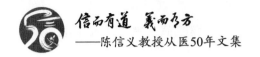

临床研究摘要

益气养阴活血治疗骨髓增生异常综合征临床研究

胡凯文，孙颖立，乐兆升，苏　伟，韦　云，李冬云，左明焕，闵　霁

吴亦宁，胡永良，侯　丽，张文征，孟淑萍，姚素珍，陈信义

（北京中医药大学附属东直门医院血液病科，北京 100700）

摘要：骨髓增生异常综合征（MDS）是一种恶性血液病，目前尚缺乏有效的治疗手段。本研究采用益气养阴活血法治疗 MDS 50 例，对症治疗 MDS 10 例为对照组。结果显示，50 例总有效率为 86%，经对其中 20 例 5 年以上的随访，白血病转化率为 15%，明显优于对照组，表明该治法能明显降低白血病转化率，延长生存期。

关键词：骨髓增生异常综合征；益气养阴活血；白血病；转化率；生存期

A Clinical Study on the Treatment of Myelodysplastic Syndrome by Strengthening Qi, Nourishing Yin and Activating the Blood

Hu Kaiwen, et al.

（Dongzhimen Hospital Attached to Beijing University of Traditional Chinese Medicine, Beijing 100700）

Abstract: This paper presents the results of the treatment of 50 cases of myelodysplastic syndrome by strengthening qi, nourishing yin and activating the blood. The results showed that the total effective rate was 86%, and the rate of evolution to AML in 5 years was 15%. From the results it can be seen that the treatment method used by the authors can obviously decrease the rate of evolution to

AML and prolong the survival duration.

Keywords: Myelodysplastic syndrome; Strengthening qi; Nourishing yin and activating the blood; Leukemia; Clinical research.

［胡凯文，孙颖立，乐兆升，等 . 益气养阴活血治疗骨髓增生异常综合征临床研究 [J]. 北京中医药大学学报，1994, (02):39-44+72-73.］

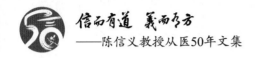
复方浙贝颗粒对难治性急性白血病患者
生存期影响的临床观察

李冬云，黄　山，陈信义，许亚梅，侯　丽

（北京中医药大学东直门医院 肿瘤血液科，北京 100700）

摘要：【目的】观察以复方浙贝颗粒为主的中医干预治疗方案，对难治性急性白血病（RAL）患者持续缓解时间、中位生存时间，以及复发率、病死率等方面的影响。【方法】对围化疗期实施中医干预治疗方案联合西医标准化疗的 RAL，于 1 个标准化疗疗程结束后取得完全缓解的受试者 57 例进行随访，了解其持续缓解时间、生存时间、复发率及病死率等情况。【结果】进入统计病例共 41 例，其中浙贝组 20 例，对照组 21 例。浙贝组和对照组的中位持续缓解时间分别为 172、115 天；中位生存期分别为 363、201 天。浙贝组在 3、6 个月内，1 年内及总复发率分别为 30.0%、50.0%、70.0%、90.0%，均低于对照组的 42.8%、76.2%、90.5%、90.5%。浙贝组的病死率为 80.0%，比对照组（85.7%）降低 5.7%。【结论】复方浙贝颗粒具有延长 RAL 患者持续缓解时间，提高患者生存时间，降低患者复发率以及病死率等趋势。

关键词：复方浙贝颗粒；难治性急性白血病；中位持续缓解时间；中位生存时间

Clinical Observation of Compound Zhebei Granule in Improving the Survival Time of Refractory Acute Leukemia Patients

Li Dongyun, Huang Shan, Chen Xinyi, et al

(Department of Oncology and Hematology, Dongzhimen Hospital Affiliated to Beijing University of Chinese Medicine, Beijing 100700)

Abstract: Objective To observe the effects of Compound Zhebei Granule (CZG) as the main intervention and treatment protocol on the sustained remission time, the median survival time, the relapse rate, and the mortality rate of refractory acute leukemia (RAL) patients. **Methods** The RAL subjects, who were completely released after one standard chemotherapeutic course of the National Support Scheme (Chinese medicine interventions and standard chemotherapy of Western medicine in the peri-chemotherapy) were followed-up to get knowledge of the sustained remission time, the survival time, the relapse rate, and the morbidity. **Results** Totally 41 patients were finally accounted into the statistics, 20 in the treatment group and 21 in the control group. The sustained remission time was 172 days in the treatment group and 115 days in the control group, the median survival time was 363 days and 201 days respectively. The relapse rate of the treatment group within 3 months, 6 months, 1 year, and the total relapse rate was 30.0%, 50.0%, 70.0%, and 90.0%, respectively, lower than that of the control group (being 42.8%, 76.2%, 90.5%, 90.5%, respectively). The mortality rate of the treatment group was 80.0%, 5.7% lower than that of the control group (85.7%) . **Conclusion** CZG could lengthen the sustained remission time for RAL patients, elevate their survival time, and reduce the relapse rate and the mortality rate.

Keywords: Compound Zhebei Granule; Refractory acute leukemia; The median sustained remission time; The median survival time

［李冬云，黄山，陈信义，等 . 复方浙贝颗粒对难治性急性白血病患者生存期影响的临床观察 [J]. 中国中西医结合杂志 , 2012, 32(07):889-891.］

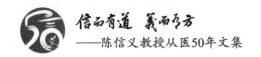
Compound Zhebei Granules Combined With Chemotherapy for the Treatment of Refractory Acute Leukemia: a Randomized Clinical Trial

Hou Li, Yang Shulian, Yang Wenhua, Zhou Yuhong, Liu Feng, Yang Hongyong,

Sun Weizheng, Li Dongyun, Xu Yamei, Chen Xinyi

(Department of Oncology and Hematology, Dongzhimen Hospital Affiliated to Beijing

University of Chinese Medicine, Beijing 100700, China)

Abstract: Objective To observe the effect of Compound Zhebei Granules (CZBG) with chemotherapy in the treatment of refractory acute leukemia. **Methods** In this multi-center, double-blind, placebo-controlled clinical trial, we used a central (online) randomization system to assign 235 patients to two treatment groups. A total of 118 patients received chemotherapy combined with CZBG (4g, twice daily) and 117 patients received chemotherapy plus placebo. The clinical efficacy was evaluated at the end of one chemotherapeutic cycle. **Results** In the full analysis set, in which deaths due to disease progression were regarded as inefficacy, the rates of complete remission (CR) and partial remission (CR + PR) were 32.35% and 50.00%, respectively, for the chemotherapy combined with CZBG group, and 23.08% and 35.58%, respectively, for the chemotherapy plus placebo group. There was a statistically significant difference between the two groups according to a χ^2 test ($P<0.05$). In the per protocol analysis set (PPS), the CR (33.67%), CR+PR (52.04%) response rates for the chemotherapy plus CZBG group were significantly different from the response rates of the control group (CR: 24.24% and CR+PR: 37.37%), respectively ($P<0.05$). **Conclusions** CZBG plus chemotherapy can improve the clinical remission rate of refractory acute leukemia after one just one therapeutic cycle.

Keywords: Refractory acute leukemia; Compound Zhebei Granules; Chemotherapy remission rate; Randomized clinical trial

[Li H, Shulian Y, Wenhua Y, et al.Compound Zhebei Granules Combined with Chemotherapy for the Treatment of Refractory Acute Leukemia: a Randomized Clinical Trial[J].Journal of Traditional Chinese Medicine, 2016, 36(05):606-612.]

健脾益气摄血方治疗免疫性血小板减少症
临床疗效及其机制的研究

张　玲[1]，陈　科[3]，张雅月[2]，王　冲[2]，张佳诺[2]，马　薇[2]，陈信义[2]

（1 云南中医药大学，云南 650500；2 北京中医药大学东直门医院；

3 北京市顺义区中医院）

摘要：【**目的**】探索健脾益气摄血方治疗免疫性血小板减少症（ITP）效应机制。【**方法**】以"脾不统血证"的免疫性血小板减少症患者为研究对象，采用中央随机对照、多中心临床试验方法，按照 3：3：2 的比例，共纳入 272 例。其中，健脾益气摄血组 104 例，健脾益气摄血联合泼尼松组（联合组）103 例，泼尼松组 65 例。共治疗 21 天，每周访视 1 次，统计止血疗效与血小板数值以及中医证候（单项症状）疗效；检测外周血象变化、凝血功能变化、与免疫相关的血液神经递质变化、血小板活化功能与 NK 细胞分子标志物表达比例。【**结果**】①止血疗效与血小板数值：治疗后各组出血程度均较前减轻，健脾益气摄血方组、联合组的疗效早于泼尼松组出现。治疗后各组血小板减少程度评分都有不同程度的减低，疗效优势为联合组 > 泼尼松组 > 健脾益气摄血方组。②中医证候疗效：健脾益气摄血方组、联合组中医证候总疗效优于泼尼松组（$P < 0.05$），联合组的改善最为显著。③单项症状疗效：健脾益气摄血方组与联合组对各项中医证候的改善都优于泼尼松组，疗效优势基本上是联合组 > 健脾益气摄血方组 > 泼尼松组，在食后腹胀评分上，健脾益气摄血方组与联合组的疗效出现早于泼尼松组，且健脾益气摄血方组优于联合组。④外周血象：治疗期间，健脾益气摄血方组白细胞无明显起伏，泼尼松组则是逐渐升高，正常率逐渐降低，甚至在第 14 天时均值达 $10.19 \times 10^9/L$，两组间差异较明显。⑤凝血象：治疗后健脾益气摄血方组纤维蛋白原测定值较入组时下降，联合组凝血酶原时间较入组时有所下降，但均在正常值范围内。泼尼松组的凝血酶原时间平均值小于健脾益气摄血方组。⑥血液神经递质：健脾益气摄血方组、联合组治疗后 β- 内啡肽测定值较入组时均升高。三组治疗后血管活性肠肽均有不同程度的下降，泼尼松组与其他两组相比，下降尤为明显。⑦血小板活化功能与 NK 细胞分子标志物表达：三组病例血小板活化功能与 NK 细胞分子标志物表达均无统计学意义（ $P > 0.05$ ）。【结论】健脾益气摄血方能够有效改善"脾不统血证"ITP 患者的出血症状，提升患者外周血小板计数。健脾益气摄血方可有效改善 ITP 患者中医证候与单项症状。其疗效机制可能与健脾益气摄血方能够调节脑 – 肠轴的肽类神经递质密切相关。

关键词：健脾益气摄血方；免疫性血小板减少症；脑肠肽；效应机制

Effects of Spleen-fortifying Qi-tonifying Blood-securing Formula on Immune Thrombocytopenia and Its Mechanism of Action

Zhang Ling[1], Chen Ke[3], Zhang Yayue[2], Wang Chong[2], Zhang Jianuo[2], Ma Wei[2], Chen Xinyi[2]

1 Yunnan University of Traditional Chinese Medicine, Yunnan 650500, China

2 Dongzhimen Hospital, Beijing University of Chinese Medicine, Beijing 100700, China

3 Beijing Shunyi District Chinese Medicine Hospital, Beijing 101300, China

Abstract: Objective To explore the effect and mechanism of action of *Jianpi Yiqi Shexue* therapy (spleen-fortifying qi-tonifying blood-securing formula, or JYS formula) in treating immune thrombocytopenia (ITP). **Methods** Patients with ITP due to spleen failing to control blood "were the subjects of the study. A central randomized controlled, multi-center clinical trial design was used, and 272 patients were enrolled and randomized at the ratio of 3:3:2. Among them, 104 cases were treated with the investigational product, JYS formula, (TCM experiment group), 103 cases received combination treatment of JYS formula and prednisone (combination group) and 65 cases were treated with prednisone only (Western medicine group). The treatment lasted 21 days with 1 visit per week. Hemostasis, platelet value and TCM syndrome (single symptom) efficacy; peripheral blood, coagulation function, blood neurotransmitters related immunity, platelet activation and NK cell molecular marker expression ratio of all subjects were evaluated and analyzed. **Results** ① Hemostasis and platelet count: After treatment, the degree of bleeding was reduced in all groups, and the efficacy of the TCM experiment group and the combination group was earlier than that of the Western medicine group. After treatment, the degree of thrombocytopenia in all groups decreased, and the efficacy in the combination group was greater than the other two mono-treatment groups. ② TCM pattern: The total efficacy of TCM pattern in the TCM experiment group and the combination group were better than the Western medicine group ($P<0.05$), while the combination group was the best among the three groups. ③ Single symptom relief: Symptom relief in both the TCM experiment group and the combination group was better than that in the Western medicine group. The curative effect advantage in the combination group was greater than the other two mono-treatment groups. On the score of abdominal bloating after eating, the curative effect of the TCM experiment group and the combination group was earlier than that of the Western medicine group, and the TCM experiment group was better than that of the combination group. ④ Peripheral blood count: During the treatment period, there was no significant fluctuation of white blood cells in the TCM experiment group, while the Western medicine group gradually increased, and the normal rate gradually decreased, even reaching an average of 10.19×10^9/L on the 14th day, showing a significant difference between the two groups. ⑤ Coagulation: After treatment, the measured value of fibrinogen in the TCM experiment group decreased compared with before treatment, and the prothrombin time in the combined group decreased compared with that in the treatment group, but all of them were within the normal range. The average prothrombin time in the Western medicine group was lower than that in the TCM experiment group. ⑥ Blood neurotransmitters: β-endorphins were increased after treatment in both TCM experiment group and combination group. All the three groups showed different degrees of decline in vasoactive intestinal peptide after treatment, especially in the Western medicine group compared with the other two groups. ⑦ Platelet activation and NK cell molecular marker expression: There was no significant differences in platelet activation and NK cell molecular markers between three groups ($P>0.05$). **Conclusion** *Jianpi Yiqi Shexue* formula could effectively improve the bleeding symptoms of ITP patients due to "spleen failing to control blood pattern" and elevate

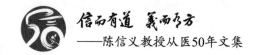

the peripheral platelet count. *Jianpi Yiqi Shexue* formula can effectively improve TCM patterns and single symptoms in ITP patients. The therapeutic mechanism may be related to the regulating effect of *Jianpi Yiqi Shexue* formula on peptide neurotransmitter in brain-gut axis.

Keywords: Jianpi Yiqi Shexue formula; Immune thrombocytopenia(ITP); Brain-gut peptide; Efficacy and mechanism of action

［张玲，陈科，张雅月，等．健脾益气摄血方治疗免疫性血小板减少症临床疗效及其机制的研究 [J]. 北京中医药大学学报，2020, 43(04):343-352.］

芪胶升白胶囊治疗气血两虚型白细胞
与中性粒细胞减少症：多中心随机对照试验

张　玲[1]，叶宝东[2]，曾　清[3]，李　柳[4]，赵　琳[5]，陈信义[1]，

田劭丹[1]，吕丽媛[1]，侯　丽[1]

（1 北京中医药大学东直门医院血液肿瘤科，北京 100700；2 浙江中医药大学第一
附属医院血液科，杭州 310018；3 广西中医药大学第一附属医院血液病科，南宁
530023；4 中国中医科学院西苑医院血液科，北京 100091；5 上海中医药大学曙光医
院血液科，上海 200021）

摘要：【目的】观察芪胶升白胶囊治疗白细胞与中性粒细胞减少症的有效性与安全性。【方法】采用随机双盲、安慰剂对照、中央随机、多中心入组，非劣效设计，将患者随机分为治疗组（55 例）、对照组（57 例），进行 28 天的治疗。对照组给予安多霖胶囊及芪胶升白胶囊模拟剂口服，治疗组给予芪胶升白胶囊及安多霖胶囊模拟剂口服。以白细胞、中性粒细胞计数与减少程度为主要疗效指标，中医证候、症状与体征积分为次要疗效指标，以天冬氨酸转氨酶（AST）、丙氨酸转氨酶（ALT）、肌酐（Cr）、尿素氮（BUN）、血红蛋白（Hb）、血小板计数（PLT）为安全性指标。【结果】共入组 112 例，脱落 21 例，总脱落率为 18.75%。其中治疗组 55 例，对照组 57 例。与本组治疗前比较，两组治疗后白细胞、中性粒细胞计数均升高，中医证候积分降低（$P < 0.05$，$P < 0.01$）；但两组间比较，差异无统计学意义（$P > 0.05$）。两组治疗前后患者外周血白细胞、中性粒细胞计数级别，组内、组间比较，差异均无统计学意义（$P > 0.05$）。临床试验过程中，未观察到两组有严重不良反应或不良事件。两组 AST 组间差值比较，差异有统计学意义（$P < 0.05$）。【结论】芪胶升白胶囊用于治疗白细胞减少与粒细胞缺乏症（气血两虚证）疗效不劣于安多霖胶囊，并能够降低 AST 值。

关键词：白细胞减少；粒细胞缺乏症；芪胶升白胶囊；中药；随机对照试验

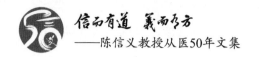
Effect of Qijiao Shengbai Capsule for Leukopenia and Agranulemia Patients with Qi and Blood Deficiency Syndrome: A Multi-center Randomized Controlled Trial

Zhang Ling[1], Ye Baodong[2], Zeng Qing[3], Li Liu[4], Zhao Lin[5],

Chen Xinyi[1], Tian Shaodan[1], Lu Liyuan[1], and Hou Li[1]

1 Hematology Department, Dongzhimen Hospital Affiliated to Beijing University of Chinese Medicine, Beijing (100700)

2 Hematology Department, The First Affiliated Hospital of Zhejiang University of Traditional Chinese Medicine, Hangzhou (310018)

3 Hematology Department, The First Affiliated Hospital of Guangxi University of Chinese Medicine, Nanning (530023)

4 Hematology Department, Xiyuan Hospital, China Academy of Chinese Medical Sciences, Beijing (100091)

5 Hematology Department, Shuguang Hospital Affiliated to Shanghai University of Chinese Medicine, Shanghai (200021)

Abstract: Objective To evaluate the efficacy and safety of Qijiao Shengbai Capsule (QJSBC) for leukopenia and agranulocytosis. **Methods** A 28 days' randomized, double-blind, placebo-controlled, multi-center, non-inferiority trial was conducted, with 55 patients randomized to the treatment group and 57 patients to the control group. In the control group, the patients were given Anduolin Capsules and QJSBC simulated placebo orally, whereas QJSBC and placebo capsules were taken orally in the treatment group. The primary outcomes included white blood cell and neutrophil counts and reduction levels. Secondary outcomes included Chinese medicine (CM) syndromes, symptoms and physical signs. AST, ALT, Cr, BUN, Hb and PLT were observed as safety indicators. **Results** Totally 112 patients were enrolled and 21 cases dropped out, with a total loss rate of 18.75%, including 55 cases in the treatment group and 57 cases in the control group. Compared with before treatment, the leukocyte and neutrophil counts were increased, CM syndrome score decreased in both groups ($P<0.05$, $P<0.01$), while the difference between the two groups was not significant ($P>0.05$). There were no statistically significant differences in the count levels of white blood cells and neutrophils in peripheral blood between the two groups before and after treatment ($P>0.05$). During the clinical trial, no serious adverse reactions or adverse events were observed in the two groups. The difference of AST between the two groups was statistically significant ($P<0.05$). **Conclusion** The effect of QJSBC appears non-inferior to Anduolin Capsule for leukopenia and agranulemia (qi and blood deficiency syndrome), meanwhile reduced serum AST levels.

Keywords: Leukopenia; Agranulemia; Qijiao Shengbai Capsule; Chinese herbal medicine; Randomized controlled trial.

［张玲，叶宝东，曾清，等 . 芪胶升白胶囊治疗气血两虚型白细胞与中性粒细胞减少症：多中心随机对照试验 [J]. 中国中西医结合杂志，2021, 41(11):1330-1335.］

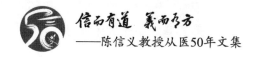
基础研究摘要

健脾生血片生血作用的实验研究

乐兆升，陈信义，宋崇顺，孙颖立，任　映，刘新槐，高金福，

师　园，苏　伟，韦　云，田　霁

（北京中医学院附属东直门医院，北京100700）

　　摘要：【目的】探究健脾生血片生血作用。【方法】①取健康昆明种小白鼠雌雄各半，摘除右眼珠，每10 g体重放血1 ml后称重量。饲养48小时后随机分组，雌雄各半，共分3组。其中健脾生血片原粉又分为大剂量组（10 g/kg体重）和小剂量组（5 g/kg体重）；硫酸亚铁组按0.15 g/kg体重给药；空白对照组按0.1 ml/10 g体重给自来水。以上各组实验动物均为12只。分组后每天灌胃药物和水，并喂饲本院自行加工的粗玉米面，同时给一定量食盐，连续饲养10天后，停药给水2天，第13天称重后摘除小白鼠左眼球取血。测定血红蛋白值（Hb）及红细胞计数（RBC）；采用化学比色法测定全血铁含量。②取健康杂种大白鼠雌雄各半，随机分为3组。分组方法、给药量及喂养方法同前。各组上午分别灌胃健脾生血片原粉、硫酸亚铁和水，下午灌胃环磷酰胺水溶液（70 mg/kg体重），连续饲养10天后停药2天，第13天称重后摘除大白鼠右眼球取血。③取昆明种小白鼠雌雄各半，随机分组。分组方法、给药量及喂养同前。各组上午分别灌胃健脾生血片原粉、硫酸亚铁和水，40分钟后腹腔注射丝裂霉素溶液（1 ml/kg体重）。连续10天后停药2天，第13天称重后摘除小白鼠右眼球取血。检测项目及方法同前。【结果】①对体重的影响：健脾生血片原粉大剂量组的三种动物模型的体重增长率，与空白对照组比较，均有明显增加，经统计学处理有显著性差异（$P < 0.05$）。健脾生血片原粉小剂量组和硫酸亚铁组与空白对照组比较，体重增加不明显（$P > 0.05$）。②对血象及全血铁的影响：在三种动物模型中，以健脾生血片原粉大剂量组提

高血象和全血铁的作用最大，小剂量组次之，硫酸亚铁组又次之。【结论】健脾生血片有良好的生血效果，并能增加体重，其生血疗效优于铁剂。

［乐兆升，陈信义，宋崇顺，等.健脾生血片生血作用的实验研究.中国医药学报，1993, (03):37.］

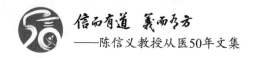
益髓灵及其拆方对巨核系病态造血细胞影响的研究

陈信义，张洪钧

（北京中医药大学东直门医院，北京 100700）

摘要：选用人原始巨核细胞白血病细胞系（HI-Meg）为靶细胞，通过短期及较长期液体培养，观察中药益髓灵及其拆方对 HI-Meg 细胞增殖与分化的影响。结果提示，益气养阴药对 HI-Meg 细胞有较强的促增殖作用；活血解毒药既有抑制增殖又有促分化作用，但具有毒性；而益髓灵复方则表现为明显的抑制增殖和促分化作用。

关键词：益髓灵；人原始巨核细胞白血病细胞系；增殖；分化

Research on the Effects of Yi Sui Ling Mixture and Its Part On Morbid Hematopoietic Cells of Megakaryocytic Series

Chen Xinyi, Zhang Hongjun

(Dong Zhi Men Hospital, Beijing University of TCM, Beijing 100700)

Abstract: Slected primary human megakaryocytic leukemia cell series (HI-Meg) as aim cells, and cultivated them in culture solution for a short or long period, observed the effects of Chinese drugs—Yi Sui Ling Mixture and its part on the proliferation and differentiation of HI-Meg cells, results showed that drugs for supplementing Qi and nourishing Yin could significantly improve HI-Meg cells to proliferate, though drugs for activating blood and detoxicating had the effects of helping cells differentiate, they were poisonous. This study suggested that Yi Sui Ling Mixture could not only significantly inhibit HI-Meg cells from proliferating, but also improve them to differentiate.

Keywords: Yi Sui Ling Mixture; Primary human megakaryocytic leukemia cell series; Proliferation; Differentiation

［陈信义，张洪钧. 益髓灵及其拆方对巨核系病态造血细胞影响的研究. 北京中医药大学学报, 1995, (05): 34-36+72-73.］

益髓灵氯仿提取物诱导 HL-60 细胞
凋亡的初步研究

陈信义[1]，邵德彬[2]，赵立业[1]，胡凯文[1]，庞大本[2]，池旭生[2]，李玉梅[2]

（1 北京中医药大学东直门医院，北京 100700；2 中国中医研究院，北京 100700）

摘要：本项研究重点进行了益髓灵氯仿提取物、含氯仿提取物的兔血清、含氯仿提取物的兔肝匀浆、依托泊苷、正常兔血清五组诱导 HL-60 细胞凋亡效应的实验研究。结果显示，短期液体培养后，取培养的 HL-60 细胞，经光学显微镜观察与流式细胞仪分析，前四组均见明显的 HL-60 细胞凋亡现象。其中，含益髓灵氯仿提取物的兔肝匀浆作用最强，与阳性对照药依托泊苷相似，兔血清作用次之，益髓灵氯仿提取物作用较弱，正常兔血清无明显的诱导 HL-60 细胞凋亡作用。对于其诱导凋亡机制尚在研究之中。

主题词：脱噬作用 / 药物作用；巨核细胞 / 药物作用；益髓灵氯仿提取物

［陈信义，邵德彬，赵立业，等 . 益髓灵氯仿提取物诱导 HL-60 细胞凋亡的初步研究 . 中医杂志，1999, (04): 235-236+5.］

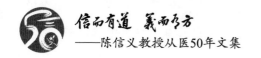

浙贝母碱逆转白血病细胞多药耐药的研究

胡凯文[1]，郑洪霞[1]，齐　静[2]，侯　丽[1]，左明焕[1]，陈信义[1]，

孙颖立[1]，许元富[2]，邵晓枫[2]，杨纯正[2]

（1 北京中医药大学东直门医院 肿瘤血液科，北京 100700；

2 中国协和医科大学血液学研究所，北京 100730）

摘要：【目的】研究浙贝母碱逆转白血病细胞多药耐药作用，探讨浙贝母抗白血病的作用机制。【方法】分别取 K562/A02、HL-60/Adr 细胞株进行研究。①细胞毒试验：采用 MTT 法。分为细胞毒实验组、增敏实验组和未加药物对照组。每组设 3 个平行孔，每孔终体积为 200 μL，含 $2×10^4$ 对数生长期的细胞，细胞毒实验组和增敏实验组均加入浙贝母碱（终浓度为 50 μg/ml）。置 37℃，体积分数为 5% CO_2、饱和湿度条件下培养 68 小时，每孔加入 5 mg/ml MTT 液 20 μL，相同条件培养 4 小时，去上清，每孔加入二甲基亚砜（DMSO）150 μL，微量振荡器振荡，充分溶解药物，酶标仪检测 A_{540} 值。②细胞内 DNR 浓度测定：向生长良好的增敏实验组和对照组细胞中加入 DNR，终浓度为 2 mmol/L，细胞浓度调至 $5×10^5$/ml，37℃恒温水浴，取时间点为 1、2、3 小时，各组细胞用生理盐水洗涤 2 次，冰浴。流式细胞仪（FACS）测定各组细胞荧光强度激发波长为 488 nm 功率 260 mW。仪器用 10 μm 直径的荧光球校正 CV 值 < 3% 发射光波长 550 nm（带滤色片）测红色荧光强度。用直角和 90 度角散射光分别测定细胞大小和内部结构。用提高副角光散的阈值除去死细胞碎片采用 Log 单数 1 024 道直方图收集数据。每个样品分析 10 000 个细胞用 Inter301 计算机做数据处理。软件系统为 EASYZ。③Pgp 表达的分析：将生长良好的增敏实验组和对照组细胞用 PBS（pH 7.2）洗涤两次 1 000 r/min 离心每次 10 分钟，细胞浓度调至 $5×10^5$/ml，1 ml 加入 24 孔培养板中，加入 4 倍稀释的 Pgp 单抗 JSB-1 20 μL 振荡混匀，4℃ 30 分钟；PBS 洗涤两次 1 000 r/min 离心，每次 5 分钟，弃上清，加入 FITC 标记的兔抗鼠抗体 50 μL，振荡混匀，30 分钟；PBS 洗涤两次，方法同上，弃上清。PBS 重新悬浮细胞；FACS 检测各组细胞荧光强度每孔检测 3 000 ～ 10 000 个，细胞仪器条件同上。【结果】①K562/A02、HL-60/Adr 细胞株耐药倍数：K562/A02 和 HL-60/Adr 细

胞与其敏感株相比对阿霉素耐药分别为 39 和 102 倍。②浙贝母碱的细胞毒性及浙贝母碱对阿霉素杀伤耐药细胞的增敏作用：在体外，浙贝母碱对阿霉素杀伤敏感细胞影响较小，对阿霉素杀伤多药耐药细胞具有明显的增敏作用，即对上述两种具有不同耐药机制的肿瘤细胞具有明显的逆转耐药作用，其逆转倍数约为 5。③浙贝母碱对耐药细胞内 DNR 蓄积水平及 Pgp 表达的影响：流式细胞仪检测 DNR 蓄积水平结果显示，K562/A02 与 K562 相比，波峰左移，细胞平均荧光强度减弱，而且波形变宽，正态分布差。说明耐药的 K562/A02 细胞内平均 DNR 浓度降低，而且各细胞内的药物浓度大小不等，越靠波峰左边的细胞，DNR 浓度越低，越耐药。经浙贝母碱处理 18 小时后波峰右移，细胞平均荧光强度增强，而且正态分布较好，说明浙贝母碱增加了 DNR 在耐药白血病细胞内的蓄积，部分细胞的耐药性得到纠正。流式细胞仪检测 Pgp 表达结果显示，K562/A02 与 K562 相比波峰右移细胞平均荧光强度增强，而且波形正态分布更明显。说明 K562/A02 细胞 Pgp 表达增高细胞整体趋向耐药。经浙贝母碱处理 24 小时后波峰左移，细胞平均荧光强度减弱，而且正态分布较差。说明浙贝母碱抑制了耐药细胞 Pgp 的表达，部分细胞的耐药性得到纠正。【结论】浙贝母碱至少能够作用于两种机制不同的多药耐药细胞，从功能特点和化学结构上属于新一类多药耐药逆转剂；浙贝母碱逆转多药耐药的作用机制可能与增加耐药细胞内抗癌药物浓度，抑制耐药细胞 Pgp 表达有关。

［胡凯文，郑洪霞，齐静，等．浙贝母碱逆转白血病细胞多药耐药的研究．中华血液学杂志，1999, (12):33-34.］

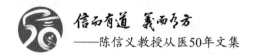
Effect of Compound Zhebei Granule（复方浙贝颗粒）Combined with Chemotherapy on Surface Markers of Leukemia Stem Cell in Patients with Acute Myeloid Leukemia

Wang Jing（王　婧）[1], Lai Zonglang（赖宗浪）[1,2], Chen Xinyi（陈信义）[1], Li Dongyun（李冬云）[1], Zhang Yayue（张雅月）[1], Ma Wei（马　薇）[1], Chu Yuting（褚雨霆）[1], Shi Fengqin（石凤芹）[1], Yang Lu（杨　璐）[1], Hou Li（侯　丽）[1]

1 Department of Oncology and Hematology, Dongzhimen Hospital Affiliated to Beijing University of Chinese Medicine, Beijing (100700), China;

2 Department of Oncology, Chongqing Hospital of Traditional Chinese Medicine, Chongqing (400021), China

Abstract: Objective To observe the effects of Compound Zhebei Granule（复方浙贝颗粒, CZBG) combined with chemotherapy on surface markers of leukemia stem cell (LSC) in the bone marrow of patients with acute myeloid leukemia (AML). **Methods** Seventy-eight patients with AML received bone marrow aspiration and the percentages of $CD34^+CD123^+$ and $CD33^+CD123^+$ cells were tested using flow cytometry method. A total of 24 refractory or relapsed AML patients were enrolled and treated with one cycle of standard chemotherapy combined with CZBG. Bone marrow samples were obtained before and after treatment, and the percentages of $CD34^+CD123^+$ and $CD33^+CD123^+$ cells were examined by flow cytometry. **Results** Compared with refractory or relapsed AML patients, patients achieved remission had a significant lower percentage of $CD34^+CD123^+$ cells ($P<0.01$) and $CD33^+CD123^+$ cells ($P<0.01$), indicating that controlling the LSC percentage may be important for patients with AML to achieve sustainable remission. Compared with those before treatment, the expression levels of $CD34^+CD123^+$ were significantly decreased after CZBG combined with chemotherapy treatment ($P<0.01$). The percentages of $CD34^+CD123^+$ cells and

CD33$^+$CD123$^+$ in patients achieving complete remission after CZBG combined with chemotherapy treatment were both significantly lower than those in patients with non−remission ($P<0.01$). **Conclusion** CZBG combining chemotherapy could reduce the percentages of CD34$^+$CD123$^+$ and CD33$^+$CD123$^+$ LSC, which might improve the clinical efficacy of refractory or relapsed AML.

Keywords: Acute myeloid leukemia; Compound Zhebei Granule; Clinical study; Leukemia stem cell

［王婧 , 赖宗浪 , 陈信义 , 等 .Effect of Compound Zhebei Granule (复方浙贝颗粒) Combined with Chemotherapy on Surface Markers of Leukemia Stem Cell in Patients with Acute Myeloid Leukemia[J]. Chinese Journal of Integrative Medicine, 2016, 22(06):438-444.］

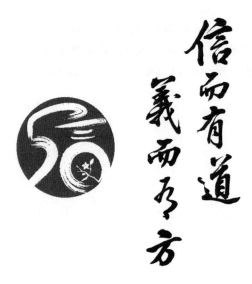

信而有道
義而死方

第四章

学生毕业论文摘要

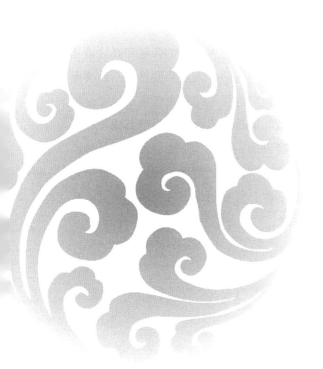

- 硕士论文摘要
- 博士论文摘要
- 博士后出站报告摘要

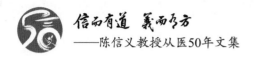

硕士论文摘要

白血病耐药逆转剂
——贝母主要成分含量测定与动物体内分布研究

（王　玥　1992级硕士）

当我们在一年前发现贝母生物碱，尤其是贝母乙素具有逆转肿瘤细胞多药耐药活性后，便在这方面进行了一系列的研究。我国贝母种类繁多，了解哪种贝母中总生物碱和贝母乙素含量较高，对于新药开发具有现实意义。另外，虽然我们已经做了很多工作，但贝母乙素的体内实验方面仍是空白。所以，本次实验我们主要有两个着眼点：第一，建立两种方法，测定不同品种贝母中总生物碱及贝母乙素的含量；第二，测定贝母乙素在小鼠体内不同器官的分布情况。第一个实验旨在为日后新药提取打下基础，第二个实验除研究贝母乙素的药代动力学外，还想探讨中医归经理论与药物分布之间的关系，这样既可论证归经理论，又可用中医理论为临床、科研提供思路。

我们建立了两种方法：分光光度法测定贝母中总生物碱的含量和高效液相色谱法测定贝母中贝母乙素的含量。经使用证明这两种方法简便易行，精确度高，样品用量少，是两种确实可行的方法。我们选择了四种市售常见贝母品种进行测量比较，发现其中东贝母的总生物碱和贝母乙素含量均高于其他三种贝母。另外，在测定小鼠体内贝母乙素分布时发现，脾脏、肺脏、肾脏中贝母乙素含量较高，与中医贝母归肺、心经的理论有所出入。最后，我们根据贝母化痰散结的功效及实验结果，提出贝母归肺、脾、肾经的设想。并认为贝母乙素作为肿瘤细胞多药耐药逆转剂，对肺部肿瘤、肾脏肿瘤可能具有较好疗效。

益髓灵降低骨髓增生异常综合征患者感染率
临床与机制研究

（李冬云 1994 级硕士）

骨髓增生异常综合征（myelodysplastic syndrome，MDS）是一组向白血病转化率极高的恶性克隆性血液病。其发展是由 RA → RAS → RAEB → RAEB-T → AML 转化的动态变化过程，无效和病态造血以及呈多态临床经过是本病主要特征。由于患者外周血白细胞减少，免疫功能低下，感染是 MDS 发病过程中不可避免的问题。鉴于 MDS 上述特征，在对症治疗及其采用其他治疗方法过程中，及时有效地控制感染和 / 或降低感染率，是提高患者临床缓解率、生存质量与延长生存期的重要措施。通过临床舌、脉、症调查与分析表明，本病以"虚象"为主，虚实夹杂，以"气阴（血）两虚，血瘀内阻"中医复合证候为主要临床表现。针对临床主症、主病，以 MDS 早期类型 RA 为临床研究对象，采用具有扶正祛邪，益气养阴活血作用的"益髓灵"治疗本病 52 例。临床观察表明，益髓灵能明显降低 MDS 患者临床感染发生率、升高外周血白细胞计数、改善临床主症。在临床研究同时，采用流式细胞术分析了益髓灵对 MDS 患者外周血 T 细胞亚群与淋巴细胞周期以及研究了益髓灵对小鼠脾细胞 IL-2 和 NK 细胞活性影响。结果提示益髓灵能升高患者外周血 T4 细胞数，降低 T8 细胞数，调整 T4/T8 比值，能减少患者外周血淋巴细胞的 S、G2M 期细胞百分比，以及能使小鼠脾细胞 IL-2 和 NK 细胞活性增加。在研究益髓灵对粒系造血影响过程中发现，益髓灵初提物在适当剂量（0.2 ml）、适当浓度（0.1%）、适当用药时间（7 天）下，能明显提高 AMMS/5 小鼠外周血 WBC 计数和增加小鼠骨髓 CFU-GM 产率。

关键词：骨髓增生异常综合征；益髓灵；感染率；临床研究

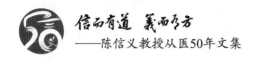

慢性粒细胞性白血病临床分期与中医证治研究

（马鸣飞　1995级硕士）

通过对289例（次）慢性粒细胞性白血病（chronic myelocytic leukemia，CML）患者进行临床分期，并与中医证候关系进行回顾性调查分析，根据分析结果，分别探讨了该病临床证候、病证名称等相关问题。指出本病在发展与演化过程中主要见"邪伏正盛、邪聚正实、邪进正消、邪亢正衰"4期临床证候变化。并首次提出"髓毒"为CML病证名。

关键词：慢性粒细胞性白血病；临床分期；中医证候

川芎嗪注射液改善恶性肿瘤血瘀证（血液高凝状态）初步临床研究

（薛　冬　1996级硕士）

恶性肿瘤的发生、发展、复发、转移或播散等是一组非常复杂的病理过程，其中有多种因素参与。有关肿瘤分子机制及靶点的研究表明，"不可能存在一种对各种肿瘤均有杀灭作用的神奇子弹"。所以，从整体出发，以多种方式、多个层次和角度对恶性肿瘤进行研究较为可行。故我们选择在恶性肿瘤发生与发展过程中普遍存在血液动力学改变的血液高凝状态（血瘀证）进行微观指标观察与川芎嗪治疗研究，符合恶性肿瘤中医临床证候与治疗用药特征。川芎嗪是从具有代表性活血化瘀而兼有理气功效中药川芎中提出的生物碱，近20年来，被广泛应用于治疗缺血性心脑血管疾病与缺血性肢体血管疾病；其动物实验和临床研究均表明，川芎嗪具有改善微循环障碍与血液高凝状态效应，故而对多种疾病引起的血液动力学改变或血液动力学改变引起的疾病有较为明显的治疗作用。由于在恶性肿瘤发生与发展过程中血液动力学及生物学行为有明显的改变，这种改变与中医临床的血瘀证类似。因此，近些年来，川芎嗪也被广泛应用于各种恶性肿瘤的临床治疗。我们从改善恶性肿瘤血液高凝状态（血瘀证）这一侧面入手，重点探讨了川芎嗪对恶性肿瘤血瘀症状和血液某些指标的影响，并以初步的研究结果为线索进一步设计临床研究方案，扩大临床应用研究。本次临床研究共观察 28 例，其中治疗组 17 例予盐酸川芎嗪注射液 120 mg 静脉滴注，连续使用 10 天；对照组 11 例予常规支持疗法。两组分别于治疗前后进行血瘀证症状和体征评分，并进行血液学相关检查。结果表明，治疗组治疗前后红细胞数量，血红蛋白量及红细胞压积，血小板数量，平均体积均明显下降，高切变率下全血黏度降低，血浆 6- 酮 - 前列腺素 1α（6-K-PGF1α）浓度增加，具有统计学意义（$P < 0.05$）；对照组治疗前后反映血凝及纤溶、抗凝的部分凝血指标均较治疗前升高，具有统计学意义（$P < 0.05$）。初步结论认为：川芎嗪注射液可以改善恶性肿瘤患者的血瘀证症状和体征，改善高切变率下全血黏度。分析其作用机制推测是通过影响花生四烯酸代谢，影响血小板功能而改善血液高凝状态。本课题研究者还通过相关资料分析，初步探讨了活血化瘀疗法与肿瘤转移之间的联系。

关键词：恶性肿瘤；血瘀证；血液高凝状态；盐酸川芎嗪注射液

肺癌转移与中医脏象理论相关性研究

（贺　单　1997 级硕士）

肿瘤转移是恶性肿瘤生物学特征之一，是恶性肿瘤演进过程中的危险阶段。而转移不是随机的，肿瘤细胞具有选择在某些特殊器官部位停留及生长的能力，这与局部器官微环境有着密切的关系。本课题在温习古今文献对肿瘤转移认识的基础上，选择临床转移复发率较高的肺癌做回顾性研究，统计不同转移器官的证型分布，以探讨肺癌转移发生与中医脏象理论的相关性，目的在于为建立中医防治肺癌转移新理论和临床治疗新模式提供有益的临床资料。

论文主要包括文献综述和临床研究两部分。文献综述共三篇。第一篇讨论肿瘤转移的中医理论基础、进展与思路，从肿瘤转移的本质内涵、相关因素、途径，以及肿瘤转移器官特发性的中医脏象基础方面，较为详细地论述了中医学对肿瘤转移及其治疗的认识，分析了肿瘤转移的现代中医研究进展，提出了中医药抗转移研究的思路与对策。第二篇为中医药抗肺癌转移的研究进展，主要叙述肺癌转移发生的中医病理学基础和中医药抗肺癌转移的现代研究。第三篇以现代医学的角度，从肿瘤转移发生的机制学说，肺癌转移发生的相关因素及转移途径方面介绍了肺癌转移的现代研究进展。临床研究部分重点探讨了肺癌转移与中医脏象理论的相关性，收集符合原发性肺癌及肺癌转移的患者 103 例进行了回顾性研究，按中医证候分为脾虚痰湿、阴虚热毒、气阴两虚、气血瘀滞四证，并按各不同转移器官进行统计，结果如下。①气阴两虚是最常见的证型，占单器官及首发转移器官的证型分布例次的 40.34%，其次为阴虚热毒占 26.05%，再次为脾虚痰湿 20.17%，最少的是气血瘀滞13.44%。②在每种证型中，各不同器官转移的分布均有显著性差异（$P < 0.01$）。其中，将脑、肝、骨的转移经各转移器官比例校正后再检验，气阴两虚证三器官的分布无统计学差异（$P > 0.05$），其他证型均有显著性差异（$P < 0.01$）。即在脾虚痰湿证中，脑转移比较突出；涉及阴虚的两证，骨转移和肝转移较多；而气血瘀滞这一证型基本集中在骨转移上。③在各转移器官中，肝转移各证型的分布有显著性差异（$P < 0.01$）；而其他各脏的证型分布没有明显的统计学差异（$P > 0.05$）。即肝转移中阴虚热毒证表现突出。

依据上述研究结果，我们认为在肺癌的各种转移和证型中，气阴两虚证占主导地位，说明癌症末期正气消耗严重。除去上证，脑转移与脾虚痰湿证，肝转移与阴虚热毒证，骨转移与气血瘀滞证关系密切。我们以中医脏象理论对该结果进行了分析，提出以补肺气、坚肾阴，以期金水相生，防止肺癌转移。此外，当肺癌出现脾虚痰湿证时，当以"培土生金"法阻断癌毒向脑部转移；出现阴虚热毒证时，当养肝阴、泄心火以防止肝转移。

关键词： 肺癌转移；研究；中医脏象理论

大黄䗪虫丸改善恶性肿瘤血瘀证临床观察

（闫俊杰　1997级硕士）

通过对大黄䗪虫丸改善恶性肿瘤血瘀证的初步临床观察，发现本方可以明显改善恶性肿瘤的血瘀证，并且可以在一定程度上改善血液流变学指标。同时，讨论了恶性肿瘤高凝状态与血瘀证之间的关系及活血化瘀对肿瘤转移的影响，认为活血化瘀可以改善恶性肿瘤高凝状态，有可能抑制肿瘤转移。因此，建议该药作为肿瘤抗凝治疗方剂进行深入研究。

关键词：大黄䗪虫丸；恶性肿瘤；血瘀证

川芎嗪影响细胞内柔红霉素浓度与 P170 表达研究

（王　昕　1998级硕士）

影响肿瘤化疗效果主要因素是化疗药物的毒副作用（尤其是对造血功能的损伤）和肿瘤细胞多药耐药（multiple drug resistance，MDR）。目前，国内外已经发现大量能够逆转肿瘤细胞多药耐药药物或方法，但已有学者发现，有些多药耐药逆转剂在增加化疗药物对肿瘤细胞杀伤力的同时，也增加了化疗药物对患者造血功能的损害。这种作用在多药耐药逆转剂中是否具有普遍性值得关注。

临床中广泛应用的川芎嗪已被证实可通过下调 P170 表达等机制逆转肿瘤细胞多药耐药。本实验中，我们以脐带血单个核细胞（代表造血细胞）与敏感白血病细胞为靶细胞，观察了川芎嗪对两种细胞 P170 表达及细胞内柔红霉素浓度的影响。结果显示，川芎嗪能显著降低脐血细胞内柔红霉素浓度，但对两种细胞 P170 表达均无显著影响。结合以往文献，我们推测，川芎嗪除具有多药耐药逆转效果外，还存在对正常细胞保护机制，这种作用在耐药/不耐药肿瘤细胞及正常人体细胞中也许普遍存在，并可能通过降低外源性有害物质在人体细胞内浓度而减轻毒物对细胞的损伤。即川芎嗪在增加化疗药物对 MDR 细

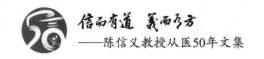
胞杀伤作用的同时，可减轻药物对正常细胞的损害。因而，川芎嗪在配合肿瘤化疗中具有广阔应用前景。

关键词：肿瘤；多药耐药；P170；川芎嗪

非小细胞肺癌患者手术前后中医证候研究

（左明焕　1998级硕士）

采用前瞻性研究方法，对初次发现、无明显转移灶的非小细胞肺癌患者手术前后中医证候变化规律进行了较为深入的研究，从而探讨肺癌中医发病机制、临床证候特征，为临床应用提供具有重要实践价值的理论基础，也为建立临床研究模型、从中医证候学角度发现肺癌早期信号、选择中医药作为主要（或辅助）治疗时机提供了重要理论及实践依据。

结果：①手术前中医证主要为里证、实证，表现为痰证（特别是痰热证）、血瘀证，手术后痰证、血瘀证多数消失或得到改善，但仍有部分余邪（血瘀、痰热、湿热）存在，且虚证增多；②手术前中医证候定位主要在肺脏，手术后亦以肺脏为主，但出现脾脏证候；③手术前以红舌及暗舌为常见，以腻苔为主，占80%（黄腻苔占65%，白腻苔占15%），手术后淡红舌、薄白苔明显增加，其他舌苔、舌质明显减少；④手术前以滑脉为主，占80%，手术后仍以滑脉为主，共占65%，细脉明显增加，占35%，多为复合脉象；⑤手术后TNM分期各期中痰热、血瘀证均较手术前减少；⑥手术前吸烟（时间均＞20年，每日吸烟数＞20支）与非吸烟者比较痰热症状更重，因此，也说明了吸烟是导致肺癌原因之一；⑦60岁以上患者术后虚证明显增加，说明对老年患者，当注意扶正治疗。

结论：①痰（痰热、痰湿）、瘀为非小细胞肺癌主要病机，痰证、瘀血证可能为肺癌中医特异证候；②肺癌病机、初发病机为实，并非虚证；③手术具有祛邪（痰热、痰湿、瘀血）功效，为消除或缓解中医证候有效方法之一；④对初次发现并无明显转移病灶的肺癌患者宜进行手术治疗，以从根本上除去病灶；⑤手术前应予以清热化痰、活血化瘀，手术后宜根据病情继续化痰、活血治疗，以清除伏痰、瘀血，巩固疗效，对老年患者应注意扶正治疗。本研究通过反向思维方法建立非小细胞肺癌"痰""瘀"之临床中医证候模型，深入了中医证候学研究，有利于肺癌中医诊断学与治疗学的进一步发展。

关键词：病因病机；非小细胞肺癌；中医证候

原发小细胞肺癌患者化疗前后证候特征研究

（孙 韬 1999 级硕士）

采用前瞻性研究方法，对原发小细胞肺癌患者化疗前后证候特征变化规律进行了深入、细致的研究以探讨肺癌中医发病机制证候变化规律并提出"中医药干预治疗"的概念也为探讨中医药参与临床治疗（配合化疗）的最佳时机，提供有重要实践价值的临床理论基础，使中西医两种医学能够更有机地结合起来以提高肺癌临床疗效。

结果：①证候。化疗前中医证候以实证为主，亦见虚实夹杂之证。实证以痰证（包括痰热和痰湿）为主，占 70%，其次血瘀证占 13.3%；虚证以气虚、阴虚常见，共占 33.3%。化疗后痰证明显减轻减少率为 36.7%；而血瘀及虚证明显加重其中血瘀证增加 50%，虚证增加 50%，说明化疗虽可改善中医临床证候，也可导致临床证候的加重与转化。②舌象。化疗前以淡红舌、红舌居多，占 50%，淡暗舌占 36.7%，舌苔以黄腻苔、薄黄苔为主，占 66.6%，光剥苔或少苔占 20%。化疗后淡暗舌及舌上瘀斑、瘀点明显增加，占 60%，而黄腻苔、薄黄苔、白腻苔有明显减少，占 26.6%。③脉象。化疗前以弦细脉、弦滑脉、细滑脉为多，化疗后以沉滑脉、沉细脉为主，虚证脉象明显增加。④脏腑定位。化疗前患者证候基本定位在肺脏，化疗后肺脏证候明显减轻，而脾脏证候明显增加，说明肺癌病机主要与肺脾两脏相关。⑤临床症状。化疗前无症状患者占 10%，化疗后无症状者为 0，全部出现症状，化疗影响整个机体功能及中医证候。

结论：①痰、瘀、虚为小细胞肺癌主要病因病机，其中痰瘀常相互影响、相互转化。②肺癌病机初发以实证为主，亦见虚实夹杂证候。③化疗能够有效地消除痰证证候，但瘀证、虚证证候明显增加，说明化疗能控制、消除中医证候，也可使中医证候发生转化。④"中医药干预治疗"的概念与重要性，可在化疗

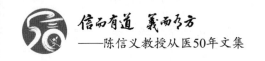
前酌情加用活血化瘀及益气养阴药物，从而减少化疗后瘀证、虚证出现的概率保证化疗顺利进行。

本研究建立小细胞肺癌痰、瘀、虚之临床中医证候模型，深入中医证候学研究，有利于确认中医药参与治疗的最佳时机，使中西医结合治疗肺癌的研究进一步发展。

关键词：小细胞肺癌；化疗；中医证候；病因病机

中药活性成分逆转肿瘤多药耐药性体外筛选研究

（李　峨　1999级硕士）

肿瘤细胞对化疗药物产生的多药耐药性或称多向抗药性是化疗失败的主要原因之一。目前，研究的多药耐药逆转剂及一些生物疗法由于其毒副作用较大使临床应用受限。中医药治疗恶性肿瘤具有悠久历史，其对肿瘤细胞的杀伤作用，诱导肿瘤细胞分化与凋亡，增加化疗药物的敏感性，减轻化疗药物的毒性反应以及提高患者机体免疫功能等方面已有相关文献报道，也取得了不少研究成果；而在抗恶性肿瘤多药耐药性方面，由于研究起步较晚，相关研究的成果不多，但已经显示出较好的前景。因此，近些年来，中医药逆转肿瘤多药耐药性的临床与基础实验研究已成为热门课题。

本项研究依据恶性肿瘤临床以虚、痰、瘀病机特征，结合相关文献报道，所选药物涉及温阳、益气、化痰、活血四大类。实验采用 MTT 比色法，选择耐长春新碱人口腔鳞状上皮癌细胞株（KBv$_{200}$）为靶细胞，观察乌头碱、桂皮醛、苦参碱、牛蒡子甙、薯蓣皂甙、川芎嗪、丹参酮、大豆甙元、金雀黄素、天麻素的细胞毒作用与增敏效应。通过实验研究首次发现乌头碱具有明显增加长春新碱对 KBv$_{200}$ 的杀伤活性的作用，在 6.25 μg/ml、12.5 μg/ml、25 μg/ml 不同浓度时，其增敏指数分别为 13.5 倍、53.5 倍、8 倍；桂皮醛对耐药肿瘤细胞（KBv$_{200}$）具有显著的杀伤作用。乌头碱与桂皮醛的药用原材料均为辛热之品，具有补火助阳，散寒止痛功效。本次实验结果为构建辛热中药治疗恶性肿瘤的理论基础提供了较好的研究思路。同时，结果也表明乌头碱、桂皮醛在抗恶性肿瘤的基础与临床方面具有潜在的研究价值，值得进行深入研究。通过研究也证实了大豆甙元、金雀黄素、薯蓣皂甙有明显的抑制肿瘤细胞生长的作用，它们对 KBv$_{200}$ 的半数抑制浓度即 IC$_{50}$ 值分别为 11.91 μg/ml、7.50 μg/ml、11.22 μg/ml，与既往文献报道一致。

急性脑梗死中医证候与相关指标研究

（翁超明 1999 级硕士）

目的： 通过探讨脑梗死急性期患者中医证候与西医微观化指标的相关性，研究脑梗死中医发病机制及现代脑卒中临床证候特征，为建立脑梗死中医临床研究模型，指导临床应用提供理论基础及实践依据。

方法： 根据临床研究方案与内容进行临床观察。将中医证候、年龄、吸烟史、舌象脉象、血浆一氧化氮（NO）、内皮素（ET）、肿瘤坏死因子（TNF-α）、组织纤溶酶原激活物（tPA）、组织纤溶酶原抑制物（PAI）等项目和观察指标填入临床观察表，进行统计学分析。

结果： ①脑梗死急性期患者中医证候以痰证为主，占 43%，其余依次为虚证（39%）、瘀证（35%）、热证（31%）（因许多患者为复合证型，故其和大于 100%）。②中医证候定位主要在心（24%）、大肠（18%）、肝（17%）。③舌象以暗红舌及红舌多见；舌苔以腻苔为主，占 82%（黄腻苔占 65%，白腻苔占 17%）。④脉象以弦脉为主，占 80%（弦滑脉占 38%，弦细脉占 42%），多为复合脉象。⑤既往吸烟的患者与非吸烟的患者比较，痰热证积分更高。这也说明，吸烟是一个重要的致病因素。⑥ 60 岁以上患者虚证更加明显。⑦痰热组与气阴虚组 NO 水平与其他组相比有显著性差异。⑧阴虚阳亢组 ET 水平与其余各组均有显著性差异。但气虚组与气阴虚组 ET 水平无显著性差异。⑨气虚组与气虚血瘀组 TNF-α 水平无显著性差异，但与其余各组均有显著性差异。⑩气虚组 tPA 水平与其余各组均有显著性差异，但与气虚血瘀组及气阴虚组无显著性差异。气阴虚组 PAI 水平与其余各组均有显著性差异。

结论： ①痰、瘀、虚为脑梗死发生的主要病因病机，脑梗死的发生是因实致虚、因虚致实的复杂过程。②脑梗塞急性期的治疗应以中医辨证为依据，选择能够有效改善 NO、ET、TNF-α、tPA、PAI 等微观指标的药物，做到病证结合，宏观与微观结合，达到中西医结合提高临床疗效的目的。③中西医结合治疗脑卒中的研究应向纵深发展。

本研究为深入进行中西医结合治疗脑卒中的方向提供了一个可行的模式，对建立中医证候模型，中医循证的研究提供了理论和实践的依据。

关键词：脑梗死；中医证候；一氧化氮（NO）；内皮素（ET）；肿瘤坏死因子（TNF-α）；组织纤溶酶原激活物（tPA）；组织纤溶酶原抑制物（PAI）

川芎嗪干预急性白血病多药耐药相关蛋白基因表达研究

（赵永辰　1999 级硕士）

化疗是急性白血病主要治疗方法之一，但在化疗过程中发生的白血病多药耐药（multiple drug resistance，MDR）极大影响了临床治疗效果，尽管逆转白血病多药耐药的研究已进行了近半个世纪，可到目前为止，实验室内能够逆转多药耐药的活性物质或药物，因其存在着严重的毒副反应，使临床应用受到了限制。据此可以认为，白血病的多药耐药目前临床尚无理想的解决方法。通过近些年的实验研究证明，中药在逆转白血病多药耐药性方面具有潜在的研究价值，并随着研究的深入，中药将会在提高化疗效果以及克服白血病多药耐药的理论与临床研究中发挥越来越重要的作用。

根据急性白血病中医病因病机特点及舌、脉、症等表现，将急性白血病分为气阴两虚、毒热炽盛、症瘕血瘀三种中医证候类型，并观察了中医证候类型与多药耐药相关蛋白（multidrug resistance associcrted protein，MRP，肿瘤细胞多药耐药性的重要标志）表达及临床疗效的关系。结果表明，急性白血病 MRP 阳性表达率以症瘕血瘀证候为最高，气阴两虚证候及毒热炽盛证候 MRP 阳性表达率相对较低，且在 MRP 表达阳性的急性白血病患者构成比中以症瘕血瘀证候占比为最高。通过观察，我们发现急性白血病中医证候类型与临床缓解率亦有一定关系，即症瘕血瘀证候的急性白血病与气阴两虚证候及毒热炽盛证候相比临床疗效最差，临床缓解率最低。这与症瘕血瘀证候型急性白血病 MRP 阳性表达率相对较高的结论一致。

川芎嗪作为活血化瘀的中药制剂已用于临床多年，其在治疗心脑血管病以及其他慢性疾病中发挥了积极作用。我们根据相关文献报道，结合白血病血瘀内阻的临床特征以及课题组既往开展的基础研究成果，首次将川芎嗪作为急性白血病多药耐药逆转剂应用于临床，通过与化疗药物伍用，观察临床疗效，探索其作为白血病多药耐药逆转剂临床使用的可行性。研究结果表明，川芎嗪可降低 MRP 表达，部分逆转 MRP 阳性表达，能明显改善中医症状，降低急性白血病患者骨髓白血病细胞百分比，但因观察病例数太少，对临床完全缓解率的影响尚无明显统计学价值，需积累病例进一步研究。

本研究发现，中医证候类型与急性白血病患者 MRP 表达及临床疗效有一定关系，症瘕血瘀证候型急性白血病 MRP 阳性表达率高，临床完全缓解率低，疗效差。对于 MRP 表达阳性的急性白血病患者，在常规应用化疗药物同时，加用川芎嗪治疗可部分逆转 MRP 阳性表达，降低 MRP 高表达与患者骨髓白血病细胞百分比，可部分逆转急性白血病多药耐药性，具有一定临床应用前景。

关键词：川芎嗪；多药耐药相关蛋白（MRP）；急性白血病

化疗后骨髓抑制中医综合防治方案临床研究

（储真真　2000 级硕士）

本文综述了近 10 年来中医药治疗化疗后骨髓抑制的研究现状及进展，并系统地探讨了中西医对恶性肿瘤化疗后骨髓抑制的病因病机、治法方药。

方法：将入选病例分为 A、B 两组。A 组用中医综合防治方案（复方丹参注射液＋六味地黄丸）＋化疗；B 组用津血力（G-CSF）＋化疗。两组观察化疗后骨髓抑制 30 例，以骨髓抑制发生率、临床症状和体征、血象、化疗通过率、价格与临床疗效比等为观察指标。

结果：① A 组能有效降低骨髓抑制发生率，经统计学处理，差异有显著性（$P < 0.05$）；②A组白细胞最低值明显高于B组，经统计学处理，差异有显著性（$P < 0.05$）；③A组能明显升高血红蛋白值，经统计学处理，差异有显著性（$P < 0.05$）；④临床症状改善率，A组86.67%，B组46.67%，经统计学处理，差异有显著性（$P < 0.05$）；⑤A组化疗通过率明显优于B组，经统计学处理，差异有显著性（$P < 0.05$）；⑥A组缓解骨髓抑制有效率76.67%，B组86.67%，经统计学处理，差异无显著性（$P > 0.05$）；⑦A组在每单位疗效所需费用明显低于B组，经统计学处理，差异有显著性（$P < 0.05$）。

结论： 中医综合防治方案具有预防化疗后骨髓抑制的发生，减轻骨髓抑制程度，缓解临床症状，保证化疗顺利完成等综合效应，同时，还能降低医疗费用，符合我国基本的医疗保险政策。因此，中医综合防治方案具有广泛的临床应用前景。

关键词： 肿瘤；化疗；骨髓抑制；中医综合防治方案

160例老龄人中医证候与血液学指标相关性研究

（丁　舟　2001级硕士）

目的： 通过老龄人中医证候与血液学指标相关性研究，探讨中医某些证候发生与微观指标变化内在联系，试图在现代医学尚未发现疾病前，从中医四诊角度捕捉到疾病前期一些迹象，期望用本项研究获得的相关结论指导临床实践，为老龄人群常见病证预防提出综合措施。

方法： 采用前瞻性研究方法以健康老龄人群为研究对象根据临床研究方案进行观察重点将中医证候、性别、年龄、体重及体重分型、外周血象、凝血象等内容填入临床观察表并进行统计学分析从分析结果获得相关结论。

结果： 本项研究获得如下结果。①老龄人中医证候发生率从高到低依次为：气虚、血瘀、气滞、痰湿、阴虚、风痰、血虚、阳虚。②以10岁为一个时间段统计中医证候显示，随年龄增长虚证比例增加，实证比例减少。③气虚证候为老龄人群共性证候，血瘀男性常见；阴虚女性常见。④肥胖者多见痰湿证候；瘦弱多见阴虚证候。⑤虚证的外周血象各项指标明显低于实证。⑥在虚证中红细胞、血红蛋白由低到高依次为：血虚证、气虚证、阴虚证、阳虚证；血小板数值由低到高依次为血虚证、阴虚证、气虚证、阳虚证。⑦实证中血小板数值由高到低依次为：气滞证、血瘀证、风痰证、痰湿证。⑧出凝血时间各组之间无明显差别但均有缩短趋势。⑨气滞、血瘀证候凝血酶原时间、部分凝血活酶时间有缩短趋势纤维蛋白原数值较其他类型增高。

结论：通过以上研究结论如下。①老龄人群虚证以气虚、阴虚、血虚为主；实证以血瘀、气滞为主；胖人多虚、多痰；瘦人多见阴血亏虚；且随年龄增长虚证比例增加。证候分布百分率最高者为气虚、血瘀。②虚证外周血象较实证要低，其中，以血虚证最为明显，阴虚、气虚次之。在实证中血瘀、气滞证外周血象普遍较其他实证增高。③老龄人群凝血象检查的各项数据虽然均在正常范围内，但各证候类型之间有一定差别。气滞与血瘀证出血时间、凝血时间、凝血酶原时间、部分凝血活酶时间均见缩短，而纤维蛋白原数值增加。④从现代医学角度来看，老龄人群关键在于维持血液成分的相对恒定，以有足够的血液成分来保证适用于机体抵御疾病、保护脏器功能；并有效克服血液中存在的高凝状态，以预防心脑血管疾病发生。从中医角度来讲，采用补气与活血药物或保健品是老龄人群防病保健的关键。

本项研究首次证实，正常老龄人群在西医尚未明确诊断疾病前，通过四诊合参，并结合血液学某些微观指标，能够发现老龄人某些疾病的前驱证候表现与血液学变化。借此以期指导老龄人常见疾病的预防。

关键词：老龄人；中医证候；外周血象；凝血象

复方浙贝颗粒治疗难治性急性白血病的中医证候疗效观察

（何　沂　2001 级硕士）

难治性急性白血病（refractory acute leukemia，RAL）是现今国内外医学研究的热点。自 90 年代起，我科即开展了中医药及中西医结合抗 RAL 的研究。先期基础研究已证实：中药浙贝母提取的生物碱体外及动物实验均有逆转白血病多药耐药的生物活性。临床试验研究也表明：常规化疗方案配合复方浙贝颗粒用于急性难治性白血病的临床治疗，其临床完全缓解率明显高于对照组。作为一种中成药，复方浙贝颗粒在实验和临床中都发挥着重要的作用，但目前尚无关于它的中医证候疗效研究。本课题旨在通过对复方浙贝颗粒治疗 RAL 痰瘀互结证的疗效观察，从中医角度进一步探讨复方浙贝颗粒治疗难治性急性白血病的机制，为中医药提高 RAL 的临床疗效奠定基础。

目的： 客观地评价复方浙贝颗粒治疗痰瘀互结证的临床疗效，从中医角度进一步探讨复方浙贝颗粒治疗 RAL 的作用机制，为提高 RAL 的临床疗效奠定基础，为中医临床辨证与辨病相结合治疗 RAL 提供参考。

方法： 本课题为首发基金重大联合攻关项目"复方浙贝颗粒逆转急性白血病多药耐药临床研究"的后续课题。论文资料来源于上述课题中北京的 3 家三级甲等医院于 2004 年 1 月～ 2006 年 6 月间所观察的 31 例难治性急性白血病患者。其中，自动中止治疗 1 例，资料不完整 9 例，共有 21 例可统计疗效。本课题采用随机双盲、多中心病例对照为研究方法，以复方浙贝颗粒为治疗药物，以麦芽颗粒为对照药物，以 RAL 患者为研究对象，拟定规范的 RAL 诊断标准，统一制定临床研究方案和病例观察表，拟定统一的痰瘀互结证候疗效评估标准，进行围化疗期伍用复方浙贝颗粒治疗 RAL 的随机、双盲、多家医院同期参与的临床研究。随机进行药品编号及患者入组，两组大致比例为 1 ∶ 1，使用标准化疗方案的同时，于化疗开始前 3 天加用盲态下的治疗组或对照组颗粒剂，每次 1 袋（10 g），每日 3 次。除此以外，不加用任何具有逆转白血病 MDR 的中西药。所有病例均连续服药 14 天，以 1 个标准化疗疗程为 1 个治疗周期。若 1 个疗程无效，可随下 1 个疗程化疗继续服用受试颗粒剂，继续观察 1 个疗程，并记作另一人次。

结果： 揭盲后发现，3 家研究中心共收集 RAL 病例 21 例，治疗组 11 例，对照组 10 例。①两组患者性别、年龄等基线资料均衡可比。②痰瘀互结证候评分显示，两组有效病例分别为治疗组 7 例（63.6%）与对照组 1 例（10.0%）；无效病例分别为治疗组 4 例（36.3%）与对照组 9 例（90%）。两组病例疗效有效性比较，经 Fisher's 精确检验，$P = 0.024$，具有统计学意义（$P < 0.05$），治疗组优于对照组，说明伍用复方浙贝颗粒可减轻 RAL 患者的痰瘀互结证。

结论：围化疗期伍用复方浙贝颗粒治疗难治性急性白血病可减低患者的痰瘀互结证候评分，有效缓解患者的痰瘀互结证，其机制与 RAL 的痰瘀论治有关，值得进一步研究探讨。

关键词：复方浙贝颗粒；难治性急性白血病；痰瘀互结；中医药疗法

加味当归补血汤舒缓化疗所致白细胞减少症初步临床观察

（马　琳　2001 级硕士）

目的：化疗是恶性肿瘤的主要治疗方法之一，化疗所致白细胞减少成为许多有效抗肿瘤药物的剂量限制性的主要障碍，严重影响着化疗正常进行，甚至是肿瘤治疗失败的最常见原因。常用的化疗升白药物疗效一般，粒细胞集落刺激因子（G-CSF）虽能很快升高白细胞，但价格昂贵，很多患者经济上难以承受，且只有短暂升白作用，维持时间短，并呈剂量依赖性。为此，医学界正在探求更加有效的治疗方法或治疗药物。本项研究是以中医气血相关理论为指导，以经方当归补血汤加味为治疗药物，以化疗患者为研究对象，重点考察该方对化疗所致白细胞减少的舒缓作用。

方法：采用随机分组、自身交叉对照方法，将 32 例肿瘤化疗患者随机分成 AB 组和 BA 组。AB 组第一周期化疗前及化疗中加用加味当归补血汤（A 组或治疗组），第二周期化疗加升白胺（B 组或对照组）；BA 组第一周期化疗加升白胺，第二周期化疗前及化疗中加用加味当归补血汤。化疗方案因病种而定，但同一病人在治疗组及对照组的化疗药物、剂量及用药顺序完全一致。所有化疗方案均以 21 天为一个周期。加味当归补血汤（炙黄芪 12 g、全当归 12 g、穿山龙 15 g）浓煎 100 ml，2 次 / 日；升白胺片，50 mg，3 次 / 日。均在化疗开始前 3 天加用，连续给药 14 天。

结果：加味当归补血汤可明显减少化疗所致的白细胞减少的例次及程度，减少 G-CSF 的用量及时间，减少治疗周期的感染例次，有统计学意义。

结论：加味当归补血汤可有效舒缓化疗所致白细胞减少，减少医疗费用，

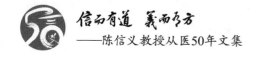
且组方简单、便于使用，值得深入研究及推广。

关键词：白细胞减少；恶性肿瘤；化疗；加味当归补血汤

益中生血胶囊治疗肿瘤及其肿瘤治疗相关性贫血临床观察

（倪　磊　2001级硕士）

肿瘤及其肿瘤治疗相关性贫血近年来受到国内外医学界的普遍重视，其不仅可严重影响肿瘤的临床治疗，也可导致患者生活质量下降。肿瘤及其肿瘤治疗相关性贫血是多种因素相互作用的结果，目前尚不能以某一单因素予以说明。输血和应用重组人红细胞生成素（erythropoietin，EPO）是治疗肿瘤及其肿瘤治疗相关性贫血的主要治疗手段，然而疗效维持时间短，所带来的副作用以及高额费用限制了其临床应用。为此，医学界正在探求更加有效的治疗方法或治疗药物。

在"脾为后天之本，气血生化之源"的中医理论指导下，我们认为，肿瘤及其肿瘤治疗相关性贫血多数由疾病或治疗等相关因素导致脾胃虚弱，气血生化无源而致。因而，"健脾和胃，益气生血"可以作为其基本治疗方法，我们以具有健脾和胃，益气生血功效的"益中生血胶囊"为治疗药物，采用前瞻性、平行对照方法，评估了该药物益中生血胶囊治疗肿瘤及其肿瘤治疗相关性贫血临床疗效。根据临床研究方案，在北京地区2家三级甲等医院，根据性别、原发部位、TNM分期，进行随机化分组，共收集有效病例46例，试验组22例，对照组24例。研究结果表明：经过4周治疗后，对照组血红蛋白（Hb）较治疗前显著下降（$P < 0.05$），试验组Hb较治疗前显著上升（$P < 0.05$），治疗前试验组Hb明显低于对照组（$P < 0.05$），治疗后试验组Hb与对照组比较，无统计学意义（$P > 0.05$）。说明益中生血胶囊有对抗或纠正Hb下降趋势的作用，有助于贫血症状的改善。

关键词：肿瘤及其肿瘤治疗相关性贫血；益中生血胶囊；临床观察

益髓颗粒剂的创意及其应用研究

（谢慧梁 2001级硕士）

骨髓增生异常综合征（myelodysplastic syndromes，MDS）是发生在多潜能造血干细胞阶段的异质性克隆性疾病，以造血细胞不可逆的数量和质量异常为特点，临床表现以贫血、感染或出血为特征。MDS治疗难度高，部分患者可转化为白血病，至今尚无理想的防治方法。根据中医理论，结合临床观察和文献资料的整理分析，以整体观念和辨证施治为指导思想，可将MDS的发病机制概括为脾肾亏损为本、火伤血络为标、邪毒内袭为变，治疗采用相应的对策。

益髓颗粒剂为北京中医药大学东直门医院制剂，由炙黄芪、党参、生熟地、菟丝子、阿胶、桃仁、当归、地龙等组成，具有益气养阴，活血化瘀解毒功效，主要针对骨髓增生异常综合征治疗，临床疗效相当满意。近年来，通过病症临床观察，对特发性血小板减少性紫癜、难治性血小板减少症、再生障碍性贫血、化疗后骨髓抑制等也显示了较好临床疗效。

基于此，本文总结了益髓颗粒剂自开发阶段至临床应用的过程，并探讨了其在现代血液病治疗上的意义及在此领域的应用价值。

关键词：益髓颗粒剂；骨髓增生异常综合征；药理；临床；实验

青蒿素及其衍生物逆转人口腔鳞状上皮癌细胞体外实验研究

（吕翠岩 2003级硕士）

目的：以耐药的人口腔鳞状上皮癌细胞系（KB_{V200}）为靶细胞，以青蒿素、二氢青蒿素、青蒿琥酯及青蒿提取物（乙醇粗提物）为实验药物，通过体外细胞孵育技术观察其逆转KB_{V200}细胞的耐药效应。

方法：采用MTT法分别测定长春新碱（VCR）、青蒿素、二氢青蒿素、

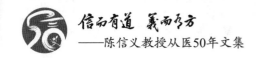

青蒿琥酯及青蒿提取物（乙醇粗提物）对 KB_{V200} 细胞毒作用，计算相应的 IC_{50}，并以上述药物对 KB_{V200} 的抑制率 < 30% 的实验用药浓度与 VCR 配伍使用时对 VCR 细胞毒效应（IC_{50}），依据公式计算实验用药的增敏指数。

结果：①研究结果表明，二氢青蒿素、青蒿琥酯在体外细胞培养条件下，能够明显抑制 KB_{V200} 细胞的增殖，其 IC_{50} 分别为 11.16 μmol/L（3.18 μg/ml）、1.466 μmol/L（0.563 μg/ml）；②在体外细胞培养条件下，青蒿素、青蒿提取物（乙醇粗提物）浓度分别为 40 μmol/L、8.88 μg/ml 与 17.75 μg/ml 时，与 VCR 配伍使用后逆转耐药倍数为 3.0 倍、2.98 倍与 12.74 倍。以上证明两种成分均可部分逆转 KB_{V200} 细胞耐药性，且与用药剂量呈正相关性。

结论：该项研究在国内首次发现，在体外细胞孵育条件下，青蒿素与青蒿提取物（乙醇粗提物）能够部分逆转 KB_{V200} 细胞的耐药性；二氢青蒿素和青蒿琥酯能够抑制 KB_{V200} 细胞增殖，且青蒿琥酯作用更为明显。研究结果证明，青蒿提取物及其活性成分（衍生物）在抗肿瘤与逆转肿瘤多药耐药领域具有潜在的研究价值和临床应用前景。

关键词：青蒿素；二氢青蒿素；青蒿琥酯；青蒿提取物；肿瘤多药耐药

新加良附颗粒治疗晚期胃癌临床研究

（王　婧　2003 级硕士）

目的：胃癌在全球最常见恶性肿瘤中排第四位，为第二大癌症死因，在我国胃癌发病率较高，且发病呈年轻化趋势，胃癌已经并将继续成为危害我国人民健康的重大疾病。由于早期诊断困难，胃癌多到晚期才被发现，失去了手术根治机会，临床以化疗为主。然而，胃癌对化疗敏感性差，且存在严重的副作用，从药效与安全角度考虑，开发以天然植物为主的抗胃癌新药迫在眉睫。本课题是基于胃癌发生与进展过程中的"寒凝血瘀"关键病机理论，结合长期临床实践，并在既往研究新加良附方具有抑制胃癌细胞生长、诱导其凋亡作用的基础上，对新加良附颗粒治疗晚期胃癌的临床疗效进行研究观察。

方法：论文资料来源于 2009 年 3 月至 2010 年 3 月间所观察的 42 例晚期

胃癌患者。本研究采用前瞻性随机对照的研究方法，将42例患者随机分为两组，其中，治疗组21例，对照组20例，其中脱落1例。治疗组在采用化疗方案的同时，口服新加良附颗粒，对照组单纯化疗，分别观察4个化疗周期，在入组当天及各周期末记录症状与体征记分、卡氏评分、疼痛NRS记分、病灶大小、血尿常规、肝肾功能、心电图等指标。

结果：①治疗组在临床症状与体征的改善方面明显优于对照组，差异具有统计学意义，$P < 0.005$。治疗组对胃脘疼痛、胸腹胀满、畏寒肢冷、食欲不振等症状有改善作用，差异具有统计学意义，$P < 0.05$。②治疗组总体健康状况的改善明显优于对照组，差异具有统计学意义，$P < 0.05$。③与对照组相比，治疗组白细胞计数、血小板计数相对稳定，且可能在一定程度上增加血红蛋白值，但差异均无统计学意义，$P > 0.05$。④治疗组较对照组具有更高的临床缓解率，但差异无统计学意义，$P > 0.05$。⑤新加良附颗粒在临床应用过程中，具有良好的安全性。

结论：本项研究结果表明，新加良附颗粒可以改善化疗患者临床症状与体征，提高生活质量，并对化疗具有一定的减毒增效作用。这一重要研究结论预示新加良附颗粒在晚期胃癌的治疗中具有广泛的应用前景。

关键词：临床疗效；胃癌；新加良附颗粒；晚期胃癌

恶性肿瘤患者并发抑郁症调查及中医干预效应研究

（郭力文　2004级硕士）

目的：关注社区肿瘤患者的情感障碍，了解社区肿瘤患者抑郁症发生概率和相关因素，并试图采用中医干预治疗。

方法：采用Hamilton抑郁量表和一般状况调查表，以自评和访谈方式，对气象局大院以及附近社区内102名肿瘤患者并发抑郁症情况进行了调查，同时，运用中医辨证论治方法给予干预性治疗，以6周为1个疗程。总结治疗前后抑郁改善情况。

结果：在排除假阴性的情况下，气象大院及附近社区肿瘤患者抑郁症发生率为35.2%，与文献报道基本相似。家庭支持良好的患者抑郁症发生率较低；而经济收入低，或家庭经济负担重的患者以及新近发生肿瘤或新近转移的患者抑郁症发生率明显增加。按照中医理论，通过对抑郁症患者证候调查显示，临床主要以"气滞血瘀，痰湿阻滞型；气阴两虚，正虚邪恋型；心肾阴虚，内热上扰型"三种证候类型多见，经辨证治疗后有88.9%的患者抑郁情绪可以得到明显改善。

结论：恶性肿瘤除疾病本身导致抑郁症外，还与社会、心理因素密切相关。按照中医理论与辨证论治原则进行中医干预治疗后，恶性肿瘤患者抑郁情绪可得到明显改善。

关键词：辨证论治；社区；抑郁症；肿瘤

恶性肿瘤患者死亡时间与中医阴阳的关系研究

（韦 云 2004级硕士）

采用回顾性研究方法，对恶性肿瘤患者死亡时间与中医阴阳的关系进行了较为全面的研究，从而探讨恶性肿瘤患者的死亡时间与中医阴阳的转化规律及其与中医证候的关系，揭示恶性肿瘤的病因病机转化规律和临床证候特征，为临床对恶性肿瘤实施因时辨证、择时用药，以及预测疾病转归、预后，提供具有重要实践价值的理论基础，也为建立中医阴阳过程的时间模型，发现恶性肿瘤恶化的早期信号和规律，实施干预措施提供了重要的理论及实践依据。

结果：①恶性肿瘤患者死亡时间与中医阴阳之间存在着一定的日节律、月节律和季节规律。死亡时间在一天之中多在下半夜和上午；死亡季节中春季死亡率最低，夏、秋、冬三季相差不大；死亡人数最多的月份是6月、12月。②恶性肿瘤死亡患者的中医证候主要为虚证、实证和虚实夹杂证；其有虚证占死亡病例总数的80.4%，阳虚证大于阴虚证；实证证型主要为气滞血瘀型和痰湿型，其中气滞血瘀型占实证病例的88.9%；虚实夹杂证占死亡病例总数的53%。③不同证候的患者死亡时间也有不同，虚实夹杂证患者以一天24小时的中下半夜，即凌晨前后（0～6时）为死亡高峰，这一时段死亡人数占该证死亡人数的43%；虚证患者死亡多发生在下半年，7～12月死亡人数占虚证死亡人数的72%，下半年死亡人数是上半年的2.6倍；6月份为实证患者死亡高峰月份，6月死亡人数占实证死亡人数的1/3。④痰、瘀、虚是中晚期恶性肿瘤的主要病因病机，其中80%以上病例具有明显的虚证证候，有明显血瘀证候者占72.8%，有明显痰湿或痰热证候者占31.5%。⑤恶性肿瘤导致患者死亡的直接原因主要为多脏器衰竭，其中两个及以上脏器衰竭者占76%，三个及以上脏器衰竭者占40%。⑥死亡前的中医证候主要为阴阳衰竭、痰蒙清窍、水湿壅滞、气虚血脱和阴阳离绝。

结论：①恶性肿瘤患者死亡时间与中医阴阳之间存在着一定的日节律、月节律和季节规律。②痰（痰热、痰湿）、瘀、虚为中晚期恶性肿瘤主要病因病机；不同证候死亡时间也有所不同。③恶性肿瘤患者中以肝癌死亡比例最高，其次为肺癌和其他消化系统恶性肿瘤。

关键词：恶性肿瘤；阴阳；死亡时间

中药配合心理干预方案提高肿瘤患者生活质量的初步研究

（贾　玫　2004级硕士）

目的：综合治疗是目前治疗恶性肿瘤的主要方法，其中中医药在综合治疗中的地位日益突出。虽然中医心理干预治疗恶性肿瘤有一定疗效，但因缺乏规范化治疗方案及疗效标准，尚未在临床中得到广泛应用。本课题旨在客观评价中药配合中医心理干预方案在改善肿瘤患者心理状态、调节免疫功能及提高生活质量等方面的临床疗效，并试图为完善恶性肿瘤综合治疗，形成初步的规范化心理治疗方案提供临床依据。

方法：通过前瞻性随机对照临床研究，以心理状态评分（Hamilton抑郁量表计分）、免疫功能（NK、T细胞亚群）检测指标和生活质量计分［EORTC QLQ-C30（version 3）生活质量调查问卷］为重点研究指标，在北京中医药大学东直门医院和中国医学科学院肿瘤医院观察了符合纳入病例标准的 53 例恶性肿瘤患者，按不平衡指数最小的分配原则，随机分配到治疗组及对照组，两组比例为 1 : 1。对照组采用常规治疗，包括化疗、对症治疗和支持治疗等。治疗组在对照组治疗基础上，增加中药配合中医心理干预疗法。全部病例均以连续治疗 14 天为一个治疗周期。每组分别观察治疗 1 个周期。统计分析采用 SPSS11.0 统计分析软件进行计算。组间资料两两比较采用 t 检验。治疗前后比较采用配对 t 检验。

结果：中医心理干预方案在改善肿瘤患者的心理状态、生活质量方面具有明显作用，在情感关系、免疫指标等方面的改善较对照组均有统计学意义。①中医心理干预治疗组第 8 天测评，与疗前比较，Hamilton 评分有所上升，但差异无统计学意义（$P > 0.05$）；第 15 天测评，Hamilton 评分明显下降，与疗前相比差异有统计学意义（$P < 0.01$）。而常规治疗对照组中，疗后两次测评与治疗前比较，Hamilton 评分略有上升，无统计学意义。②中医心理干预治疗组第 8 天测评，8 例 QOL 明显改善，与对照组（仅 1 例改善）比较，差异具有统计学意义（$P < 0.01$）；第 15 天测评，治疗组 QOL 评分明显上升，生活质量明显提高者达到 22 例，与常规治疗对照组（QOL 改善者仅有 2 例）相比，有效率分别为 75.9% 和 8.3%，差异具有统计学意义（$P < 0.01$）。③中医心理干预治疗组第 15 天测评免疫功能，治疗组与对照组相比，$CD3^+$、$CD4^+$、$CD4^+/CD8^+$ 均上升，$CD8^+$ 下降，差异具有统计学意义（$P < 0.05$），治疗组 NK 细胞疗后虽比对照组上升，但差异无统计学意义（$P > 0.05$）；治疗组治疗前、后相比，$CD3^+$、$CD4^+$、$CD4^+/CD8^+$ 均上升，$CD8^+$ 下降，差异具有统计学意义（$P < 0.05$）。

结论：以调畅情志为主的中医心理干预治疗可以作为肿瘤综合治疗的一部分，在提高肿瘤患者生活质量方面大有裨益，且中药配合心理治疗方案在一定程度上调节机体免疫功能。本课题的研究结果显示中医心理治疗可以使肿瘤患者心理状态改善，生活质量提高，免疫指标好转，三者之间存在直接相关性。提示在肿瘤患者综合治疗中，中药配合心理干预疗法不但有助于控制肿瘤的发展，还具有一定的社会和经济效应，该方案值得进一步探索与完善。

关键词：免疫功能；生活质量；心理状态；中医心理干预方案；肿瘤

108 例缺铁性贫血儿童中医证候分析

（李丽嫱　2004 级硕士）

针对儿童临床常见病缺铁性贫血进行研究，探讨儿童缺铁性贫血中医证候辨证规律，具有一定理论意义和临床实用价值。分析了 108 例儿童缺铁性贫血相关因素，包括患病年龄、家庭孩子数、母乳喂养情况、孩子断奶时间、辅食添加情况、家庭经济状况及父母文化程度。结果显示：儿童缺铁性贫血 3 岁以内多发，非母乳喂养儿多发，1 岁半以后断奶者多发，8 个月以上未添加辅食者多发，家庭经济状况差及母亲文化程度低的多发，并通过中医证候调查，发现脾胃虚弱为其主要病机。

老龄人群中医证候类型与血液高凝状态相关性研究

（刘　伟　2004 级硕士）

目的：通过老龄人中医证候与血液高凝状态的相关性研究，探讨中医证候与血液高凝状态的内在联系，试图在现代医学尚未发现疾病之前，从中医四诊的角度捕捉到一些疾病前期的迹象。期望本研究的相关结论能够指导临床实践，为治疗老龄人的血液高凝状态以及预防其进一步发展为其他相关疾病提出综合措施。

方法：采用了前瞻性研究方法，以健康老龄人群为研究对象，按拟定的纳入标准，对就诊或常规体检的老龄人群仔细询问临床症状，观察舌、脉象，初步确定中医证候类型，填入观察表，并进行外周血象、血液流变学及血栓素（TXB2）、纤维蛋白原（FIB）检查，填入观察表，并进行统计学分析，从分析结果获得相关结论。

结果：本研究获得如下结果。①具有血液高凝状态的老龄人中医证候发生率由高到低依次是：血瘀、气滞、气虚、痰湿、血虚、阴虚、风痰、阳虚。其中血瘀证候明显多于其他证候，其次为气滞、气虚、痰湿，血虚、阴虚比较少，而风痰、阳虚相对最为少见。②气虚、血虚、气滞、痰湿、风痰在男女性别之间无显著性差异，为具有血液高凝状态的老龄人的共性证候，血瘀和阳虚以男性为主，阴虚则以女性多见。③肥胖者多见痰湿和风痰证候，瘦弱者多见阴虚证候。④血小板计数及体积分布宽度表明，血瘀和气滞较其他证候更高，有极显著差异。⑤血液流变学数据表明，在高切变率和低切变率下，血瘀组和气滞组的全血黏度较其他组更高；实证组的血浆黏度比虚证组更高，其中以痰湿组和风痰组最高；血沉数据血瘀组和气滞组稍高；血瘀组和气滞组的红细胞压积数值较其他组更高，但没有全血黏度突出。⑥血瘀组和气滞组的血栓素数值较其他组更高。⑦血瘀组和气滞组的纤维蛋白原数值较其他组更高。

结论： 通过以上研究得到结论如下。①具血液高凝状态的老龄人的中医证候以血瘀、气滞、气虚和痰湿为主，而血瘀证候又明显多于其他各证候。②从血液学检查中可以发现，血瘀证和气滞证的血小板计数及体积分布宽度、全血黏度、红细胞压积、血栓素及纤维蛋白原明显高于其他各组证候，证明血瘀和气滞证候与血液高凝状态具有比较强的相关性。③对于中医四诊出现血瘀证候及气滞证候时应及的老龄患者考虑到其出现血液高凝状态的可能，结合祖国传统医学，以运动、按摩、针灸为基础，并适当辅以补气、活血药物及保健品，及时延缓或阻止血液高凝状态的进一步发展，以期能够防病于未病之时，提高广大老龄人群的生活质量。

关键词： 老龄人；血液高凝状态；中医证候

复方浙贝颗粒对难治性急性白血病外周血 Treg 细胞及骨髓细胞影响的临床观察

（褚雨霆　2005级硕士）

目前，难治性急性白血病（refractory acute leukemia，RAL）临床治疗效果较差，为增强疗效，提高缓解率多采用更换化疗方案、加大抗癌药物剂量与使用多药耐药逆转剂三种应对措施。但仍存在以下主要问题。①因多数 RAL 患者均经过多疗程化疗，已经对多种化疗药物产生了耐药性。②所有抗癌药物均存在不同程度的毒性反应。因此，加大抗癌药物剂量并非是提高 RAL 临床疗效的理想方案。③应用多药耐药逆转剂可能是提高 RAL 临床疗效的有效措施。但到目前为止，还没有公认的多药耐药逆转剂在临床中得到应用。

我科从 1993 年开始针对 RAL 患者临床缓解率低及其白血病细胞的多药耐药性进行了多方位研究，并有明确的研究结果。根据中医理论确定了针对 RAL 痰瘀互阻证型的药物复方浙贝颗粒，并且在国家自然科学基金课题及教育部重点科技项目等研究中证实：①复方浙贝颗粒具有抑制 K562/A02 细胞外排抗癌药物的能力，并能诱导 K562/A02 细胞凋亡；②复方浙贝颗粒能明显增加阿霉素对 K562/A02 移植瘤的抑制效果，能降低移植瘤组织细胞的 MDR_1 基因、BCL-2 蛋白高表达，提高 BAX 蛋白表达水平，并且对移植瘤组织细胞耐药相关酶（GSH，Topo Ⅱ）、膜耐药相关蛋白（Pgp，MRP）具有抑制作用。"十一五"期间对难治性急性白血病围化疗期的中医干预研究证实：复方浙贝颗粒能明显提高临床缓解率，并且具有显著的增效减毒作用。前期的基础研究及临床观察显示出复方浙贝颗粒具有良好的逆转白血病多药耐药的作用，能改善患者的生存质量，但白血病患者常存在免疫功能障碍，复方浙贝颗粒在提高免疫功能方面是否起作用尚缺乏研究。

目的：观察复方浙贝颗粒对难治性急性白血病（RAL）患者外周血 Treg 细胞及骨髓细胞影响，以明确其能否改善 RAL 患者免疫功能。

方法：标本来源于 2010 年 5 月至 2012 年 2 月在北京中医药大学东直门医院血液肿瘤科就诊的难治性急性白血病患者，共收集了 31 份外周血标本，28 份骨髓标本。于收集外周血及骨髓标本后，对符合"痰瘀互阻"证型的患者给予复方浙贝颗粒（浙贝母、川芎、防己按 3 ∶ 4 ∶ 3 比例制成，10 g / 袋，每日两次）口服，并于治疗后第 28 天再次复查外周血 Treg 细胞及骨髓细胞。外周血及骨髓液均采用美国 BD FACSCanto Ⅱ 流式细胞仪检查，观察外周血中 $CD4^+CD25^+$Treg 细胞、$CD4^+CD25^+$Foxp3Treg 细胞及骨髓细胞治疗前后表达比例变化情况。

结果：RAL 患者缓解和未缓解组比较淋巴细胞、粒细胞、前 B 细胞差异有统计学意义（$P < 0.05$）；外周血中 Treg 细胞比较结果显示，

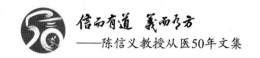
CD4$^+$CD25$^+$Foxp3Treg 在 RAL 组（1.71±1.65）与健康组（0.99±0.29）比较差异有统计学意义（$P < 0.05$）。治疗组外周血中 CD4$^+$CD25$^+$Treg 细胞、CD4$^+$CD25$^+$Foxp3Treg 细胞均无统计学差异（$P > 0.05$）。

关键词：复方浙贝颗粒；难治性急性白血病；Treg 细胞

新加良附方抗胃癌初步研究

（周义浪　2005 级硕士）

胃癌是我国最常见的恶性肿瘤之一，调查结果显示，从全国来看其发病率在所有恶性肿瘤中居第二位，死亡率居第三位；而就农村地区而言，其发病率和死亡率均居首位。胃癌局限病灶除手术根治性切除外，中晚期胃癌现不可治愈，以化疗为主的姑息治疗目标在于改善患者临床症状和生活质量、延长生存期。长期临床实践证明，中医药为主或参与在中晚期胃癌综合治疗中具有明显的疗效优势，但这种疗效优势必须建立在对胃癌中医病因病机的认识与辨证施治基础上。目前多数文献认为胃癌因脾虚、痰结、血瘀、癌毒、情志、饮食、失治等导致脏腑失调、邪毒内蕴于胃府而形成，属本虚标实之证，以脾、胃、肾虚为本，以食、痰、瘀、毒、滞、湿等为标，早期多见实证，中晚期则见虚实夹杂证。通过长期临床观察，我们发现胃癌发生及进展寒邪密切相关，基于这一认识，拟定针对胃癌（特别是中晚期胃癌）治疗的"新加良附方"（由高良姜、香附及穿山龙组成），并进行了理论探讨与效应机制研究及初步的临床观察。

新加良附方由古方良附丸加穿山龙而成，具有"温中散寒、理气化痰、活血止痛"之功效，是针对"脾阳不振、内外寒邪交织"导致"寒凝血瘀、气机阻滞、集结胃府"引起的以畏寒怕冷，胃脘部疼痛，遇寒加重、得温则舒，胃部肿块，脘腹胀满疼痛，乏力纳差，嗳气、呕吐，形体消瘦，舌质青紫或暗淡，脉象细涩等为主要表现的胃癌治疗良方。既往研究表明其具有抑制肿瘤生长、诱导肿瘤细胞凋亡及抗新生血管生成等多种抗肿瘤效应机制，且初步临床观察表明其对晚期胃癌有良好的临床疗效。

新加良附方通过多种机制抗肿瘤（尤其是胃癌）效应确切，在改善胃癌患者生存质量和临床症状、延长生存期等方面作用明确，并能够对化疗起到增效减毒的作用，在综合治疗中不可或缺。本文就新加良附方组方分析、抗胃癌相关实验研究、临床观察及展望等方面进行阐述，为进一步深入研究其抗肿瘤（尤其是消化道肿瘤）作用和临床应用提供依据。

基于前期实验研究和临床观察结果，结合临床上观察到中晚期胃癌患者病情发展中常出现腹水等症状，而 2011 年美国国立综合癌症网络（National Comprehensive Cancer Network，NCCN）胃癌临床实践指南中国版亦指出，我国有大量胃癌患者初诊时即出现腹水，因而，我们进一步观察了新加良附颗粒对 S_{180} 荷瘤小鼠生存期的影响。实验采用腹腔注射法建立 S_{180} 腹水瘤小鼠模型，以新加良附颗粒低、中、高剂量及其联合 5- 氟尿嘧啶（5-FU）为治疗药物，观察对 S_{180} 腹水瘤小鼠生存期的影响。结果：新加良附颗粒高剂量组及其低、中、高剂量组联合 5-FU 组的生命延长率分别为 28.25%、46.33%、59.89%、70.06%；与模型对照组比较，差异有统计学意义（$P < 0.05$，$P < 0.01$）。表明新加良附颗粒对 S_{180} 荷瘤小鼠生存期具有延长效果，各剂量组联合 5-FU 能够明显延长 S_{180} 荷瘤小鼠生存期，并且能够改善 S_{180} 腹水瘤小鼠一般生存状况。从而为新加良附方延长中晚期胃癌患者生存期、改善生存质量和临床症状等接下来的临床研究及应用提供实验依据。

关键词：新加良附方；胃癌；效应机制；S_{180} 荷瘤；生存期；生命延长率

难治性特发性血小板减少性紫癜中医证候分析

（施 怡 2006 级硕士）

特发性血小板减少性紫癜（idiopathic thrombocytopenic purpura，ITP）为自身免疫性出血性疾病，有 15% ~ 35% 的患者经激素或者脾切除等治疗无效，称之为难治性特发性血小板减少性紫癜（RITP）。由于西药治疗 RITP 具有停药后易反复、毒副作用大、费用昂贵等缺点，越来越多的患者寻求中医药治疗。然而，纵观文献，目前对 RITP 的中医治疗尚处于探索阶段，缺乏系统规范的

RITP 中医证候研究。我们在多年临床观察中总结出 RITP 是以"气虚血瘀"为主要病机变化的难治性血液病，并以"益气活血"为法，以黄芪、穿山龙等药物组方为治疗方案，临床获得了良好效果。本研究作为首都医学发展基金批准的中医临床研究自主创新课题"芪龙颗粒治疗 RITP 临床应用研究"的一部分，希望通过回顾性调查 75 例 RITP 患者的四诊信息，能够对 RITP 证候进行初步的总结，验证我们既往的临床经验，为本病中医辨证论治的规范起到良好的作用，这对后续的研究工作有一定指导意义。

方法：对北京中医药大学东直门医院及东方医院血液科 2003 年至 2008 年的住院患者中符合 RITP 诊断标准之病例 75 例，进行回顾性分析。观察纳入 RITP 患者的性别、年龄、病程、外周血象、骨髓巨核细胞等情况，统计常见症状的出现频率，描述舌苔、脉象、证候等分布的情况，分析相关临床因素对证候的影响，并对患者的症状进行因子分析，推导潜在的规律，以认识本病的中医证候规律。

结果：①基线数据。发病率女性明显高于男性（$P < 0.05$）。患者平均年龄 47.56 ± 18.96 岁，病程中位数为 27 个月，最长可达 10 年以上。②实验室检查。患者外周血象变化以血小板减少为特点，血小板计数平均值为 28.84 ± 13.64（$\times 10^9$/L）。红细胞、血红蛋白、白细胞都可以在正常范围内。骨髓象变化以巨核细胞数量增多或正常、发育成熟障碍、产板巨核细胞减少为特点。③四诊信息。症状频率以神疲乏力最高，其次为皮下紫斑。通过对出现频率 > 10% 的症状进行因子分析，筛选出了对证候贡献度较大的 12 个症状：神疲乏力、气短、少气懒言、皮下紫斑、面唇紫暗、经血色黑有块、五心烦热、潮热盗汗、口干、便秘、小便黄、食少纳呆。这 12 个症状分别隶属于气虚血瘀、阴虚、热证、脾系症状 4 个公因子。舌象以舌质淡黯、苔白为主，其次为舌红少津、苔少，其中黯舌在舌象中最为多见。出现频率前 3 位的脉象分别是细弱脉、细涩脉、细数脉。④证型分布。证型分布以含气虚血瘀要素的证型为最多；在复杂证型中，基础证型为气虚血瘀，主要兼挟证型为阴虚证。

结论：本病基本病因是气虚血瘀，主要的证候类型也是气虚血瘀，这与我们临床经验相符。

关键词：难治性特发性血小板减少性紫癜；因子分析；中医证候

参麦注射液减轻柔红霉素心肌毒性的临床观察

（孙长勇　2006 级硕士）

急性髓系白血病是死亡率极高的血液系统恶性肿瘤，近年来发病率逐渐上升，随着医学技术的不断发展，治疗方法已由传统的化疗相继扩展到促分化凋亡剂、造血干细胞移植、蛋白激酶的靶向治疗、单克隆抗体、肿瘤疫苗等手段。虽然目前白血病的治疗可有多种选择，但联合化疗仍是最基础和根本的治疗方法。其中柔红霉素的抗肿瘤地位，仍然是不可替代的，而通过加大用药剂量更可提高年轻急性髓细胞白血病患者的完全缓解率并延长总生存期。与之相应，剂量累积的心肌损害作为其最主要的非血液学毒性，又严重影响着患者的生活质量，甚至是致命的威胁。对其发病机制的研究和寻找安全可靠的解毒药物成为我们目前亟须解决的关键问题。近年来中医药治疗在此领域的进展较多，多以清除氧自由基及减轻脂质过氧化为研究热点，通过调节体内氧自由基的平衡，对抗心肌毒性；同时，中医药治疗可增加冠脉血流量和心肌营养血流量，调整心肌代谢，促进损伤心肌 DNA 的合成，加速其修复。中药及中成药作为高效、低毒的心脏保护剂，正越来越受到世人的关注。其中，参麦注射液的应用较多，多数研究通过心电图和心肌酶谱、心脏彩色超声来评价其减少心肌毒性的作用。N 末端脑钠肽前体（NT-proBNP）作为生物学标志物在心肌损伤早期具有较好的敏感性，对心衰的早期诊断、早期干预及判断预后有很大帮助，关于它和蒽环类药物相关心肌毒性的研究也成为近年研究的热点。鉴于参麦注射液对应用蒽环类药物后的血浆 NT-proBNP 水平影响研究不多，我们对此进行临床观察，从这个侧面评价参麦注射液保护心肌的作用，尤其是明确早期心肌毒性的监测和预防作用，可为确立中医药在白血病治疗中减毒增效的临床应用路径提供客观的科学根据。

方法：对 2010 年 6 月至 12 月在河北医科大学附属廊坊市中医医院收治的初治急性髓系白血病 80 例患者，采用随机对照研究方法，分为治疗组 40 例，对照组 40 例。治疗组以参麦注射液为预防药物，空白组为对照组，通过检测化疗前及停化疗的第 3 周血浆 NT-proBNP 及心电图、心肌酶（CK，CKMB）来观察参麦注射液对柔红霉素化疗后各检测指标的影响。

结果： 共入组病例 80 例，治疗组及对照组各 40 例。试验结果表明：治疗组心电图异常低于对照组，但 $P > 0.05$，差异无统计学意义；两组病例治疗前后心肌酶数据相比，$P > 0.05$，差异无统计学意义，两组心电图异常患者的心肌酶数据并未超出正常范围；两组的完全缓解率（CR）和总有效率（CR+PR）相比，$P > 0.05$，差异无统计学意义；治疗后，两组的 NT-proBNP 水平均高于治疗前，$P < 0.05$，具有显著差异。两组病例中心电图异常患者的 NT-proBNP 水平均显著增高，对照组治疗后的血浆 NT-proBNP 水平明显高于治疗组，$P < 0.05$，具有显著的统计学差异；治疗组中医证候改善效果优于对照组。

结论： 急性髓系白血病患者在接受柔红霉素治疗后早期，可出现临床症状隐匿的心肌毒性或可表现为心电图的异常。通常心肌酶（CK，CKMB）的变化是不明显的，而血浆 NT-proBNP 水平可迅速显著升高。化疗同时加用参麦注射液可以显著降低应用柔红霉素后患者的血浆 NT-proBNP 水平，有效改善中医证候群，似乎能部分解释参麦注射液减轻心肌毒性作用的机制。

关键词： 急性髓系白血病；减毒；NT-proBNP；柔红霉素；参麦注射液；心肌毒性

乌梅消食颗粒治疗缺铁性贫血 50 例疗效观察

（周振环　2006 级硕士）

目的： 观察乌梅消食颗粒治疗缺铁性贫血（iron deficiency anemia，IDA）的临床疗效，并初步探讨其作用机制。

方法： 将 50 例缺铁性贫血，中医辨证分型为脾胃虚弱、气血两虚证候患者，随机分为治疗组和对照组。治疗组在给予铁剂同时给予乌梅消食颗粒，对照组给予铁剂同时给予外观相同颗粒剂。

结果： 两组患者治疗后症状、体征、贫血及铁生化指标、铁蛋白均有不同程度改善（与治疗前相比 $P < 0.01$）。治疗组 IDA 的症状、体征、贫血及缺铁状态改善均明显优于对照组（$P < 0.05$）。且在治疗过程中，其不良反应积分均

值明显低于对照组（$P < 0.05$）。

结论：乌梅消食颗粒可以促进缺铁性贫血患者对铁的吸收利用，同时可以有效减轻服用铁剂所造成的不良反应。

关键词：缺铁性贫血；中医药疗法；对照观察

中药注射剂治疗恶性肿瘤高凝状态的比较性研究

（苏丽瑛　2006 级硕士）

本论文包括文献综述和临床研究两部分。文献综述回顾了近年来国内外对恶性肿瘤高凝状态、血瘀证和肿瘤转移的相关研究，主要从高凝状态的致病因素、诊断指标及中西医治疗进展方面进行了论述。综合分析，恶性肿瘤患者的高凝状态不仅容易出现血栓栓塞性疾病，还可促进肿瘤增殖和转移，产生严重并发症影响患者生活质量。大量临床研究表明恶性肿瘤高凝状态与中医血瘀证密切相关，近年来已成为国内外诸多学者关注的热点问题。通过临床观察证明，活血化瘀中药在治疗恶性肿瘤高凝状态方面有一定的疗效。

临床研究部分观察活血化瘀中药在治疗恶性肿瘤高凝状态方面的疗效。

目的：观察丹参粉针、盐酸川芎嗪、榄香烯乳注射液治疗恶性肿瘤高凝状态的临床疗效。

方法：观察恶性肿瘤高凝状态患者 60 例，随机将入选患者分为丹参粉针组 20 例、盐酸川芎嗪组 20 例、榄香烯乳注射液组 20 例，分别观测患者治疗前后凝血酶原时间（PT）、活化部分凝血活酶时间（APTT）、血纤蛋白原（Fg）、D- 二聚体（D-Dimer）、血小板计数（PLT）、平均血小板体积（MPV）、血小板体积分布宽度（PDW）水平变化及中医血瘀症状、证候积分水平变化。

结果：共观察了 60 例患者，中断 7 例。Fg 在丹参粉针、盐酸川芎嗪活血化瘀治疗前后有明显下降，具有统计学差异（$P < 0.05$）；在盐酸川芎嗪治疗后 D-Dimer 明显降低、MPV 明显升高，两者差异具有统计学意义（$P < 0.05$）；活血化瘀治疗后血瘀证候较治疗前有明显改善，差异具有统计学差异（$P < 0.05$）；

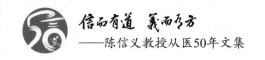
盐酸川芎嗪、榄香烯乳注射液能明显改善肢体麻木症状，差异有统计学意义
（$P < 0.05$）；丹参粉针能改善疼痛症状，差异有统计学意义（$P < 0.05$）。

结论：活血化瘀中药对治疗恶性肿瘤高凝状态有一定疗效，值得临床进一
步研究及推广。

关键词：高凝状态；活血化瘀；肿瘤

复方浙贝颗粒辅助化疗改善难治性急性白血病中医症状疗效观察

（马　薇　2007级硕士）

难治性急性白血病（refractory acute leukemia，RAL）化疗失败和复发的主
要原因是由于白血病细胞的多药耐药（multiple drug resistance，MDR），即白
血病细胞对多种化学结构和作用机制完全不同的化疗药物同时产生耐药。耐药
的白血病细胞对化疗药物失去敏感性而使临床疗效降低。但对于白血病多药耐
药性目前西医缺乏有效的解决方案。因此，以中医理论为指导，寻找低毒的耐
药逆转剂已成为RAL临床治疗的关键性问题。

我科从1994年开始进行中药抗白血病多药耐药性研究。通过既往基
础研究和多中心临床试验研究成果结合国内外相关文献拟定了复方浙贝颗
粒，并采用随机、双盲、多家医院同期对照临床研究方案进行了临床观察，
结果：浙贝颗粒临床缓解CR率为36.1%，总有效率77.8%，与安慰剂比较，
$P < 0.05$，有统计学意义。在治疗白血病多药耐药的医学前沿上，复方浙贝颗粒
备受关注。

本课题以首都医学发展基金（项目编号：I-2）与国家中医药管理局课题（课
题编号：02-03LP14）为依托，旨在通过对复方浙贝颗粒辅助化疗方案实施前
后RAL患者中医症状与体征变化进行临床观察，总结复方浙贝颗粒干预后的
中医症状疗效。从中医角度进一步探讨复方浙贝颗粒治疗RAL的机制，为中
医药提高RAL的临床疗效奠定基础。

目的：通过观察复方浙贝颗粒辅助化疗方案治疗前后 RAL 患者中医证候变化，总结复方浙贝颗粒干预后的中医症状疗效，为中医临床辨证与辨病相结合治疗 RAL 提供参考。

方法：病例资料来源于北京中医药大学东直门医院、北京大学人民医院、首都医科大学同仁医院 3 家三级甲等医院，于 2007 年 11 月—2009 年 12 月间观察 40 例 RAL 患者。其中，观察过程中死亡 3 例，共有 37 例进入统计学处理。本课题采用随机双盲、多中心病例对照，以复方浙贝颗粒为治疗药物，以麦芽颗粒为模拟对照药物，以 RAL 患者为研究对象，拟定规范的 RAL 诊断标准，统一制定临床研究方案和病例观察表，拟定统一的中医症状疗效评估标准，进行围化疗期伍用复方浙贝颗粒治疗 RAL 的临床研究。随机进行药品编号及患者入组，在应用标准化疗方案的同时，于化疗开始前 3 天在盲态下加用干预药物或安慰剂，每次 1 袋，每日 2 次，连续服药 14 天，以 1 个标准化疗疗程为 1 个治疗周期。

结果：临床试验结束后分两次揭盲后确定干预药物为复方浙贝颗粒（18例），模拟剂为麦芽颗粒（19 例）。研究结果表明：①按照中医症状与体征疗效标准，治疗组中医症状改善率 9/18（50.0%），对照组症状改善率仅 2/19（10.5%）；经 Fisher's 精确检验，$P = 0.013 < 0.05$，差异具有统计学意义。②按照中医证型分析统计，复方浙贝颗粒对于难治性急性白血病常见的三种证型疗效不同，其中，气血两亏，痰瘀互阻型有效率 7/8（87.5%）；气阴两虚，痰瘀互阻型有效率 5/6（83.3%）；热毒内蕴，痰瘀互阻型有效率 1/4（25%）；经 Fisher's 精确检验，气血两亏，痰瘀互阻型和气阴两虚，痰瘀互阻型有效率与热毒炽盛，痰瘀互阻型比较，$P = 0.044 < 0.05$，差异具有统计学意义。

结论：综上所述，复方浙贝颗粒辅助化疗方案在提高难治性急性白血病患者临床缓解率的同时，还能较好地改善中医症状与体征，对于难治性急性白血病常见的三种证型疗效有差别。其中，对气血两亏、痰瘀互阻型与气阴两虚、痰瘀互阻型疗效较好。

关键词：复方浙贝颗粒；难治性急性白血病；中医证型

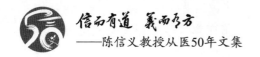
胃癌综合治疗进展与陈信义教授治疗胃癌
临证经验总结

（赵龙澂　2007级硕士）

胃癌是发生在胃上皮组织的恶性肿瘤，是全世界最常见的恶性肿瘤。在中国胃癌死亡率占所有恶性肿瘤的 23.02%，居各类肿瘤之首。胃癌临床表现隐匿，其发现多在晚期已经失去了根治性手术机会，诊断后能手术根治者仅占 35% 左右，根治切除后的 5 年生存率仅为 50% ~ 60%，因此亟待寻求更加有效的治疗方法。论文以中医理论为指导，基于陈信义教授的学术思想，总结陈信义教授治疗胃癌的临证经验。

论文第一部分为西医理论研究，根据现代医学对胃癌的文献研究，总结了近年来西医对于胃癌的病因，发病机制，治疗方面的进展。另一，通过总结分析古代文献，研究了古代中医关于胃癌的论述，主要是归纳了中医对胃癌的名称，归纳了古代和现代中医对胃癌病因病机的认识。并结合现代医家研究成果，分析了晚期胃癌的病因病机，论述了胃癌的辨证论治方法。胃癌多发现即在晚期，已经失去了根治性手术机会。晚期胃癌治疗手段主要包括姑息性手术治疗、放疗、化疗、生物免疫治疗、中医药治疗。姑息性手术治疗主要用于减轻患者肿瘤负荷，减少并发症的发生；放疗在局部晚期胃癌的治疗中具有一定的效用；化疗在晚期胃癌治疗中可发挥主导作用，对有症状的患者有姑息性治疗效果。采用中药内服外用、针灸推拿、心理干预等多种手段综合治疗，发挥中西医结合优势，缓解临床症状，且中药治疗对化、放疗可减毒与增效，以期提高患者生存质量。

论文第二部分为陈信义教授关于胃癌的学术思想，总结了新加良附方的研究内容。新加良附方在体内外均能抑制肿瘤生长，诱导肿瘤细胞凋亡。这一重要研究结论预示新加良附方在肿瘤治疗中具有广泛的应用前景。

关键词： 晚期胃癌；姑息性治疗；新加良附方

复方浙贝颗粒辅助化疗对 RAL 患者 KPS 评分与症状影响的临床观察

（王　珺　2008 级硕士）

急性白血病（acute leukemia，AL）是造血干细胞的恶性克隆性疾病，发病时骨髓中异常的原始细胞及幼稚细胞（白血病细胞）大量增殖并广泛浸润肝、脾、淋巴结等各种脏器，抑制正常造血。近 20 年来，随着科技的发展，化疗手段的日趋进步，急性白血病（AL）近、远期疗效均比以往有显著提高，无论是完全缓解率（CR）还是无病生存率（DFS）。但是仍有 10% ~ 20% 的 AL 使用经典的化疗方案不能达到 CR，变为难治。这部分病例称之为难治性急性白血病（refractory acute leukemia，RAL）。RAL 主要特点为对化学治疗反应差，诱导缓解率低，生存期短，因而是白血病治疗中的难题。所以，目前已有学者从针对 RAL 临床缓解率的研究，转向对 RAL 患者生活质量影响的研究。本课题则以复方浙贝颗粒辅助化疗对 RAL 患者 KPS 评分与症状影响的临床观察为主要目的。

目的： 观察和研究复方浙贝颗粒对 RAL 患者 KPS 评分与症状影响，解决当前医学界普遍关注的抗癌规范的诊断标准，统一临床研究方案和病例观察表，进行复方浙贝颗粒辅助治疗受益问题的探讨。

方法： 受试病例共 235 例均采集于北京中医药大学东直门医院、中国中医科学院西苑医院、天津中医药大学第一附属医院、河北医科大学廊坊市中医医院、广州中医药大学第一附属医院、浙江中医药大学附属医院（浙江省中医院）、黑龙江中医药大学第一附属医院符合 RAL 诊断的住院患者。本课题采用随机双盲、安慰剂对照、多中心临床试验的方法。以 RAL 患者为研究对象，对其 KPS 评分与症状进行观察与研究。试验中随机进行药品编号及患者入组，两组均使用标准化疗方案，在化疗前 3 天加服复方浙贝颗粒或安慰剂，每次 1 袋，每天 2 次，连续 14 天，以 1 个标准化疗疗程为 1 个治疗周期，疗程结束后评估疗效。

结果： 揭盲后，进入疗效统计的病例中，治疗组（复方浙贝颗粒组）为 118 例，对照组（安慰剂组）为 117 例。①两组患者各基线资料，经统计学分析，无明显差异（$P > 0.05$），具有可比性。②两组病例治疗前后自身 KPS 评分比较，

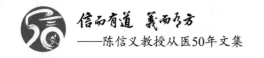
差异有统计学意义，$P < 0.05$；两组间比较，差异无统计学意义。③临床症状中仅有发热症状在访视点三减基线两组比较，差异有统计学意义（$P = 0.043$），预示复方浙贝颗粒辅助化疗对发热症状有一定的改善作用。

关键词：复方浙贝颗粒；KPS 评分；临床症状；难治性急性白血病

榄香烯联合热疗提高消化道肿瘤患者生活质量研究

（李　潇　2009 级硕士）

基础和临床试验已经证实，正常组织和肿瘤组织对热度敏感性存在着差异，这一差异为肿瘤治疗提供了帮助。基于这一原理，微波热疗已成为综合治疗恶性肿瘤的手段之一，与放、化疗联合应用具有协同增效作用，并在缓解癌性疼痛，提高患者生活质量方面显示了良好的应用前景。榄香烯注射液是从姜科多年生草本宿根植物温郁金（莪术）的根茎中提取精制而成，近年来的研究表明，榄香烯注射液对多种肿瘤细胞有明显杀伤效果，并在参与免疫调节、诱导细胞凋亡方面也具有一定的效果。在榄香烯注射液临床应用中发现，其对中晚期肿瘤具有一定的疗效，且无明显骨髓抑制及肝肾功能损害，并在改善肿瘤患者生活质量、提高生存期方面具有优势。基于上述，我们提出了榄香烯注射液联合微波热疗的综合措施治疗消化道中晚期恶性肿瘤，在改善患者临床症状与生活质量方面可能发挥中医临床特色和优势。

目的：验证榄香烯注射液联合微波热疗改善消化道恶性肿瘤患者临床症状、提高生活质量疗效，为中西医结合治疗恶性肿瘤，在提高患者生活质量方面的特色优势提供临床证据。

方法：通过随机对照临床研究的方法，以生活质量量表 QLQ-C30、疼痛NRS 评分、T 细胞亚群及血凝检测为观察指标。从 2010 年 2 月—2011 年 2 月期间，在北京中医药大学东直门医院血液肿瘤科筛选了符合纳入病例标准的 60例患者，随机分为治疗组（榄香烯注射液＋微波热疗）、对照组（微波热疗），两组比例为 1∶1，全部病例连续治疗 15 天为 1 个疗程。于治疗的第 1、8、

15天采集可供临床评价的各种数据。统计分析采用SPSS13.0统计软件进行分析。组间资料比较采用配对 t 检验；组内比较采用方差齐性检验。$P < 0.05$ 表示有统计学意义。治疗前后的变化采用 χ^2 检验或非参数检验；有效性分析采用方差分析和 Wilcoxon 秩和检验评估有效性。

结果：①研究结果显示，治疗组第 1 天与第 8 天相比，生活质量评分在疼痛症状领域积分下降，差异有统计学意义（$P < 0.05$）；第 1 天与第 15 天相比，生活质量评分在躯体功能、认知功能、总体健康状况领域积分上升，疼痛、疲乏、食欲丧失症状领域积分下降，差异具有统计学意义（$P < 0.05$）；对照组第 1 天与第 15 天相比，生活质量评分在总体健康状况领域积分上升，疼痛症状领域、食欲丧失症状领域积分下降，差异具有统计学意义（$P < 0.05$）。②第 8 天生活质量评分在疼痛症状领域积分下降程度治疗组优于对照组，差异具有统计学意义（$P < 0.05$）；第 15 天生活质量评分在躯体功能、认知功能及疲乏症状领域治疗组优于对照组，差异具有统计学意义（$P < 0.05$）。③疼痛 NRS 评分治疗组优于对照组，差异具有统计学意义（$P < 0.05$）。④ T 细胞免疫功能变化治疗组与对照组相比，差异无统计学意义（$P > 0.05$）。⑤血凝指标的 FIB/D-D 检测值治疗组与对照组相比，差异无统计学意义（$P > 0.05$）。

结论：榄香烯注射液联合微波热疗治疗消化道肿瘤疗效肯定，低毒、安全，能够改善患者生活质量，尤其在治疗癌性疼痛方面有一定优势。患者依从性好，值得临床推广。

关键词：消化道肿瘤；榄香烯注射液；微波热疗；生活质量

补肾填精方对再生障碍性贫血大鼠模型 IL-11 及 EPO 影响的实验研究

（秦 兰 2009 级硕士）

目的：观察补肾填精法对再生障碍性贫血（简称：再障）模型大鼠调控因子水平的影响，探讨补肾填精中药治疗再障的作用机制。

方法：清洁级 Wistar 大鼠分为 4 组，分别为空白组、模型组、治疗组（补肾填精基础方）及对照组（再障生血片）；采用 5- 氟尿嘧啶（5-FU）与马利兰联合建立大鼠再障（AA）模型；空白组正常饲喂，治疗组及对照组确定造模成功后，每天分别给予补肾填精中药煎剂及再障生血片混悬液灌胃连续 30天，以造血调控因子白细胞介素 11（IL-11）及红细胞生成素（Erythropoietin，EPO）为主要观察指标，结合一般状况、外周血细胞计数、骨髓病理等指标观察，综合评价补肾填精法干预效果。

结果：①一般状况：与模型组对比，治疗组及对照组大鼠精神、饮食、活动等一般体征改善，生存质量提高。②外周血细胞计数：治疗组外周血白细胞（WBC）、红细胞（RBC）、血红蛋白（Hb）、血小板（PLT）及网织红细胞计数均有不同程度升高，与模型组比较，差异有统计学意义（$P < 0.05$）；与对照组比较，治疗组白细胞、血小板及网织红细胞计数有明显提升，差异有统计学意义（$P < 0.05$）。③骨髓病理：与模型组相比，治疗组骨髓增生程度改善，三系细胞增生，非造血组织与脂肪组织相对减少，造血结构修复与对照组比较，差异有统计学意义（$P < 0.05$）。④造血因子：治疗组 IL-11 含量较模型组升高，差异有统计学意义（$P < 0.05$）；治疗组 EPO 含量较模型组降低，差异有统计学意义（$P < 0.05$）。

结论：补肾填精法能够改善再障大鼠一般状况，提升模型大鼠外周血细胞计数，促进骨髓造血组织修复。改善大鼠的骨髓造血功能，促进骨髓造血功能恢复与补肾填精法调节造血调控因子 IL-11 及 EPO 的异常分泌水平密切相关。

关键词：再生障碍性贫血；补肾填精法；IL-11；EPO

膏方在肿瘤治疗中的应用及陈信义教授膏方应用经验总结

（卢海瑞　2012 级硕士）

恶性肿瘤及其肿瘤相关性临床症状近年来受到国内外医学界的普遍重视，这不仅缘于其逐渐演变为人类健康的第一杀手，也因其已成为肿瘤患者生活质量下降的元凶。肿瘤的形成是多种因素相互作用，由量变到质变的动态演变的复杂过程，所以对于肿瘤的病因、病机、病理过程，无论是中医探索还是西医研究，均尚不能将其以某一种单因素予以说明。

国际上评价中晚期肿瘤治疗获益的关键性指标是努力提高中晚期肿瘤患者生存质量、延长其生存期、稳定肿瘤病灶、改善相关症状。然而不论是祖国医学还是现代医学，在肿瘤问题上都面临病因不清、预防不了、早诊率低、死亡率高等严峻问题。西医治疗手段虽然是恶性肿瘤治疗的主要措施，然而几乎所有治疗手段在治疗肿瘤本身的同时，也带来相对较重的毒副作用及高额的费用，这些问题给很多患者造成痛苦和压力。今天，随着科学技术的不断进步，人类对肿瘤的认识逐渐深入，虽然肿瘤的诊断和治疗手段都在与时俱进地完善，但科学的发展并不能做到完美，任何学科都存在优缺点，单凭一个学科要解决肿瘤病学诸多问题还存在着很多现实的困难，只有将多学科交叉融汇，综合治疗才能从根本上解决问题。恶性肿瘤本身具有多样化和多态性，只有客观分析中西医在肿瘤诊断和治疗方案上的优缺点，切实根据患者需求选择合适的综合治疗方案，才是提高肿瘤患者生存质量的最好方式。

陈信义教授在前人的基础上总结肿瘤治疗要本着"以人为本"的治疗理念，提出肿瘤治疗重在"调平"的学术思想。谨守"大积大聚，其可犯也，衰其大半而止，过则死"的论述，和"谨察阴阳所在而调之，以平为期，皆随胜气，安其屈伏，无问其数，以平为期"的思想。强调了肿瘤治疗应有度，中病即止，不宜攻伐太过，应纠正失衡状态，建立新的病理平衡。他认为肿瘤临床治疗要古为今用、洋为中用，循证求效、并注重学科交叉。提出"辨病－分期－辨证"三位一体的辨证体系，以及肿瘤治疗的十六字方针"你进我退，你驻我扰，你疲我打，你退我追"，在这些学术思想和理论观点的支撑下提出膏方在肿瘤全程中应用的必要性。

陈信义教授肿瘤临证多年，总结"病－期－证"三位一体密切结合临床症状表现的辨证体系，强调不拘泥于几个证型对应施用几个方剂，要多角度灵活辨治、谨慎用药。他将传统的中医辨证分型、辨证论治方式巧妙地转化成中西医结合模式，在辨治时采用早中晚分期方式、肿瘤治疗阶段分期方式、按中医治疗特色分期以及症状治疗目标分期四个层面，再根据患者症状体征，四诊资料，始终遵循"脾为后天之本，气血生化之源"的理论指导，注重"调气""调脾"的治疗原则。结合多年临证经验总结，提出膏方在肿瘤治疗中的两方面显

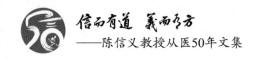

著优势：一是从中医疗效的特色讲，膏方能增加疗效、舒缓毒性、调节免疫；二是从症状治疗的目标看，膏方能治疗乏力、改善食欲、增加体重。灵活辨治，谨慎遣方用药，旨在达到以治病为核心，关注肿瘤临床缓解率；以人为本，谋求稳定病灶，延长生存期和提高患者生存质量的目标，诠释纵向辨证、横向论治的中西医结合辨治模式。

关键词： 膏方；肿瘤治疗；经验

紫丹参与丹参治疗血瘀证疗效差异探索性研究

（赵　宁　2013 级硕士）

以紫丹参和丹参为试验药物，以血瘀证患者为研究对象，采用前瞻性、随机临床试验方法，选择血瘀症状（体征）、外周血象、凝血功能、血栓弹力图为观测指标，对两种药物治疗血瘀证进行疗效比较，以期为临床合理应用提供依据。

方法： 在完全符合病例入选标准前提下，按照单双号随机入组。其中，单号为紫丹参组，双号为丹参组。紫丹参组患者给予紫丹参水煎剂，丹参组给予丹参免煎颗粒，每日给药量 30 g，每次 15 g，早晚饭后 1 小时服用，连续给药 7 天。疗程结束后进行疗效评估。

结果： ①血瘀症状（体征）：两组病例治疗前后血瘀症状（体征）单项积分自身比较，舌质紫暗有统计学意义，$P < 0.05$，组间比较，无统计学意义，$P > 0.05$；两组病例面色晦暗、固定疼痛、皮肤瘀斑单项积分治疗前后及组间比较，无统计学意义，$P > 0.05$；两组病例治疗前后中医症状（体征）总体积分自身及组间比较，无统计学意义，$P > 0.05$。②外周血象：治疗前后 Hb、RBC、NEUT、PLT、WBC 组内及组间比较，无统计学意义，$P > 0.05$，其中，RBC 及 PLT 计数有改善趋势。③凝血象：治疗前后 PTS、INR、APTT、FIB、TT、DD 组内及组间比较，无统计学意义，$P > 0.05$，但 FIB 及 DD 水平有改善趋势。④血栓弹力图：治疗前后 R、K、Angle、MA 值组内及组间比较，无统计学意义，$P > 0.05$，但有改善趋势。

结论： 由于该研究观察时间过短、单味中药效力较弱以及血瘀证治疗难度较大等因素，在该试验中，仅看到紫丹参、丹参对舌质紫暗有明显的改善效果。这一研究结果至少可以说明以下3点。①紫丹参、丹参同为活血化瘀中药，归心经，短期间能够改善舌质紫暗现象，体现了两药的归经优势。②两味中药临床功效相似，临床试验结果一致。因此，丹参可以作为紫丹参的代用品应用于临床。③紫丹参价格昂贵，丹参价格相对低廉，从经济学角度考虑，在活血化瘀治则中，选用丹参可以降低医疗成本，减轻患者经济负担。

关键词： 紫丹参；丹参；血瘀证

健脾益气摄血拆方防治斑马鱼出血效果的比较性研究

（朱长乐 2014级硕士）

目的： 探讨健脾益气摄血方及其拆方不同药物浓度对辛伐他汀诱导斑马鱼出血的防治效果，并以中医气血相关理论探讨配伍之间的关联性。

方法： ①建立斑马鱼出血模型。将黑色素等位基因突变型Albino品系斑马鱼随机分为正常对照、模型对照、实验药物A、B、C、D及其分别下设100 μg/ml、250 μg/ml、500 μg/ml、750 μg/ml、1000 μg/ml不同浓度组，分别置于六孔板中，每孔30尾。实验分四部分进行，具体造模方法如下。脑出血模型：分组后分别在每六孔板中加入不同浓度的实验药物的同时，用0.5 μM辛伐他汀处理斑马鱼24小时。肝脏出血模型：分组后同时加入2.5 μM辛伐他汀和不同浓度的实验药物处理24小时。心脏出血模型：分组后分别以A、B、C、D组不同药物浓度处理斑马鱼4小时后，再以50 μM辛伐他汀处理各组斑马鱼30分钟。②观察指标检测方法。实验结束后，每组取20尾斑马鱼放镜下拍照，基于斑马鱼出血状况，分别统计出血发生率（S）、出血改善率（%），用心跳血流分析系统采集斑马鱼血流影像，分析血流量，计算改善率。计算公式分别为：出血发生率（%）=（斑马鱼出血尾数/实验尾数）×100%；出血改善率（%）=［（模型对照组－实验药物组）/（模型对照组－正常对照组）］×100%（如果出血改善率低于30%，即可判定无止血疗效或止血效果不明显）；血流量改

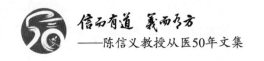
善率（%）=［（实验药物组－模型对照组）/（正常对照组－模型对照组）］×100%。

结果：①对脑出血的影响。模型对照组出血发生率70%；健脾颗粒100 µg/ml、250 µg/ml、500 µg/ml、750 µg/ml浓度组出血发生率分别为75%、70%、60%、70%；出血改善率分别为 -7%、0%、14%、0%。健脾益气方100 µg/ml、250 µg/ml、500 µg/ml浓度组出血发生率分别为60%、40%和85%；出血改善率分别为14%、43%、-21%。健脾益气生血方100 µg/ml和250 µg/ml浓度组出血发生率分别为50%和45%；出血改善率分别为29%、36%。健脾益气摄血方100 µg/ml、250 µg/ml、500 µg/ml浓度组出血发生率分别为35%、25%和45%；出血改善率分别为50%、64%和36%。②对肝脏出血影响。模型对照组出血发生率73%。健脾颗粒100 µg/ml、250 µg/ml、500 µg/ml、750 µg/ml、1000 µg/ml浓度组出血发生率分别为63%、67%、76%、79%、71%；出血改善率分别为14%、9%、-3%、-8%、3%。健脾益气方100 µg/ml、250 µg/ml、500 µg/ml、750 µg/ml、1000 µg/ml浓度组出血发生率分别为70%、77%、69%、64%、62%；出血改善率分别为5%、-5%、6%、12%、15%。健脾益气生血方100 µg/ml、250 µg/ml、500 µg/ml、750 µg/ml、1000 µg/ml浓度组出血发生率分别为70%、50%、52%、46%、32%；出血改善率分别为9%、35%、33%、40%、59%。健脾益气摄血方100 µg/ml、250 µg/ml、500 µg/ml、750 µg/ml、1000 µg/ml浓度组出血发生率分别为63%、40%、38%、38%、25%；出血改善率分别为17%、48%、51%、51%、67%。③对心脏出血的影响。模型对照组出血发生率65%。健脾颗粒100 µg/ml、250 µg/ml、500 µg/ml、750 µg/ml、1000 µg/ml浓度组出血发生率分别为75%、85%、85%、80%、80%；出血改善率分别为 -15%、-31%、-31%、-23%、-23%。健脾益气方100 µg/ml、250 µg/ml、500 µg/ml、750 µg/ml、1000 µg/ml浓度组出血发生率分别为85%、75%、70%、90%、85%；出血改善率分别为 -31%、-15%、-8%、-38%、-31%。健脾益气生血方100 µg/ml、250 µg/ml、500 µg/ml、750 µg/ml、1000 µg/ml浓度组出血发生率分别为45%、35%、25%、30%、45%；出血改善率分别为31%、46%、62%、54%、31%。健脾益气摄血方100 µg/ml、250 µg/ml、500 µg/ml、750 µg/ml、1000 µg/ml浓度组出血发生率分别为55%、60%、45%、25%、25%；出血改善率分别为15%、8%、

31%、62%、62%。④对血流量的影响。模型对照组血流量为0.16。健脾颗粒100 μg/ml、250 μg/ml、500 μg/ml、750 μg/ml、1000 μg/ml浓度组血流量分别为0.15、0.14、0.15、0.15、0.15；血流量改善率分别为−8%、−10%、−6%、−6%、−6%；健脾益气颗粒100 μg/ml、250 μg/ml、500 μg/ml、750 μg/ml、1000 μg/ml浓度组血流量为0.16、0.17、0.16、0.17、0.19；血流量改善率为0%、3%、−3%、3%、10%；健脾益气生血颗粒100 μg/ml、250 μg/ml、500 μg/ml、750 μg/ml、1000 μg/ml浓度组血流量为0.19、0.22、0.27、0.28、0.29；血流量改善率分别为3%、22%、49%、57%、60%；健脾益气摄血方100 μg/ml、250 μg/ml、500 μg/ml、750 μg/ml、1000 μg/ml血流量为0.23、0.25、0.26、0.28、0.31；血流量改善率分别为27%、40%、41%、58%、73%。

结论：健脾和健脾益气方不能防治辛伐他汀诱导的斑马鱼脑、肝脏、心脏出血；健脾益气生血方、健脾益气摄血方对辛伐他汀诱导的斑马鱼脑、肝脏、心脏出血有较好的防治效果，并能明显提高其心脏出血模型血流量改善率。该研究体现了"有形之血不能速生""气为血之帅，血为气之母"以及"血能载气"等中医基础理论。

关键词：斑马鱼；拆方；出血；出血改善率；健脾益气摄血方

芪龙生血方防治放化疗导致动物模型
外周血象下降的研究

（戴欣媛　2015级硕士）

目的：观察芪龙生血方防治放化疗导致动物模型外周血象下降疗效，为临床推广应用提供实验研究依据。

方法：①芪龙生血方防治卡铂导致模型小鼠外周血象下降研究。取90只小鼠，除10只正常对照组外，其余80只小鼠首次按5 mg／20 g剂量腹腔注射卡铂，第2、3、4、6、8天改用2.5 mg／20 g，于第10天断尾取血，检查血液学指标后，随机分模型对照，芪龙生血方大、中、小剂量，白介素−11，升血小板胶囊6组。芪龙生血方大、中、小剂量组分别按13.75 g、6.88 g、3.44 g

生药 / kg 灌胃浸膏粉；升血小板胶囊组按照 1.125 g / kg 灌胃胶囊内容物；白介素 -11 组按 250 ug / kg 皮下注射；正常对照组和模型对照组分别灌胃等容积饮用水。每天 1 次，连续 14 天。末次给药 2 小时，尾静脉取血检查血象后，按照 0.03 ml / 10 g 计量的 10% 水合氯醛麻醉，取小鼠股骨骨髓做骨髓涂片，行骨髓巨核细胞形态学检查并进行分类。②芪龙生血方防治环磷酰胺导致模型小鼠血象下降作用研究。取昆明种小鼠 90 只，标记，除 10 只正常对照组外，其余 80 只小鼠首次按 200 mg / kg 剂量尾静脉注射给予环磷酰胺，第 2 天后注射为 30 mg / kg，连续 6 天，末次给药 2 小时，断尾取血检查外周血象后，随机分为模型对照，白介素 -11，升血小板胶囊，芪龙生血方大、中、小剂量 6 组。各组给药与剂量同实验一，连续 14 天，并于给药第 7 天、14 天检查外周血象，末次检查血象后处死动物，取小鼠股骨骨髓并涂片，光镜检查计原巨、幼巨、颗粒巨、产板巨、裸核巨细胞及小巨核细胞数量。③芪龙生血方对 ^{60}Co-γ 照射导致小鼠外周细胞下降作用研究。取小鼠 70 只，随机分为正常对照、模型对照、升血小板胶囊、醋酸泼尼松、芪龙生血方大、中、小剂量 7 组。除正常对照组外，各组均行 ^{60}Co-γ 射线照射，距离为 80 cm，剂量率为 301.34 cGy / min，总剂量为 6 Gy，时间为 1 分 59 秒。次日开始给药，醋酸泼尼松组按 0.019 g / kg 灌胃；升血小板胶囊、芪龙生血方各组剂量同实验一；正常对照组和模型对照组给予等容积饮用水。每天一次，连续灌胃给药 8 天，末次给药 1 小时后，眼内眦取血检查外周血象。

结果：①芪龙生血防治卡铂导致模型小鼠外周血象下降研究。与模型对照组、用药前比较，芪龙生血方能明显提高模型小鼠外周血小板计数、平均血小板压积（PCT）检测值（$P < 0.05$，$P < 0.01$）；与正常对照组、模型对照组比较，芪龙生血方各剂量的巨核细胞总数明显增加（$P < 0.05$），并能提高产板巨核细胞比例（$P < 0.05$，$P < 0.01$）；与模型对照组比较，芪龙生血方各剂量组能提高红细胞数值；对白细胞也具调节效应（$P < 0.05$）。②芪龙生血方防治环磷酰胺导致模型小鼠血象下降作用研究。芪龙生血方大、中剂量组小鼠的 PLT（给药 14 天）、WBC（给药 7 天）给药前后差值比对照组同期明显增大（$P < 0.01$ 或 $P < 0.05$）；芪龙生血方大、中、小剂量组给药 7 天、14 天的 RBC、HBG 差值与对照组明显增大（$P < 0.01$ 或 $P < 0.05$）。③芪龙生血方对 ^{60}Co-γ 照射导致小鼠外周细胞下降作用研究。模型组小鼠的 PLT、WBC、RBC、Hb 较正常

组明显减少（ $P < 0.01$ ）；芪龙生血方大、中、小剂量组小鼠 PLT、Hb 检测值高于模型组，差异有统计学意义（ $P < 0.01$ 或 $P < 0.05$ ），但白细胞、红细胞与模型组比较，差异无统计学意义（ $P > 0.05$ ）。

结论：芪龙生血方对放化疗导致的骨髓抑制（外周血象下降）有明显的防治效应，可推广应用于临床防治放化疗导致的骨髓抑制。

关键词：芪龙生血方；放化疗；骨髓抑制；外周血象下降

加味黄连汤对小鼠胰腺癌移植瘤抑制作用研究

（史　雯　2016 级硕士）

目的：在前期临床实践基础上，通过动物实验，评价加味黄连汤对胰腺癌移植瘤模型小鼠体重、游泳时间与肿瘤抑制率影响，并且基于网络药理学研究方法，分析加味黄连汤治疗胰腺癌的作用机制。为进一步从临床与基础两方面研究加味黄连汤治疗胰腺癌效应机制提供科学依据。

方法：①加味黄连汤相关中医理论研究。阐述导师的学术思想，导师基于对胰腺癌的病因病机的认识，拟定"健脾疏肝、平调寒热"为胰腺癌基本治疗法则。选择黄连汤为基础平调寒热、健脾化湿。结合临床症状胰腺癌，导师认为胰腺癌中焦寒热失衡，肝木克土密切相关，故导师在黄连汤基础上，加柴胡、枳实组成加味黄连汤。②实验研究。取 84 只 BALB/c 小鼠，雌雄各半，构建胰腺癌皮下移植瘤小鼠模型，随机分为 7 组：模型对照组、加味黄连汤中剂量组、加味黄连汤高剂量组、黄连汤中剂量组、黄连汤高剂量组、吉西他滨中剂量组和吉西他滨高剂量组，每组 12 只，连续给药 14 天。分别于第 0、4、8、12 天测量瘤径 1 次，计算肿瘤体积，并记录体重。于第 0、7、14 天（实验结束前）各测一次小鼠游泳时间，计算实验各组小鼠游泳时间变化。实验结束，断颈处死小鼠，迅速剥离肿瘤称重，计算肿瘤抑制率。③加味黄连汤可能的作用机制研究。通过中药系统药理学数据库和分析平台 TCMSP 检索加味黄连汤候选成分，通过设置口服利用度 OB ≥ 30%，及类药性 DL ≥ 0.18 进行筛选，得到加味黄连汤有效成分；TCMSP 平台映射有效成分的作用靶点，UniProt 数据库规范靶点蛋白基因名；OMIM 数据库和 Genecards 数据库中以 "Pancreatic cancer" 为关键词检索胰腺癌相关疾病靶点。Venny 平台将加味黄连汤药物靶点与胰腺癌疾病靶点取交集，得到加味黄连汤治疗胰腺癌的相关靶点；交集靶点导入 STRING 数据库获得蛋白－蛋白相互作用关系网络——并筛选核心靶点；Cytoscape 软件构建加味黄连汤治疗胰腺癌的 "药物－成分－靶点－疾病" 网络图；交集靶标导入 DAVID 数据库中，行基因功能 GO 和 KEGG 富集分析。

结果：①加味黄连汤相关中医理论研究。黄连汤为仲景伤寒升降阴阳之方，加味黄连汤加柴胡、枳实疏肝导滞。近年来黄连汤及各种加味黄连汤的临床研究较常用于胃肠道疾病，"胃肠以通为补"，故常可较好改善临床症状、提高生活质量。②实验研究。各组小鼠肿瘤体积比较，给药后各组肿瘤平均体积随时间延续呈现出持续增长的趋势；第 12 天实验各组与模型组体积相比较，黄连汤高剂量组体积小于模型组，有统计学意义（$P < 0.05$）；吉西他滨高剂量组体积小于模型组，有统计学意义（$P < 0.05$）；第 12 天加味黄连汤中剂量与其他各组体积相比较，加味黄连汤中剂量组体积平均值大于吉西他滨高剂量体积平均值（$P < 0.05$）；加味黄连汤高剂量与其他各组体积相比较，加味黄连汤高剂量组体积平均值大于吉西他滨高剂量体积平均值（$P < 0.05$）；第 12 天组间比较，肿瘤体积变化最小组为吉西他滨高剂量组，但是在中药组的各剂量组别中加味黄连汤中剂量组瘤体增加最小。各组小鼠肿瘤抑制率比较，在实验结束时点称重肿瘤质量，其中吉西他滨中、高剂量组和加味黄连汤高剂量组肿瘤平均重量比模型组偏轻（$P < 0.05$）；模型对照组 0、黄连汤中剂量组 −2.24%、加味黄连汤中剂量组 −12.18%、吉西他滨中剂量组 80.00%、黄连汤高剂量组 9.05%、加味黄连汤高剂量组 32.36%、吉西他滨高剂量组 77.11%（负值说明实验结束时瘤重比模型组重）；其中中药方剂中加味黄连汤高剂量组肿瘤抑制率最高，为 32.36%，优于黄连汤中、高剂量，黄连汤高剂量组次之（9.05%）。各组小鼠体重比较，吉西他滨中、高剂量组体重变化趋势不同于其他组别。给药前 4 天所有组别体重均增加，之后吉西他滨中、高剂量组体重开始持续下降，其他组体重基本保持不变或略增加；实验各组与模型组体重相比较，吉西他滨中剂量组体重平均值小于模型对照组体重平均值（$P < 0.05$）；第 12 天加味黄连汤中剂量与其他各组体重相比较：加味黄连汤中剂量组体重平均值明显大于吉西他滨高剂量组体重平均值（$P < 0.01$）；加味黄连汤中剂量组体重平均值

大于吉西他滨中剂量组体重平均值（$P < 0.05$）；第 12 天加味黄连汤高剂量与其他各组体重相比较，加味黄连汤高剂量组体重平均值大于吉西他滨中剂量体重平均值（$P < 0.05$）；第 12 天小鼠体重检测值组间比较体重增加最大组为加味黄连汤高剂量组。各组小鼠游泳时间比较，给药后各组游泳时间均呈现持续缩短趋势；实验各组与模型对照组比较，第 14 天，实验各组与模型对照组比较无统计学意义（$P > 0.05$）；第 14 天加味黄连汤中剂量与其他各组游泳时间相比较，加味黄连汤中剂量组游泳时间平均值大于吉西他滨中剂量组游泳时间平均值（$P < 0.05$）；第 14 天加味黄连汤高剂量与其他各组游泳时间相比较，加味黄连汤高剂量组游泳时间平均值大于吉西他滨高剂量组游泳时间平均值（$P < 0.05$）；中药方剂各组在后期即 7 ~ 14 天均表现出游泳能力的保持，没有出现明显下降并且没有明显的统计学差异（$P > 0.05$）；对照组和吉西他滨组游泳时间呈现较明显的持续缩短；与给药前相比较，游泳时间缩短程度最小组为黄连汤高剂量组，缩短程度最大组为吉西他滨中剂量组。③加味黄连汤可能的效应机制研究。加味黄连汤活性成分筛选共搜集黄连 33 种成分，预测 142 个可能与加味黄连汤治疗胰腺癌作用相关的靶点。核心基因 8 个，包括 JUN、MAPK3、MAPK1、TP53、NR3C1、MAPK14、ESR1、MAPK8；加味黄连汤治疗胰腺癌的活性成分是槲皮素、山柰酚、β- 谷甾醇、L- 四氢小檗碱、豆甾醇、卡维丁、左旋千金藤啶碱、7- 甲氧基 -2- 甲基异黄酮、盐酸前鸦片碱、木犀草素。GO 功能富集分析得到生物过程（BF）554 个、细胞组成（CC）87 个，分子功能（MF）123 个；KEGG 通路富集分析获得 166 条通路，靶点显著富集于 Pathways in cancer、IL-17 signaling pathway、Th17 cell differentiation、TNF signaling pathway、cAMP signaling pathway、HIF-1 signaling pathway、GnRH signaling pathway 等多个通路。

结论：陈信义教授根据胰腺癌病因病机，拟定具有"健脾疏肝，平调寒热"之功效的加味黄连汤，临床应用收到较好疗效。故通过动物实验研究证实加味黄连汤对于小鼠胰腺癌移植瘤具有抑瘤作用，并且能够维持体能、保持体重，改善小鼠生活质量，具备临床应用的潜能。进一步基于网络药理学预测加味黄连汤治疗胰腺癌是通过多成分、多靶点、多通路共同发挥治疗胰腺癌作用。本研究为后续研究加味黄连汤治疗胰腺癌提供了科学依据。

关键词：胰腺癌；加味黄连汤；移植瘤；抑制作用

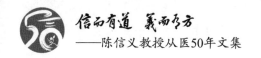

博士论文摘要

益髓颗粒剂治疗难治性血小板减少性
紫癜临床研究

（许亚梅　1998级博士）

难治性血小板减少性紫癜（Refractory idiopathic thrombocytopenic purpura，RITP）是指既往确诊的特发性血小板减少性紫癜（ITP）病例，经使用糖皮质激素和脾脏切除术无效，并需要采用其他综合治疗措施来维持血小板数量在安全范围的血液系统难治病。约1/3的ITP患者为RITP。目前，RITP没有公认较好的治疗方案，多药物单独或联合应用，可取得一定疗效，但疗效维持时间短，停药后易复发，毒副作用大，或价格昂贵，限制了临床应用。

RITP属于中医"血证"的范畴。我们通过临床观察发现，约70%的RITP患者具备"气阴两虚，血瘀内阻"证候，故确立"益气养阴活血法"为基本治疗原则，并以"益髓颗粒剂"为治疗药物，进行小样本病例观察，与长春新碱对照，初步总结了临床疗效。

根据临床研究方案，自2001年3月—2003年3月，对符合RITP诊断与中医证候标准的37例患者按5∶1分配原则，随机分入治疗组与对照组，疗程结束时，治疗组可供统计的有效病例30例，对照组6例。研究结果如下。①按RITP临床疗效标准，治疗组显效2例，占6.67%；良效12例，占40.00%；进步15例，占50.00%；无效1例，占3.33%；总显效率与总有效率分别为46.67%与96.67%。对照组显效1例，占16.67%；良效1例，占16.67%；进步2例，占33.33%；无效2例，占33.33%；总显效率与总有效率分别为33.33%与66.67%。两组总有效率比较，差异具有统计学意义，$P < 0.05$，治疗组优于对照组。②疗程结束后临床主症总评分与治疗前比较，治疗组具有统计学意义，$P < 0.05$；两组间比较，差异具有统计学意义，$P < 0.05$。疗程结束后神疲懒言、头晕乏力、手足心热、口燥咽干、血瘀主症单项症状评分改善

差值两组间比较，差异均具有统计学意义，$P < 0.05$。治疗组疗后 2 周、4 周、8 周、12 周及对照组疗后 2 周、4 周、8 周与自身疗前出血症状评分比较，差异均具有统计学意义，$P < 0.05$。③治疗组从治疗后第 1 周开始血小板计数升高，与治疗前比较，差异具有统计学意义，$P < 0.05$。两组间血小板计数比较，第 2、3、4、6 周，对照组血小板计数高于治疗组，差异具有统计学意义，$P < 0.01$，$P < 0.05$；12 周时两组间比较无统计学意义，$P > 0.05$。④治疗组疗后骨髓颗粒型、裸核巨核细胞数减少，产板型巨核细胞数增多，与治疗前比较，差异具有统计学意义，$P < 0.05$ 且 < 0.01。⑤治疗组疗程结束后，抗血小板抗体、血凝指标的 PT 与 INR、总补体活性、IgG 以及 T 细胞亚群的 $CD4^+$ 与 Th/Ts 数值较疗前改善，差异均具有统计学意义，$P < 0.05$。以上指标两组间比较差异均无统计学意义，$P > 0.05$。⑥治疗组女性、病程 ≤ 36 个月、年龄 ≤ 55 岁以及中度以上病情临床症状改善更明显，年龄 ≤ 45 岁者临床疗效好于年龄 > 55 岁者。⑦益髓颗粒剂临床应用仅 6.67% 患者出现胃脘不适等不良反应，不影响治疗。我们认为，益髓颗粒剂的作用机制与调控患者机体免疫，促进巨核细胞向成熟方向分化，维持神经 - 内分泌 - 免疫功能，影响造血调控因子，促进造血细胞增殖、诱导巨核细胞分化以及增加血小板功能，改善凝血机制有关。

关键词：益髓颗粒剂；难治性血小板减少性紫癜；临床研究；益气养阴活血

中西医结合治疗晚期非小细胞肺癌疗效分析回顾性临床研究

（姜　苗　1999 级博士）

肺癌是临床最常见的恶性肿瘤。其中，非小细胞肺癌约占 80% 左右，而绝大多数患者在初次确诊时即已进入晚期阶段（ⅢB 期和Ⅳ期）。目前，晚期非小细胞肺癌治疗中面临的首要问题是如何提高化疗有效率、延长生存期、改善生活质量。中医药在晚期非小细胞肺癌治疗中的作用越来越受到关注，但目前尚缺乏多中心、大样本、规范化的临床数据来证实中医药干预治疗晚期非小细

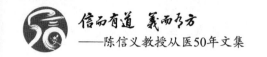
胞肺癌的优越性及其在整体治疗中的优势环节所在。基于这一原因，我们试图通过对 1998 年 1 月 1 日以后入院，年龄在 18 ~ 75 岁，并经规范化中西医结合或单纯西医治疗的病例进行回顾性调查分析，考察两组病例近期和远期疗效以及经济学指标，以寻找晚期非小细胞肺癌最佳治疗方式，并为临床规范化治疗提供有用资料。

论文资料来源于北京市 7 家三级甲等医院，共收集晚期非小细胞肺癌 203 例（合计住院 243 次）。其中，中西医结合组 88 人，单纯西医组 115 人。研究结果如下。①两组病例 CR+PR 分别为 35.34%（单纯西医组）与 22.05%（中西医结合组），经统计学处理，有显著性差异（$P < 0.05$），说明单纯西医组近期疗效较好。②两组病例 CR+PR+NC 分别为 78.45%（单纯西医组）与 83.46%（中西医结合组），经统计学处理，无显著性差异（$P > 0.05$），但后者有升高之趋势。③两组费效比（C/E）分别为 816.15（单纯西医组）与 582.91（中西医结合组），表明中西医结合组优于单纯西医组，经敏感度分析该结果成立。④中西医结合组有 52.76% 患者疗后卡氏评分较疗前增加，42.52% 患者无明显变化，而单纯西医组仅增加 16.98%，无变化者占 62.26%，两组病例体质状况改善情况比较，以中西医结合组为优。经统计学处理，有显著性差异（$P < 0.01$）。⑤两组病例止痛有效率比较，CR+PR 分别为 83.93%（单纯西医组）与 60.72%（中西医结合组），经统计学处理，有显著性差异（$P < 0.01$），表明前者优于后者。⑥中位生存期分别为 304 天（单纯西医组）与 354 天（中西医结合组），经统计学处理，无显著性差异（$P > 0.05$）。⑦1 年、2 年生存率分别为 17.39%、5.22%（单纯西医组）与 38.64%、14.77%（中西医结合组），经统计学处理，有显著性差异（$P < 0.05$）。以中西医结合组为优；3 年和 5 年生存率分别为 2.61%、0.0%（单纯西医组）与 6.82% 和 1.14%（中西医结合组），以中西医结合组为优，但经统计学处理，均无统计学差异（$P > 0.05$）；中位疾病进展时间分别为 123 天（单纯西医组）与 175 天（中西医结合组），后者有延长趋势，但经统计学处理，无显著性差异（$P > 0.05$）。⑧临床中医辨证以气阴两虚、痰瘀互阻证候类型最为常见，分别各占 35.43%。⑨中医治法原则依次为益气养阴法（59.84%）、健脾利湿法（27.56%）、理气化痰法（20.47%）、活血化瘀法（18.11%）。

以上结果表明，中西医结合治疗较单纯西医治疗可显著提高晚期非小细胞肺癌患者生活质量；显示出获得较高肿瘤控制率、较长生存期和疾病进展时间的趋势；并具有较好的费用效果比。因此，我们认为，中西医结合治疗晚期非小细胞肺癌是未来临床治疗总趋势，并具有良好的社会与经济效益。在中医治疗原则方面，益气养阴、化痰祛瘀，兼顾清热解毒，调护脾胃是晚期非小细胞肺癌最常见的治疗法则。

关键词：非小细胞肺癌；费用效果比；疾病进展时间；生存期与生活质量

薯蓣皂苷抗肿瘤作用及其机制研究

（高智捷　2000级博士）

课题组经过几年来的筛选研究，发现薯蓣皂苷体外具有明显抗肿瘤作用。在此基础上，于2000年初开始了薯蓣皂苷体内外抗肿瘤及其作用机制的研究。

首先在体外进一步摸索薯蓣皂苷的抗瘤谱；随后，利用动物移植性肿瘤方法研究了薯蓣皂苷体内抑制肿瘤生长作用；最后，采用流式细胞仪（FCM）、透视电镜和基因芯片等技术探讨了薯蓣皂苷抗肿瘤作用机制。研究结果如下：

采用 MTT 法检测薯蓣皂苷体外对肝癌（Smmc-7721）、乳腺癌（MCF-7）、肺癌（A549）、白血病（K562）、胰腺癌（PC_3）、胆管癌（QBC）、口腔上皮癌（KB）7 种肿瘤细胞株生长抑制作用，结果：薯蓣皂苷具有明显抑制肿瘤生长作用，IC_{50} 在 4.23 ～ 17.1 μg / ml。

将人乳腺癌细胞移植到 BALB/c 小鼠皮下，利用该动物模型观察薯蓣皂苷体内抑瘤效果。采用灌胃和腹腔注射两种给药方式，分为两个剂量组，结果发现实验各组肿瘤生长与对照组相比皆呈现一定的抑制现象，其最大抑制率为39.46%；但两种给药方式、两种剂量组之间肿瘤生长抑制情况无明显差异。

利用 FCM 观测薯蓣皂苷对 MCF-7 肿瘤细胞周期影响，结果发现201# 能引起 G_2-M 期细胞阻滞，S 期细胞比例下降，出现一定比例的细胞凋亡，提示薯蓣皂苷可明显干扰细胞周期。

透视电镜下观察，在低剂量薯蓣皂苷作用下 MCF-7 肿瘤细胞内超微结构发生了改变：内质网、线粒体轻微肿胀、细胞核轻度变形；高剂量下细胞内质

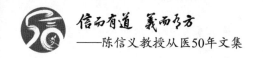
网、线粒体肿胀明显，核糖体脱落，细胞核变形明显，出现皱褶、切迹等现象，部分细胞崩解坏死。此外，偶尔可见细胞发生凋亡。

利用肿瘤相关基因芯片（cDNA microarray），初步探讨了薯蓣皂苷对肿瘤相关基因表达影响，试验结果显示：用药前后肿瘤相关基因表达丰度有明显改变，其中，50.88%的基因呈现低表达状态，43.86%的基因表达无明显改变，只有5.26%的基因出现高表达。有5个基因用药后的表达丰度降低了10倍以上，它们分别是：*Met proto-oncogene (hepatocyte growth factor receptor)*、*Myb proto-oncogene protein*、*Retinotic acid receptor beta-2 (RARB-2)*、*Hepatocyte growth factor (hepapoietin A; scatter factor) (HGF/SF)*、*Human cyclin-dependent protein kinase4 (CDK4)*，这5个基因在肿瘤发生发展、生长增殖、细胞周期变化中起着重要调节作用。由此可以推测：薯蓣皂苷可能是通过改变相关基因表达而发挥抗肿瘤作用的。

关键词：薯蓣皂苷；抗肿瘤；机制探讨

芪龙调血方治疗免疫性血小板减少性紫癜疗效与机制研究

（富　琦　2001级博士）

目的：免疫性血小板减少性紫癜（immune thrombocyto penicpurpura，ITP）是临床常见出血性疾病。因其病因与发病机理尚未完全阐明，故临床治疗收效甚微。本项研究拟选用不加任何干预因素建立ITP病证结合动物模型，并进行芪龙调血方治疗效应与作用机制研究，试图从宏观与微观结合方面验证建立ITP病证结合模型的可行性，也试图为芪龙调血方临床推广应用及新药研发提供实验研究依据。

方法：首先采用免疫法制造ITP模型，造模前将24只BALB/c小鼠按外周血小板计数分正常、模型两组。模型组按100 μL / 20 g剂量体积隔日1次腹腔注射1：4稀释的APS，造模2周后，检测外周血小板计数、骨髓巨核细胞数量及形态分类，观察胸腺及脾脏病理学改变，以判定疾病模型是否成功。同时，动态观察小鼠精神状态、行动、大小便、毛发、反应、姿势、皮肤瘀斑、进食量、饮水量、体温、体重、游泳时间、实质脏器是否萎缩及内脏有无瘀血或出血等，判断中医证候变化，以判定病证结合模型是否可行。

在确立 ITP 病证结合模型实验成功后，按血小板计数将 84 只 BALB/c 小鼠随机分为正常，模型，血康口服液，醋酸泼尼松，芪龙调血方大、中、小剂量 7 组，于造模 1 周后，分别予生理盐水及治疗药物灌胃，每日 1 次，共 1 周。通过观察造模小鼠外周血小板计数、凝血时间、骨髓巨核细胞数量及形态分类、免疫机制有关的组织器官病理学变化等客观指标及出血程度、中医证候变化评价芪龙调血方的治疗效果。

在确定疗效后，我们按上述造模方法，以芪龙调血方大剂量组为治疗药物，选择流式细胞仪检测血小板膜糖蛋白与 T 细胞亚群，采用放射免疫法检测 IL-2、IL-6、IL-8 水平，采用 TUNEL 法及免疫组化法分别检测脾及胸腺细胞凋亡指数与 *Fas*、*Bcl-2* 基因表达，探讨芪龙调血方可能的作用机制。

结果：①与正常组比较，模型组具有外周血小板下降、骨髓巨核细胞增多并伴成熟障碍，以及"气虚血瘀"的病证结合模型特征，与 ITP 临床表现基本相符。②经芪龙调血方治疗后，血小板恢复，与模型组比较，有统计学差异（$P < 0.05$），其中，大剂量组恢复最明显；芪龙调血方大、中剂量组不成熟的骨髓巨核细胞增生受到抑制，产板巨核细胞明显增多，与模型组比较，有统计学差异（$P < 0.01$）；同时发现，各治疗组凝血时间均明显缩短，与模型组比较，有统计学差异（$P < 0.01$），并可不同程度地改善"气虚血瘀"症状，芪龙调血方大剂量组改善最显著。③芪龙调血方可显著提高 ITP 小鼠血小板膜糖蛋白（GPⅡb/Ⅲa）的荧光强度，改善血小板功能；可使外周血 CD3[+]、CD4[+] 含量升高，血浆 IL-2、IL-6 含量降低，与对照组比较，有统计学差异（$P < 0.05$；芪龙调血方可使造模小鼠脾生发中心 *Bcl-2* 表达减少，胸腺皮质淋巴细胞 *Fas* 表达也降低，使 T、B 淋巴细胞凋亡恢复到正常水平。

结论：①在国内首次证实了不加任何干预方法可以建立 ITP 病证结合动物模型，并证实"气虚血瘀"为 ITP 的重要病机特征；②芪龙调血方能有效恢复 ITP 小鼠的血小板计数，并能促进骨髓巨核细胞向成熟方向分化，与醋酸泼尼

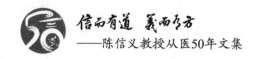
松疗效相当；③芪龙调血方作用机制可能与调节 T 细胞亚群及细胞因子水平有关，并通过调节胸腺、脾脏淋巴细胞凋亡与 *Bcl-2*、*Fas* 基因表达，调控免疫功能来降低外周血小板相关抗体，减少血小板破坏，增加血小板数量，提高血小板膜糖蛋白（GP Ⅱb / Ⅲa）荧光强度而达到治疗效果。

关键词：动物模型；免疫性血小板减少性紫癜；芪龙调血方

晚期非小细胞肺癌围化疗期中药参与治疗回顾性临床研究

（侯　丽　2001级博士）

原发性支气管肺癌（简称肺癌）是最常见的恶性肿瘤之一，5 年生存率低于 15%。其中，非小细胞肺癌（non-small cell lung cancer，NSCLC）占 80%，且 75% 患者在确诊时已处疾病晚期阶段（ⅢB 期或Ⅳ期），失去了手术根治机会，目前倡导多学科综合治疗模式，旨在改善生活质量（quality of life，QOL）、延长生存期。

既往较多文献报道，中医药参与晚期 NSCLC 围化疗期治疗，可减轻化疗毒副反应，提高化疗完成率、临床缓解率，缓解临床症状、改善 QOL。但由于缺乏多中心、大样本、规范化临床资料，目前，尚无充分依据来阐明中医药参与治疗的优势，无法为临床规范化治疗用药提供指导。本课题首次尝试通过本市 7 家三级甲等医院 1998 年 1 月—2003 年 12 月间收治 211 例晚期 NSCLC 病例（单纯西医组 106 例，中西医结合组 105 例）临床回顾性对比研究，以期证实中药参与治疗的优势环节，并探索围化疗期最佳中医药阶段性治疗模式。

结果：①治疗前基线资料比较显示，中西医结合组患者平均年龄明显偏高，老龄患者占 68.98%；KPS 评分明显低于单纯西医组，并有较多患者并发贫血和疼痛。②近期疗效评估显示，两组均未见完全缓解（complete response，CR）病例，部分缓解（partial response，PR）病例分别为 39 例，37.14%（单纯西医组）与 23 例，21.90%（中西医结合组）；稳定（stable disease，SD）病例分别为

42例，40.00%（单纯西医组）与66例，62.86%（中西医结合组）；进展（progressive disease，PD）病例分别为24例，22.86%（单纯西医组）与16例，15.24%（中西医结合组）。两组CR+PR比较，经统计学处理，有显著性差异（$P < 0.05$），单纯西医组优于中西医结合组；两组CR+PR+SD比较，经统计学处理，无显著性差异（$P > 0.05$）。③生活质量评估结果，疗后中西医结合组KPS评分明显提高，两组疗后KPS评分提高病例所占百分率分别为16.04%（单纯西医组）与60.00%（中西医结合组）；无变化者百分率分别为64.15%（单纯西医组）与37.17%（中西医结合组）；下降者分别为19.81%（单纯西医组）与2.86%（中西医结合组）。两组KPS评分变化比较，经统计学处理，有非常显著性差异（$P < 0.0001$）。说明中医药参与治疗可明显改善患者QOL。④两组化疗完成率分别为83.02%（单纯西医组）与87.62%（中西医结合组），经统计学处理，无显著性差异（$P > 0.05$）。⑤两组病例化疗导致骨髓抑制、胃肠道反应等毒副反应，经统计学处理，无显著性差异（$P > 0.05$）。晚期NSCLC确诊时临床症状复杂多样，经统计学因子分析发现，以气阴两虚症状为主。舌脉情况显示痰或痰湿、血瘀、气虚、阴虚为肺癌发生、发展过程中的重要因素。⑥105例患者辨证分型统计分析显示气阴两虚（37.14%）、痰瘀互阻（39.05%）为晚期NSCLC确诊时主要证候类型。⑦中医治疗法则依次为益气养阴（占60.95%）、活血化瘀（占20.00%）、理气化痰（占19.05%）。⑧中医药参与治疗可使78%患者临床症状得到明显改善或控制。

结论：尽管中西医结合组老年患者居多、体能状况差，但经中西医结合治疗获得化疗完成率、肿瘤缓解稳定率与单纯西医组比较无显著性差异；化疗毒副反应两组间比较未见显著性差异；中西医结合治疗能显著提高患者生活质量，改善和控制临床症状。因此，我们推荐晚期NSCLC围化疗期采用中西医结合治疗方式。中医参与治疗原则包括益气养阴、活血化瘀、理气化痰、健脾和胃等。

关键词：晚期非小细胞肺癌；围化疗期；临床回顾性研究

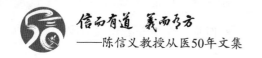
复方浙贝母颗粒辅助化疗治疗难治性急性白血病临床研究

（田劲丹　2001级博士）

白血病是血液系统的恶性肿瘤，其死亡率较高，危害较大，且近50年来发病率有所增加。根据我国目前国情，联合化疗仍是治疗白血病最主要的方法。尽管不断有新的化疗药物和改进的化疗方案推出，白血病细胞对化疗药物产生多药耐药（multiple drug resistance，MDR）一直是导致白血病难治和化疗失败的主要原因，也是白血病患者治疗费用上升的主要原因。然而，目前尚无理想的多药耐药逆转剂进入临床。因此，寻找低毒、高效、功能专一性强且作用靶点广泛的耐药逆转剂已成为难治性急性白血病临床治疗急需解决的关键性问题。

长期临床实践证明，中药配合化疗治疗白血病，能够明显改善患者临床症状，提高缓解率与生存质量，延长生存期。其治疗机理与中药对白血病患者机体综合调理、提高免疫功能、有效杀伤白血病细胞、诱导白血病细胞凋亡有密切关系，除此之外，中药在逆转白血病MDR中的作用和地位也不容质疑。近些年来研究证实，多种中药具有逆转MDR的生物活性成分，这进一步说明中药在提高难治性白血病临床疗效方面具有潜在临床应用前景和开发的商业价值，值得进行深入研究。本课题正是基于这一目的与以往的基础研究及临床预试验研究，采用随机双盲、多中心的病例对照研究方法，以"复方浙贝母颗粒"为治疗药物，以"麦芽颗粒"为对照药物，以难治性急性白血病患者为研究对象，以临床缓解率为主要评价指标，并拟定统一疗效评估标准，进行复方浙贝母颗粒干预围化疗期难治性急性白血病临床疗效及逆转白血病多药耐药的规范化临床研究。全部病例资料来自12家三级甲等医院于2004年1月至2006年4月间所观察的135例难治性急性白血病患者。进入统计的病例共126例，治疗组65例，对照组61例。

结果：①按急性白血病临床疗效评定标准，治疗组完全缓解29例，占44.6%；部分缓解23例，占35.4%；未缓解13例，占20.0%；总有效率为80%。对照组完全缓解15例，占24.6%；部分缓解17例，占27.9%；未缓解29例，占47.5%；总有效率为52.5%。两组总有效率比较，具有统计学意义，$P < 0.01$，

治疗组明显优于对照组。②骨髓白血病细胞百分比治疗前后相比，治疗组和对照组均具有统计学意义，$P < 0.01$。治疗后骨髓白血病细胞百分比两组间比较具有统计学意义，$P < 0.01$，治疗组明显低于对照组，即治疗组骨髓白血病细胞百分比下降幅度大。③入组时，治疗组和对照组病例白细胞计数比较，具有统计学意义，$P < 0.05$，治疗组白细胞计数明显高于对照组，治疗组中高白细胞性白血病（WBC $> 100 \times 10^9$/L）病例比例较高，占 21.5%，对照组中高白细胞性白血病病例比例仅占 6.6%。治疗第 2 周即 1 个疗程时，白细胞计数与治疗前比较，治疗组和对照组均明显下降，具有统计学意义，$P < 0.01$。治疗后白细胞计数两组间比较，无统计学意义，$P > 0.05$。④治疗后血红蛋白值、红细胞计数、血小板计数两组间比较，均无统计学意义，$P > 0.05$。⑤对于难治性急性白血病患者，治疗组的疗效优于对照组；病程 < 6 个月的难治性急性白血病患者疗效最好；对于难治性急性白血病患者，治疗组的疗效优于对照组。⑥治疗组仅 1 例（1.52%）判断为可能与受试药物有关的不良反应，表现为恶心呕吐，但并不影响治疗。

结论：复方浙贝母颗粒配合化疗应用可增强化疗药物对白血病细胞的杀伤作用，明显提高难治性急性白血病的临床缓解率，并不增加化疗药物对骨髓的抑制作用，临床使用中未发现其对尿常规、便常规、肝肾功能和心电图等安全性指标有不良影响，具有较好的临床安全性，应进一步进行深入研究。

关键词：多药耐药；复方浙贝母颗粒；临床研究；难治性急性白血病；逆转

浙贝母颗粒逆转急性白血病多药耐药临床研究

（叶霈智 2001 级博士）

成人急性白血病初治患者约有 30% 左右难治，CR 后仍有 60% 左右最终复发难治，甚至造血干细胞移植后复发。难治性急性白血病对治疗反应差，诱导缓解率低，复发率高，生存期短，是白血病治疗中的难题，目前仍以联合化疗为主要治疗方法。多药耐药（multiple drug resistance，MDR）是难治的主要原因。研究 MDR 现象产生的机制及克服方法是提高白血病疗效的主要途径之一。

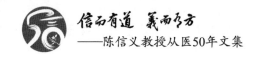
已被证实具有逆转肿瘤／白血病细胞 MDR 的化合物、生物制剂和中药很多，但现有逆转剂大多数停留在体外研究阶段，且存在不良反应大、临床疗效不满意等缺点，临床应用受到限制。

我科既往 MDR 相关研究表明，浙贝母生物碱体外具有逆转白血病细胞 MDR 的生物活性，并能增加急性白血病细胞内抗癌药物浓度。临床预实验显示，常规化疗加用浙贝母粉，治疗组完全缓解率显著高于对照组，对难治及复发白血病患者优势更为明显，且能提高对 Pgp 高表达患者的临床疗效。在上述研究基础上，我们在国内首次进行以中药为主，干预围化疗期难治性急性白血病的前瞻性随机、双盲、多中心临床研究。严格遵守随机双盲临床研究原则，统一制定临床研究方案和病例观察表，拟定规范的难治性白血病诊断标准；由计算机产生随机排列表划分治疗组和对照组，两组比例为 1∶1。在使用标准化疗方案的同时，于化疗开始前 3 天加用颗粒剂，治疗组为浙贝母颗粒，每次 1 袋（10 g），每日 3 次；对照组为麦芽颗粒，每次 1 袋（10 g），每日 3 次。除此以外，不加用任何具有逆转白血病多药耐药性的中西药。所有病例均连续服药 14 天，以 1 个标准化疗疗程为 1 个治疗周期。若 1 个疗程无效，可随下个周期化疗继续服用颗粒剂，继续观察 1 个疗程，并记作另一人次。研究者使用统一制定的《浙贝母颗粒逆转急性白血病多药耐药临床研究》CRF 表，参加临床研究者需经过一定的培训，充分了解临床研究方案，严格记录化疗前后各项指标（骨髓及外周原始细胞、外周血象、MDR 相关蛋白、安全性指标）和不良事件，判定临床疗效。最终对研究结果分两次揭盲，并进行统计分析。本次研究病例来源于全国 12 家医院，为 2004 年 1 月—2006 年 4 月间住院患者，共 127 例（治疗组 66 例，对照组 61 例）。

结果：①两组患者性别、年龄、病型、病程等基线资料均衡可比。②疗效结果显示，两组完全缓解（CR）病例分别为 26 例，占 39.4%（治疗组）与 15 例、占 24.6%（对照组）；部分缓解（PR）病例分别为 24 例，占 36.4%（治疗组）与 17 例，占 27.9%（对照组）；未缓解（NR）病例分别为 16 例，占 24.2%（治疗组）与 29 例，占 47.5%（对照组）。两组病例疗效整体比较，经秩和检验，有统计学意义（$P<0.05$），治疗组优于对照组；两组病例有效性（CR+PR）比较，经 χ^2 检验，具有显著统计学意义（$P<0.01$），治疗组有效率显著高于对照组（75.8% > 52.5%）。③疾病分型与疗效关系分析结果，两组间急性淋巴细胞白血病（acute lymphoblastic leukemia，ALL）患者有效性（CR+PR）比较，经 χ^2 检验，具有统计学意义（$P < 0.05$），治疗组高于对照组（92% > 60%）。④性别与疗效关系分析结果，治疗组男性患者疗效与对照组相比，经秩和检验，有统计学意义（$P < 0.05$），治疗组疗效优于对照组。⑤病程与疗效关系分析结果，治疗组病程 < 6 个月患者疗效与对照组相比，经秩和检验，有统计学意义（$P < 0.05$），治疗组疗效优于对照组。⑥治疗后治疗组骨髓原始 + 早（幼）细胞稍低于对照组，经 t 检验，无统计学意义（$P > 0.05$）。⑦治疗组治疗 2 周时 Hb 均值与治疗前相比，有统计学意义（$P < 0.05$）；两组化疗后 WBC 下降均十分明显，与治疗前相比，治疗组有显著统计学意义（$P < 0.001$），对照组有统计学意义（$P < 0.05$）；治疗组治疗 2 周前、后 PLT 比较，有统计学意义（$P < 0.05$）。⑧小部分患者进行 MDR 相关蛋白检测，变化趋势分析，治疗组 Pgp、MRP 的改善情况优于对照组。⑨肝肾功能、ECG 及尿常规、便常规等安全性指标方面，两组均无明显异常。

结论：难治性白血病患者在化疗同时加用浙贝母颗粒，较单纯化疗能够取得更好的临床效果，治疗组 CR 率、PR 率、有效率均明显优于对照组；浙贝母颗粒对男性、ALL、病程 <6 个月的患者可能取得更佳疗效；浙贝母颗粒组与对照组相比，未出现明显肝肾功能损害、消化道反应等不良事件；治疗组初步显示 Pgp、MRP 等 MDR 相关蛋白表达的改善情况优于对照组，这可能是浙贝母颗粒发挥逆转作用的主要机制。综上，本次研究初步显示浙贝母颗粒是一种安全有效的中药逆转剂，值得进一步深入研究。

关键词：临床疗效；难治性急性白血病；浙贝母；多药耐药

浙贝母颗粒干预难治性急性白血病围化疗期临床疗效研究

（李冬云　2002 级博士）

难治性急性白血病是临床治疗中的难题。其主要原因是白血病在接受化疗过程中产生了多药耐药（multiple drug resistance，MDR）。针对耐药白血病目

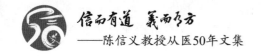
前临床尚无理想的治疗药物，现有的西药逆转剂或由于脏器毒性过大，或由于作用靶点单一等原因，使临床应用受限。

我们通过近些年来的基础研究证实，临床常用的化痰散结中药浙贝母提取的生物碱体外及动物实验均有逆转白血病多药耐药的生物活性，其能增加耐药的急性白血病细胞内抗癌药物浓度，降低 P- 糖蛋白（Pgp）表达。临床预实验研究也证实，常规化疗方案伍用浙贝母粉用于急性白血病临床治疗，其临床完全缓解率明显高于对照组。尤其对难治及复发白血病患者临床缓解率更佳。为系统评价浙贝母伍用化疗药物治疗难治性急性白血病临床疗效，我们在既往临床研究基础上，以浙贝母颗粒饮片替代浙贝母生药粉，以难治性急性白血病患者为研究对象，以临床缓解率为主要评价指标，并拟订统一临床观察方案与疗效评估标准，进行了多中心临床观察。

论文资料来源于 8 家三级甲等医院于 2004 年 1 月—2005 年 2 月间所观察的 72 例难治性急性白血病患者。其中，自动中止治疗 2 例，资料不完整 6 例，共有 64 例可统计疗效。因本课题为首发基金重大联合攻关项目，临床试验采用随机双盲、双模拟研究方法，其治疗组与对照组均为中药颗粒饮片，课题尚未完成，在无法揭盲的情况下难以区分治疗组与对照组。故只能按一组统计疗效。初步的临床研究结果显示，临床完全缓解（CR）率为 34.4%，有效率 62.5%。

与国内 102 篇、国外 68 篇难治性急性白血病文献资料比较，有效率相似。浙贝母颗粒饮片实际疗效有待揭盲后评估。与国内外文献比较，本项研究创新点在于：在国内首次以中药制剂干预难治性急性白血病围化疗期临床疗效研究，并系统评价中药伍用化疗药物治疗难治性急性白血病的临床疗效与不良反应，同时，将 Pgp 作为探索性检测指标，采用随机双盲、多中心研究方法具有明显的科学性。其研究结果对我们后续的临床研究具有重要的指导作用。该项研究如能获得预期结果，在丰富和发展难治性急性白血病多药耐药性发生过程中的中医"痰郁"理论，提高难治性白血病临床疗效，让更多的患者受益，具有重要的现实意义与潜在的临床应用价值。同时，将有可能改变难治性急性白血病临床无药可医的被动局面。

关键词：临床疗效；难治性急性白血病；浙贝母

乌头碱逆转耐药性人口腔鳞状上皮癌细胞分子机制研究

（刘雪强 2002 级博士）

目的：以耐药的人口腔鳞状上皮癌细胞（KB_{v200}）为靶细胞，以乌头碱为实验药物，通过体外细胞孵育观察细胞毒作用，并以流式细胞术、免疫组化法检测 KB_{v200} 细胞的 P_{170} 蛋白表达及采用基因芯片技术探究乌头碱抗肿瘤耐药机理。

方法：采用 MTT 法分别测定长春新碱（VCR）、乌头碱对 KB_{v200} 细胞毒作用，计算相应的 IC_{50}；并观察对 KB_{v200} 的抑制率＜30% 乌头碱浓度，与 VCR 伍用时对 KB_{v200} 细胞毒效应，并依据 VCR 与 VCR+ 乌头碱的 IC_{50} 计算增敏指数。在确定乌头碱具有逆转 KB_{v200} 效应后，分别以流式细胞仪和免疫组化法测定不同浓度乌头碱干预后 KB_{v200} 细胞膜 Pgp 表达。利用基因芯片技术检测乌头碱干预后的基因谱表达。

结果：通过实验研究，取得的阳性结果如下。①体外细胞培养条件下，MTT 法结果显示 6.25 μg/ml、12.5 μg/ml 浓度的乌头碱与 VCR 伍用后的 IC_{50} 分别为 0.9185 μg/ml、0.2715 μg/ml，其逆转倍数分别为 2.64 倍、8.9 倍。②流式细胞术检测发现，KB_{v200} 的阳性细胞率为 43.1%；加入 6.25 μg/ml、12.5 μg/ml 乌头碱培养 16 小时后的阳性细胞率分别为 21.2%、9.11%。③免疫组化研究结果显示，阳性细胞棕色颗粒主要分布在胞膜和浆上，其中对照组阳性细胞率为 96%；6.25 μg/ml、12.5 μg/ml 乌头碱干预后其阳性细胞率分别为 83%、30%。④基因芯片荧光信号扫描结果显示，整张芯片 5504 个基因克隆，其中，用药前高表达的基因 208 个，占克隆总数的 3.8%；用药前后表达无差异的基因 5100 个，占 92.6%；用药后高表达的基因 196 个，占 3.6%。经综合分析可以看出乌头碱作用靶点主要限定在 *CDKs* 及其相关基因、*c-myc*、*p53*、*bcl-2* 及其相关基因，并通过影响 MAPK 信号转导系统而最终降低 *MDR-1* 的表达引起细胞耐药的发生。

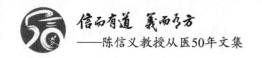

结论：乌头碱具有逆转 KB_{v200} 细胞多药耐药的效应。耐药机制与乌头碱能够降低 Pgp 的表达、促进肿瘤细胞凋亡、影响 MAPK 信号转导等有密切关系。

关键词：乌头碱；耐药性人口腔鳞状上皮癌细胞；肿瘤多药耐药性；基因芯片

中西医结合治疗对急性心肌梗死
远期预后影响的临床研究

（农一兵　2002级博士）

近几十年来，急性心肌梗死（acute myocardial infarction，AMI）在治疗上取得了一系列重大的进展，发展了溶栓、经皮冠状动脉腔内成形术、支架植入术，以及血管紧张素转换酶抑制剂（angiotensin-converting enzyme inhibitor，ACEI）、β- 受体阻滞剂、抗血小板剂等治疗方法，而遵循循证医学原则的大规模临床试验则为这些治疗方法的临床应用提供了令人信服的证据，随着这些方法的应用，AMI 急性期病死率已经降低到 4% ~ 6%，远期预后也取得了一定改善，但仍有待于进一步提高。

中医药、中西医结合治疗 AMI 的临床研究已有多年的历史，在再灌注治疗之前曾得到广泛的重视，进行了大量的研究，取得了一定的成果，降低了病死率，在防治 AMI 并发症等方面具有一定的优势。但是，这些研究的质量和疗效尚未得到系统评价；另外，中医药临床研究整体来说对方法学重视程度不够，还没有符合循证医学要求的临床试验证据，这在一定程度上影响了中医药、中西医结合研究结果的推广和应用。因此，本文对近几十年来中医药治疗 AMI 的临床研究文献进行了一次系统评价和 Meta 分析，并进行了一项较大样本的回顾性队列研究用以探讨早期中药干预对 AMI 远期预后的影响，试图为中西医结合治疗 AMI 提供基于循证医学的依据。

一、中医药治疗急性心肌梗死临床研究文献的系统评价与 Meta 分析

方法： ①以（中文标题：心肌梗塞 or 心肌梗死）and（全部检索条目：中医 or 中药 or 中西医结合）的检索式检索中国生物医学文献光盘数据库，年限为 1978 年 1 月—2004 年 11 月。②由两位研究者按照文献纳入、排除标准独立进行文献筛选，意见不同者通过讨论解决。③获取文献的相关研究特征资料，并加以评价。④对合格的随机对照试验，进行定量的 Meta 分析。

结果： ①共检索到 1621 个文献。②经两次筛选，剔除不符合要求以及重复报道的文献，最终共有 252 篇文献入选评价。③按照现代临床流行病学的观点，中医药治疗 AMI 的临床研究存在遵循标准的程度不足、研究设计缺陷较明显（特别是随机、盲法和统计学方法）、观察指标选择不尽理想（特别是缺乏远期预后指标）等问题。对提到"随机"的文献进行 Jadad 评分，高质量的随机对照试验（3 ~ 5 分）只有 1 篇，仅仅得到 3 分。而非随机对照临床研究质量评分结果，也没有 1 篇得分超过 6 分（总分是 12 分）。④只有 8 篇文献可以进入 Meta 分析程序，总病例数仅 738 例，Meta 分析显示与常规西药相比，加用中药进行干预对 AMI 患者死亡率的影响没有统计学差异（$P=0.24$），临床总有效率（$P=0.17$）和心律失常发生率（$P=0.07$）也没有差异，但中药干预组再梗率、心力衰竭发生率明显低于对照组（P 分别为 0.007、0.01），治疗后左室 EF 射血分数明显高于对照组（$P<0.01$）。

结论： 总体来说中医药治疗 AMI 的临床研究文献质量存在较多问题，极大影响了研究结果的可靠性。Meta 分析显示中药对减少再梗和心力衰竭、提高左室 EF 射血分数有益，但仅以本项 Meta 分析为基础，对于中医药治疗 AMI 的疗效目前尚不能得出最终的结论。

二、早期中药干预对急性心肌梗死远期预后影响的回顾性研究

方法： ①以 1996 年 1 月—2002 年 4 月因 AMI 在北京中医药大学东直门医院、东方医院心内科住院并渡过急性期（28 天）且资料完整的所有患者（共 162 例）为研究对象。②调阅患者病历，收集患者发生首次心肌梗死的相关资料。③随访患者发生主要终点事件（死亡）和次级终点事件（重大心脑血管事件，

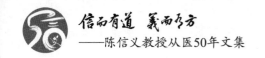
包括再次心肌梗死、心脏骤停、Ⅱ级及以上心力衰竭、脑出血或脑梗死）的情况。预后因素的单因素分析采用 Kaplan-Meier 法描绘生存曲线，并用 log-rank 检验进行比较；多因素分析采用 Cox 回归分析。

结果：①主要终点，单因素分析显示年龄大于 70 岁、前壁梗死或广泛前壁梗死、心功能减低和心律失常是死亡的危险因素，P 分别为 0.0266、0.0111、0.0060 和 0.0042。②主要终点，多因素分析显示年龄和心功能减低是死亡的危险因素，年龄每增加 10 岁心功能纽约分级升高 1 级，死亡的相对危险度 RR 分别上升到 1.983 [95% 置信区间（CI）= 1.047 ~ 3.754，P = 0.036] 和 3.169（95%CI = 1.685 ~ 5.957，P < 0.001）；ACEI 和中药汤剂则是保护因素，RR 分别为 0.161（95%CI = 0.043 ~ 0.606，P = 0.007）和 0.177（95%CI = 0.048 ~ 0.658，P = 0.010）。③单因素分析显示联合终点的危险因素为年龄大于 70 岁（P = 0.0002）、前壁梗死（P = 0.0102）和心律失常（P = 0.0071），而使用中药汤剂是保护因素（P = 0.0012）。④联合终点，多因素分析显示年龄、前壁梗死、心功能减低、心律失常和糖尿病史是联合终点事件的危险因素，而使用 ACEI 和中药汤剂是保护因素。其中中药汤剂的 RR 为 0.093（95%CI = 0.029 ~ 0.294，P < 0.001）⑤经分层分析，提示中药汤剂对死亡和所有终点事件具有保护作用，并且其作用相对独立。

结论：年龄、心力衰竭、前壁梗死、梗死后心律失常、糖尿病史是 AMI 远期预后的危险因素，而早期应用 ACEI 制剂和中药汤剂是 AMI 远期预后的保护因素，初步从回顾性研究的角度为中医药治疗 AMI 提供了基于循证医学的证据。

关键词：急性心肌梗死；中药；预后；回顾性研究；系统评价

晚期非小细胞肺癌优化中医临床方案研究

（杨宏丽　2002 级博士）

目的：原发性支气管肺癌（简称肺癌）是临床常见的恶性肿瘤之一，目前其全球发病率呈不断上升趋势，在我国尤为明显。其中，非小细胞肺癌（non-small-cell lung cancer，NSCLC）约占新发肺癌病例 75% ~ 80%，且 60% 的患者确诊时已属晚期，失去了手术治疗机会，因此，如何有效控制非小细胞肺癌的发展，改善生活质量，延长生存期是目前肺癌临床研究中的重点。近年来研究显示，虽然非小细胞肺癌在化疗方面取得了一定的进展，新的化疗药物和方案不断出现，临床疗效有了一定的提高，但仍不尽如人意。国内中医学者针对晚期非小细胞肺癌化疗中的难点，从多方面开展了临床研究，取得了一些成果。结合目前非小细胞肺癌临床研究的现状，通过非小细胞肺癌回顾性临床研究，我们发现晚期非小细胞肺癌患者最常见的中医证型是"气阴两虚，痰瘀互阻"；中西医结合治疗较单纯西医治疗可显著提高晚期非小细胞肺癌患者的生活质量；提高肿瘤治疗有效率，延长生存期和疾病进展时间。根据以上结论，我们选用具有益气养阴功效的生脉注射液以及清热解毒、化瘀功效的梅花点舌丸联合 NP 功效（异长春花碱 + 顺铂）方案对初治ⅢB、Ⅳ期的非小细胞肺癌患者进行治疗，并与单纯 NP 方案在近期疗效、远期疗效、成本 – 效果比（C/E）及生存质量（QOL）的改善方面进行比较，验证中医参与治疗的效果，为筛选中医优化临床治疗方案提供科学依据。

方法：符合入选标准的 77 例晚期非小细胞肺癌患者随机分为中西医组（生脉注射液 + 梅花点舌丸 +NP 组）38 例，西医组（单纯 NP 组）39 例。中西医组具体治疗方案为顺铂（DDP）60 ~ 80 mg/m²，静脉点滴，第 1 天，或分 2 ~ 3 天，异长春花碱 25 mg/m²，静脉点滴，第 1、8 天。21 天为一个治疗周期，连续 2 ~ 4 个周期。与化疗同步用生脉注射液 50 ml 加入葡萄糖注射液 250 ml 内，静脉点滴，每日 1 次，连续 21 天，4 周重复，连用 2 ~ 4 月；梅花点舌丸 2 粒，每日 3 次，连用 2 ~ 4 月。西医组具体治疗方案为顺铂 60 ~ 80 mg/m²，静脉点滴，第 1 天，或分 2 ~ 3 天，异长春花碱 25 mg/m²，静脉点滴，第 1、8 天。21 天为一个治疗周期，连续 2 ~ 4 个周期。

结果：试验结束时中西医结合组未完成治疗方案 2 例、失访 4 例，西医组未完成治疗方案 2 例、失访 3 例。进行医学统计时剔除了上述全部病例，剔除后中西医结合组为 32 例，西医组为 34 例。中西医组和西医组的完全缓解（CR）率均为 0，部分缓解（PR）率分别为 28.13% 和 26.47%，稳定（NC）率分别为 53.12% 和 44.12%，进展（PD）率分别为 18.75% 和 29.41%，$P > 0.05$；疾病进展时间（TTP）分别为 175.22 天（5.84 月）和 129.88 天（4.33 月），$P < 0.05$；

中位生存期（MST）分别为 277.06 天（9.24 月）和 221.68 天（7.39 月），
$P < 0.05$；1 年生存率分别为 40.63% 和 32.35%，$P > 0.05$；西医组患者的体
重下降较中西医组的患者明显，$P < 0.05$；中西医结合组的生存质量、KPS 评
分、中医症候积分的改善较为明显，$P < 0.05$；白细胞、血红蛋白、血小板的下
降及恶心、呕吐等症状西医组患者均比较明显，$P < 0.05$；两组均未发现其他
严重的毒副反应。对 A、B 两组中完成 3 个周期化疗的患者进行了成本 / 肿瘤
控制率比和成本 / 1 年生存率比（C/E）的分析，结果分别为 552.19、595.68 和
1104.51、1299.56。

结论：生脉注射液、梅花点舌丸联合 NP 方案与单纯 NP 方案比较，客观
疗效有所提高，未见统计学差异，但前者毒副反应小，疾病进展时间、中位生
存期和 1 年生存率较长，患者生活质量改善明显，并且具有较好的成本 / 效果
比。经过增量分析和敏感性分析后中西医组患者具有较好成本 / 效果比的结
论依然成立。因此，我们认为中医药参与晚期非小细胞肺癌的治疗确实可以提
高疗效，明显改善患者的生活质量，尤其是没有因为增加中药而提高治疗的总
成本，具有较好的成本 / 效果比。在把握晚期非小细胞肺癌基本病机的前提下，
筛选出的生脉注射液加梅花点舌丸联合 NP 方案化疗治疗晚期非小细胞肺癌，
疗效可靠，成本低廉，值得在临床推广应用。

关键词：非小细胞肺癌；优化中医临床方案

健脾益肾颗粒治疗肺癌伴发贫血临床研究

（刘　杰　2003 级博士）

癌症伴发贫血是指恶性肿瘤患者由于肿瘤本身或化疗、放疗等原因所
导致的贫血，在肿瘤进展期发生率较高，如晚期肺癌患者贫血发生率可高达
50% ~ 60%。贫血不但降低肿瘤患者的生活质量，而且严重影响放化疗效果和
预后。目前，输血和应用重组人红细胞生成素是治疗癌症伴发贫血的有效手段，
然而疗效维持时间短，所带来的副作用以及高额费用限制了其临床应用。癌症
伴发贫血属于中医"血虚""虚劳"等范畴，我们认为病机关键缘于脾肾亏虚，

故确立健脾益肾、补气生血的治疗原则，并以健脾益肾颗粒为治疗药物，采用前瞻性、随机、平行对照方法，客观地评估了健脾益肾颗粒治疗肺癌伴发贫血的临床疗效。

根据临床研究方案，在北京地区 2 家三级甲等医院，根据贫血严重程度、TNM 分期、既往化疗周期数，按"不平衡指数最小的分配原则"对入选的肺癌伴发贫血患者进行随机化分组。2 个疗程结束时，共收集有效病例 60 例，两组各 30 例。研究结果如下。①试验组中医症状总评分逐渐降低（$P < 0.001$），显效 20 例（66.67%），有效 8 例（26.67%），无效 2 例（6.67%），有效率 93.33%；对照组总评分治疗前后无显著差异（$P > 0.05$），显效 6 例（20.00%），有效 9 例（30.00%），无效 15 例（50.00%），有效率 50%。经 MANOVA 分析，两组中医症状总评分降低均呈曲线趋势，试验组降低较对照组明显（$P < 0.05$）；经 Wilcoxon 非参数检验，试验组中医症状有效率明显优于对照组（$P < 0.001$）。②神疲乏力、食欲减退、食后腹胀、头晕耳鸣、面色无华主要单项症状，试验组治疗后较治疗前明显改善（$P < 0.05$），对照组治疗前后未见明显变化（$P > 0.05$），两组之间有显著差异（$P < 0.01$）。③试验组 Hb 水平稳定（$P > 0.05$），对照组 Hb 水平比治疗前明显下降（$P < 0.05$），呈线性降低趋势。经 MANOVA 分析，Hb 变化两组之间无显著性差异（$P > 0.05$）。④两组 RDW 治疗后均较治疗前明显增高，经 MANOVA 分析，两组 RDW 增高均呈曲线趋势，对照组 RDW 增高较试验组明显（$P < 0.05$）。⑤试验组 MCH、MCV 逐渐升高（$P < 0.05$，$P < 0.01$），RBC、MCHC、HCT 治疗前后无显著差异（$P > 0.05$）；对照组 MCH 治疗后比治疗前明显降低（$P < 0.05$），RBC、MCHC、MCV 和 HCT 治疗前后比较均无显著性差异（$P > 0.05$）。经 MANOVA 分析，试验组 MCV、MCH 呈线性增高趋势，对照组 MCH 呈线性降低趋势，RBC、MCH、MCHC、MCV 和 HCT 变化两组之间均无显著性差异（$P > 0.05$）。⑥两组病例疗后中位 KPS 评分分别为 80 分（试验组）和 60 分（对照组），试验组 KPS 评分 21 例改善（70.00%），7 例稳定（23.33%），2 例下降（6.67%），有效率达 70%；对照组改善 8 例（26.67%），稳定 9 例（30.00%），下降 13 例（43.33%），有效率 26.67%。经 Wilcoxon 非参数检验，试验组人体功能状态改善情况优于对照组（$P < 0.001$）。⑦两组均无完全缓解病例，试验组部分缓解 6 例（20.00%），稳定 23 例（76.67%），进展 1 例（3.33%），有效

率 20%，缓解稳定率 96.67%；对照组部分缓解 3 例（10.00%），稳定 21 例（70.00%），进展 6 例（20.00%），有效率 10%，缓解稳定率 80%。经 Wilcoxon 非参数检验，试验组近期疗效优于对照组（$P < 0.05$）。⑧化疗导致的白细胞减少、血红蛋白下降、血小板减少、恶心呕吐及肝肾功能损害情况两组之间均无显著性差异（$P > 0.05$）；血清白蛋白水平两组之间无显著性差异（$P > 0.05$）。⑨因子分析显示，两组患者临床以神疲乏力、食欲减退、食后腹胀、头晕耳鸣、面色无华等为主要临床表现，结合舌脉分布情况提示，脾肾亏虚是肺癌伴发贫血的病机关键。多元线性回归分析表明，KPS 评分与乏力、气短症状线性负相关，与血清白蛋白水平线性正相关，乏力症状对 KPS 评分的影响最大；血红蛋白水平与 TNM 分期、化疗周期呈线性负相关，TNM 分期对血红蛋白的影响较大。

因此，健脾益肾颗粒显示出治疗肺癌伴发贫血的疗效趋势，但未达到统计学意义。同时，健脾益肾颗粒能显著改善肺癌伴发贫血患者的临床症状和生活质量，联合化疗能提高肿瘤近期临床疗效。

关键词：健脾益肾颗粒；肺癌伴发贫血；临床研究

补肾生血方减轻化疗血液学毒性反应临床研究

（储真真　2004 级博士）

随着肿瘤化疗方案应用进展，化疗已成为肿瘤临床综合治疗重要手段之一。但化疗药物所造成血细胞减少严重影响化疗正常进行，从而导致临床疗效降低。化疗后血象明显减少的出现，不但降低肿瘤患者生活质量，而且严重影响抗肿瘤疗效和预后。本论文以中医理论为基础，探讨了化疗血细胞减少病因病机，治则治法；综述了近 10 年来西医关于造血调控与骨髓抑制的研究进展，以及中药促进骨髓造血研究进展；采用前瞻性、随机、自身对照研究方法，客观地评估了补肾生血方防治化疗药物导致血象减少临床疗效。

方法：采用自身对照研究，收集 36 例患者，72 个化疗病例，分为试验组（A 组）和对照组（B 组）。A 组选用中药（补肾生血方）加化疗，B 组单纯化疗。

按随机数字方法，确定每个入选病例治疗方案，即先 A 组，后 B 组；或先 B 组，后 A 组。试验组（A 组）于化疗周期前 1 周开始口服补肾生血方，2 次 / 日，连续用药 3 周，至化疗后 1 周停药。两组若白细胞低于 3.0×10^9/L，开始予以 G-CSF 75 μg，皮下注射，连续注射 3 ~ 7 天后停药。

结果：①中医症状总评分，试验组痊愈 10 例，占 27.78%；显效 16 例，占 44.44%；有效 8 例，占 22.22%；无效者 2 例，占 5.56%；总显效率和总有效率分别为 72.22% 和 94.44%。对照组痊愈 3 例，占 8.33%；显效 7 例，占 19.44%；有效 8 例，占 22.22%；无效 18 例，占 50%；总显效率和总有效率分别为 27.78% 和 50%。经 Wilcoxon 非参数检验，试验组中医症状有效率明显优于对照组（$P < 0.001$）。②中医主要单项症状神疲乏力、腰膝酸软、食欲减退、食后腹胀、五心烦热、面色无华，试验组治疗后比治疗前明显改善（$P < 0.05$），但头晕耳鸣、夜尿频多症状比治疗前有所好转，但差异无统计学意义（$P > 0.05$）；对照组治疗前后比较，差异无统计学意义（$P > 0.05$）。③血象变化，化疗后两组 WBC 和 GRAN 均值比较，试验组 WBC 和 GRAN 在化疗后第 7、10、15 天的数值明显高于对照组（$P < 0.05$）。两组 WBC 和 GRAN 在化疗后第 7、10 天数值分别与化疗前数值差值比较，试验组 WBC 和 GRAN 数值在第 7、10 天的下降均明显低于对照组（$P < 0.05$）；两组 Hb、PLT 治疗前后比较，差异均无统计学意义（$P > 0.05$）。④ KPS 评分变化比较，两组化疗后中位 KPS 评分分别为 80 分（试验组）和 60 分（对照组）。试验组 KPS 评分改善 25 例（69.44%），稳定 6 例（16.67%），下降 5 例（13.89%），有效率达 69.44%；对照组改善 10 例（27.78%），稳定 10 例（27.78%），下降 16 例（44.44%），有效率为 27.78%，经秩和检验，试验组人体功能状态改善情况明显优于对照组（$P < 0.001$）。⑤化疗血液学毒性反应分度比较，试验组未发生血液学毒性反应者 11 例（30.56%），发生血液学毒性反应者共 25 例（69.44%），其中 I 度者 22 例，占 88%；II 度者 3 例，占 12%，无 1 例发生 III / IV 度血液学毒性反应；血液学毒性反应发生率 69.44%。对照组未发生血液学毒性反应者 4 例（11.11%），发生血液学毒性反应者共 32 例（88.89%），其中 I 度者 20 例，占 62.5%；II 度者 8 例，占 25%；III 度者 4 例，占 11.11%；IV 度者 0 例；血液学毒性反应发生率 88.89%，经秩和检验，试验组血液学毒性反应分度明显低于对照组（$P < 0.05$）。⑥化疗后副反应，恶心呕吐及肝肾功能损害等情况两组

之间比较，差异均无统计学意义（$P > 0.05$）。⑦因子分析显示，两组均以神疲乏力、食欲减退、食后腹胀、头晕耳鸣、面色无华等为主要临床表现，结合舌脉分布情况提示，脾肾亏虚，瘀血阻滞是化疗后血细胞减少病机关键。⑧化疗血液学毒性反应发生的相关因素分析，多元线性回归分析表明，化疗血液学毒性反应发生与 TNM 分期和是否接受过放化疗呈线性正相关，其中 TNM 分期对化疗血液学毒性反应发生影响较大。

结论：①补肾生血方能预防化疗白细胞减少发生，减轻化疗白细胞降低程度。②补肾生血方能缓解中医临床症状，改善患者体能状态，提高生存质量。③补肾生血方具有较好的临床安全性，应进一步深入研究。

关键词：补肾生血方；化疗血液学毒性反应；临床研究

Research on Treatment of Lung Cancer with Chinese Medicine Based on Clinical Practice and Literature review

（PAYMON　2004级博士）

Background: For most complementary and alternative medicine interventions, the absence of a high-quality evidence base to define good practice presents a serious problem for clinicians, educators, and researchers. The Delphi process may offer a pragmatic way to establish good practice guidelines until more rigorous forms of assessment can be undertaken.

Objectives: To use a modified Delphi to develop good practice guidelines for a feasibility study exploring the role of Chinese herbal medicine (CHM) in the treatment of lung cancer. To compare the outcomes from Delphi with data derived from a systematic review of the Chinese Language database and also some books published in this field.

Design: An expert group including seven Professors of Beijing University of Chinese Medicine (BUCM) was convened. They were given a questionnaire containing 50 questions. What they answered was rated on a 1-7 Likert scale. Statements with a median score of 5 and above were regarded as demonstrating consensus. The answers were then contrasted with comparable data from a review of Chinese language reports in the CNKI (1980–2009) which is one of the Chinese scholarly databases through BUCM library website and also published articles on PubMed database. On the other hand we compared the answers with five relevant published books about lung cancer in Chinese medicine textbooks.

Results: The Delphi guidelines demonstrated a high degree of congruence with the information from the Chinese language databases and also the relevant published books.

Conclusions: In the absence of rigorous evidence, Delphi offers a way to synthesize expert knowledge relating to diagnosis, patient management, and herbal selection in the treatment of lung cancer. The limitations of the expert group and the inability of Delphi to capture the subtle nuances of individualized clinical decision making limit the usefulness of this approach.

Keywords: Lung cancer; Delphi process; Complementary and alternative medicine; Consensus; Chinese herbal medicine

益中生血胶囊治疗肿瘤相关性贫血的临床研究

（田丽丽 2004级博士）

目的：恶性肿瘤是严重危害人们身体健康的常见疾病，常常引起急、慢性失血以及营养不良性贫血，放射治疗和化学治疗是目前肿瘤治疗常用手段，骨髓抑制是它们常见的毒副作用，往往会加重患者的贫血症状。贫血是恶性肿瘤患者的常见症状，它不但显著降低患者的生存质量，而且严重影响放化疗效果和预后，因此成为晚期肿瘤临床治疗的一个方面。目前，输血和应用EPO（重组人红细胞生成素）是治疗肿瘤相关性贫血的重要手段，然而因其费用高、疗效持续时间短、副作用大，限制了其临床使用，肿瘤相关性贫血属中医的"血虚证""血枯""血劳"等证范畴，血的生成与心、肝、脾、肾等脏腑有关，而其中脾起主要作用。我们认为病机关键为脾胃虚弱，气血两虚，故采用健脾养胃，益气生血的益中生血胶囊治疗肿瘤相关性贫血，探讨中医药治疗肿瘤相关性贫血的优势。

方法： 根据临床研究方案，在北京地区 2 家三级甲等医院，经临床、病理学和 / 或细胞学证实为晚期肿瘤，再根据贫血严重程度、卡氏评分，将合格病例随机分试验组与空白对照组。治疗 2 个疗程结束时，共收集有效病例 47 例，试验组 21 例，空白对照组 26 例。空白对照组：当血红蛋白 ≤ 60 g / L 时可输血，除必要的对症支持治疗外，不应用其他影响疗效判定的药物（包括含益气养血类药物的中药汤剂）。试验组：在空白对照组治疗基础上，给予益中生血胶囊，3 粒 / 次，口服，每日 2 次，连续用药 4 周为 1 个疗程，2 个疗程后判定疗效。合并化疗者，同步应用益中生血胶囊。采用前瞻性、同期、随机对照方法，在第 1、2 个疗程即第 4、8 周时分别观察患者外周血象、临床主症、卡氏评分、放化疗毒副反应及完成率，客观地评价了益中生血胶囊治疗肿瘤相关性贫血的临床疗效。

结果： ①中医证候。试验组患者经治疗，10 例（47.62%）患者临床症状明显改善，7 例（33.33%）部分改善。19 例（90.48%）患者神疲乏力、少气懒言、气短、食欲不振、心悸、面色、头晕目眩等症状得到改善，生活质量提高。空白对照组患者经治疗，5 例（19.23%）患者临床症状明显改善，8 例（30.77%）部分改善。13 例（50%）患者神疲乏力、少气懒言、食欲不振、心悸、面色、头晕目眩等症状得到改善。试验组中医症状改善的有效率明显高于对照组。② Hb。试验组 Hb 水平呈上升趋势，4 周时与治疗前相比，差异无统计学意义（$P > 0.05$），8 周时与治疗前相比，差异有统计学意义（$P < 0.05$），与治疗前相比明显上升，呈增高趋势；空白对照组 8 周时 Hb 水平与治疗前和 4 周时比较均明显下降，差异有统计学意义（$P < 0.05$）。经治疗，两组的 Hb 水平差距逐渐加大（$0.83 > -0.74 > -2.06$）。③ RDW。试验组 RDW 逐渐升高，8 周时与 0 周时比，差异有统计学意义（$P < 0.05$）；空白对照组逐渐下降，8 周时与 0 周时比，差异有统计学意义（$P < 0.05$）。④外周血象。在 4、8 周时两组病例对比，结果均为 RBC、Hb、HCT 差异有统计学意义（$P < 0.05$）；

MCH、MCHC、MCV、RDW、WBC、PLT 差异无统计学意义（$P > 0.05$）。⑤QOL。试验组逐渐升高，8 周后与 0 周时对比，差异有统计学意义（$P < 0.05$），说明试验组在 8 周后生活质量上升。空白对照组逐渐下降，8 周后与 0 周时对比，差异有统计学意义（$P < 0.05$），说明空白对照组在 8 周后生活质量下降。⑥KPS 评分。治疗 8 周后与治疗前 KPS 评分变化情况比较，空白对照组 KPS 评分增加者 0 例（0.00%），试验组增加 4 例（19.05%）；试验组 KPS 评分无变化者 11 例（52.38%），高于空白对照组 7 例（26.92%）；空白对照组 KPS 评分下降者 8 例（30.77%），也明显高于试验组 0 例（0.00%）。两组病例治疗 8 周后与治疗前 KPS 评分变化比较，经 χ^2 检验，差异有统计学意义（$P < 0.05$）。试验组病例治疗后 KPS 评分总体增加。⑦化疗导致的白细胞减少、血红蛋白下降、血小板减少、恶心呕吐及肝肾功能损害情况两组之间差异均无统计学意义（$P > 0.05$）。⑧经因子分析计算出 SF-36 表中试验组、空白对照组各个患者在 0、4、8 周的生活质量得分。然后进行各组自身生活质量之间的比较。试验组 8 周后生活质量得到明显提高，而空白对照组明显下降。⑨多元线性回归分析表明，血红蛋白水平与 TNM 分期和化疗周期均呈线性负相关。由标准回归系数看出，TNM 分期对血红蛋白的影响较大。

结论：①脾胃虚弱，气血两虚是肿瘤相关性贫血的重要病机特征。②益中生血胶囊能有效提高肿瘤相关性贫血患者的血红蛋白计数，并能改善患者的临床症状和生活质量，差异有统计学意义。③研究显示了今后治疗肿瘤相关性贫血的趋势。

关键词：益中生血胶囊；肿瘤相关性贫血；临床研究

茶多酚抗移植性小鼠乳腺癌血管生成机制研究

（张燕明　2004 级博士）

目的：肿瘤的增长和转移依靠肿瘤微血管的生成为其提供营养和途径，乳腺癌是常见多发肿瘤，其肿瘤组织微血管丰富，微血管密度及血管相关因子与乳腺癌的预后呈密切相关。本课题在国内外研究证实茶多酚具有抑制肿瘤细胞生长、抗突变、诱导肿瘤细胞凋亡与分化多种抗肿瘤效应机制的基础上，以国外抗血管生成初步研究成果及本实验前期研究结果为背景，观察茶多酚对乳腺癌小鼠肿瘤的抑制效果，同时对茶多酚抗肿瘤血管形成的作用及具体机理进行更深入地探讨，并观察茶多酚对正常脏器微血管密度及血管相关因子的影响，以评价茶多酚抗肿瘤血管形成的特异性。

方法：应用小鼠可移植性乳腺癌 EMT6 细胞株，经培养传代后，以纯系 BALB/c 小鼠为荷瘤动物，并以茶多酚灌胃及局部注射两种干预方法，以肿瘤的抑制率评价其肿瘤的抑制效果；以免疫组化法检测小鼠乳腺癌组织和重要脏器（心、脑、肾）组织微血管密度（MVD）、肿瘤组织血管内皮生长因子（VEGF）、碱性成纤维细胞生长因子（bFGF）、金属蛋白酶组织抑制因子Ⅱ（TIMP-2）以及 C-Jun 原癌基因蛋白的表达水平，以评价茶多酚抗肿瘤血管生成的机理及其特异性。

结果：①茶多酚能抑制移植性 EMT6 小鼠乳腺癌肿瘤的生长。②其减少了移植性 EMT6 小鼠乳腺癌肿瘤组织的微血管密度（MVD）。③其降低了移植性 EMT6 小鼠乳腺癌肿瘤组织血管内皮生长因子（VEGF）、碱性成纤维细胞生长因子（bFGF）、C-Jun 原癌基因蛋白的表达水平。④其增加了移植性 EMT6 小鼠乳腺癌肿瘤组织金属蛋白酶组织抑制因子Ⅱ（TIMP-2）表达水平。⑤其对正常脏器组织（心、脑、肾）微血管密度（MVD）及血管内皮生长因子（VEGF）、金属蛋白酶组织抑制因子Ⅱ（TIMP-2）表达无明显影响。

结论：茶叶是人们喜爱的饮料之一，具有清头目，除烦渴，化痰，消食，利尿，解毒功能。可治疗头痛、目昏、多睡善寐、心烦口渴、食积痰滞等病证。本项研究结果表明，茶叶中的主要活性成分茶多酚具有明显的抗肿瘤血管生成的效应，而对正常脏器的微血管无明显影响。这一重要研究结论预示茶多酚在肿瘤治疗中具有广泛的应用前景。

关键词：茶多酚；小鼠乳腺癌；肿瘤血管生成；正常脏器（心、脑、肾）

新加良附方诱导胃癌细胞凋亡研究

（董 青 2005级博士）

目的：本课题基于胃癌发生与进展过程中的"寒凝血瘀"关键病机理论，在既往研究新加良附方具有抑制肿瘤生长、诱导肿瘤细胞凋亡及抗肝癌新生血管生成等多种抗肿瘤效应机制的基础上，以国内外诱导肿瘤细胞凋亡初步研究成果及本实验前期研究结果为背景，观察新加良附方体内外对胃癌的抑制效果，从肿瘤组织超微结构、细胞凋亡、癌症相关基因表达等不同层次探索新加良附方抗胃癌作用靶点，揭示新加良附方抗胃癌机制，为推广应用及新药研发提供基础研究依据。

方法：①体外部分。制备不同浓度的新加良附方含药血清，用 MTT 法观察作用 48 h、72 h、96 h 后不同浓度含药血清对人胃癌细胞（BGC-823）增殖的抑制作用。用倒置显微镜和透射电子显微镜观察细胞形态学改变、流式细胞仪检测人胃癌细胞（BGC-823）凋亡。②体内部分。建立人胃癌细胞（BGC-823）裸鼠移植瘤模型，以新加良附方高、中、低剂量进行干预，观察肿瘤抑制率，用免疫组化法测定细胞凋亡相关因子（Survivin、Bcl-2、Bax、Fas、FasL、Caspase-3）的表达水平，以探讨其抗肿瘤的分子机制。

结果：①不同浓度含药血清均可抑制胃癌细胞的生长和增殖，并具有剂量依赖性。②胃癌细胞经不同浓度的新加良附方干预后，电镜可观察到典型的凋亡超微结构改变如核碎片；流式细胞仪检测结果证实了新加良附方可诱导人胃癌细胞凋亡。③新加良附方高剂量组能抑制人胃癌裸鼠移植瘤的生长（$P < 0.05$）。④新加良附方诱导胃癌细胞凋亡的可能机制为：启动 Fas/FasL 介导的死亡受体依赖性途径，通过下调 FasL、Bcl-2、Survivin 蛋白表达，上调 Fas、Bax、Caspase 蛋白表达诱导胃癌细胞凋亡。

结论：本项研究结果表明，新加良附方体内外均能够抑制肿瘤细胞生长、诱导肿瘤细胞凋亡。这一重要研究结论预示新加良附方在肿瘤治疗中具有广泛的应用前景。

关键词：胃癌（BGC-823）；细胞凋亡；新加良附方

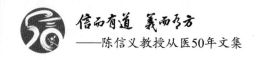

芪龙颗粒治疗难治性特发性血小板
减少性紫癜临床设计和实施

（李万辉　2005级博士）

常规应用糖皮质激素和脾脏切除术可使70%以上的特发性血小板减少性紫癜（idiopathic thrombocytopenic purpura，ITP）患者血小板数量稳定在安全水平，约30%患者使用这些措施无效，这部分患者即属于难治性特发性血小板减少性紫癜（RITP）范围。RITP具有疗效差、易反复等特征，故治疗非常棘手。药物联合治疗是RITP治疗的一大特点，但文献报道疗效差异很大，且治疗周期较长，停药后复发率高，不良反应明显，药物毒副作用导致的危害可能高于疾病本身，同时，部分药物价格昂贵，使相关的治疗费用上升，也限制了临床应用。中西医结合治疗RITP前景可观。

联合中医药治疗，可使RITP患者外周血血小板计数维持在安全水平，并且能改善临床症状，提高患者生活质量。但是，就中医药临床研究而言，存在以下问题：①辨证论治无明显规律可循；②临床研究客观性、真实性和可重复性有待提高；③安全性研究有待深入等，难以真正体现中医药的内在价值。

通过长期的临床观察，我们提出"气虚血瘀"是RITP的主要病机，并拟定了"益气活血"的治则，为了客观地证实芪龙颗粒治疗"气虚血瘀"型RITP的临床疗效，我们在国内首次采用了目前公认最先进的随机对照试验（RCT）设计思路，严格制定临床病例纳入、排除标准及疗效评估标准，并制定临床病例报告表，进行多中心临床观察。本课题因此被首都医学发展基金批准为2005年度中医临床研究自主创新课题（课题编号：SF-2005-031）。

课题目前尚未完成，在具体的临床试验工作中，我们发现了一些问题和不足，同时也在解决问题中逐渐完善，芪龙颗粒治疗RITP的客观临床疗效有待在课题完成后进一步揭示。

关键词：随机对照临床试验设计及实施；难治性特发性血小板减少性紫癜；芪龙颗粒

三七活性成分抗 B_{16} 黑色素瘤生长及肿瘤血管生成实验研究

（李元青　2005 级博士）

目的： 通过小鼠 B_{16} 黑色素移植瘤模型，观察三七提取活性成分 Rh_2、Rg_3 抗肿瘤效应，并从影响肿瘤血液供应角度探讨其可能的作用机制。

方法： ①建立小鼠 B_{16} 黑色素移植瘤模型，随机分 9 组给药：模型组；CTX 组；Rh_2 大剂量组；Rh_2 中剂量组；Rh_2 小剂量组；Rh_2+Rg_3 组；Rg_3 大剂量组；Rg_3 中剂量组；Rg_3 小剂量组。用药 10 天，实验过程中动态观察小鼠整体状况、体重以及死亡情况。第 15 天眼球取血放射免疫法测定白介素 -2（IL-2）、肿瘤坏死因子（TNF）水平；脱颈处死小鼠，摘除胸腺、脾称重，计算免疫器官脏器指数；剥离肿瘤称重，计算抑瘤率。②小鼠 B_{16} 黑色素移植瘤模型随机分 6 组给药：模型组；Rh_2 组；Rh_2+Rg_3 大剂量组；Rh_2+Rg_3 中剂量组；Rh_2+Rg_3 小剂量组；Rg_3 组。用药 10 天，第 15 天脱颈处死小鼠，剥离肿瘤，10% 甲醛固定肿瘤组织，石蜡包埋。HE 染色光镜下观察肿瘤组织形态。采用免疫组化与组织化学双重染色法检测血管生成拟态：使用内皮细胞标记物 CD31 和 PAS 双重染色；黑色素瘤特异性标记物 S-100 和 PAS 双重染色。免疫组化法检测肿瘤血管生成相关基因 VEGF、EphA2、Laminin、MMP-2、VE-cadherin 的表达。

结果： ①所有实验小鼠均存活。实验过程中发现模型组、CTX 组小鼠一般状态逐渐下降，进食量明显减少，鼠体渐消瘦，且毛色逐渐变得缺乏光泽，并有脱毛、行动迟缓等现象，尤以 CTX 组更加明显。Rh_2、Rg_3 各剂量组与模型组、CTX 组比较，整体状况良好。剥离肿瘤时发现模型组肿瘤呈浸润性生长，肿瘤血管丰富，包膜不易剥离；其余各组瘤体包膜相对比较完整，血管相对较少，易于剥离完整瘤块，尤其以 Rh_2 各剂量组和 Rh_2、Rg_3 联合用药组明显。②与治疗前比较，模型组、CTX 组小鼠体重明显下降，脏器指数明显减低，血清 IL-2 和 TNF 水平下降，尤以 CTX 组更为明显，各实验组小鼠体重增加，Rh_2、Rg_3 单用及联合用药均能明显提高外周血中 IL-2、TNF-α 的含量，以联合用药组最为显著，且能够提高荷瘤小鼠免疫器官重量，与对照组比较差异显著。③三七提取活性成分 Rh$_2$、Rg$_3$ 各剂量组均能抑制小鼠 B$_{16}$ 黑色素瘤生长，平均瘤重与模型组比较差异有统计学意义（$P < 0.05$）。尤其是 Rh$_2$ 大、中剂量组，Rg$_3$ 大剂量组和 Rh$_2$、Rg$_3$ 联合用药组，抑瘤率分别为 35.5%，30.1%，33.6% 和 38.6%。Rg$_3$ 大、中剂量组抑瘤效果低于 Rh$_2$ 相应剂量组。④与模型组比较，三七活性成分 Rh$_2$、Rg$_3$ 单独用药及联合用药各组肿瘤血管生成拟态密度（VMD）以及内皮依赖性微血管密度（MVO）均有降低，CD31 和 S-100 的表达下调，以各联合用药组更为明显。⑤模型组肿瘤组织高表达 VEGF、EphA2、MMP-2 及 VE-cadherin、Laminin；三七活性成分 Rh$_2$、Rg$_3$ 各实验组均能明显下调 VEGF、EphA2、VE-cadherin、MMP-2 的表达，以 Rh$_2$、Rg$_3$ 联合用药组更显著，与模型组比较，差异有统计学意义（$P < 0.01$ 或 $P < 0.05$）。

结论：①三七活性成分 Rh$_2$、Rg$_3$ 对小鼠 B$_{16}$ 黑色素瘤生长有明显的抑制作用而没有明显毒副作用，能够改善小鼠整体状况而不降低小鼠体重，不抑制荷瘤小鼠免疫功能，表明其能在抗肿瘤同时提高荷瘤小鼠的生活质量。②三七活性成分 Rh$_2$、Rg$_3$ 能显著抑制小鼠 B$_{16}$ 黑色素瘤血管生成拟态及内皮依赖性新生血管的形成，从而有效地阻断肿瘤血液供应。③三七活性成分 Rh$_2$、Rg$_3$ 抑制小鼠 B$_{16}$ 黑色素瘤血管生成拟态的机制可能是通过阻止 EphA2 的活化，下调 MMP-2 及 VE-cadherin 的表达，从而抑制 Laminin 的表达及水解；其抗肿瘤内皮依赖性新生血管形成的机制可能与下调 VEGF、MMP-2 的表达有关。④抑制肿瘤 VM 及内皮依赖性血管的形成可能是三七活性成分 Rh$_2$、Rg$_3$ 抗肿瘤机制之一。⑤三七活性成分 Rh$_2$、Rg$_3$ 联合用药抗肿瘤血液供应及抗肿瘤效应更显著。

关键词：三七活性成分 Rh$_2$、Rg$_3$；小鼠 B$_{16}$ 黑色素瘤；抗肿瘤；血管生成拟态；肿瘤新生血管；VEGF；EphA2；Laminin；MMP-2；VE-cadherin

茶多酚及联合血管生成抑制剂抗肺腺癌移植瘤血管生成分子机制研究

（马成杰 2005级博士）

目的：非小细胞肺癌属常见高发恶性肿瘤，对放化疗敏感性较差，但其瘤体血管丰富，微血管密度及血管相关因子与非小细胞肺癌的预后密切相关。本课题是在前期茶多酚抗肿瘤血管生成研究的基础上，探求茶多酚对非小细胞肺癌血管生成的抑制作用；并选择目前对非小细胞肺癌治疗有效，作用机制不同的血管生成抑制剂（吉非替尼、沙立度胺、恩度）作为阳性对照药，通过比较作用靶点，评估异同性，对茶多酚的抗肿瘤血管生成分子机制进行深入研究。同时设立茶多酚与阳性对照药的联合用药组，探讨可能的减毒增效作用，为非小细胞肺癌的临床治疗研究提供新的用药组合，并对其可能的作用机制进行初步研究。

方法：本课题按阳性对照药不同，设计了三个实验来完成。各实验在建立人肺腺癌 A549 移植瘤裸鼠模型基础上；分别设立模型对照、茶多酚、阳性对照药及联合用药组；以肿瘤抑制率来评价各组对肿瘤的抑制效果；以免疫组化法检测移植瘤的微血管密度及实验各组血管生成相关因子表达（茶多酚联合吉非替尼实验检测 VEGF、STAT-3、AKT-2、HIF-1α，茶多酚联合沙立度胺实验检测 VEGF、COX-2、MMP-2、TNF-α，茶多酚联合恩度实验检测 VEGF、VEGFR-2、Nulceolin、NF-κB）。

结果：①茶多酚联合吉非替尼、恩度与沙立度胺对人肺腺癌 A549 移植瘤有不同程度协同抑制作用；②茶多酚可在一定程度上减轻吉非替尼、沙立度胺的毒副作用，并且可能会减少恩度的临床用药量；③茶多酚联合吉非替尼、恩度与沙立度胺对人肺腺癌 A549 移植瘤微血管密度皆有协同抑制作用；④茶多酚可明显抑制 VEGF、VEGFR-2、AKT-2、HIF-1α、STAT-3、COX-2、MMP-2、NF-κB 的表达，但对 TNF-α、Nulceolin 的表达抑制作用不明显；⑤茶多酚联合吉非替尼对 VEGF、STAT-3 表达有协同抑制作用，对 AKT-2、HIF-1α 的表达未表现出协同抑制作用；⑥茶多酚联合沙立度胺对 COX-2、MMP-2 的表达有协同抑制作用，对 VEGF、TNF-α 的表达未表现出协同抑制作用；⑦茶多

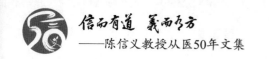

酚联合恩度对 VEGFR-2、Nulceolin、NF-κB 的表达有协同抑制作用，对 VEGF 的表达未表现出协同抑制作用。

结论：茶多酚有较为明确的抗肿瘤血管生成作用，可以在肿瘤血管生成的多个环节发挥作用；并且与其他血管生成抑制剂联合使用可能会起到减毒增效，协同抑制效应。虽然对茶多酚抗肿瘤血管生成研究还不是很深入，但从初步的研究结果来看，茶多酚是较为理想的天然、廉价、低毒、广谱、高效的肿瘤血管生成抑制药物。在明确其抗肿瘤血管生成机制的基础上，筛选合理的用药模式来指导临床应用，会产生很好的社会效应与经济价值。

关键词：茶多酚；血管生成抑制剂；联合用药；非小细胞肺癌

新加良附方抑制小鼠移植性肝癌效应与机制研究

（雒　琳　2005级博士）

目的：新加良附方是在良附方的基础上加用具有活血通络作用的穿山龙而成，具有温阳散寒，行气疏肝，活血止痛之功。我们选用小鼠移植性肝癌 H22 模型，观察新加良附方对肝癌抑制率、肿瘤组织中 Bcl-2、Bax 以及血管内皮生长因子（VEGF）、微血管密度（MVD）表达的影响，探讨新加良附方抗肝癌的作用与机制。

方法：建立移植型 H22 动物模型，将动物模型随机分为模型对照、环磷酰胺（CTX）及新加良附方大、中、小剂量5组。新加良附方大、中、小剂量组给药量分别为 10 g/kg、5 g/kg 和 2.5 g/kg；CTX 组给药剂量为 17 mg/kg；模型组给予等量无菌生理盐水。连续给药、给水 12 天后处死模型小鼠分离肿瘤，检测肿瘤大小、称重计算肿瘤抑制率，并将肿瘤组织切片，采用免疫组化法检测 Bcl-2、Bax 蛋白基因及 VEGF、MVD 表达水平，以评价新加良附方对肝癌的抑制效果与机理。

结果：①新加良附方大剂量组对小鼠肝癌 H22 抑制率为 48.5%，与模型对照组比较，有统计学意义（$P<0.01$）；②新加良附方大、中剂量可降低肿瘤组织中 Bcl-2 蛋白基因表达，升高 Bax 蛋白基因表达，与模型组比较，有显著性

差异（$P<0.01$，$P<0.05$）；③与模型对照组比较，新加良附方大、中剂量可降低肿瘤组织中 VEGF 的表达（$P<0.01$）；与模型对照组比较，新加良附方中剂量组能降低 MVD（$P<0.05$）。

结论：新加良附方可抑制 H22 瘤体生长，其通过下调 Bcl-2 蛋白基因，上调 Bax 蛋白基因发挥诱导肝癌细胞凋亡作用，并下调 VEGF、MVD 表达以产生抑制肿瘤血管生成作用。初步表明新加良附方可能通过诱导凋亡、抑制肿瘤血管生成而发挥抗肝癌效应。

关键词：新加良附方；H22 肝癌细胞；凋亡基因；血管内皮生长因子（VEGF）；微血管密度（MVD）

"十一五"国家科技支撑计划白血病课题设计特点与质控管理体会

（芦殿荣　2006 级博士）

目前，中医药临床研究设计和实施中普遍存在一些影响疗效评价以及国际学术界认可的问题。在研究设计方面的问题主要有：①多中心、随机、双盲安慰剂对照试验极少；②"随机"概念的误用或滥用；③疗效评价指标选择不当，疗效评价未能体现中医特色等。在课题实施过程中的主要问题是缺乏科学的管理和严格的质量控制。

为避免上述问题，在设计和实施"十一五"国家科技支撑计划"难治性急性白血病围化疗期中医干预治疗方案临床应用研究"（课题编号：2006BAIO4A18）时，我们在设计上采用国际上公认的标准临床试验方法，即随机、双盲、安慰剂对照、多中心临床试验原则，在项目实施过程中重点强调质量控制和科学管理，严格执行四级监查制度，接受科技部、支撑办、第三方质控小组稽查与监查，对分中心进行监查与培训，以保证最终得到真实可靠研究结果。

我们在设计方面重点考虑的有：研究方案符合伦理学问题，保证真正的随机，盲法设计以减少测量偏倚，计算合理的样本量，制定适宜疗效评判标准并体现中医优势的检测指标，采用合理的资料分析方法，对研究结果能够进行科

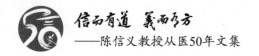
学的解释等。

　　本课题具有协作单位多、方法学要求高的特点。因此，方案实施过程中有一定的难度。故必须采取有针对性的措施，进行严格的质量控制和科学管理，以保证多中心临床试验达到研究方案的要求。

　　为保证课题顺利实施，笔者作为白血病项目组的二级监查员，一方面认真接受相关技术培训，曾先后8次参加科技部、支撑办、第三方质量控制小组的集中优化方案设计会议、培训和考核，提高了对临床研究设计的领会，明晰了实施中质量控制、管理的要点；此外，在课题实施过程中，在课题负责人指导下，奔赴6个研究中心，进行11次实地监查，召开实地培训会议11次，协助召开3次课题负责人培训会议，并在项目实施当中通过仔细观察，认真分析，反复实践来体会严格质量控制和科学管理必要性，并通过实地监查与培训保证了项目的研究质量。在实施过程中，笔者深刻体会到：严格质量控制是项目顺利进展的保证，监查是质量控制的中心环节，培训是保证研究质量控制的基础，分中心质量控制既是项目实施的基层核心，也是质量控制的关键环节。

　　关键词：难治性急性白血病；临床试验；设计；质量控制；管理体会

中晚期非小细胞肺癌血瘀证回顾性研究

（田同德　2006级博士）

　　目的：通过回顾性临床研究，探索血瘀证在中晚期非小细胞肺癌中的分布规律及其特点，并进一步分析血瘀证与病理类型、肿瘤分期、血凝指标、相兼证候等之间的相关性，从而为临床治疗提供参考。

　　方法：我们以近5年内在东直门医院和北京中医医院住院的中晚期非小细胞肺癌患者为研究对象，制定调查表，收集病例。采用描述性分析，了解患者一般资料、病情信息及各凝血指标分布情况，并根据血瘀证诊断标准分为血瘀证组和非血瘀证组，进行以下分析。①分析血瘀证患者在非小细胞肺癌患者中的构成比及证候分布特点；②分析血瘀证与一般资料、病理类型、ECOG

（Eastern Cooperative Oncology group）评分、肿瘤分期、各证型及血凝指标活化部分凝血活酶时间（activated partial thromboplastin time，APTT）、凝血酶原时间（prothrombin time，PT）、凝血酶时间（thrombin time，TT）、血纤维蛋白原（fibrinogen，Fg）、D-二聚体（D-dimer，DD）之间的相关性。

结果：①在我们所收集的 257 例中晚期非小细胞肺癌患者中，气虚、阴虚、痰湿及血瘀均是其临床常见证候，其中血瘀的构成比为 72.37%；②在中晚期非小细胞肺癌各证候中，阴虚与血瘀的关系更为密切，在血瘀证患者中阴虚的构成比较非血瘀证患者明显增加；③在中晚期非小细胞肺癌中，血瘀证与年龄、性别、家族史、治疗经过等一般情况以及病理类型无明显相关性，而与肿瘤患者 ECOG 评分、肿瘤的分期具有一定联系，随着 ECOG 评分及分期的增加，血瘀证有增多的趋势；④与中晚期非小细胞肺癌非血瘀证相比较，血瘀证患者 D-二聚体明显升高，差异显著，在多因素逻辑回归分析中也显示其与血瘀证存在明显的正相关。

结论：①血瘀证在中晚期非小细胞肺癌中普遍存在，相对于其他证候更为常见；②气虚、阴虚及痰湿作为肺癌的临床常见证候，被认为是影响中晚期非小细胞肺癌血瘀证的主要因素，但相对于非血瘀证，中晚期非小细胞肺癌血瘀证患者存在明显的阴虚致瘀的病理特点；③ ECOG 评分、肿瘤分期与中晚期非小细胞肺癌血瘀证具有一定的关联性，不仅反映了血瘀证与肿瘤的增殖与转移存在一定的联系，可作为判定中晚期非小细胞肺癌预后的重要因素，而且 ECOG 评分、肿瘤分期也可以在血瘀证的诊疗中为中医辨病提供参考；④ D-二聚体与血瘀证的强相关性，不仅反映了中晚期非小细胞肺癌血瘀证患者存在血液的高凝状态，而且还在一定程度上反映了中晚期非小细胞肺癌血瘀证在血凝功能异常方面的实质，并可成为非常实用的临床诊断血瘀证的微观指标；⑤根据中晚期非小细胞肺癌的证候特点及其与血瘀证之间的相关性，我们认为临床应以益气养阴、活血化痰作为中晚期非小细胞肺癌血瘀证的基本治疗策略，不仅体现了中医辨证论治的优势，也充分体现了肿瘤治疗的统一性。

关键词：中晚期非小细胞肺癌；血瘀证；临床研究；回顾性研究

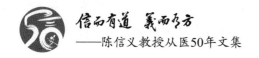

探讨益髓颗粒对免疫性血小板减少性紫癜
动物模型的免疫网络调控机制

（吴晓勇　2007级博士）

目的：免疫性血小板减少性紫癜（immune thrombocytopenic purpura, ITP）是一种以血小板减少和皮肤黏膜出血为特征的自身免疫性疾病。其发病与免疫失调关系密切，但导致免疫功能异常的调控因素仍未完全阐明。临床上应用糖皮质激素、脾切除术等治疗可使70%以上病例血小板数量维持在安全范围，还有约30%病例上述方案治疗无效，需进一步采用其他治疗措施来维持血小板数量在安全水平，预防严重出血。应用糖皮质激素和脾脏切除术治疗无效的ITP为难治性ITP（refractory immune thrombocytopenic purpura，RITP）。本研究用外源性抗体注入小鼠体内的方法建立ITP小鼠模型，用益髓颗粒进行干预研究，通过观察ITP小鼠外周血血小板、骨髓巨核细胞、细胞因子、脾脏和胸腺细胞凋亡指数及凋亡基因表达、脾脏调节性T细胞等指标进行研究，试图从免疫网络调控角度阐明"益髓颗粒"治疗ITP效应机制。

方法：制备豚鼠抗BALB/c小鼠血小板血清，予红细胞吸附后备用。造模前将20只BALB/c小鼠依据外周血血小板计数随机分正常组、模型组。模型组按照100 μL / 20g剂量向小鼠腹腔内注入1：4稀释的GP-APS，隔日一次，造模两周后，检测外周血血小板计数、骨髓巨核细胞数量及形态分类，观察胸腺及脾脏病理学改变，以判定疾病模型是否成功。ITP疾病动物模型建立成功后，按血小板计数将70只BALB/c小鼠随机分为正常组、模型组、醋酸泼尼松治疗组、升血小板胶囊治疗组以及益髓颗粒大、中、小剂量治疗组，于造模第8天开始各组均按0.2 ml / 10 g体重分别予生理盐水及治疗药物灌胃，每日1次，共7天。通过观察造模小鼠外周血血小板计数、骨髓巨核细胞数量及形态分类、血小板相关抗体、脏器指数及免疫组织器官病理学变化等指标，评价益髓颗粒治疗效果。在确定疗效后，我们按上述造模方法建立ITP动物模型，用大剂量益髓颗粒为治疗药物进行干预，用ELISA检测与免疫密切相关的Th1/Th2细胞因子（IFN-y/IL-4）及TGF-β1，用TUNEL法及免疫组化法分别检测脾脏和胸腺细胞凋亡指数及凋亡基因*Bcl-2*、*Bax*的表达，用流式细胞仪检测脾脏调节性

T 细胞等指标进行研究，探讨益髓颗粒治疗 ITP 可能的免疫调控机制。

结果：①ITP 小鼠模型的建立。GP-APS 稀释倍数为 1∶128 时仍呈阳性，说明豚鼠血清中已产生了特异性抗体，即豚鼠抗 BALB/c 小鼠血小板抗体。与正常组及造模前比较，ITP 小鼠模型外周血血小板计数明显降低，差异显著，有统计学意义（$P < 0.05$，$P < 0.01$），注射 APS 后 24 小时模型小鼠外周血血小板计数最低。模型组小鼠骨髓巨核细胞总数明显增加，而产板巨核细胞减少，与正常组比较，差异显著，有统计学意义（$P < 0.05$，$P < 0.01$）。模型组凝血时间明显延长，与正常组比较，差异显著，有统计学意义（$P < 0.001$）。模型组小鼠脾脏指数明显大于正常组，差异显著，有统计学意义（$P < 0.001$），胸腺指数与正常组比较，差异不显著，无统计学意义。②益髓颗粒对 ITP 小鼠模型治疗作用的实验研究。与模型组相比，各治疗组血小板计数均比模型组有所升高，差异显著，有统计学意义（$P < 0.01$，$P < 0.001$），以益髓颗粒大剂量组和醋酸泼尼松治疗组血小板升高尤为明显。益髓颗粒大剂量组不成熟的骨髓巨核细胞增生受到抑制，产板巨核细胞增多，与模型组比较差异显著，有统计学意义（$P < 0.01$，$P < 0.001$）；模型组 PAIgG 水平明显升高，与正常组相比差异显著，有统计学意义（$P < 0.001$），经治疗后，益髓颗粒组 PAIgG 水平明显低于模型组，与正常组相比差异不明显，无统计学意义。与模型组相比，各治疗组脾脏均有所缩小，脾脏指数降低，差异显著，有统计学意义（$P < 0.001$），以益髓颗粒大剂量组效果明显。③益髓颗粒对 ITP 小鼠免疫网络调控机制的实验研究。与正常组相比，模型组小鼠 IFN-y 水平明显升高，IL-4 水平明显降低，IFN-γ/IL-4 比值升高，Th1/Th2 细胞间失衡，提示 ITP 小鼠存在细胞免疫功能低下及 T 细胞亚群漂移，表现为 Th1 细胞优势；Treg 细胞比例、TGF-β1 水平明显降低，脾脏淋巴细胞凋亡减少，Bcl-2 蛋白表达增多，Bax 蛋白表达减少，各组胸腺淋巴细胞凋亡及 Bcl-2、Bax 蛋白差异不明显，无统计学意义。而经治疗后 ITP 小鼠血清 INF-y 水平降低，IL-4 水平升高，IFN-y/IL-4 比值降低，与模型组比较，益髓颗粒治疗组的 IFN-y 降低，IL-4 升高，IFN-γ/IL-4 比值接近正常；Treg 细胞比例及 TGF-β1 水平均有所提高，但 Treg 仍未达到正常水平，与正常组相比仍存在差异，而 TGF-β1 与正常组相比差异不明显，无统计学意义；益髓颗粒组脾脏淋巴细胞凋亡增多，Bcl-2 蛋白表达减少，Bax 蛋白表达增多。

结论：①成功制备了 GP-APS，IPT 小鼠疾病模型建立成功，模型小鼠外周血血小板计数下降、骨髓巨核细胞增多并伴成熟障碍，与 ITP 临床表现基本相符。②益髓颗粒能有效恢复 ITP 小鼠的血小板计数，并能促进骨髓巨核细胞向成熟方向分化，与醋酸泼尼松疗效相当。③ ITP 存在细胞免疫功能低下及 T 细胞亚群漂移，表现为 Th1 细胞优势，其发病可能与 Th1/Th2 细胞间细胞因子失衡，Treg 细胞及 TGF-β1 含量降低，淋巴细胞凋亡及 Bcl-2、Bax 蛋白表达异常等相关。益髓颗粒可能通过调节 Th1/Th2 细胞间的平衡，促进 Treg 细胞增殖及 TGF-β1 分泌，并能调节脾脏淋巴细胞凋亡及凋亡基因 *Bcl-2*、*Bax* 的异常表达，进而调节 ITP 免疫异常，降低血小板相关抗体，减少血小板破坏，提高血小板数量，促进骨髓巨核细胞向成熟方向分化，从而达到治疗效果。

关键词：免疫性血小板减少性紫癜；益髓颗粒；细胞因子；细胞凋亡

复方浙贝颗粒逆转白血病多药耐药作用机制研究

（郑 智 2007 级博士）

多药耐药是白血病化疗失败的主要原因之一，严重影响了白血病患者的长期缓解率和生存率。所谓多药耐药是指由化疗药物诱导肿瘤细胞产生对所接触的化疗药物及与此类药物在结构和作用机制上完全不同的另一些药物均耐药。虽然对如何逆转白血病多药耐药的研究投入很多，但迄今为止，还没有一种有效而又安全的肿瘤多药耐药逆转剂用于临床。因此，深入开展逆转白血病多药耐药的应用研究不但具有重要的理论学术价值，也具有极大的临床实用价值。长期临床实践证明，中医药与抗癌药物联合使用，可明显改善白血病患者临床症状、延长生存期、提高生存质量与临床缓解率。这除与中药对患者整体机能的综合调理、提高免疫功能、降低抗癌毒性反应有关外，逆转肿瘤耐药的重要作用在白血病综合治疗中也不可忽视。复方浙贝颗粒（CZBG）由浙贝母、汉防己、川芎三药组成，在体外实验中证实从浙贝母、川芎、汉防己中提取的有效成分能够增加白血病细胞内抗癌药物浓度，下调多药耐药相关蛋白基因及与耐药相关的细胞膜转运蛋白 Pgp 高表达。临床研究也表明，CZBG 能有效逆转难治性白血病的多药耐药，并且与现有的西药逆转剂比较，不但临床疗效相似，还能降低抗癌药物特有的不良反应，为了进一步加强该药在临床的治疗作，本实验将对 CZBG 逆转白血病多药耐药的作用机制进行研究。

目的：①观察 CZBG 药物血清对体外培养的人急性粒细胞白血病多药耐药细胞 K562/A02 增殖抑制、诱导凋亡和对细胞内药物浓度的影响。②观察 CZBG 药物血清对体外培养的小鼠淋巴细胞白血病多药耐药细胞 L1210/CDDP 增殖抑制和诱导凋亡作用。③观察 CZBG 药物血清对体外培养的人脐带间质干细胞 MSCs 的增殖抑制和诱导凋亡作用。④通过构建 K562/A02 裸鼠移植瘤模型，观察 CZBG 联合阿霉素对 K562/A02 裸鼠移植瘤抑瘤率的影响，观察 CZBG 联合阿霉素对 K562/A02 移植瘤细胞凋亡率，Bcl-2、Bax 蛋白表达的影响，观察 CZBG 联合阿霉素对 K562/A02 移植瘤细胞的 *mdr1* 基因表达和 Pgp，MRP、LRP 蛋白表达，以及相关酶学 Topo-Ⅱ和 GSH 的影响，从而研究 CZBG 联合阿霉素逆转白血病多药耐药的作用机制。

方法：①采用血清药理学方法，按 CZBG 高、中、低大鼠给药剂量制备 CZBG 高、中、低剂量药物血清，同时制备生理盐水给药血清（对照）和 ADM 给药血清。MTT 法检测 CZBG 药物血清对 K562/A02、L1210/CDDP、MSCs 的增殖抑制作用。Annexin-V/PI 流式双染法检测 CZBG 药物血清诱导 K562/A02、L1210/CDDP、MSCs 的细胞凋亡率。流式细胞仪检测 CZBG 药物血清对 K562/A02 细胞内阿霉素（ADR）和罗丹明 123（Rh123）荧光强度以及积聚外排曲线的影响。②在 BALB/c-nu 裸小鼠腋前皮下注射 K562/A02 细胞构建 K562/A02 移植瘤模型，分别每天给予高、中、低剂量 CZBG 灌胃并给予阿霉素腹腔注射，给药 14 天，处死动物，剥取瘤块称重，计算抑瘤率，荧光定量 PCR 检测 K562/A02 移植瘤细胞 *mdr1* 基因表达，Annexin-V/PI 流式双染法检测移植瘤细胞的凋亡率，免疫组化法检测移植瘤细胞的 Pgp、Bcl-2、Bax、MRP、LRP 蛋白以及相关酶学 Topo-Ⅱ和 GSH 的表达。

结果：① CZBG 药物血清不同剂量组均能抑制 K562 和 K562/A02 细胞的增殖效应。经 FCM 双荧光法检测，CZBG 能够诱导 K562/A02 细胞早期凋亡，实验各组凋亡率分别为：24.60%（中剂量组）、11.21%（高剂量组）、5.71%（低剂量组）、1.40%（对照组）。FCM 检测结果表明，不同剂量组复方浙贝母含药血清均能明显提高 K562/A02 细胞内 ADR 和 Rh123 的积聚浓度。CZBG 药物血清不同剂量组均能减缓 K562/A02 细胞内 ADR 和 Rh123 荧光下降速度，其中，高剂量组作用最明显，中剂量组次之，低剂量组较弱。② CZBG 药物血清不同剂量组均能抑制 L1210/CDDP 细胞增殖效应,对其凋亡抑制率分别为:29.27%(高剂量组)、31.78%(中剂量组)、21.20%(低剂量组)、25.31%(阿霉素组);实验各组的 A570nm 与空白对照组比较明显下降($P < 0.01$)。经 FCM 双荧光法检测发现其能够诱导 L1210/CDDP 细胞早期凋亡,实验各组凋亡率分别为:55.12%(中剂量组)、34.23%(低剂量组)、25.69%(高剂量组),24.65%(对照组)。③高、中、低 CZBG 药物血清组对人脐带 MSCs 细胞增殖抑制率分别为:3.88%、−3.37%、4.38%;含阿霉素血清组为 47.88%。经 FCM 双荧光法检测复方浙贝颗粒药物血清诱导人脐带 MSCs 细胞早期凋亡百分比分别为:35.19%(空白对照组),1.63%(低剂量组),1.19%(中剂量组),1.70%(高剂量组)。④ CZBG 各剂量组的肿瘤体积、移植瘤瘤重与空白对照组比较,有统计学意义($P < 0.05$);CZBG 高、中剂量组肿瘤体积、瘤重与阿霉素对照组比较,有统计学意义($P < 0.05$);CZBG 各剂量组的凋亡率与空白对照组相比有显著差异($P < 0.05$);与空白对照组相比,CZBG 各剂量组可提高多药耐药移植瘤 Bcl-2 表达的 IOD 值($P < 0.05$),降低多药耐药移植瘤 Bax 表达的 IOD 值($P < 0.05$);CZBG 高、中剂量组移植瘤 *mdr1* 基因表达与阿霉素对照组 *mdr1* 基因表达比较明显减少($P < 0.05$)。CZBG 各剂量组的 Pgp 的 IOD 值与生理盐水对照组、阿霉素组比较,其数值均明显降低($P < 0.05$);CZBG 各剂量组的 MRP 的 IOD 值与生理盐水对照组比较,其数值均明显降低($P < 0.05$);CZBG 各剂量组的 Topo-IIa 的 IOD 值与生理盐水对照组比较,其数值均明显降低($P < 0.05$);CZBG 各剂量组的 GSH 的 IOD 值与生理盐水对照组比较,其数值均明显降低($P < 0.05$);CZBG 中、低剂量组的 LRP 的 IOD 值与生理盐水对照组相比较,其数值无明显统计学意义($P > 0.05$)。

结论:① CZBG 能够抑制白血病多药耐药细胞增殖,增强白血病多药耐药细胞内化疗药物浓度,并以此增强白血病多药耐药细胞对化疗药物的敏感性从而逆转白血病 MDR。② CZBG 可通过调节白血病多药耐药细胞 Bcl-2 和 Bax 的比值增强阿霉素对白血病多药耐药细胞凋亡作用,从而逆转白血病 MDR。③ CZBG 伍用阿霉素可下调白血病多药耐药细胞 *mdr1* 基因的表达,下调白血病多药耐药细胞 Pgp、MRP 蛋白的表达,并同时减少 Topo-II、GSH 在白血病 MDR 细胞中的分布从而逆转白血病 MDR。④ CZBG 对 LRP 的作用仍未清楚。

关键词:多药耐药;白血病;中药复方

复方浙贝颗粒辅助化疗治疗难治性急性白血病临床有效性及安全性研究

（白　桦　2008级博士）

目前，轮换化疗方案与加大抗癌药物用量是难治性急性白血病主要治疗方法，但临床缓解率仅30%～45%，且抗癌药物严重的不良反应可导致患者生存质量下降。因此，在难治性急性白血病治疗领域需要解决三大科学问题，其一是提高临床缓解率；其二是克服轮换化疗方案或加大抗癌药物用量导致的相关并发症；其三是改善围化疗期患者的生存质量。该课题以既往临床试验为背景资料，依据"十一五"国家科技支撑计划项目需求以及项目主管部门相关规定，在反复征求多位临床、评价、统计、管理专家意见基础上，进一步优化了以复方浙贝颗粒为主要干预措施的临床实施方案。

目的： 通过规范化的临床试验，验证以复方浙贝颗粒为主的中医干预治疗方案能够提高难治性急性白血病围化疗期临床缓解率和疗效，并依据临床试验结果，制定难治性急性白血病围化疗期中医药干预治疗方案，为提高难治性急性白血病临床疗效提供依据。

方法： 以难治性急性白血病患者为研究对象，依据科技部关于"国家科技支撑计划"要求与GCP规范，采用随机双盲、安慰剂对照、多中心协作临床研究原则，在围化疗期实施中医干预治疗方案与西医标准化疗方案联合应用，通过对临床缓解率（疗效评定金指标）、安全性指标进行综合分析、科学评价，为提高难治性急性白血病临床疗效提供易于推广应用的中医干预治疗方案。

结果： 全部病例资料来自7家三级甲等医院于2007年5月至2009年11月间所观察的238例难治性急性白血病患者病例。揭盲后，进入疗效统计的病例共197例，治疗组（复方浙贝颗粒组）98例，对照组（模拟剂组）99例。治疗组：完全缓解（CR）3例，占3.06%；骨髓象缓解（CRi）30例，占30.61%；部分缓解（PR）18例，占18.37%；未缓解（NR）47例，占47.96%；完全缓解率（CR+CRi）33例，占33.67%；总有效率（CR+CRi+PR）51例，占52.04%。对照组：完全缓解（CR）3例，占3.03%；骨髓象缓解（CRi）21例，占21.21%；部分缓解（PR）13例，占13.13%；未缓解（NR）

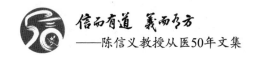

62 例，占 56.88%；完全缓解率（CR + CRi）24 例，占 24.24%；总有效率（CR + CRi + PR）37 例，占 37.37%。两组病例疗效完全缓解率及总有效率比较，经 χ^2 检验，均具有统计学意义（$P < 0.05$），治疗组优于对照组。

结论：复方浙贝颗粒配合化疗应用可明显提高难治性急性白血病的临床缓解率，可能会减轻化疗药物的血液学毒性，临床使用中未发现其对尿常规、便常规、肝肾功能和心电图等安全性指标有不良影响，具有较好的临床安全性，应进一步进行深入研究。

关键词：临床疗效；难治性急性白血病；复方浙贝颗粒；CRi

复方浙贝颗粒辅助化疗抗白血病的增效减毒实验研究

（陈　菊　2008 级博士）

白血病是世界范围内常见的血液系统恶性肿瘤，是我国十大高发恶性肿瘤之一。目前，化疗仍是其治疗的主要手段，但化疗药物在杀伤白血病细胞的同时，对人体正常组织细胞也有毒性损伤，易致骨髓抑制、胃肠道不适、心肝肾功能损害等各种不良反应，随时威胁患者的生命，影响化疗顺利实施。长期临床实践证明，中医药治疗或辅助治疗肿瘤有一定的优势，其效应及机制是多靶点相互作用的结果。其中，中医药减轻化疗导致的不良反应是其重要应用之一，也是患者治疗受益的关键。因此，探求中医药减轻白血病化疗副反应效应机制具有重要的临床实用价值。复方浙贝颗粒（CZBG）是基于白血病"痰瘀互阻"病机拟定的具有"化痰散结，活血化瘀"功效的中药复方，在既往基础和临床应用中证实，复方浙贝颗粒辅助化疗方案能够提高化疗药物对白血病细胞的杀伤敏感性，提高难治性急性白血病临床缓解率，显示了中医药治疗白血病的特色和优势。但复方浙贝颗粒辅助化疗能否在抑制肿瘤生长的同时还有减轻化疗药物的毒性反应，尚没有进行系统研究。基于上述，本论文通过建立 P388、K562/A02 动物模型，在观察肿瘤抑制率及其效应机制基础上，进行了减轻化疗不良反应效应的研究。

目的：明确复方浙贝颗粒辅助化疗抗肿瘤效应及机制，为其用于白血病辅助治疗用药的安全性提供实验依据，并通过相关研究，明确复方浙贝颗粒辅助化疗药物增效与减毒作用。

方法：①建立动物模型：建立 P388 小鼠移植瘤模型方法如下。取皮下接种生长良好、瘤结无破溃的 P388 荷瘤鼠 7 只，拉断颈椎处死，无菌操作下完整剥离瘤结，收集新鲜瘤块组织配成瘤细胞悬液（密度 8×10^7/ml），将细胞悬液向每只昆明小鼠右前腋侧皮下注射 0.2 ml。将 70 只造模成功的昆明小鼠随机分为 7 组，即生理盐水对照组、ADM 常规剂量组、CZBG 中剂量组、CZBG 中剂量 +ADM 大剂组量、CZBG 中剂量 +ADM 常规剂量组、CZBG 中剂量 +ADM 小剂量组、CZBG 中剂量 +ADM 极低剂量组，每组各 10 只小鼠。建立 K562/A02 小鼠移植瘤模型方法：培养 K562/A02 细胞，收集对数生长期细胞制成细胞悬液（密度 4×10^7/ml），将细胞悬液接种于裸鼠右前腋侧皮下注射 0.2 ml。将 60 只造模成功的裸鼠随机分成 5 组，即生理盐水对照组、ADM 组、CZBG 高剂量 +ADM 组、CZBG 中剂量 +ADM 组、CZBG 低剂量 +ADM 组，每组各 12 只小鼠。②增效作用及其机制研究：通过检测移植瘤体积、瘤重及抑瘤率等指标观察复方浙贝颗粒抗肿瘤效应，通过荧光定量聚合酶链式反应法检测 P388 小鼠移植瘤中野生型 *p53* 基因，免疫组化法检测 P388 小鼠移植瘤中 Bcl-2、Bax、Fas、Fasl 和 Caspase-3 凋亡相关蛋白探讨复方浙贝颗粒辅助化疗抗肿瘤效应机制。③减毒效应研究：通过检测小鼠血常规及生化等指标评价复方浙贝颗粒减轻化疗导致的血液学与心肝肾功能不良反应效果。a. 外周血象：给药当日记为实验第 1 天，分别于给药前 1 天、实验第 7 天和第 14 天取 P388 和 K562/A02 小鼠尾静脉血 20 μL / 0.1 ml，EDTA 抗凝处理后，用日本 SWSMEX 公司 SF3000 型血液分析仪检测 P388 和 K562/A02 小鼠的外周血象（WBC、RBC、Hb、PLT）。b. 心肝肾检测指标：实验结束后，用 4% 水合氯醛腹腔注射 0.4 ml 麻醉小鼠，进行心脏采血，离心、提取上层血清后，用全自动日立生化仪 7080 检测 P388 小鼠的心肝肾功能等生化指标（LDH、ALT、AST、Cr、BUN）。

结果：①增效作用研究结果。P388 小鼠治疗后，CZBG+ADM 大剂量组小鼠体重、瘤块重量均数明显降低，分别为 31.07 ± 2.68（g）、0.820 ± 0.967（g），与实验各组比较，有统计学意义（$P < 0.05$）；CZBG 能增加 ADM 对

移植瘤的抑制效应，其抑瘤率与 ADM 用药剂量呈正相关性，也以 CZBG 联合 ADM 大剂量为佳，其抑瘤率为 64.97%。②增效机制研究结果。*p53* 基因表达：各组 P388 小鼠移植瘤中 *p53* 基因相对表达的 $2^{-\Delta\Delta Ct}$ 值比较，差异无统计学意义（F = 0.56，*P* = 0.7557）；其中，CZBG+ADM 大剂量组 *p53* 基因相对表达量较高，而 CZBG+ADM 小剂量组 *p53* 基因相对表达量较低。凋亡蛋白表达：P388 小鼠移植瘤中，Bcl-2、Bax、Fas、Fasl 和 Caspase-3 凋亡蛋白阳性表达各组比较，差异均无统计学意义（*P* > 0.05）；单用 ADM、CZBG 或两药联合使用均能降低 Bcl-2 蛋白表达，升高 Bax、Fas、Fasl、Caspase-3 蛋白表达；按表达强度分析，Bcl-2 阳性表达在 ADM 常规剂量组、CZBG+ADM 大剂量组、CZBG+ADM 常规剂量组、CZBG+ADM 极低剂量组与生理盐水对照组比较，差异均有统计学意义（*P* < 0.05）。③减毒效应研究结果。CZBG 对 ADM 导致 P388 移植瘤小鼠外周血象下降的影响：给药前各组 WBC、RBC（除 CZBG+ADM 极低剂量组）、Hb（除生理盐水组）、PLT 数值比较，差异无统计学意义（*P* > 0.05）；实验第 7 天，大部分组 WBC、RBC、Hb、PLT 数值有升高趋势；实验第 14 天，大部分组 WBC、RBC、Hb、PLT 数值有降低趋势，但尚未降至最低水平；CZBG 对 ADM 导致 K562/A02 移植瘤小鼠外周血象下降的影响：给药前各组 WBC、RBC、Hb、PLT 数值比较，差异无统计学意义（*P* > 0.05）；比较给药前、实验第 7 天及第 14 天各指标数值，差异无统计学意义（*P* > 0.05）；实验各组间比较，无统计学意义（*P* > 0.05）。CZBG 对 ADM 导致 P388 移植瘤小鼠心肝肾功能损害的影响：BUN 值方面，生理盐水组分别与 ADM 常规剂量组、CZBG+ADM 大剂量组、CZBG+ADM 常规剂量组、CZBG+ADM 小剂量组、CZBG+ADM 极低剂量组比较，差异均有统计学意义（*P* < 0.05）；CZBG 中剂量组分别与 CZBG+ADM 大剂量组、CZBG+ADM 常规剂量组、CZBG+ADM 小剂量组、CZBG+ADM 极低剂量组比较，差异均有统计学意义（*P* < 0.05）；ADM 常规剂量组分别与 CZBG+ADM 大剂量组、CZBG+ADM 常规剂量组比较，差异有统计学意义（*P* < 0.05）。LDH、ALT、AST、Cr 各组比较差异均无统计学意义（*P* > 0.05）。

结论：CZBG 和 ADM 联合使用能增加对肿瘤的生长抑制，CZBG 对 ADM 治疗白血病具有增效作用，其增效作用可能是通过上调 *p53* 抑癌基因表达以及多途径促进细胞凋亡两个方面而实现。同时，CZBG 还有减轻 ADM 所致 P388

小鼠外周血象下降和肾功能毒性的效应，具有一定的减毒作用。虽然 CZBG 没有明显减轻 ADM 导致的 K562/A02 小鼠外周血象下降和 P388 小鼠心、肝功能损害的效应，但至少不会增加这些毒性反应，因此 CZBG 无增毒作用。

复方浙贝颗粒降低化疗毒性反应的临床观察

（丁晓庆　2008 级博士）

白血病（leukemia）是造血系统的恶性肿瘤，造血干细胞恶性克隆，骨髓内的白血病细胞分化障碍且无限制增殖，正常的造血受到抑制，白血病细胞随血液循环进入体内其他各组织器官造成广泛浸润。按病程，白血病可分为急性白血病（acute leukemia，AL）和慢性白血病（chrohic leukemia，CL），前者与后者相比，发病率更高，预后更差，且死亡率更高。AL 是一种病情重、进展快、死亡率高的血液系统恶性肿瘤。流行病学调查显示，AL 约占恶性肿瘤总发病率的 5%，成人恶性肿瘤的 2%，儿童恶性肿瘤的 30%，且近年来发病率有增加趋势。近年来，随着科学进步，基础医学的发展，化疗药物和化疗方式都有了迅速进展，化疗已经成为白血病治疗的主要有效手段，受到人们越来越大的关注。化疗药物进入人体后迅速分布至全身多个组织和器官，能抑制肿瘤生长和扩散，对原发灶、转移灶和亚临床转移灶均有治疗作用，可杀灭远处转移的肿瘤，但化疗的毒副作用也很大，由于化疗药物对细胞选择性差，在杀灭肿瘤细胞的同时对正常的细胞也有很大的杀伤力，导致人们抵抗力下降，并发症增多。这种药物毒性反应限制了人们对化疗更为广泛的应用。因此，寻求减低化疗毒性反应的方法愈加被重视，本课题研究观察发现，在难治性急性白血病（refractory acute leukemic，RAL）围化疗期以复方浙贝颗粒辅助化疗的干预治疗方案具有很好的临床用药安全性，且能有效降低化疗的毒副作用，初步显示了中医药治疗 RAL 的特色和优势。

本论文分两个部分，第一部分综述，第二部分临床观察。第一部分综述有三篇，综述一：AL 的治疗，目前白血病的治疗方法很多，有中医治疗、化疗、生物调节剂治疗、基因治疗、骨髓移植等，但化疗仍占主导地位，阐述 AL 的诱导缓解、巩固强化及维持治疗，RAL 的中西医治疗；综述二：总结化疗的毒副作用，简述化疗常见急性亚急性毒性及 RAL 常用化疗方案的毒副作用；综述三：减低毒性反应的方法，阐述减低化疗毒性的中西医方法，并综述了复方浙贝颗粒的单药研究及复方的增效减毒、逆转耐药研究。第二部分临床观察，主要目的是通过规范化的临床试验，验证以复方浙贝颗粒为主的中医干预治疗方案对 RAL 围化疗期受试者使用抗癌药物所致急性与亚急性毒性反应的影响，解决当前医学界普遍关注的抗癌治疗受益问题。入组 238 例 RAL 患者，治疗组为化疗 + 复方浙贝颗粒，对照组为化疗 + 安慰剂。采用随机双盲、安慰剂对照、多中心临床试验方法。严格按照临床试验方案规定的诊断、疗效标准，将符合入选标准的 RAL 患者随机分组，并进行 1 个化疗疗程的双盲期治疗。按照美国国立癌症研究院（NCI）制定的抗癌药物急性与亚急性毒性反应分度标准，对两组病例血液学、胃肠道、肾与膀胱、肺脏、药物热、过敏、皮肤、脱发、感染、心脏、高血压、低血压、神经系统、便秘、疼痛、听力、体重等指标分度观察。研究者将在入组时、治疗第 14 天、1 个化疗疗程结束后，对受试者进行访视，采集可供安全性评估的各种数据，填写病例观察表（CRF），并实时录入 CRF 表中各种试验数据。结果显示，碱性磷酸酶（ALP）、胃部不适、周围神经感觉分度、心律变化治疗前后比较，差异有统计学意义（$P < 0.05$），其余各项观察和检测指标差异均无统计学意义（$P > 0.05$）。结果提示复方浙贝颗粒辅助化疗方案在不增加化疗药物毒性反应情况下，对化疗损伤的肝功能、胃部不适、周围神经感觉、心律变化有一定的保护效应。结论：通过随机双盲、安慰剂对照、多中心临床试验方法，与对照组比较，复方浙贝颗粒辅助化疗，未发现复方浙贝颗粒在 RAL 围化疗期能导致患者抗癌药物毒性反应增加的相关临床证据，且对抗癌药物导致的肝功能损伤（如 ALP）、胃黏膜损伤、心律变化以及周围神经感觉异常具有一定的保护效应，说明中药复方浙贝颗粒有降低化疗毒性反应的作用。该结果的进一步推广应用可带来很大的社会与经济效益。

关键词：复方浙贝颗粒；降低化疗毒性；难治性急性白血病

HCV 相关性淋巴瘤 T/B 细胞免疫紊乱机制及甘草酸二铵干预作用的研究

（倪 磊 2008 级博士）

丙型肝炎病毒相关性淋巴瘤（HCV-associated lymphoma）是因感染丙型肝炎病毒（Hepatitis C Virus, HCV）并在慢性免疫损伤过程中引起原发于淋巴结或淋巴组织的恶性肿瘤，病理类型多见于 B 细胞非霍奇金淋巴瘤（B-cell non-Hodgkin's lymphoma, B-NHL）。HCV 除了可进一步发展为肝硬化、肝细胞癌等肝内表现外，同时还常常伴发免疫系统功能的严重异常导致淋巴瘤的发生。而在研究 HCV 感染造成免疫紊乱机制的过程中，我们发现 HCV 慢性感染可以诱导抑制性 T 细胞受体共刺激分子程序性死亡因子 -1（programmed death-1，PD-1）及其配体（PD-L1）增加，进而出现 T 细胞功能下降且耗竭；也可以诱导 B 细胞负性调控器细胞激酶信号 -1 抑制剂（suppressor of cytokine signaling-1，SOCS-1）表达下降，进而出现 B 细胞过度增殖，这成为 HCV 慢性感染造成 T/B 淋巴细胞免疫调节紊乱的机制之一。这种 T/B 淋巴细胞免疫调节紊乱在 HCV 相关性淋巴瘤中是否存在？ PD-1/PD-L1 和 SOCS-1 细胞信号转导通路在其中起着怎样的作用？ 能否找到某种药物具有这样的逆转作用？ 这三个问题成为我从事博士研究工作初步探讨的问题。

目的：了解 HCV 相关性淋巴瘤 T/B 淋巴细胞免疫调节紊乱情况，探讨 PD-1 和 SOCS-1 细胞信号转导通路在其中所起的作用，初步了解甘草酸二铵（Diammonium Glycyrrhizinate）对 HCV 相关性淋巴瘤 T/B 淋巴细胞免疫调节紊乱的干预作用。

方法：本研究从 HCV 相关性 B-NHL 中 T 细胞免疫调节状态、HCV 相关性 B-NHL 中 B 细胞免疫调节状态、HCV 相关性 B-NHL 中 PD-1 和 SOCS-1 的表达情况及所起作用、甘草酸二铵对 HCV 相关性 B-NHL 免疫调节紊乱的初步干预作用 4 个方面展开。将 HCV 相关淋巴瘤患者 T/B 淋巴细胞，与作为对照组的 HCV 阳性患者 T/B 淋巴细胞或健康人 T/B 淋巴细胞比较，分析导致免疫调节紊乱的始动环节，探讨 HCV 相关性淋巴瘤 T/B 淋巴细胞免疫调节紊乱的分子生物学特征。①应用流式细胞仪多重细胞表面抗体标染观察 T/B 细胞活性；②应用流式细胞仪 CFSE 细胞增殖标染观察 T/B 细胞增殖能力；③采用 RT-PCR 检测 T/B 细胞 PD-1 和 SOCS-1 mRNA 含量；④采用 Western Blot 检测 T/B 细胞 SOCS-1 蛋白表达。基于前 3 部分研究结果，第 4 部分针对 HCV 相关性淋巴瘤 T/B 淋巴细胞免疫调节紊乱的关键环节，以甘草酸二铵为干预药物，以 HCV 相关淋巴瘤未干预组作为对照，初步探讨甘草酸二铵恢复 / 调节 HCV 相关性淋巴瘤 T/B 细胞功能效应机制。

结果：在 T 细胞方面，HCV 相关性 B-NHL 与健康人比较，在 T 细胞表面 CD69、CD154 表达下降，而 CD183 表达升高，$CD4^+CD25^+$Treg 细胞增多；与单纯 HCV 感染者相比，HCV 相关性 B-NHL HCV 病毒感染特异性 T 细胞活性下降。在 B 细胞方面，HCV 相关性 B-NHL 与健康人比较，在 B 细胞表面 CD69、CD86、TALL-1、IgG、IgM 表达升高，而 CD183 表达降低，$CD20^+CD27^+$ 记忆性 B 细胞表面 IgM 升高；与单纯 HCV 感染者相比，HCV 相关性 B-NHL HCV 病毒感染特异性 B 细胞表面 IgM 表达也升高。在 PD-1 和 SOCS-1 信号通路方面，HCV 相关性 B-NHL 中，T 细胞中 PD-1/PD-L1 和 SOCS-1 表达增加，而在 B 细胞中 PD-1/PD-L1 和 SOCS-1 表达减少；阻断 T 细胞 PD-1 信号通路后，T 细胞内 SOCS-1 表达回落，HCV 相关性 B-NHL T 细胞活性和增殖能力恢复。在甘草酸二铵干预方面，甘草酸二铵干预后降低了 HCV 相关性 B-NHL $CD4^+$ 细胞 PD-1 表达，使 $CD25^+$T 细胞增殖 M1 分裂相减少，而 $CD25^-$T 细胞增殖 M1 分裂相增加、并抑制其 B 细胞的 IgM 表达，但未见 DG 干预后 HCV 相关性 B-NHL $CD4^+CD25^+$T 细胞表面 PD-1 和 PD-L1 表达减少。

结论：HCV 相关性淋巴瘤患者的 T 细胞，无论在病毒特异性还是在病毒非特异性细胞表面激活性标记上，都呈现出一种耗竭状态；而 B 细胞则出现细胞激活性标记和免疫球蛋白过度表达的激活状态。进一步的研究表明，与单纯性 HCV 患者的 T/B 淋巴细胞相比，HCV 相关性淋巴瘤患者这种趋势更为严重。这些表面激活性标记的不同表达与抑制性信号通路 PD-1 和 SOCS-1 的表达恰恰相反。我们首创性地发现，阻断正常人 T 细胞 PD-1 可以抑制其 SOCS-1 的表达，这揭示在 T 细胞中 PD-1 和 SOCS-1 这两条抑制性信号通路是存在相关性的。重要的是，当我们阻断 HCV 相关性淋巴瘤患者 PD-1 信号通路时，可以恢复 T 细胞的功能。这些结果支持了 HCV 病毒可以导致 T 细胞耗竭出现持续性感染、引起 B 细胞免疫失控出现扩增的机制，且这种机制在 HCV 相关性 B 细胞非霍奇金淋巴瘤患者中是存在的。而甘草酸二铵能够抑制 $CD25^+T$ 细胞增殖，促进 $CD25^-T$ 细胞增殖，进而恢复 T 细胞功能，并抑制 HCV 相关性 B-NHL 患者 B 细胞的过度活跃状态，但尚不能认为甘草酸二铵对 HCV 相关性 B-NHL $CD4^+CD25^+T$ 细胞的抑制作用是通过 PD-1 细胞信号通路实现的。

关键词：丙型肝炎病毒；T 细胞；B 细胞；程序性死亡因子；细胞因子信号转导抑制因子；免疫调节；淋巴瘤

复方阿胶浆协同化疗的减毒增效作用及其机制实验研究

（孙叙敏　2008 级博士）

恶性肿瘤的综合治疗已成为当今抗肿瘤临床治疗领域的公认模式。随着中医药抗肿瘤研究的不断深入，研究方法的逐年更新，各种中药制剂在恶性肿瘤综合治疗中所发挥的作用已在国内受到普遍关注。近年来中药治疗恶性肿瘤的临床及实验研究颇多，众多研究提示了中药在改善肿瘤患者临床症状、延长带瘤生存期、提高生活质量、配合放化疗增效减毒方面具有明显的中医特色与优势。例如，西黄丸、复方斑蝥胶囊、参莲胶囊、平消胶囊、金龙胶囊、参一胶囊、威麦宁胶囊、紫龙金片、紫龙金胶囊、复方苦参注射液、消癌平注射液、艾迪注射液、康艾注射液、康莱特注射液等具有抗肿瘤作用的中成药，已经在临床得到了普遍应用；放化疗辅助药如贞芪扶正颗粒、健脾益肾颗粒、百令胶囊、益中生血胶囊、参芪扶正注射液等在增效减毒方面发挥着积极作用。此外，针对中药抗肿瘤的机制研究也取得了不少成果，该领域研究主要围绕对肿瘤细胞增殖、分化、凋亡调节，癌基因及抑癌基因的控制及免疫调节等方面展开，然而针对放化疗增效减毒的临床研究仍存在目标性欠缺、基础研究不够深入，现有的文献也不足以回答目前医学界普遍关注的"中药增效是否增毒，

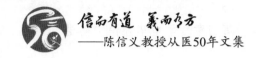

减毒是否减效"这一临床问题。因此，有必要从本领域的基础研究来辅助解决临床实际问题。

目的：建立 Lewis 肺癌移植瘤模型，以复方阿胶浆、环磷酰胺（Cyclophosphamide, CTX）为干预药物，从影响肿瘤抑制率与舒缓外周血象、调节免疫功能、促进细胞凋亡、抗血管生成、影响周期蛋白 CyclinD1 以及黏附分子 CD44 的表达几个方面研究复方阿胶浆的增效减毒作用及其相关机制，为复方阿胶浆在肿瘤辅助治疗中的进一步推广提供基础研究根据。

方法：Lewis 肺癌瘤株接种于 C57BL/6 小鼠腋下，建构移植瘤模型。第 3 天按拉丁表法随机分为模型对照组、CTX 组、复方阿胶浆组（中剂量）、复方阿胶浆大、中、小剂量 + 环磷酰胺组（联合用药 1、2、3），共观察 13 天。第 7、13 天取血检测血常规；实验前及实验后每 4 天给小鼠称重并用游标卡尺测量肿瘤体积，绘制体重变化及肿瘤生长曲线。实验结束后，取脾、胸腺称重并计算脏器指数，采用 MTT 法检测脾淋巴细胞增殖能力；取瘤块称重并计算抑瘤率；免疫组化染色法分别检测血管内皮生长因子 VEGF、凋亡蛋白 Bcl-2/Bax、周期蛋白 CyclinD1、黏附分子 CD44 表达。同期进行另一组实验，分组、给药方法同前，观察各组小鼠的生存期。

结果：①复方阿胶浆对化疗药物的减毒作用研究。复方阿胶浆对化疗药物血液学毒性的影响：给药后第 7 天，CTX 组与模型对照组及其他给药组比较 WBC 数均显著降低（$P < 0.01$），联合给药各组 WBC 数均高于 CTX 组（$P < 0.05$，$P < 0.01$），且与模型对照组相比无显著差异（$P > 0.05$）。实验各组 RBC、Hb、PLT 计数与模型对照组比较无显著差异（$P > 0.05$）。给药后第 13 天，CTX 组及联合给药各组 WBC 均高于模型对照组（$P < 0.01$）；CTX 组及联合给药 3 组 RBC、Hb 计数低于模型对照组（$P < 0.01$），联合给药 2 组较 CTX 组 RBC、Hb 明显升高（$P < 0.05$），且与模型对照组无显著性差异（$P > 0.05$）。各组血小板数无明显差异（$P > 0.05$）。复方阿胶浆对免疫功能的调节：复方阿胶浆及联合用药各组脾脏指数均显著高于模型对照组（$P < 0.01$）；与 CTX 组比较，联合用药 1、2 组脾脏指数明显升高（$P < 0.05$）。与模型对照组比较，复方阿胶浆组能够增加小鼠的胸腺指数（$P < 0.01$）。复方阿胶浆及联合用药 2 组脾淋巴细胞增殖能力均高于模型对照组（$P < 0.05$）。

②复方阿胶浆对化疗药物的增效作用及其机制研究：给药各组的瘤重均较模型对照组明显减轻（$P < 0.05$），复方阿胶浆组抑瘤率约 25.88%；联合用药后抑瘤率分别提高了 9.78%（联合给药 1 组）、7.79%（联合给药 2 组），经统计学检验，联合用药各组与 CTX 组比较瘤重无明显差异（$P > 0.05$），但结合肿瘤体积变化曲线可推测复方阿胶浆有提高 CTX 抑瘤率的趋势。CTX、联合用药 1、2 组与模型对照组比较可明显下调 VEGF 表达（$P < 0.01$），其中联合用药 1、2 组与 CTX 组比较无明显差异（$P > 0.05$）；复方阿胶浆组对 VEGF 表达无明显影响（$P > 0.05$）。给药各组与模型对照组比较均能明显下调 Bcl-2 表达（$P < 0.01$），其中联合用药 1 组与 CTX 组相比，下调作用更明显（$P < 0.01$）。给药各组与模型对照组比较 Bax 表达水平升高（$P < 0.05$），其中联合用药 2 组与 CTX 组比较升高最为明显（$P < 0.01$）。复方阿胶浆组、联合用药 1 组与模型对照组比较能明显下调 CyclinD1 的表达水平（$P < 0.05$），而联合用药各组与 CTX 组比较无显著性差异（$P > 0.05$）。复方阿胶浆组、CTX 组、联合用药 1、2 组与模型对照组比较均能下调 CD44 的表达（$P < 0.05$），其中联合用药各组与 CTX 组比较无显著性差异（$P > 0.05$）。

结论：①成功制备了小鼠 Lewis 肺癌移植瘤模型。CTX 给药后第 7 天小鼠白细胞数较其他各组明显降低，给药后第 13 天 RBC、Hb 数较其他各组明显降低。复方阿胶浆可以有效恢复 WBC、RBC、Hb 计数，可能会对骨髓造血功能有促进作用。②复方阿胶浆可以增加荷瘤小鼠的脾脏、胸腺指数，对脾淋巴细胞功能，推测其可能对免疫系统有调节作用。③复方阿胶浆、复方阿胶浆联合 CTX 均有抗肿瘤作用，复方阿胶浆联合 CTX 无明显增效性，二药的抗肿瘤效应可能与下调凋亡相关蛋白 Bcl-2、上调 Bax 蛋白表达及下调周期素蛋白 CyclinD1、黏附分子 CD44 的表达有关。

结论：复方阿胶浆对化疗药物具有减毒作用，体现在以下两个方面。①对化疗药物 CTX 引起的血象下降有保护作用；②能够增强机体免疫功能。在减毒的同时，还能发挥抗肿瘤效应，不仅不降低化疗药物的疗效，在一定程度上可能有增效的趋势。

关键词：复方阿胶浆；增效；减毒；Lewis 肺癌

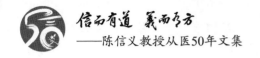

扶正、解毒中药对人乳腺癌 MCF-7 细胞系肿瘤干细胞样细胞干预作用的研究

（许炜茹　2008级博士）

目的：近年来的研究表明肿瘤干细胞是肿瘤复发和转移的根本原因，它们在常规治疗后残存下来成为肿瘤复发和转移的根源。因此，靶向调控肿瘤干细胞从而提高恶性肿瘤的治愈率是当前亟待解决的课题。然而目前尚未发现针对肿瘤干细胞的有效药物。临床实践证明中医药在预防肿瘤复发转移方面有着非常独特的优势，但是其内在机制尚不清楚。我们前期的实验结果表明解毒中药苦参提取物在体外能特异性地、剂量依赖地抑制 MCF-7 细胞系中肿瘤干细胞样细胞（SP 细胞）的增殖，减少 SP 细胞的百分比，降低其自我更新能力，并能下调与肿瘤干细胞生物学行为密切相关的 Wnt 通路的活性。因此，我们认为苦参提取物的抗癌作用可能与肿瘤干细胞密切相关。而扶正中药健脾益肾方对 SP 细胞的体外干预作用是阴性的，但是还需要进一步体内实验的证实。本研究进一步分别探索扶正（健脾益肾方）、解毒（复方苦参注射液）中药对 SP 细胞的干预作用，并与化疗药做对比，旨在探索扶正、解毒中药是否能靶向调控肿瘤干细胞，为其预防肿瘤的复发和转移提供实验依据。

方法：本研究用流式细胞仪来进行人乳腺癌细胞系 MCF-7 中肿瘤干细胞样细胞（side population，SP）的分离；通过与 non-SP 细胞、未分选的细胞比较异种移植的致瘤性来确定 SP 细胞是该细胞系的肿瘤干细胞样细胞；并应用 RT-PCR、免疫组化、Western Blot 等方法来检测 SP 细胞形成的瘤体中与干细胞自我更新功能密切相关的 Wnt 通路的活性；并进一步利用血清药理学的方法观察扶正中药复方在体外对 MCF-7 细胞系的干预作用。此外，我们将低数量级的肿瘤干细胞接种于小鼠的乳脂垫从而成功建立了乳腺癌原位复发转移的模型，并分别观察扶正、解毒中药对肿瘤干细胞成瘤的干预作用；并进一步应用 RT-PCR、免疫组化、Western Blot 等方法就其干预 Wnt 信号通路的主要基因 *β-catenin*、*LEF1*、*TCF4*、*cyclinD1*、*c-Myc* 和蛋白 Wnt1、β-catenin、cyclinD1、c-Myc 及其凋亡相关基因 *Bcl2*、*Bax* 和蛋白 Caspase-3 进行研究。

结果：实验结果表明：① MCF-7 中的 SP 细胞所占的比例约为 2.5%，通过异种移植成瘤实验表明 SP 细胞较 non-SP 细胞，未分选的细胞具有更高的致瘤性。当接种 $1 \times 10^3 / ml$ 的细胞于小鼠的乳脂垫后，SP 细胞接种后成瘤率为 83.33%（5/6），而 non-SP 细胞接种后成瘤率仅为 33.33%（2/6），未分选的细胞接种后的成瘤率为 50%（3/6）。② Wnt 通路在 SP 细胞形成的瘤体中被异常激活，表现为在 SP 细胞瘤体组织中 β-catenin 浓度增高，向胞核内迁移浓聚；Wnt 通路相关的基因 *β-catenin*、*LEF1*、*TCF4*、*cyclinD1*、*c-Myc* 的 mRNA 升高，蛋白 Wnt1，β-catenin、cyclinD1、c-Myc 升高。③复方苦参注射液基本抑制了 SP 细胞在 NOD/SCID 小鼠体内的成瘤，复方苦参注射液组小鼠的成瘤率为 33.33%（2/6），而对照组的成瘤率为 100%（6/6），两组的成瘤率相比具有统计学差异（$P<0.05$），并且复方苦参注射液组小鼠的瘤体明显小于对照组。化疗药顺铂组的成瘤率为 50%（3/6），与对照组的成瘤率相比具有统计学差异（$P < 0.05$）。④与对照组相比，复方苦参注射液能下调 SP 细胞形成的瘤体组织内 Wnt 通路的主要蛋白 Wnt1、β-catenin、cyclinD1、c-myc 和下游基因 *cyclinD1*、*c-myc*、*LEF-1*、*TCF4* 的表达。而顺铂组瘤体组织内的多数 Wnt 通路相关基因的下调没有统计学差异，并且该通路的下游蛋白的表达与对照组相比差异不明显。⑤复方苦参注射液和顺铂均能下调凋亡相关基因 *Bcl-2* 的表达，与对照组相比具有统计学差异（$P < 0.01$），并且免疫组化结果显示复方苦参注射液还能上调蛋白 Caspase-3 的表达。⑥健脾益肾大鼠含药血清对 MCF-7 细胞几乎无明显的剂量相关的抑制作用。⑦高剂量、低剂量的健脾益肾方对 SP 细胞成瘤率的抑制作用不明显，与对照组的成瘤率（100%）相比无统计学差异（$P > 0.05$）；但是高、低剂量的健脾益肾方对 SP 细胞成瘤后的瘤体有一定的抑制作用，其抑瘤率分别为 26.98%、12.7%；中剂量的健脾益肾方合并化疗对 SP 细胞的成瘤具有明显的抑制作用，其抑瘤率为 50%，与对照组相比具有统计学差异（$P < 0.05$）。⑧高剂量的健脾益肾方未能抑制 Wnt 通路的活性。⑨高剂量的健脾益肾方抑瘤的机制与凋亡相关基因 *Bax*、*Bcl2* 和蛋白 Caspase-3 的表达无关。

结论：SP 细胞是 MCF-7 细胞系的肿瘤干细胞样细胞。解毒中药苦参提取物（复方苦参注射液）在体内基本能抑制 MCF-7 细胞系中 SP 细胞的成瘤，下调与肿瘤干细胞生物学行为密切相关的 Wnt 通路的活性，并能促进肿瘤组织的凋亡；而扶正中药健脾益肾方在一定程度上能减缓瘤体的生长，这种抑制作用与 Wnt 通路活性，以及 *Bcl-2*、*Bax*、Caspase-3 相关的凋亡无关，可能是通过调节免疫的作用来减缓 SP 细胞在体内的增长。该研究提示复方苦参注射液有可能成为调控肿瘤干细胞的靶向药物。

关键词：侧群细胞；扶正；解毒；MCF-7；乳腺癌；Wnt 信号转导通路；肿瘤干细胞样细胞

鸡血藤提取物 SSCE 抑制 MCF-7 细胞增殖机制研究

（杨国旺　2008 级博士）

程序性细胞死亡包括凋亡和自噬两种方式，是有机体在漫长的进化过程中发展起来的细胞自杀机制，对机体清除无用的、多余的或癌变的细胞，维持内环境稳态等方面发挥重要作用。程序性细胞死亡调控机制的失调与多种疾病的发生发展相关，如神经变形型疾病、自身免疫病、恶性肿瘤、衰老、病原微生物感染、肌细胞功能失调等。凋亡，即Ⅰ型程序性细胞死亡，依赖 Caspase 的参与，形态学特征为细胞皱缩、染色体浓聚、DNA 降解和凋亡小体形成等，最终细胞的残余部分被巨噬细胞清除。自噬性细胞死亡，即Ⅱ型程序性细胞死亡，过程不依赖于 Caspase 的参与，以自噬体的出现为特征，最终自噬体和其内的成分通过细胞自身的溶酶体系统被清除。自噬和凋亡无论是在生化代谢途径，还是在形态学方面都有显著的区别，但二者在功能和调控等方面又存在联系。

首都医科大学附属北京中医医院肿瘤科从临床有肯定疗效的方药"固本抑瘤Ⅱ号"（院内制剂，批准文号：京药制字 Z20053351）中，逐步拆方筛选，发现养血活血中药鸡血藤具有抗肿瘤活性，并成功分离纯化获得含黄酮类化合物的有效组分鸡血藤柱层析提取物（spatholobus suberectus column extract, SSCE）。我们的前期研究结果显示：该组分能够在体内抑制小鼠 Lewis 肺癌生长转移，并对包括人乳腺癌 MCF-7 在内的多种细胞系的体外增殖均有抑制作用。本研究在前期研究基础上观察研究自噬与凋亡机制在 SSCE 抑制人乳腺癌 MCF-7 细胞增殖中的作用及自噬与凋亡之间的关系。

实验一

目的：观察鸡血藤提取物 SSCE 对 MCF-7 细胞增殖和细胞周期的干预作用。

方法：MTT 法检测 SSCE 对 MCF-7 细胞增殖的作用，免疫细胞化学法检测 SSCE 对 MCF-7 细胞 PCNA 表达的影响，流式细胞术检测 SSCE 对 MCF-7 细胞周期的干预作用。

结果：SSCE 作用 24、48、72 小时，80 μg/ml、160 μg/ml、320 μg/ml 剂量组对乳腺癌 MCF-7 细胞增殖有抑制作用，且抑制效果随药物作用时间延长而增强；在 SSCE 40 μg/ml、80 μg/ml、160 μg/ml 三个剂量组中，药物抑制效果随剂量增加而增强。药物作用 12 小时，MCF-7 细胞 PCNA 阳性表达明显减少，G1 期细胞百分比显著增加，S 期细胞百分比显著减少。

结论：SSCE 在 80 ~ 160 μg/ml 的剂量范围内及 72 小时的时间范围内对 MCF-7 细胞的抑制作用具有量效和时效关系，且对 MCF-7 细胞增殖的抑制作用明显，SSCE 对 MCF-7 细胞周期的干预主要是 S 期阻滞作用。

实验二

目的：观察鸡血藤提取物 SSCE 对 MCF-7 细胞凋亡的影响及其作用机制。

方法：流式细胞术、TUNEL、Hoechst-33342 染色、透射电镜观察等方法检测 SSCE 作用后 MCF-7 细胞凋亡的形态学特征和凋亡率，流式细胞术、荧光探针、免疫细胞化学等方法检测细胞 Ca^{2+} 浓度变化、Cyto-C 表达；流式细胞术检测细胞线粒体膜电位变化，底物法检测细胞 Caspase-3、Caspase-9 活性。

结果：药物作用 12 小时，SSCE 两个剂量组早期凋亡、晚期凋亡及总凋亡细胞百分比均显著高于对照组，SSCE 160 μg/ml 组总凋亡细胞百分比高于 SSCE 80 μg/ml 组，TUNEL 检测显示凋亡阳性细胞数量增多，经 Hoechst-33342 染色可见细胞核呈分叶状、马蹄状、碎颗粒状，经透射电镜观察可见细胞核皱缩、染色质边集及凋亡小体形成。药物作用 12 小时，MCF-7 细

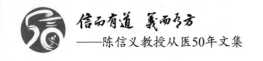

胞胞浆中的 Ca^{2+} 的浓度显著增加，Cyto-C 表达增加，线粒体膜电位显著降低，同时 Caspase-3、Caspase-9 的活性上调。

结论：SSCE（80 μg/ml、160 μg/ml）作用 12 小时，能够诱导 MCF-7 细胞发生凋亡，且凋亡程度与 SSCE 剂量相关，诱导凋亡可能通过线粒体途径。

实验三

目的： 观察鸡血藤提取物 SSCE 对 MCF-7 细胞自噬的影响及其阻断自噬后药物干预对细胞凋亡的影响。

方法： 流式细胞术、荧光探针、激光共聚焦显微镜检测细胞 MDC 染色平均荧光强度及 MAP-LC3β 表达百分比及平均荧光强度，透射电镜观察细胞形态，流式细胞术检测 SSCE 对 Class Ⅲ PI3K-hvps34 抑制剂 3-MA 阻断自噬后 MCF-7 细胞凋亡率和 JC-1 线粒体膜电位的干预作用。

结果： SSCE（80 μg/ml、160 μg/ml）作用 12 小时，MDC 阳性染色的自噬囊泡数量和荧光强度显著增加，MAP-LC3β 表达百分比及平均荧光强度增加，透射电镜下观察可见细胞中有大量自噬小体、自噬溶酶体产生。3-MA 阻断自噬后 SSCE 80 μg/ml 作用 12 小时，与 SSCE 80 μg/ml 单独作用组相比，凋亡细胞显著减少，JC-1 线粒体膜电位检测绿色荧光/红色荧光平均强度比值显著下降。

结论： SSCE（80 μg/ml、160 μg/ml）作用 12 小时，能够诱导 MCF-7 细胞发生自噬；3-MA 阻断自噬使 SSCE 诱导的细胞凋亡减少。

综上，本研究结论认为，鸡血藤提取物 SSCE 在体外显著抑制人乳腺癌 MCF-7 细胞增殖，自噬与凋亡共同参与了 MCF-7 细胞死亡途径，SSCE 诱导的细胞凋亡的机制可能与线粒体凋亡通路有关，SSCE 诱导的自噬与凋亡之间可能存在协同作用。

关键词： 程序性细胞死亡；凋亡；鸡血藤；乳腺癌；中医药；自噬

通腑消胀方舒缓吗啡类药物引发便秘的
有效性研究

（张雅月 2008级博士）

目的：观察通腑消胀方对应用吗啡类药物所致便秘的肿瘤患者的排便情况、气虚气滞证候、疼痛情况、KPS评分及生活质量的改善作用，探索此类便秘与气虚气滞证候的关系，旨在明确吗啡类药物导致便秘的中医病机，为建立肿瘤患者因服用吗啡类药物所致便秘的中医药规范治疗提供循证医学依据。

方法：前瞻性观察61例应用吗啡类药物导致便秘患者。对照组28例，口服麻仁润肠软胶囊，8粒/次，每日早晚各1次，共14天；治疗组33例，口服通腑消胀方水煎剂，每日早晚各150 ml，共14天。两组患者分别于治疗前、治疗第7天、治疗第14天和停药第7天时填写本次临床试验问卷调查表，通过统计学软件（SPSS17.0）分析中医气虚气滞证候与排便积分间的相关性与回归性；观察治疗期间及停药第7天排便积分、气虚气滞证候积分、疼痛积分、KPS评分和生活质量评分的变化情况；分析排便疗效和气虚气滞证候疗效。

结果：①气虚气滞证候积分与排便积分相关性与回归性结果：Pearson相关系数 $r = 0.956$，$P < 0.001$，提示患者气虚气滞严重程度与便秘程度呈直线相关；一元线性回归结果显示在回归方程中，$F = 632.205$，$P < 0.001$，提示回归方程有统计学意义，即气虚气滞证候积分与排便积分存在一元线性关系。②排便相关结果：对照组在治疗第7天，治疗第14天，停药第7天的排便积分分别为 7.50 ± 3.34，7.27 ± 3.23，10.36 ± 3.27，与治疗前的排便积分（12.36 ± 5.14）相比，均有统计学意义（$P < 0.01$），提示麻仁润肠软胶囊能降低排便积分。治疗组在治疗第7天，治疗第14天，停药第7天的排便积分分别为 7.09 ± 2.92，5.76 ± 3.11，9.64 ± 2.85，与治疗前排便积分（13.15 ± 4.80）相比，均有统计学意义（$P < 0.01$），提示通腑消胀方能降低排便积分。两组间相同时间点排便积分比较结果显示，在治疗第14天两组间比较具有统计学意义（$P < 0.05$），治疗组的排便积分（5.76 ± 3.11）小于对照组（7.29 ± 3.23），说明在治疗第14天治疗组排便积分改善优于对照组。两组排便疗效统计学分析结果显示，对照组在治疗第7天，治疗第14天，停药第7天的排便疗效分别为67.9%，71.4%，

28.6%；治疗组在治疗第 7 天，治疗第 14 天，停药第 7 天的排便疗效分别为
90.9%、93.9%、30.3%，组间比较均有统计学意义（$P < 0.01$），提示在排便疗
效观察整个时程治疗组均明显优于对照组。③中医气虚气滞证候相关结果：气
虚气滞证候积分结果显示对照组证候积分分别为 14.71 ± 5.17，14.86 ± 5.00，
15.14 ± 5.06，与治疗前证候积分（15.00 ± 4.85）相比没有统计学差异（$P > 0.05$）。
治疗组在治疗第 7 天，治疗第 14 天，停药第 7 天的证候积分分别为 9.45 ± 5.55，
8.55 ± 5.14，9.94 ± 5.44，与治疗前证候积分（15.03 ± 4.69）相比均有统计学意
义（$P < 0.01$）。组间同一时间点的气虚气滞证候积分比较结果显示，治疗组中
各时段证候积分改善情况明显优于对照组。气虚气滞证候疗效分析结果显示，
对照组各时段证候疗效分别为 17.9%、10.7%、7.1%；治疗组各时段证候疗效
分别为 69.7%、78.8%、54.5%，组间比较均有统计学意义（$P < 0.01$）。提
示通腑消胀方能够有效地改善气虚气滞证候，而麻仁润肠软胶囊则不能改善
气虚气滞证候。④疼痛积分结果：治疗第 7 天，对照组和治疗组的疼痛积
分分别为 0.821 ± 0.772、0.697 ± 0.684，统计学分析结果提示两组治疗 7 天
后在改善疼痛方面没有差异（$P = 0.556 > 0.05$）；治疗第 14 天，对照组和治疗
组的疼痛积分分别为 0.964 ± 0.637、0.606 ± 0.659，统计学分析结果提示治疗
第 14 天，治疗组优于对照组疗效（$P = 0.032 < 0.05$）；停药第 7 天，对照组和
治疗组的疼痛积分分别为 0.786 ± 0.568、0.758 ± 0.708，统计学分析结果提示
两组停药第 7 天在改善疼痛方面没有差异（$P = 0.746 > 0.05$）。⑤ KPS 评
分结果：治疗第 7 天，对照组和治疗组的 KPS 评分分别为 71.79 ± 11.88、
71.82 ± 14.02，统计学分析结果提示两组在治疗第 7 天在提高患者 KPS 评分
方面无差异（$P = 0.747 > 0.05$）；治疗第 14 天，对照组和治疗组的 KPS 评分
分别 72.85 ± 10.13、70.91 ± 11.56，统计学分析结果提示两组治疗第 14 天在提
高患者 KPS 评分方面无差异（$P = 0.650 > 0.05$）；停药第 7 天，对照组和治疗
组的 KPS 评分分别为 71.79 ± 8.63、72.12 ± 10.83，统计学分析结果提示两组停
药第 7 天在提高患者 KPS 评分方面无差异（$P = 0.963 > 0.05$）。⑥生活质量评
分结果：治疗第 7 天，对照组和治疗组的生活质量评分分别为 41.64 ± 11.26、
39.82 ± 10.10，统计学分析结果提示两组治疗第 7 天在改善生活质量方面无差
异（$P = 0.307 > 0.05$）；治疗第 14 天，对照组和治疗组的生活质量积分分别为
41.32 ± 10.80、40.67 ± 10.07，统计学分析结果提示两组治疗第 14 天在改善生

活质量方面无差异（$P = 0.728 > 0.05$）；停药第 7 天，对照组和治疗组的生活质量积分分别为 41.67 ± 10.49、41.19 ± 10.07，统计学分析结果提示两组停药第 7 天在改善生活质量方面无差异（$P = 0.533 > 0.05$）。

结论：在本试验观察范围内，肿瘤患者因应用吗啡类药物所引发的便秘的严重程度与其气虚气滞证候的严重程度具有高度的相关性，且二者具有一元线性回归关系。通腑消胀方能够降低排便积分及气虚气滞证候积分，提高排便疗效及气虚气滞证候疗效，证明通腑消胀方能有效改善肿瘤患者因服用吗啡类药物所引发的便秘和气虚气滞证候。在疗程结束后该方还能够降低肿瘤患者的疼痛积分，对肿瘤患者的疼痛具有一定的缓解作用。

关键词：便秘；吗啡；气虚气滞；通腑消胀方

复方浙贝颗粒及其活性成分逆转乳腺癌耐三苯氧胺效应机制研究

（谌海燕　2009 级博士）

目的：乳腺癌已成为女性最常见的恶性肿瘤，近年来发病率逐年上升，严重危害女性的身心健康。对于雌激素受体（ER）阳性的乳腺癌患者，三苯氧胺（TAM）是首选的内分泌治疗药物。但是长期使用 TAM 易产生耐药性，限制了临床疗效，是乳腺癌治疗中的一个难点。本课题首先研究耐三苯氧胺乳腺癌细胞（MCF-7/TAM）和耐阿霉素乳腺癌细胞（MCF-7/ADR）耐药机制的异同点；然后分别研究复方浙贝颗粒（CZBG）及其活性成分对耐 TAM 乳腺癌的逆转作用和机制。为耐药乳腺癌的临床治疗提供实验依据。

方法：①体外实验。采用免疫细胞化学法和流式细胞术检测 P 糖蛋白（Pgp）、采用 Western Blot 法检测 MRP1 蛋白、采用实时荧光定量 PCR 法检测 *MDR1* 和 *MRP1* 基因在 3 种乳腺癌细胞中（MCF-7/S、MCF-7/TAM、MCF-7/ADR）表达情况；采用激光扫描共聚焦显微镜观察不同时间点罗丹明 123（Rh123）在 3 种细胞内荧光强度的分布和变化情况；采用 MTT 法从川芎嗪、贝母素甲、粉防己碱、薯蓣皂苷、青蒿琥酯 5 种中药单体中筛选出有效的

MCF-7/TAM 细胞逆转剂，并计算出其逆转倍数，然后进一步通过 Western Blot 法和实时荧光定量 PCR 法检测逆转剂对与 TAM 耐药相关的 MRP1、HER-2 表达的影响。②体内实验。采用 ER 阳性，对 TAM 耐药的人乳腺癌细胞系 LCC2 构建裸鼠移植瘤模型。接种细胞后第 13 天，将 40 只裸小鼠随机分成模型对照组、单纯 TAM 组、阿霉素（ADM）+TAM 组、中剂量 CZBG 组 +TAM 及 ADM+中剂量 CZBG+TAM 组。每隔 5 天测量肿瘤体积，绘制生长曲线。实验结束后，测量瘤重，肝脏、脾脏、子宫的脏器指数。Elisa 法测血清中 TGF-β1 表达水平，免疫组织化学法检测 HER-2、GST-π 及 Caspase3 表达情况。

结果：①体外实验。Pgp 和 MDR1 在 MCF-7/ADR 细胞中均呈高表达，与 MCF-7/S 细胞相比，有统计学差异（$P < 0.01$）；在 MCF-7/TAM 细胞中均呈低表达，与 MCF-7/S 细胞相比，无统计学差异（$P > 0.05$）；MRP1 蛋白和基因在 MCF-7/ADR 和 MCF-7/TAM 细胞中均为高表达，与 MCF-7/S 细胞相比，有统计学差异（$P < 0.05$）；Rh123 在 MCF-7/ADR 细胞中主要在胞核呈团块状分布，而在 MCF-7/S 和 MCF-7/TAM 细胞中，主要均匀分布在核膜周围，并且前者的外排率明显高于后两者；粉防己碱（Tet）对 MCF-7/TAM 细胞有明显逆转耐药作用，非细胞毒性剂量（0.625 μg/ml）的 Tet 逆转耐药倍数为 2.0。Tet 作用于 MCF-7/TAM 细胞后，MRP1 和 HER-2 在基因水平上均有下调（$P < 0.05$）。在蛋白水平上，MRP1 和 HER-2 均有所降低，前者有统计学差异（$P < 0.05$），后者无统计学差异（$P > 0.05$）。②体内实验。模型对照组肿瘤生长较快，与各治疗组相比，有明显差异（$P < 0.05$）；ADM + 中剂量 CZBG + TAM 组肿瘤生长缓慢。治疗后的平均瘤重均有所下降，与模型对照组相比，有统计学差异（$P < 0.05$）；单纯 TAM 组的抑瘤率与中剂量 CZBG + TAM 组相比有统计学差异（$P < 0.05$）；联合给药组的肝脏指数与模型对照组相比均有降低，有统计学差异（$P < 0.05$）；实验各组的脾脏指数无明显差异（$P > 0.05$）。中剂量 CZBG + TAM 组与单纯 TAM 组相比较，子宫指数有所降低，有统计学差异（$P < 0.05$）；本实验各治疗组 TGF-β1 血清浓度与模型对照组相比均有所升高。中剂量 CZBG + TAM 组和 ADM + 中剂量 CZBG + TAM 组的 TGF-β1 血清浓度与模型对照组相比，具有统计学差异（$P < 0.05$）；各治疗组与模型对照组相比，HER-2 表达均有所下降（$P < 0.05$）；与单纯 TAM 组相比，中剂

量 CZBG + TAM 组、ADM + 中剂量 CZBG+TAM 组能下调 HER-2 表达，差异有统计学意义（$P < 0.05$）；与模型对照组相比，各治疗组的 GST-π 表达均有所下降（$P < 0.05$）；各治疗组之间的 GST-π 表达无明显差异（$P > 0.05$）；与模型对照组相比，中剂量 CZBG + TAM 组和 ADM + 中剂量 CZBG + TAM 组的 Caspase3 表达上升显著，差异有统计学意义（$P < 0.05$）；并且中剂量 CZBG + TAM 组与单纯 TAM 组、ADM + TAM 组相比较，亦有统计学差异（$P < 0.05$）。

结论：① Pgp 和 *MDR1* 基因的高表达是乳腺癌细胞对阿霉素产生耐药的主要机制，而不是乳腺癌细胞对三苯氧胺产生耐药的机制。MRP1 的高表达可能是乳腺癌细胞对三苯氧胺和阿霉素产生耐药的共同机制。②药物外排速度加快是乳腺癌细胞对阿霉素产生耐药的主要机制，而不是乳腺癌细胞对三苯氧胺产生耐药的机制。③非细胞毒性剂量的 Tet 可逆转 MCF-7/TAM 细胞的耐药性，逆转机制可能与下调细胞的 MRP1 和 HER-2 表达有关。④中剂量 CZBG 联合 TAM 能够提高耐 TAM 乳腺癌移植瘤的抑瘤率，其作用结果和化疗药物联合 TAM 相近，并且能增加血清中 TGF-β1 浓度，下调 HER-2 的表达，提高 Caspase3 的活性。

关键词：复方浙贝颗粒；耐药；三苯氧胺；移植瘤

益气养血活血方治疗激素无效特发性血小板减少性紫癜初步临床探索

（郎海燕　2009 级博士）

特发性血小板减少性紫癜（idiopathic thrombocytopenic purpura，ITP）是血液系统常见多发疾病之一，其主要临床表现为皮肤黏膜或内脏出血。糖皮质激素是其一线治疗首选药物，但一部分患者经糖皮质激素治疗无效，另有部分患者长期使用激素产生激素依赖及激素抵抗，发生明显不良反应，导致病情迁延难愈，严重影响患者的生活质量。其他疗法诸如免疫抑制剂、脾脏切除等疗

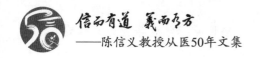

效有限，且临床应用受到一定程度的限制。

ITP属于中医"血证"等范畴，临床以"脾气虚弱，气不摄血"为基本病机。我们通过临床观察发现，ITP患者以"气血两虚，气不摄血"型为多，结合兼有血瘀的证候特点，确立"益气养血活血法"为基本治疗原则，以"益气养血活血方"为治疗药物，观察治疗了40例应用激素治疗无效的ITP患者，初步总结了其临床疗效。

根据研究方案，将符合ITP诊断标准与中医"气血两虚，气不摄血"证型标准的45例患者纳入临床观察，疗程结束时，可供统计的有效病例40例。研究结果如下。①按ITP疾病总疗效标准，显效3例，占7.50%；良效16例，占40.00%；进步19例，占47.50%；无效2例，占5.00%；总显效率与总有效率分别为47.50%与95.00%。②按ITP证候疗效判定标准，临床痊愈1例，占2.50%；显效31例，占77.50%；有效8例，占20.00%；无效0例，占0.00%；证候改善总显效率与总有效率分别为80.00%与100.00%。③临床症状总评分从治疗第8周起与治疗前比较差异有统计学意义，$P < 0.05$；疗程结束后，临床症状总评分与治疗前比较有显著性差异，$P < 0.01$；神疲乏力、气短懒言、头晕目眩、面色苍白或萎黄、出血症状各单项症状评分改善与治疗前比较，均从治疗第6周开始，差异有统计学意义，$P < 0.05$；疗程结束后，各单项症状评分与治疗前比较，均有显著性差异，$P < 0.01$。④血小板计数从治疗第2周开始升高，与治疗前比较，差异有统计学意义，$P < 0.01$；至疗程结束后，血小板计数与治疗前比较有显著性差异，$P < 0.01$。⑤治疗后骨髓颗粒型、裸核巨核细胞数与治疗前比较有所降低，差异无统计学意义，$P > 0.05$；治疗后骨髓产板型、幼稚型巨核细胞较治疗前有所升高，差异有统计学意义，$P < 0.01$。⑥益气养血活血方对18～60岁患者临床症状改善作用优于 < 18岁、> 60岁患者，对中度、重度病情患者临床症状改善作用优于轻度病情患者；除此以外，性别、年龄、病程和治疗前病情对血小板计数的变化均无明显影响，$P > 0.05$；性别、年龄、病程和治疗前病情对最终临床疗效均无明显影响，$P > 0.05$。⑦应用益气养血活血方治疗过程中，仅10.00%的患者出现咽痛、便秘等不良反应，治疗均未受影响。综上所述，我们认为，益气养血活血方治疗激素无效ITP具有一定的临床疗效，并且安全性好，但其确切的临床疗效及作用机制尚待后续试验进一步探讨。

关键词：临床探索；特发性血小板减少性紫癜；益气养血活血；激素无效

艾迪注射液改善肿瘤相关性抑郁的临床观察

（田　杰　2009 级博士）

目的：本课题旨在通过运用艾迪注射液治疗恶性肿瘤，观察其对肿瘤相关性抑郁的疗效及对生活质量的影响，研究肿瘤相关性抑郁、癌性疼痛、肿瘤相关性睡眠障碍及癌性疲乏之间的关系。

方法：通过实用性随机对照研究方法，观察肿瘤相关性抑郁患者 107 例，其中对照组 52 例，静滴复方苦参注射液，每日 1 次，共 14 天；治疗组 55 例，静滴艾迪注射液，每日 1 次，共 14 天。两组患者分别于治疗前 1 天（治疗前）、第 15 天（治疗后）填写 Hamilton 抑郁量表（HAMD）、Piper 疲乏量表（PFS）、欧洲癌症研究治疗组织开发的生活质量核心问卷（EORTC QLQ-C30）及癌性疼痛数字评估法（NRS）量表，通过统计学分析各项评分，观察治疗后肿瘤相关性抑郁、癌性疲乏、癌性疼痛及生活质量相关领域的改善情况，着重探讨艾迪注射液对肿瘤相关性抑郁的临床疗效。

结果：①肿瘤相关性抑郁：两组治疗后，治疗组改善轻度肿瘤相关性抑郁疗效和总体疗效与对照组比较，$P < 0.01$ 和 $P < 0.05$，有统计学意义。②癌性疲乏：两组治疗后，治疗组改善轻、中度癌性疲乏的疗效和总体疗效与对照组比较，$P < 0.05$、$P < 0.01$ 和 $P < 0.05$，有统计学意义。③癌性疼痛：两组治疗后，治疗组改善癌性疼痛的疗效与对照组比较，$P > 0.05$，无统计学意义。由于存在止痛药物这一干预因素，因此在统计学上无法评价两种药物改善癌性疼痛的疗效优劣。④生活质量：对照组：治疗后躯体功能、疼痛症状领域标准分与治疗前比较，$P < 0.01$，有统计学意义；角色功能、总体生活质量领域标准分与治疗前比较，$P < 0.05$，有统计学意义。治疗组：治疗后躯体功能、疲乏、疼痛症状、总体生活质量领域标准分与治疗前比较，$P < 0.01$，有统计学意义；角色功能、

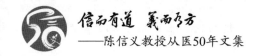

食欲减弱、失眠症状领域标准分与治疗前比较，$P < 0.05$，有统计学意义。两组治疗后：治疗组躯体功能、疲乏、失眠症状及总体生活质量领域标准分与对照组比较，$P < 0.05$，有统计学意义。

结论： ①艾迪注射液可改善轻度肿瘤相关性抑郁患者症状；②艾迪注射液在一定程度上可缓解肿瘤患者疲乏状态及肿瘤相关性睡眠障碍，从而提高生活质量。

关键词： 艾迪注射液；肿瘤相关性抑郁；临床观察

固本抑瘤 II 号及其拆方含药血清诱导 MCF7 细胞自噬的研究

（杨　亨　2009 级博士）

目的： 研究固本抑瘤 II 号（GY II）及其拆方大鼠含药血清对人乳腺癌细胞 MCF7 自噬的影响。

方法： 制备 GY II 及其拆方大鼠含药血清，培养 MCF7 细胞，四甲基偶氮唑盐（MTT）法检测细胞生长抑制，单丹磺酰尸胺（MDC）及 Hoechst 33342 双染色荧光显微镜、微管相关蛋白 1 轻链 3（MAP-LC3）蛋白 II（MAP-LC3-II）染色激光共聚焦及透射电镜观察自噬，MAP-LC3-II /DNA 双参数流式细胞术同步分析细胞自噬与细胞周期。

结果： 与空白组比较，全方组、益气组含药血清处理 MCF7 细胞表现出细胞抑制效应，活血组、鸡血藤组含药血清处理 MCF7 细胞均表现出明显的自噬。

结论： GY II 全方和益气组具有抑制 MCF7 细胞增殖的效应，而活血组和鸡血藤组未见抑制作用，可能与这两组含药血清诱导 MCF7 细胞自噬有关。

关键词： 固本抑瘤 II 号；拆方；含药血清；MCF7 细胞；细胞抑制；自噬

益髓颗粒治疗骨髓增生异常综合征的临床观察

（李 洁 2010级博士）

骨髓增生异常综合征（Myelodysplastic Syndrome, MDS）是一种造血干/祖细胞的恶性克隆增殖性疾病。临床以骨髓增生活跃或明显活跃，伴有无效和病态造血，以及周围血象一系或一系以上呈不同程度减少，并由此导致贫血、出血和感染为特征。在MDS病变自然发展过程中有两种转化趋势，一是由于感染、出血等因素导致临床死亡；二是转化为急性白血病。MDS的发病率随着年龄的增加而升高，但是近些年来由于骨髓活组织检查的临床应用以及分子生物学诊断技术发展，MDS发病率与检出率日益升高，尤其是青少年和儿童的发病率有逐年上升的趋势。MDS的西医主要治疗手段有：支持治疗、免疫抑制/免疫调节剂治疗、化疗、异基因造血干细胞移植（allo-HSCT）。鉴于MDS独特的生物学特征及临床表现特点，国际工作组认为，治疗MDS的两大目标是减少因贫血、白细胞少、血小板低导致的相关并发症与提高患者的生存质量，并未奢望经治疗后外周血细胞和骨髓造血功能有明显改善及缓解治愈。

目的：本研究探讨中药"益髓颗粒"对MDS患者的临床疗效，观察其在稳定外周血象、改善临床症状及生活质量、减少输血量及频次方面有无作用。

方法：依据临床研究方案，研究对象为2010年12月至2011年12月期间在北京中医药大学东直门医院血液肿瘤科病房或者门诊就诊的MDS患者。纳入30例符合以下纳入标准的患者：病程大于3个月；中医辨证属气阴两虚，血瘀内阻；年龄在18～80岁之间；未参加其他临床研究；患者本人同意。收集患者入组前3个月的外周血象，以及入组前3个月的输血量及频次。患者入组时采集中医临床症状资料，检查血常规、骨髓象、以及安全性指标。入组后服用益髓颗粒，每次2袋，每天3次，连续服用12周。治疗第2、4、8、12周进行随访，收集中医临床症状资料，复查上述指标。分析结果由SPSS17.0软件产生，所有的统计均采用双侧检验，当P值小于或等于0.05时，被认为所检验的差别有统计学意义。采用t检验、Wilcoxon检验等统计方法，比较患者治疗前后的中医临床症状、外周血象、骨髓象、输血情况、安全性指标，分析益髓颗粒的临床疗效以及安全性。

结果：纳入的30例患者中，脱落1例，进入统计学分析者29例。①按照骨髓增生异常综合征临床疗效评定标准，29例患者中明显进步4例，占13.8%；进步15例，占51.7%；无效10例，占34.5%；总有效率为65.5%。②益髓颗粒治疗第4、8和12周中医临床症状总计分，与治疗前比较，均有统计学意义（$P < 0.01$）。治疗第4、8和12周神疲懒言、体倦乏力、头晕症状与治疗前比较有明显改善（$P < 0.05$）；治疗第8、12周口干咽燥计分、出血主症计分与治疗前比较有统计学意义（$P < 0.05$）；治疗第12周五心烦热、血瘀主症与治疗前比较显著改善（$P < 0.05$）。③入组前3月与入组时外周血象（白细胞计数、血红蛋白量、血小板计数）比较，均无显著差异（$P > 0.05$）。④治疗第12周白细胞、血小板计数与治疗前比较有明显提高（$P < 0.05$）；治疗第4、8和12周血红蛋白与治疗前比较显著升高（$P < 0.05$）；中性粒细胞治疗前后无明显变化（$P > 0.05$）。⑤30例患者中有14例在第12周复查了骨髓象；14例患者治疗前后骨髓增生情况比较无明显变化（$P > 0.05$）；病态造血系数未见改变；其中2例RAEB型患者原始细胞计数无显著变化。⑥治疗后血小板输注量、红细胞输注量及红细胞输注次数与治疗前比较均有显著减少（$P < 0.05$）。⑦MDS的国际预后积分系统（international prognostic scoring system，IPSS）；低危组患者的临床疗效与中危组比较有统计学意义（$P < 0.05$）。⑧女性出血症状的改善优于男性（$P < 0.05$）。⑨治疗前后生化指标比较无明显变化（$P > 0.05$）；心电图、胸片检查治疗前后无显著差异（$P > 0.05$）；治疗过程中未发生不良反应。

结论：①益髓颗粒能够改善低危MDS患者中医临床症状，提高其生活质量。单项症状中体倦乏力、神疲懒言、头晕症状改善较快；五心烦热、血瘀主症改善较慢。②益髓颗粒能够稳定低危MDS患者外周血象。③由于本研究观察周期较短，益髓颗粒对MDS患者骨髓象的影响尚难以得到确切的结论，需要远期观察。④益髓颗粒能够减少低危MDS患者的红细胞输注量及频次，减少其血小板输注量，降低患者输血依赖程度。⑤益髓颗粒临床应用是安全的。总之，益髓颗粒可以改善低危MDS患者的临床症状与生活质量、稳定外周血象、减少输血量及频率，且其临床应用安全。

关键词：骨髓增生异常综合征；临床研究；益髓颗粒；益气养阴活血；输血

中医外治化疗性手足痛的随机、双盲、对照、多中心临床研究

（娄彦妮 2010级博士）

文献综述共有两篇，分别回顾了近年来国内外对于"化疗药物所致周围神经病变的发病规律与评价方法"和"化疗药物所致周围神经病变的中西医防治"的基础和临床研究进展，主要从临床特点与发病机制、影响因素与预测因子、评价方法与鉴别诊断及中西医防治进展等方面展开了论述。综合分析，多种化疗药物均可引起周围神经病变，包括铂类、紫杉类、长春碱类、蛋白酶抑制剂、沙利度胺及类似物。目前，肿瘤治疗相关的不良反应可严重影响患者的生活质量，并会造成有效治疗的停药或减量，受到了许多学者的广泛关注。目前化疗药物致周围神经病变的发病机制尚不明确，不同种类的化疗药物引起周围神经病变的作用靶点和临床特点均不相同，各有特点；而针对周围神经病变发生、发展以及持续存在过程中的危险因素和预测因子，有多项临床研究进行了相关的探讨和研究，结论却并不一致。发生严重周围神经病变的危险因素或预测因子可能包括：年龄、性别、合并疾病、外周生长因子水平、既往存在的周围神经病变、曾接受过有潜在神经毒性的抗肿瘤药物治疗等。化疗致周围神经病变的评价方法主要通过临床评估完成，应用最为广泛的是美国国家癌症研究所的不良反应分级评价标准，但也存在其局限性；其他还有半定量评估、神经电生理检测、神经影像学、病理学活检、复合性量表等，但多应用于临床研究中，尚未在临床实践中广泛开展。针对化疗性周围神经病变的发病机制，已有一些防治研究，包括钠离子通道拮抗剂、钙镁制剂、B族维生素、中药内服或外用、针灸治疗等，但多属小样本、非盲法的临床观察，尚缺乏大样本、设计严谨的临床研究验证。

临床研究部分观察了中医外治化疗性手足痛的疗效。目的：观察温经通络活血法外用治疗化疗性手足痛的临床疗效和安全性。方法：选取化疗后出现手足痛不良反应者204例，包括奥沙利铂致周围神经毒性和卡培他滨致手足综合征各102例，按2∶1随机分为试验组136例与对照组68例，分别给予温经通络活血法或安慰剂外用（洗/浸），温浴（35~40℃），20 min/次，每日2次，连用7天为1个观察周期。疗效评价方法为：采用自身对照，参照分级

标准比较治疗前、后的症状和体征，用药后降至 0 级为治愈，较用药前下降 1 级以上为有效，无改善为无效。结果：试验组与对照组治疗前后的数字评估法（NRS）评分试验组为（5.51±1.99）和（2.20±2.20）分，对照组为（5.57±1.82）和（4.50±2.44）分，组间比较有统计学意义（$P < 0.05$）；疼痛缓解有效率试验组与对照组分别为 88.06%、42.65%，比较有统计学意义（$P < 0.05$）。手足痛分级的疗效总有效率试验组与对照组分别为 81.34%、26.47%，比较有统计学意义（$P < 0.01$）。试验组治疗起效时间为（4.1±0.22）天。结论：温经通络活血法外用能够减轻化疗性手足痛的疼痛程度，有效降低分级，改善患者的生活质量，且安全性良好。

关键词：化疗性周围神经病变；临床特征；评价方法；中医外治

复方浙贝颗粒干预 miRNA-17-92 介导的急性淋巴细胞白血病耐药机制研究

（石凤芹 2010 级博士）

目的：①探讨 miRNA-17-92（miR-17-92）在难治性急性淋巴细胞白血病患者淋巴细胞中的表达情况。②研究 miR-17-92 在白血病 L1210/DDP 细胞多药耐药形成中的作用。③研究复方浙贝颗粒对 L1210/DDP 细胞的逆转作用，并探讨其逆转多药耐药的可能机制。

方法：①用淋巴细胞分离液提取 21 例经 2 个疗程标准化疗以上未获缓解的难治性急性淋巴细胞白血病（RALL）患者，和 15 例体内敏感急性淋巴细胞白血病（ALL）患者外周血淋巴细胞，应用 MTT 法检测 36 例白血病患者淋巴细胞对阿霉素和顺铂的敏感性，从体外实验结果与临床疗效相符患者的淋巴细胞中提取总 RNA，应用实时定量 PCR 的方法检测样品中 miR-17-92 的表达情况。②首先构建 L1210/DDP 耐药细胞系，运用 real-time PCR 方法检测 miR-17-92 在 L1210/DDP 细胞与 L1210 细胞中的表达差异。利用脂质体 Lipofectamine2000 将 miR-17-92 抑制物（miR-17-92sponge）及阴性对照（sponge vector）转染 L1210/DDP 细胞，构建 miR-17-92 表达下调的 L1210/DDP 细胞系。

用 MTS 法检测转染后耐药细胞对顺铂和阿霉素体外药物敏感性。③采用 MTS 法检测复方浙贝颗粒对体外培养的白血病亲本细胞 L1210，耐药细胞株 L1210/DDP 的增殖抑制作用，测定非细胞毒性剂量或低细胞毒性剂量的复方浙贝颗粒作用后 L1210/DDP IC_{50} 变化，通过 RT-PCR 方法检测复方浙贝颗粒联合阿霉素作用后 L1210/DDP 细胞 miR-17-92 和 PTEN 表达情况。

结果：① MTT 细胞敏感性实验表明，18 例 RALL 患者 IR < 30%，为不敏感或耐药：14 例体内敏感 ALL 患者 IR>30%，为中度敏感或敏感，故将此 32 例患者纳入本次研究对象。实时定量 PCR 实验表明 RALI 组淋巴细胞中 miR-17-92 相对表达量为 7.12 ± 1.03，化疗药物敏感 ALL 组淋巴细胞中 miR-17-92 相对表达量为 3.21 ± 0.63，结果显示，与对化疗药物敏感 ALL 患者组相比，RALI 患者淋巴细胞中 miR-17-92 相对表达量显著升高，$P < 0.05$。② miR-17-92 在 L1210/DDP 耐药细胞系中高表达，上调倍数为（1.61 ± 0.01）倍。体外药物敏感性实验表明，转染 miR-17-92 抑制物的实验组对顺铂和阿霉素的 IC_{50} 分别为（3.29 ± 0.51）、（1.35 ± 0.13）μg / ml，而转染阴性对照组对上述药物的 IC_{50} 分别为（6.73 ± 0.82）、（2.66 ± 0.42）μg / ml，在耐药株中抑制 miR-17-92 在 L1210/DDP 细胞中的表达，显著增加细胞对顺铂和阿霉素的敏感性。③非毒剂量筛选结果为 1/4 中剂量（4g / kg / d）CZBG 药物血清，对细胞基本无毒性，非毒剂量复方浙贝颗粒含药血清对 L1210/DDP 细胞处理后，L1210/DDP 对各组浓度 ADR 敏感性增加，IC_{50} 变为 0.36 mg / L，复方浙贝颗粒药物血清逆转倍数为 7.25，real-time PCR 显示，与对照组相比，联合用药组 miR-17-92 在 L1210/DDP 细胞中显著低表达，下调倍数为（0.51 ± 0.03）倍，$P < 0.01$，PTEN 在 L1210/DDP 细胞中显著高表达，上调倍数为（1.8 ± 0.1）倍，$P < 0.01$，而与对照组相比，单独使用 ADR 组 miR-17-92 和 PTEN 在 L1210/DDP 细胞中表达无差异。

结论：① miR-17-92 在难治性急性淋巴细胞白血病患者淋巴细胞中的表达水平相对较高，这可能与难治性急性淋巴细胞白血病多药耐药的发生发展相关。② miR-17-92 在白血病耐顺铂 L1210/DDP 细胞中高表达。抑制 miR-17-92 的表达可增加白血病 L1210/DDP 细胞对顺铂和阿霉素化疗药物的敏感性，部分逆转耐药。③复方浙贝颗粒联合阿霉素对白血病耐药细胞株具有显著的逆转作用，其机制可能与下调 miR-17-92 和上调 PTEN 有关。

关键词：复方浙贝颗粒；急性淋巴细胞白血病；多药耐药；miR-17-92

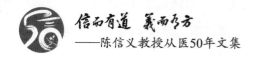

茶多酚抗肺癌效应及抗肺癌血管生成
相关信号通路研究

（王 婧 2010级博士）

肺癌为全球第一大恶性肿瘤，其中非小细胞肺癌（non-small cell lung cancer，NSCLC）占80%以上，多数患者发现时已属于晚期，失去了手术根治的机会，且临床上以化放疗为主的常规治疗对NSCLC敏感性较差。然而肺癌组织血管丰富，肿瘤血管抑制剂在肺癌治疗中具有一定优势而备受人们瞩目。茶叶具有化痰、解毒的功能，在药食同源、药证对应的中医理论指导下，将其"化痰与解毒"功能拓展用于恶性肿瘤的临床与实验研究中，发现其主要生物活性成分茶多酚（TP）能够选择性地抑制肿瘤血管生成。

目的：为进一步研究茶多酚抗肺癌的效应与机制，探究其对肺癌新生血管生成关键转录因子及其信号通路的影响，我们开展了一系列体外、体内实验，观察茶多酚对NSCLC细胞系以及小鼠肺癌移植瘤的影响，并以NF-κB、AP-1及其通路为主线，研究茶多酚抗NSCLC血管生成的可能靶点。

方法：体外实验部分，通过Methylene Blue法检测TP及其主要成分EGCG对NSCLC细胞生长的抑制作用，并观察TP对KB-MDR多药耐药细胞生长的影响，探究其是否产生或逆转多药耐药；同时采用Luciferase Reporter System研究茶多酚对NF-κB信号通路、AP-1信号通路、TLR-2信号通路、TLR-4信号通路和Nrf2信号通路等的影响；体内实验部分，建立C57BL/6小鼠Lewis肺癌移植瘤模型，以血管生成抑制剂沙利度胺为对照，将48只荷瘤小鼠随机分入模型对照组（相同容量的生理盐水）、沙利度胺组（76 mg/kg/d）、TP低剂量组（112.5 mg/kg/d）、TP高剂量组（337.5 mg/kg/d）、TP低剂量联合沙利度胺组（112.5 mg/kg/d + 76 mg/kg/d）以及TP高剂量联合沙利度胺组（337.5 mg/kg/d + 76 mg/kg/d）6个组，连续灌胃给药10天，观察各组移植瘤生长情况，并以免疫组化法检测NF-κB、COX-2、Survivin. Akt-2、C-Jun、MMP-2、TIMP-2等肿瘤血管生成相关因子的表达水平，以探讨TP抗肺癌血管生成的可能信号传导通路及靶点。

结果：① TP抑制NCI-H1299、NCI-H522、A549和EKVX细胞系生长的IC_{50}

分别为 $11.8 \pm 2.5 \, \mu g / ml$、$26.1 \pm 5.6 \, \mu g / ml$、$61.5 \pm 12.7 \, \mu g / ml$ 和 $9.4 \pm 0.9 \, \mu g / ml$；EGCG 抑制 NCI-H1299、NCI-H522、A549 和 EKVX 细胞系生长的 IC_{50} 分别为 $20.4 \pm 5.2 \, \mu M$、$51.3 \pm 12.7 \, \mu M$、$117.5 \pm 28.8 \, \mu M$ 和 $20.0 \pm 4.7 \, \mu M$。②TP 抑制 KB 与 KB-MDR 细胞生长的 $1C_{50}$ 分别为 $33.5 \pm 7.8 \, \mu g / ml$、$33.3 \pm 4.9 \, \mu g / ml$；EGCG 抑制 KB 与 KB-MDR 细胞生长的 IC_{50} 分别为 $46 \pm 11 \, \mu M$、$60.0 \pm 14 \, \mu M$，它们对 KB 与 KB-MDR 细胞生长抑制作用无差别（$P > 0.05$）；同时加入 TP 或 EGCG 均未能逆转 KB-MDR 细胞株对 Taxol 的耐药性。③TP 抑制 TNF-α 激活的 NF-κB 信号通路的 IC_{50} 为 $51 \, \mu g/ml$ 抑制 TPA 激活的 AP-1 信号通路的 IC_{50} 为 $18 \, \mu g / ml$；TP 抑制 PGN 激活的 TLR-2 信号通路的 IC_{50} 为 $83 \, \mu g / ml$；TP 抑制 LPS 激活的 TLR-4 信号通路的 IC_{50} 为 $78 \, \mu g / ml$，对 Nrf-2 和 Ubiquitin 信号通路未见明显影响。④与模型对照组相比，TP 高剂量联合沙利度胺组移植瘤的瘤重显著降低（$P < 0.05$），其抑瘤率约 44.32%。⑤与模型对照组相比，TP 高剂量联合沙利度胺组 NF-κB 表达显著下降（$P < 0.05$），COX-2 表达在 TP 低剂量组及联合用药各组均显著下降（$P < 0.05$），Survivin 表达在沙利度胺组和 TP 高剂量联合沙利度胺组明显减低（$P < 0.05$），在 TP 高剂量组下降更为显著（$P < 0.01$）；Akt-2 表达在实验各组无明显改变（$P > 0.05$）。⑥与模型对照组比较，TP 各组及联合用药各组能显著下调肿瘤组织 MMP-2 蛋白表达（$P < 0.05$）；TP 高剂量联合沙利度胺组能显著上调 TIMP-2 蛋白表达（$P < 0.05$）；TP 高、低剂量组的 MMP-2/TIMP-2 比值均明显降低（$P < 0.05$），TP 高剂量联合沙利度胺组该比值下降更为显著（$P < 0.01$）；C-Jun 表达在沙利度胺组和 TP 高剂量联合沙利度胺组显著下降（$P < 0.05$）。

结论：①TP 及其主要成分 EGCG 对 NSCLC 细胞系具有一定抑制作用。②TP 对多药耐药细胞敏感，但不能逆转多药耐药。③TP 能够不同程度地抑制 NF-κB、AP-1、TLR-2、TLR-4 等相关信号通路的传导，以 NF-κB、AP-1 更为明显。④TP 高剂量联合沙利度胺能够明显抑制移植瘤生长。⑤NF-κB 信号传导通路可能为 TP 抗肿瘤血管生成的关键途径，其机制与抑制 NF-κB 活化、降低 COX-2 表达并降低内皮细胞 Survivin 表达有关。⑥TP 抗血管生成机制可能与下调 MMP-2 表达、上调 TIMP-2 表达、调整 MMP-2/TIMP-2 比值失衡相关，其他途径是通过除 C-Jun/AP-1 以外的其他信号通路。综上所述，茶多酚能够在一定程度上抑制肺癌生长及肺癌血管生成，其抗肿瘤血管生成是一个多项环节、

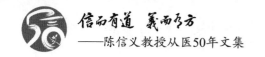
——陈信义教授从医50年文集

多个靶点、多条信号通路同时作用的复杂过程，茶多酚抗新生血管生成具有天然药物广谱、安全等作用特点，符合现代医学多重靶向作用理念，值得进一步深入研究。

关键词：茶多酚；非小细胞肺癌；NF-κB；信号通路；肿瘤血管生成

老年晚期肺癌患者进行老年综合评估、中医干预与生存获益的临床研究

（薛　冬　2010级博士）

目的：通过前瞻性临床研究，根据老年综合评估（comprehensive geriatric assessment，CGA）结果对老年晚期肺癌患者进行分层中西医结合治疗，观察其症状改善及生存获益情况。

方法：以日常活动能力、生活工具依赖能力以及营养状况等全面评估老年晚期肺癌患者综合情况，根据评估结果，分为功能状态正常、轻度受损及重度受损3层，参考美国国立综合癌症网络（NCCN）老年肿瘤治疗指南而制定其治疗方案，分别给予标准化治疗、个体化治疗以及姑息治疗。标准化治疗及个体化治疗的患者随机分为配合中药对症治疗组和对照组，姑息治疗的患者，给予中药对症治疗。以 QLQ-C30 量表、LC13 肺癌量表以及 MDASI-TCM 症状量表等观察患者治疗前后的症状改善情况，并观察老年肺癌患者与非老年肺癌患者的外周血白细胞介素 -2（IL-2）、去甲肾上腺素、细胞周期素依赖性激酶抑制因子 P16$^{INK4\alpha}$ 水平的差异。

结果：老年晚期肺癌患者共入组 24 例，平均年龄 73.0 ± 5.3（65 ~ 83）岁。经 CGA 评估后，功能状态正常 10 例，轻度受损 6 例，重度受损 8 例，同期入组晚期肺癌非老年患者（< 65 岁）9 例进行对照，按照 NCCN 成人非小细胞肺癌治疗指南进行治疗。QLQ-C30 量表、LC13 肺癌量表中，治疗前，功能子量表得分和总体健康状况子量表得分在功能状态正常和轻度受损的老年肺癌患者没有显著性差别，但重度受损患者与之相比，在躯体功能、社会功能及总体健康状况子量表得分方面有所下降，且差异具有显著性（$P < 0.05$），

在认知功能以及社会功能方面非老年组明显优于老年组，且差异具有显著性（$P < 0.05$）。在症状子量表中，老年患者疲乏、咳嗽、呼吸困难、食欲丧失、失眠等症状明显。治疗后，功能状态正常及轻度受损老年患者功能子量表各项得分变化不明显，而重度受损患者，其躯体功能、角色功能、总体健康状况子量表得分等较治疗前有所改善，且差异具有显著性（$P < 0.05$）。非老年组患者功能子量表中情绪功能、社会功能得分较治疗前降低，表明以上功能降低。症状子量表中，功能状态正常及轻度受损老年患者各项症状得分变化不明显，因病例数量有限，未进行每层之间随机分组病例的组间比较。重度受损老年患者疲乏、咳嗽症状得分降低，表明疲乏、咳嗽症状较前显著改善。非老年患者疲乏、便秘症状较前得分增高，表明以上症状加重。MDASI-TCM 量表，治疗前，在所有患者中，得分最高的症状是疲乏、咳嗽、咯痰、出汗、烦躁，其中，功能重度受损老年患者以上症状得分明显高于功能状态正常及轻度受损老年患者。各层老年患者中，妨碍生活程度最明显的是情绪，老年患者的不同功能状态之间没有显著性差异，但非老年组评分明显增高，即非老年患者的情绪状态要差于老年患者。治疗 3 周后，在所有患者中，得分最高的症状是疲乏、咳嗽、咳痰、出汗、胃口差。其中，功能重度受损老年患者疲乏、咳嗽、咳痰症状得分降低，表明疲乏、咳嗽、咳痰等症状改善。对于功能状态正常及轻度受损老年患者，症状变化不明显，但由于病例数量较少，未进行每层患者随机分组之间的组间比较。非老年患者疲乏、睡眠不安、胃口差、便秘等症状得分较前增高。功能状态正常、轻度受损以及重度受损的老年患者，其外周血中 IL-2 水平逐渐降低，低于与非老年肺癌患者，其外周血浓度分别为 594.8 ± 246.0 pg／ml、470.4 ± 61.1 pg／ml、454.0 ± 107.6 pg／ml、661.2 ± 381.1 pg／ml。功能状态正常、轻度受损以及重度受损的老年患者，其外周血中去甲肾上腺素浓度逐渐降低，低于非老年肺癌患者，其外周血浓度分别为 60.5 ± 42.3 ng／L、38.7 ± 7.6 ng／L、40.9 ± 10.1 ng／L、65.2 ± 45.7 ng／L。功能状态正常、轻度受损以及重度受损的老年患者及非老年患者外周血细胞周期素依赖性激酶抑制因子 $P16^{INK4\alpha}$ 浓度分别为 52.22 ± 45.78 ng／ml、106.91 ± 135.06 ng／ml、82.39 ± 78.95 ng／ml、63.08 ± 94.72 ng／ml。

　　结论：根据功能情况、营养状况等老年综合评估 CGA 可以对老年晚期肺癌患者进行分层。分层结果与传统 PS 评分结果略有差异。中药对症治疗，可

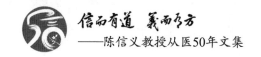

以改善功能重度受损的老年晚期肺癌患者的部分症状如疲乏、咳嗽等。不同功能状态的老年患者之间、非老年患者之间的外周血 IL-2、去甲肾上腺素、细胞周期素依赖性激酶抑制因子 P16$^{INK4\alpha}$ 的浓度不同，可能与机体的功能情况、应激状态等有关。关于功能状态正常及轻度受损的老年晚期肺癌患者使用中药治疗获益的情况需开展进一步研究。

关键词：老年晚期肺癌；老年综合评估；临床获益；生活质量；症状评估

北京地区老龄人群铁缺乏症流行病学调查与分析

（马 薇 2011 级博士）

铁缺乏症是全球性的营养缺乏性疾病，容易发生的人群依次为孕妇、学龄前儿童、低出生体重婴儿、其他女性、老龄人、学龄儿童和成年男性。我国是老龄化严重的国家之一，却很少见到老龄人群铁缺乏症及缺铁性贫血流行病学资料。因此，开展老年人铁缺乏症及缺铁性贫血流行病学调查，并拟定有效的防治措施对于提高老龄人群生存质量、减轻社会与家庭负担极为重要。

北京中医药大学东直门医院血液肿瘤科从 1985 年开始对铁缺乏症与缺铁性贫血进行有效的防治研究。根据"脾为后天之本，气血生化之源"的中医理论，认为缺铁性贫血发生的主要病机为"脾胃虚弱"。基于缺铁性贫血病因病机，提出了"健脾和胃，益气养血"的治则理论，并研制了"益中生血胶囊（片）"（已上市）治疗缺铁性贫血，并取得了理想的治疗效果。但在既往的研究中更多关注的是缺铁性贫血的治疗，缺乏对铁缺乏症与缺铁性贫血的有效预防，特别对老龄人群铁缺乏症与缺铁性贫血的患病率尚缺乏深入的临床实践。

鉴于此，我们以既往临床研究成果为背景资料，按照北京市中医药科技项目（项目编号：JJ2010-11）计划书要求，采用流行病学调研方法，初筛铁缺乏症、缺铁性贫血人群患病率，确定病因、临床症状特征等流行病学资料。依据临床流行病学资料分析，制定适合老龄人群的自我评估表，深入社区进行科普知识宣传，并进一步实践验证，为制定具有中医特色和优势的"老龄人群铁缺乏症及缺铁性贫血中医防治方案或专家共识"奠定基础。

目的：采用流行病学调研方法，初筛铁缺乏症、缺铁性贫血人群患病率，确定病因、临床症状特征等流行病学资料。依据临床流行病学资料分析，制定适合老龄人群的自我评估表，深入社区进行科普知识宣传，并进一步实践验证，为制定具有中医特色和优势的"老龄人群铁缺乏症及缺铁性贫血中医防治方案或专家共识"奠定基础。

方法：以北京中医药大学东直门医院、北京市东城区新中街卫生服务站、北京市东城区十字坡卫生服务站、北京市东城区外交部街卫生服务站、北京市海淀区中国气象局卫生服务站辖区为调查范围，以65岁以上老龄人群为调查对象，分为两个阶段进行研究。第一阶段收集健康体检的老龄人群血清铁蛋白数值，初筛老龄人铁储存状态获得流行病学资料。第二阶段以外周血常规、血铁三项为监测指标，初筛缺铁性贫血人群患病率，并引用中医临床定性研究方法，对发病人群的临床症状、诱发因素等进行深入调查，结合骨髓象分析，确定人群患病率、导致病因、临床症状特征以获得流行病学资料。

结果：①老龄人群储铁缺乏检出率。5576名老年人，有366名符合储铁缺乏诊断，储铁缺乏总体检出率6.56%；其中，男性177人，占6.31%；女性189人，占6.82%。经 χ^2 检验，$\chi^2=0.59$，$P=0.44>0.05$，即老年男性与女性的储铁缺乏检出率无差别。与国外文献比较：北京地区老龄人群储铁缺乏总检出率6.56%，高于美国、丹麦、新加坡，低于智利、荷兰；北京地区老龄人群男性6.31%，高于丹麦、美国、新加坡，低于荷兰；女性6.82%，高于丹麦、荷兰、美国、新加坡。这一结果表明，北京市社区老龄人群储铁缺乏检出率高于发达国家，低于发展中国家。②老龄人群贫血患病率。6025名老年人，有709名符合贫血诊断，贫血患病率11.77%；其中，男性380人，占12.50%；女性329人，占11.03%。经 χ^2 检验，$\chi^2=3.14$，$P=0.08>0.05$，即老年男性与女性的贫血患病率无差别。与国外文献比较：北京地区老龄人群贫血患病率11.77%，高于美国，低于韩国、乌干达、英国；北京地区老龄人群男性12.50%，高于美国、韩国，低于乌干达、英国；女性11.03%，高于美国，低于韩国、乌干达、英国。这一结果表明，北京市社区老龄人群贫血患病率高于发达国家，低于发展中国家。③老龄人群缺铁性贫血患病率。6025名老年人，有256名符合缺铁性贫血诊断，缺铁性贫血患病率4.25%。其中，男性144人，占4.74%；女性112人，占3.75%。经 χ^2 检验，$\chi^2=3.57$，$P=0.06>0.05$，即老年男性与女性的缺铁性贫血患病率无差别。与国外文献比较：北京地区老龄人群缺铁性贫血患病率 4.25%，与荷兰、英国基本相似，高于新加坡、丹麦、美国，低于乌干达、比利时；北京地区老龄人群男性 4.74%，高于美国；女性 3.75%，高于美国。这一结果表明，北京市社区老龄人群缺铁性贫血患病率高于发达国家，低于发展中国家。④老龄人群缺铁性贫血病因。本次调查结果显示，导致老龄人群缺铁性贫血的病因从高到低前 10 位依次为：胃肠道肿瘤 33.98%，胃及十二指肠溃疡 24.22%，胃肠功能紊乱 20.7%，阿司匹林、氯吡格雷服用史 19.92%，饮食结构不合理 11.72%，萎缩性胃炎 10.16%，手术、外伤出血 9.77%，长期腹泻 9.38%，溃疡性结肠炎 9.38%，既往有月经紊乱病史 8.98%。⑤老龄人群缺铁性贫血症状频率。按照中医四诊理论，对老龄人群临床表征进行了调查，所占比例在 30% 以上的症状与体征依次为：舌质淡白、脉象细弱均为（100%），轻度贫血多见舌质淡红或淡白、脉细；中重度多见舌质淡白、脉细如丝；面色萎黄（56.64%），轻度贫血的多见面色无华，中重度多见面色萎黄、晦暗、甚至苍白；食欲减退（48.44%），轻度贫血多见食之无味，中重度多见食量减少、甚至不欲饮食；倦怠无力（44.53%），轻度贫血多见活动后乏力，中重度多见静息状态下自觉乏力；记忆减退（43.36%），轻度贫血表现为善忘，中重度记忆力明显减退；头晕目眩（38.67%），轻度贫血偶有眩晕感，中重度多头晕、甚至严重时不能站立；心慌心悸（33.98%），轻度贫血多活动后心慌心悸，中重度多静息状态下即可出现心慌心悸；失眠多梦（31.64%），轻度贫血多见间断失眠，中重度多见彻夜不眠；肢体麻木（31.25%），轻度贫血多见肢体感觉异常，中重度多见肢体麻木不仁、甚至感觉丧失。

结论：①北京市老龄人群储铁缺乏、缺铁性贫血患病率分别为 6.56%、4.25%。与国外文献比较，高于发达国家，低于发展中国家。北京地区老龄人群铁缺乏症患病率较低原因与北京地区居民文化素养、教育水平、科学知识普及、营养状况良好有直接关系。尽管北京地区铁缺乏症患病率低于全国平均水平，也依然要引起高度关注。②北京市老龄人群缺铁性贫血的病因以胃肠道疾病为主，特别是胃肠道恶性肿瘤，是老龄人群缺铁性贫血主要病因。因此，开展老龄人群胃肠道肿瘤的早期普查不仅是早期发现、早期治疗的关键，也是预防老龄人群缺铁性贫血发生的关键。③北京市老龄人群缺铁性贫血的主要中医表征以脾胃虚弱为主，根据所占比例可以看出，老龄人群缺铁性贫血主要症状与体征有两方面，其一是以面色萎黄、食欲减退、大便溏稀为代表的"脾胃虚弱"症状；其二是以舌淡脉细、倦怠无力、记忆力减退、头目眩晕、心慌心悸、失眠多梦、肢体麻木为主要表现的"气血虚弱"症状。对于老龄人群缺铁性贫血的治疗可以从"健脾益胃，益气养血"入手。

关键词：老龄人群；铁缺乏症；储铁缺乏；缺铁性贫血

孔圣枕中丹治疗恶性肿瘤相关性失眠的临床疗效观察

（王　珺　2011级博士）

恶性肿瘤是严重危害人类健康的常见疾病之一。肿瘤患者的睡眠质量是反映其生存质量的重要指标之一。肿瘤相关性失眠不仅严重影响患者的生存质量，也会加重癌性疼痛、加速肿瘤进展。故肿瘤相关性失眠已经成为困扰肿瘤治疗和预后的重要问题。因此，有效解决肿瘤患者的失眠症状，在肿瘤患者治疗及康复过程中占有重要地位。通过长期临床观察，肿瘤相关性失眠患者临床多以心肾不交为主要病机。基于中医理论与临床实践，我们在既往研究基础上，采用实用性随机对照临床试验方法，以肿瘤相关性失眠患者为研究对象，以具有交通心肾，滋阴安神之功效的经典名方孔圣枕中丹为试验药物，通过规范化临床研究，验证其对肿瘤相关性失眠治疗的有效性。

目的：通过临床试验，综合评价经典名方孔圣枕中丹对辨证为心肾不交证的肿瘤相关性失眠患者临床证候改善情况以及对患者生活质量的影响，并借此丰富和发展肿瘤相关性失眠的病机理论，指导临床实践。

方法：以北京中医药大学东直门医院门诊、病房明确诊断为恶性肿瘤的患者为筛选对象，将符合入组条件的患者依照第一次就诊的时间顺序随机分为治疗和对照两组。治疗组在抗肿瘤治疗的基础上加用孔圣枕中丹（中药免煎颗粒），每日早晚餐后30分钟各服1袋；对照组抗肿瘤常规治疗。两组病例均以28天为1个疗程。基于预先制定临床试验方案和病例观察表（CRF），以国际通用的匹兹堡睡眠质量指数量表（PSQI）、中医证候量表为观察指标，分

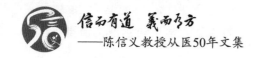
别在治疗前、治疗第 14 天、治疗第 28 天记录两组病例 PSQI 评分变化以及临床症状（证候）和睡眠改善情况。以 SPSS18.0 统计软件进行统计分析，明确临床疗效。

结果：临床共计入组 66 例（治疗组 34 例，脱落 4 例；对照组 32 例，脱落 2 例）。治疗前年龄、性别、病情、病程等基线资料两组比较，差异均无统计学意义（$P > 0.05$），基线具有可比性。临床试验结果如下。①睡眠改善情况：两组间比较、治疗组治疗前后自身比较，均有统计学意义（$P < 0.05$）。表明孔圣枕中丹能有效改善患者睡眠质量。对照组治疗前后比较，有统计学意义（$P < 0.05$），提示治疗后失眠状况较治疗前加重。②中医证候：两组病例总体疗效比较，治疗组优于对照组（$P < 0.05$）。失眠多梦、心悸心烦、头晕耳鸣、腰膝酸软、口干咽燥、舌象、脉象各单项症状经 14 天治疗后，与治疗前相比，仅舌象、脉象差异有统计学意义（$P < 0.05$）。其余各项与治疗前相比无统计学意义（$P > 0.05$）。而治疗第 28 天除腰膝酸软外其余各项症状与治疗前相比，差异有统计学意义（$P < 0.05$）。但是治疗第 14 天与第 28 天比较，失眠多梦、头晕耳鸣、舌象、脉象，经统计学分析，差异有统计学意义（$P < 0.05$），说明以上各单项疗效与疗程有关，治疗 28 天优于治疗 14 天。而心悸心烦、腰膝酸软、口干咽燥症状的差异则无统计学意义（$P > 0.05$）。

结论：①孔圣枕中丹能有效改善心肾阴虚型肿瘤相关性失眠患者的睡眠状况，提高患者睡眠质量。患者的症状和体征中，失眠多梦、头晕耳鸣、舌象、脉象改善较快；心悸心烦、腰膝酸软、口干咽燥改善较慢。②由于本研究观察时间较短，对其远期疗效未给予具体评估，需要长期观察、随访。

关键词：孔圣枕中丹；恶性肿瘤；失眠；PSQI 评分；中医证候

中药刺蒺藜及刺蒺藜苷抗乳腺癌作用机制研究

（王荣华　2011 级博士）

乳腺癌已成为女性最常见的恶性肿瘤。近年来该病发病率逐年上升，严重危害妇女的身心健康，全世界每年约有 110 万的新发病例，约 41 万人死亡。

乳腺癌的内科治疗主要包括化疗和内分泌治疗，多药耐药及治疗相关毒副作用，成为乳腺癌治疗的难点。中药具有多靶点、多效应、不易产生耐药性、不良反应小、安全有效等优点，因此，中医药应用在乳腺癌综合治疗方面备受关注。

目的：①体外实验。研究中药刺蒺藜及其主要有效成分刺蒺藜苷对多种肿瘤细胞系及其相应正常细胞系细胞增殖的影响，评价其抗肿瘤的作用及安全性；从中药刺蒺藜对乳腺癌细胞 DNA 甲基化的影响、刺蒺藜苷在乳腺癌细胞中与雌激素拮抗作用、刺蒺藜苷对乳腺癌细胞 HDAC 活性影响方面，初步探讨其抗乳腺癌的作用机制。②体内实验。建立雌激素依赖的乳腺癌动物移植瘤模型，然后以刺蒺藜及刺蒺藜苷为干预药物，研究中药刺蒺藜及其有效成分刺蒺藜苷对裸鼠移植瘤的抑制作用。从抑瘤率、脏器指数等方面初步探讨其抑瘤作用及安全性。

方法：①体外实验。采用 MTS 法，研究中药刺蒺藜及其主要有效成分刺蒺藜苷对多种肿瘤细胞系及其相应正常细胞系细胞增殖的影响，比较其对肿瘤细胞系及相应正常细胞系的细胞增殖抑制率，计算其在不同肿瘤细胞系的 IC_{50} 值；采用 MethylFlash Methylated DNA Quantification Kit（Colorimetric）试剂盒检测刺蒺藜对肿瘤细胞甲基化的影响；采用 E-Screen 法研究刺蒺藜苷在乳腺癌细胞中与雌激素的拮抗作用；使用 HDAC Activity Colorimetric 试剂盒（美国 Bio Vision 公司）检测刺蒺藜苷对 MCF-7 细胞 HDAC 的活性影响。②体内实验。采用雌激素依赖的人乳腺癌细胞系 MCF-7，于造模前 3 天小鼠皮下放置雌激素片，以 5×10^{7} / ml 的密度与 Matrigel 等体积混匀，将 0.2 ml 的混合液接种于 BALB/c 裸鼠皮下，构建移植瘤模型。接种后第 7 天，将 15 只裸小鼠随机分成模型对照组、刺蒺藜组、刺蒺藜苷组。每 2 天测量肿瘤体积，绘制生长曲线。实验结束后，测量瘤重，肝脏、脾脏的脏器指数，计算抑瘤率。

结果：①体外实验。刺蒺藜粗提物各浓度对 MCF-7、MDA-MB-231、HeLa、U-87、A-172 和 FARAGE 肿瘤细胞均有明显的抑制作用，随着作用时间及浓度的增加，抑制率增加。对正常乳腺细胞 MCF-10A 无抑制作用，对正常宫颈细胞 END1/E6E7 的和人正常星形胶质细胞 NHA 细胞抑制作用较小，相应肿瘤细胞系，在 IC_{50} 的浓度范围内，与相应正常细胞系的抑制率相比有统计学差异（$P < 0.01$）。对正常淋巴细胞 RPMI-1788 的抑制作用较强，与淋巴瘤细胞 FARAGE 的抑制率相比，无统计学差异（$P > 0.05$）；刺蒺藜苷对雌激素受体阳性的人乳腺癌细胞 MCF-7 增殖具有明显的抑制作用，有统计学差异（P < 0.05）；对雌激素受体阴性的 MDA-MB-231 细胞没有抑制作用；对 MCF-10A 细胞增殖抑制作用相对较小，明显弱于其对 MCF-7 的抑制率，两者比较有统计学差异（P < 0.05）；刺蒺藜提高了肿瘤细胞 MCF-7 及 FARAGE 甲基化的水平，与对照组相比，均有统计学意义（P < 0.05）；刺蒺藜苷对 MCF-7 细胞的抑制作用受 17β- 雌二醇（E2）的影响，同时加入刺蒺藜苷及 E2，及先用 E2 处理 2 小时，再加入刺蒺藜苷，其肿瘤增殖的抑制率均明显低于刺蒺藜苷组，且有统计学意义（P < 0.05）；刺蒺藜苷不同浓度（40 μM、80 μM）作用于 MCF-7 细胞 48 小时，对 HDAC 活性的抑制率分别是 15.26%、45.93%，结果表明刺蒺藜苷能够抑制组蛋白去乙酰化酶 HDAC 的活性，且呈剂量依赖性。②体内实验。模型对照组肿瘤生长较快，与各治疗组相比，有明显差异（P < 0.05）；刺蒺藜苷组的肿瘤抑制率略高于刺蒺藜组，两者无统计学差异（P > 0.05）。实验各组的肝脏、脾脏指数与模型对照组无明显差异（P > 0.05）。

结论：①中药刺蒺藜及其有效成分刺蒺藜苷对多种肿瘤细胞均有明显抑制作用，且对相应正常细胞抑制作用较小，体现了良好、安全的抗肿瘤作用。②刺蒺藜抗肿瘤作用机制可能与其调高肿瘤基因甲基化水平有关。③刺蒺藜苷对 MCF-7 细胞的抑制作用受 17β- 雌二醇（E2）的影响，其抗乳腺癌细胞增殖作用机制可能与同 E2 竞争细胞内雌激素受体有关。④刺蒺藜苷可以抑制 MCF-7 细胞 HDAC 活性，可能是潜在的 HDAC 抑制剂。⑤刺蒺藜与刺蒺藜苷能够抑制乳腺癌移植瘤的生长，体现出体内抗乳腺癌作用的安全性及有效性。

关键词：刺蒺藜；刺蒺藜苷；甲基化；雌激素；移植瘤

复方浙贝颗粒和活性成分影响 KG-1a 细胞表面抗原表达与信号通路调控研究

（张 宇 2012 级博士）

目的：我们通过前期基础研究发现，复方浙贝颗粒可通过调控多药耐药相关蛋白与耐药相关酶表达、诱导细胞凋亡等多途径逆转肿瘤细胞（白血病）的多药耐药性；临床研究也证实，复方浙贝颗粒联合化疗可提高难治性急性白血病临床缓解率，降低化疗相关毒性反应。基于前期研究工作基础，我们试图通过细胞与动物实验，从白血病干细胞水平探讨复方浙贝颗粒和复方中单味中药有效成分逆转白血病耐药机制。

方法：①细胞实验部分。KG-1a 细胞传代培养，流式细胞术鉴定 KG-1a 细胞特异性表面抗原表达；MTT 法检测川芎嗪、贝母甲素、粉防己碱对 KG-1a 细胞增殖、细胞凋亡与特异性表面抗原、相关信号通路蛋白（PTEN、AKT、ERK1/2）表达的影响；蛋白免疫印迹法检测川芎嗪、粉防己碱影响 KG-1a 细胞 PTEN、Caspase9、NF-κB 蛋白表达；实时荧光定量 PCR 检测川芎嗪、贝母甲素、粉防己碱影响 KG-1a 细胞 AKT、Caspasae9、ERK、mTOR、PTEN、NF-κB 基因表达。②动物实验部分。流式细胞术检测复方浙贝颗粒联合阿霉素对 KG-1a 移植瘤组织特异性表面抗原表达的影响；免疫组化法检测复方浙贝颗粒联合阿霉素对 KG-1a 移植瘤组织 mTOR、PTEN、NF-κB、PI3K 表达的影响。

结果：①细胞实验部分。流式细胞仪检测 KG-1a 细胞高表达 CD34、CD33、CD123、CD96，低表达 CD117，具有 LSC 特征。与对照组比较，经药物干预 KG-1a 细胞 48 小时后发现：川芎嗪、贝母甲素、粉防己碱能明显抑制 KG-1a 细胞增殖，其 IC_{50} 分别为：103.43 μg/ml、163.55 μg/ml、8.69 μg/ml；川芎嗪对 KG-1a 细胞早期凋亡、晚期凋亡及总凋亡率无明显影响；贝母甲素能增加 KG-1a 细胞晚期凋亡率；粉防己碱能增加 KG-1a 细胞早期、晚期凋亡率；川芎嗪能下调 $CD34^+CD38^-$、$CD34^+CD33^+$、$CD34^+CD123^+$、$CD33^+CD123^+$ 表达率，降低 CD7、CD56、CD44 荧光强度；贝母甲素对 $CD34^+CD38^-$、$CD34^+CD33^+$、$CD34^+CD123^+$、$CD33^+CD123^+$、$CD34^+CD96^+$ 表达率无明显影响；粉防己碱可以下调 $CD34^+CD38^-$、$CD34^+CD96^+$ 表达率，降低 CD7、CD56 表达率及其荧光强度；川芎嗪对 KG-1a 细胞内特异性信号通路蛋白 ERK1/2、PTEN、AKT 表达率以及 PTEN 荧光强度无明显影响，但能降低 ERK1/2、AKT 表达的荧光强度；贝母甲素对 PTEN、AKT 荧光强度及表达率、ERK1/2 表达率无明显影响；粉防己碱能上调 PTEN 表达率；川芎嗪、贝母甲素对 AKT、Caspasae9、ERK、mTOR、PTEN、NF-κB 基因表达无明显影响；粉防己碱可以影响 mTOR、NF-κB 基因表达。②动物实验部分。KG-1a 细胞特异性表面抗原检测：与生理盐水组比较，CZBG 各剂量组可降低 $CD34^+CD38^-$、$CD34^+CD38^-CD123^+$、

CD34$^+$CD38$^-$CD96$^+$、CD34$^+$CD38$^-$CD33$^+$ 表达率；与阿霉素组比较，CZBG 中、高剂量组可降低 CD34$^+$CD38$^-$、CD34$^+$CD38$^-$CD96$^+$ 表达率，高剂量组可降低 CD34$^+$CD38$^-$CD123$^+$、CD34$^+$CD38$^-$CD33$^+$ 表达率。KG-1a 细胞特异性信号通路蛋白检测：与生理盐水组比较，CZBG 各组可降低 mTOR、NF-κB 表达光密度值；与阿霉素组比较，CZBG 高剂量组可降低 mTOR 蛋白表达，CZBG 中、高剂量组可降低 NF-κB 光密度值。

结论：①人急性髓系白血病细胞系 KG-1a 细胞具有 LSC 样特征。②川芎嗪、贝母甲素、粉防己碱能抑制 KG-1a 细胞增殖；贝母甲素、粉防己碱能促进 KG-1a 细胞凋亡。③川芎嗪、粉防己碱能降低 KG-1a 细胞特异性表面抗原表达，并在蛋白水平调控 AKT、ERK1/2 信号通路。④复方浙贝颗粒联合化疗能够抑制 KG-1a 移植瘤组织特异性表面抗原表达，并在蛋白水平调控 AKT 信号通路。

关键词：复方浙贝颗粒；KG-1a 细胞；多药耐药；特异性表面抗原；信号通路

基于血管因子生物学特性探讨从脾论治
免疫性血小板减少症疗效机制

（褚雨霏　2013 级博士）

"脾主统血"是脾脏重要生理功能之一，是指脾气具有统摄血液在脉道中正常循行，而不溢出脉外的生理功能。明·薛己《薛氏医案》中明确提出"心主血、肝藏血、脾能统摄于血"，明·沈明宗《金匮要略编著》也提出"五脏六腑之血，全赖脾气统摄"。与"脾主统血"相对应的病理状态称之为"脾不统血"，临床除表现有脾气虚症状外，还伴随有慢性出血症状。从临床角度分析，免疫性血小板减少症慢性阶段是"脾不统血证"的代表性疾病，并具有从脾论治的适应证。临床实践也发现，免疫性血小板减少症患者经健脾益气摄血治疗后，患者临床症状能够得到明显改善，出血现象明显减轻，说明从脾论治免疫性血小板减少症具有明显的优势。

出血与止血机制复杂，实际上是复杂的出凝血系统的动态平衡过程，而出凝血系统功能的恒定受血小板数量、凝血因子水平、血管活性物质等多种因素影响。过去研究者认为，免疫性血小板减少症是免疫调节功能紊乱导致患者外周血小板数量减少伴骨髓巨核细胞发育成熟障碍的疾病，常见的广泛的皮肤、黏膜出血以及危险的内脏出血被认为是血小板数量与质量减少导致。但临床观察发现，部分免疫性血小板减少症患者经过健脾益气摄血治疗后，虽然患者外周血血小板数值并没有明显提升或上升幅度较少，但临床出血及气虚症状有了明显改善，这一结局不能完全用从脾论治改善患者外周血小板质量来解释，还可能存在着其他机制需要进一步研究。因此，课题组在承担973项目过程中，提出了"脾主统血功能发挥不仅是在于脾，而是人体多器官功能的集合效应，是以线粒体功能与能量转换为核心，在脑 - 肠轴自稳状态下（脑神经与肠道功能调控），以血管分泌的活性物质控制血管功能状态为信息传递物质和效应靶点，以凝血因子与血小板数量、质量为物质基础，共同构成的生理调控网络体系"的理论假说，并期望通过以免疫性血小板减少症的小鼠模型为研究对象，围绕科学假说进行相应的基础与临床研究，探讨从脾论治免疫性血小板减少症效应靶点。

目的：选择被动免疫造模法，通过豚鼠抗小鼠血小板血清法建立"脾不统血"的免疫性血小板减少症的病证结合模型，以健脾益气摄血方为干预药物，设立不同对照组，观察药物干预后血管生长因子和血管活性物质的变化，探讨血管相关因子在从脾论治法则中发挥的实际作用及价值。

方法：用豚鼠抗小鼠血小板血清法建立免疫性血小板减少症病证结合小鼠模型，设置正常组、模型组、泼尼松组、健脾益气摄血组。分组后除正常组不予特殊处理外，其余各组均按 100 μl / 20 g 剂量向小鼠腹腔内注射 1 ∶ 4 稀释的 APS 血清，每天一次重复注射至实验结束，造模第 8 天开始各组均按 0.1 ml / 10 g 体积药物灌胃干预。第 16 天实验结束，ELISA 法检测各组血管活性物质的表达量，HE 染色并测量各组血管生长因子表达量，检测结果以（x ± s）表示，采用 t 检验进行统计分析，$P < 0.05$ 为具有统计学意义。

结果：①内皮素 -1（ET-1）：模型组、泼尼松组和健脾益气摄血组腹主动脉 ET-1 含量均较正常对照组低（$P < 0.01$）；泼尼松治疗组 ET-1 含量较模型组降低（$P < 0.01$）；健脾益气摄血组 ET-1 含量与模型组比较，没有统

计学意义（$P > 0.05$），但是其 ET-1 含量降低的趋势与泼尼松治疗组相一致。②血管性血友病因子（vWF）：模型组、泼尼松组、健脾益气摄血组小鼠肝组织内 vWF 较正常对照组均明显降低（$P < 0.01$）；泼尼松组和健脾益气摄血组 vWF 与模型组比较，差异无统计学意义（$P > 0.05$）。③血管内皮细胞黏附分子 1（VCAM-1）：模型组、泼尼松组、健脾益气摄血组较正常组小鼠腹主动脉 VCAM-1 浓度明显降低（$P < 0.01$）；泼尼松组内的 VCAM-1 浓度明显低于模型组，差异具有统计学意义（$P < 0.05$）。④血栓调节蛋白（TM）：与正常对照组比较，TM 各组明显降低（$P < 0.05$）；泼尼松组 TM 浓度较模型组比较，差异无统计学意义（$P > 0.05$），但是具有升高趋势；健脾益气摄血组与模型组比较，TM 明显降低，具有统计学意义（$P < 0.05$）。⑤血清一氧化氮（NO）：与正常组比较，血清 NO 浓度在各组均降低（$P < 0.05$）；泼尼松组和健脾益气摄血组中血清 NO 浓度较模型组差异无统计学意义（$P > 0.05$）。⑥血清一氧化氮合酶 3（NOS-3）：与正常组比较，实验各组血清 NOS-3 均有下降（$P < 0.05$）；与模型组比较，泼尼松组、健脾益气摄血组无统计学意义（$P > 0.05$）。⑦血栓素 A2（TXA2）：模型组、正常组之间比较，无统计学意义（$P > 0.05$）；与正常组、模型组比较，泼尼松组、健脾益气摄血组 TXA2 明显升高（$P < 0.05$）。⑧前列环素（PGI2）：与正常组比较，实验各组检测值差异无统计学意义（$P > 0.05$）；与模型组比较，泼尼松组、健脾益气摄血组差异无统计学意义（$P > 0.05$）。⑨血管内皮生长因子（VEGF）：与正常组比较，模型组、泼尼松组 VEGF 明显降低（$P < 0.05$）；而健脾益气摄血组 VEGF 差异无统计学意义（$P > 0.05$）。⑩碱性成纤维细胞生长因子（bFGF）：与正常组比较，模型组、泼尼松组、健脾益气摄血组中 bFGF 含量显著减少，差异具有统计学意义（$P < 0.05$）；与模型组比较，泼尼松组和健脾益气摄血组无统计学意义（$P > 0.05$）。

结论：①在使用豚鼠抗小鼠血小板血清法建立的免疫性血小板减少症的小鼠模型中，1∶4 的抗血小板血清浓度是最佳的造模浓度，并且建立的小鼠模型既符合免疫性血小板减少症，又符合脾不统血证的病证结合模型，是目前研究本病的简单有效的病证结合模型。②血管活性物质 ET-1、NO、NOS3、TM、vWF、VCAM-1 和血管生长因子 VEGF 和 bFGF 共同参与了免疫性血小板减少症发生发展过程，从脾论治后的止血疗效是血管活性物质

TM、TXA2 以及血管内皮生长因子（VEGF）共同起作用的结果。研究表明 TM、TXA2 和 VEGF 既是"脾主统血"的物质基础，又是"健脾益气摄血"治法的重要位点。

关键词：免疫性血小板减少症病证结合模型；脾不统血；健脾益气摄血；血管活性物质

健脾益气摄血方调控 ITP 模型小鼠免疫网络机制研究

（李天天　2013 级博士）

目的：以"脾主统血"理论为指导，通过系统文献整理，分析和阐述"脾主统血"理论内涵并加以拓展和丰富，研究其在出血性疾病中的应用；通过注射豚鼠抗小鼠血小板血清（GP-APS）被动免疫法模拟免疫性血小板减少症发病过程，以健脾益气摄血方为干预药物，观察治疗效果，并探讨免疫网络调控机制。

方法：①文献理论研究。通过联机检索与手工分检两种方式，收集"脾主统血""中医药治疗 ITP"古今文献，加以系统整理与分析，探讨"脾主统血"理论内涵、拓展与临床应用，明确"脾主统血"理论在临床实践中的指导价值。②基础实验研究。制备豚鼠 GP-APS，并进行效价检测；取 BALB/c 小鼠 10 只，雌雄各半，根据血小板计数随机分为 1：2 组和 1：4 组，按照 100 μL / 20 g 体重腹腔注射 GP-APS，于注射前和注射后 6、12 和 48 小时分别从尾静脉割尾取血，判定造模情况；造模成功后，从 80 只小鼠尾静脉取血，按照血小板计数随机分为正常对照组、模型对照组、泼尼松组、健脾益气组，造模第 8 天开始各组均按 0.1 ml / 10 g 体积药物灌胃干预，每天 1 次共 8 天；造模过程中动态观察小鼠一般行为状态、外周血血象，处死小鼠后检测免疫器官指数及形态学改变，评价健脾益气摄血方治疗效果；造模及分组药物干预后，摘眼球取全血，不抗凝，制备待测血清，取相应组织器官，制备检查标本，以 ELISA 法和免疫组织化学法检测血清、肠组织、脑组织中的转化生长因子 −β1（TGF-β1）、 γ 干扰素（IFN-γ）、白细胞介素 –4（IL-4）、免疫球蛋白 A（IgA）、β– 内啡肽（β-EP）、5– 羟色胺（5-HT）、血管活性肠肽（VIP）、去甲肾上腺素（NE），探讨健脾益气摄血方调控 ITP 模型小鼠免疫网络机制。

结果：①文献理论研究。基于传统中医理论，首次提出了"脾主统血"藏象理论内涵不仅仅是脾脏对血液统摄作用的狭义概念，还应当涵盖"生血""行血""裹血""止血"四种生理与病理变化过程的广义概念，其对指导临床实践具有重要意义。②治疗效果评价。通过健脾益气摄血方干预 ITP 模型小鼠，实验结果如下。造模后各造模组小鼠血小板计数、游泳时间低于正常组，差异有统计学意义（P < 0.05），白细胞计数高于正常组，差异有统计学意义（P < 0.05）。实验结束时，游泳时间、体温、体重、进食量各组比较，组间差异无统计学意义（P > 0.05）。健脾益气组、泼尼松组血小板计数高于模型对照组，差异有统计学意义（P < 0.05）；血红蛋白含量、白细胞计数、血小板分布宽度各组间比较，差异无统计学意义（P > 0.05）。模型对照组、健脾益气组胸腺指数高于正常对照组，差异有统计学意义（P < 0.05）；泼尼松组与正常对照组比较，差异无统计学意义（P > 0.05）；模型对照组、泼尼松组、健脾益气组脾脏指数高于正常对照组，差异有统计学意义（P < 0.05），泼尼松组低于模型对照组，差异有统计学意义（P < 0.05）。研究结果证明，健脾益气摄血方、泼尼松均有提升 ITP 模型小鼠外周血小板计数作用且效果相似，健脾益气摄血方对 ITP 小鼠免疫器官有一定的调节作用。③免疫网络调控效应研究。我们在免疫性血小板减少症基础研究的常用的一般免疫指标的基础上，选择了部分与机体免疫反应或免疫过程有一定关联性的神经递质或血管活性物质为免疫网络效应的研究指标，以研究健脾益气摄血方的免疫网络调控效应。一般免疫指标检测结果如下。TGF-β1 检测：实验各组小鼠血清 TGF-β1 含量组间比较，无统计学意义（P > 0.05）。IFN-γ 与 IL-4 检测：与正常对照组比较，模型对照组、泼尼松组 IFN-γ 含量升高，而健脾益气组较正常对照组、模型对照组降低，差异有统计学意义（P < 0.05）；模型对照组、健脾益气组 IL-4 含量低于正常对照组，泼尼松组 IL-4 含量高于模型对照组，差异有统计学意义（P < 0.05）；模型对照组 IFN-γ/IL-4 比值高于正常对照组，泼尼松组、健脾益气组低于模型对照组，差异有统计学意义（P < 0.05），但与正常对照组比较，差异无统计学意义（P > 0.05）。IgA 检测：模型对照组、健脾益气组血清中 IgA 含量高于正常对照组，而泼尼松组含量低于模型对照组，差异有统计学意义（$P < 0.05$）；与正常对照组比较，模型对照组、泼尼松组小鼠肠道 IgA 含量降低，与模型对照组比较，健脾益气摄血组 IgA 含量高，差异有统计学意义（$P < 0.05$）。模型小鼠血清免疫网络指标检测果结如下。β-EP 检测：与正常对照组比较，模型对照组小鼠血清 β-EP 含量升高；与模型对照组比较，健脾益气组含量降低，差异有统计学意义（$P < 0.05$）。5-HT 检测：与正常对照组对照，模型对照组 5-HT 含量降低，差异有统计学意义（$P < 0.05$）；与模型对照组比较，泼尼松组、健脾益气组含量上升，其中泼尼松组与模型对照组差异有显著统计学意义（$P < 0.01$），健脾益气组与模型对照组差异有统计学意义（$P < 0.05$）。VIP 检测：与正常对照组比较，模型对照组 VIP 含量降低；与模型对照组比较，泼尼松组、健脾益气组 VIP 含量有明显回升，差异有统计学意义（$P < 0.05$）。NE 检测：与正常对照组比较，模型对照组、泼尼松组、健脾益气组小鼠血清 NE 含量升高，差异有统计学意义（$P < 0.05$）。模型小鼠肠组织免疫网络指标检测结果如下。β-EP 检测：模型对照组小鼠肠道 β-EP 含量低于正常对照组，健脾益气组小鼠肠道 β-EP 含量高于模型对照组，差异有统计学意义（$P < 0.05$）。5-HT 检测：模型对照组小鼠肠道 5-HT 含量低于正常对照组，健脾益气组 5-HT 含量高于正常对照组，差异有统计学意义（$P < 0.05$）；与模型对照组比较，泼尼松组、健脾益气组含量明显升高，差异有统计学意义（$P < 0.05$）。VIP 检测：模型对照组小鼠肠道 VIP 低于正常对照组，健脾益气组 VIP 含量高于模型对照组，差异有统计学意义（$P < 0.05$）。NE 检测：健脾益气组小鼠肠道 NE 含量高于模型对照组，差异有统计学意义（$P < 0.05$）。模型小鼠脑组织免疫网络指标检测结果如下。β-EP 检测：经统计学处理，各组间含量比较差异无统计学意义（$P > 0.05$）。5-HT 检测：经统计学处理，各组间含量比较差异无统计学意义（$P > 0.05$）。VIP 检测：与模型对照组比较，健脾益气组含量降低，差异有统计学意义（$P < 0.05$）。NE 检测：泼尼松组含量较模型对照组升高，差异有统计学意义（$P < 0.05$）；其余各组间含量比较差异无统计学意义（$P > 0.05$）。

结论：①通过文献研究，丰富了脾藏象中"脾主统血"理论内涵，首次提出了"脾主统血"的广义概念，认为"脾主统血"是对"脾"与"血"关系的综合概念，即包括"生血""行血""裹血"和"止血"的丰富内涵。②基于"脾主统血理论"，通过中医药治疗免疫性血小板减少症文献分析，确立"健脾益气摄血"治则是免疫性血小板减少症主要治疗原则之一。③能有效提升 ITP 模型小鼠外周血小板计数，提升效果与泼尼松类似。④检测了 ITP 模型小鼠 TGF-β1、IFN-γ、IL-4 与 IgA 等整体免疫指标，证实了健脾益气摄血方对 ITP 模型小鼠的整体免疫状态具有调控效应，在肠道免疫中也发挥了一定的作用。⑤首次在研究中医药治疗 ITP 的效应机制中，选择了与机体免疫反应或免疫过程有一定的关联性的神经递质或血管活性物质作为检测指标，并证实健脾益气摄血方对 β-EP、5-HT、VIP、NE 含量有调控效应，体现了健脾益气摄血方的免疫网络调控效应。

关键词：从脾论治；健脾益气摄血方；免疫网络调控；免疫性血小板减少症

消癌平注射液影响化疗导致骨髓毒性反应的探索性临床研究

（李　潇　2013 级博士）

目的：基于"毒瘀骨髓""祛瘀生新"理论以及中药乌骨藤的功能主治，观察消癌平注射液对化疗导致骨髓毒性反应（外周血象）的影响。

方法：采用随机开放、平行对照、多中心竞争入组试验方法，各临床单位严格按照试验方案规定的诊断、疗效标准与操作规范，通过拆信封随机法将符合入选标准的中晚期肺癌、胃癌化疗患者随机分组，并进行为期 21 天的治疗与观察。研究者在入组当天和治疗第 7、14、21 天对受试者进行访视，采集可供有效性和安全性评价的各种试验数据，填写在病例观察表中，并将 CRF 表中各种试验数据录入数据库，由第三方进行统计学分析。

结果：基于消癌平注射液原药材乌骨藤具有解毒、活血、止血功效，我们在设计临床试验方案时，将血小板计数及其参数、出血改善情况作为主要观察指标，将血红蛋白系列、白细胞系列作为次要观察指标，将心、肝、肾功能作为安全性指标。临床试验资料统计的主要阳性结果如下。①主要指标变化。总体病例血小板计数及其参数变化：访视点 4、访视点 4 - 基线，试验组与对照组比较，经 t 检验，差异有统计学意义（$P = 0.012$、0.022）；访视点 2 - 基线试验组与对照组血小板压积比较，经 t 检验，差异有统计学意义（$P = 0.049$）；剔除肿瘤高凝（$PLT > 400 \times 10^9/L$）后血小板计数敏感性分析结果显示，访视点 4、访视点 4 - 基线，试验组与对照组比较，经 t 检验，差异有统计学意义（$P = 0.011$、0.017）。分层病例血小板计数及其参数变化：不同瘤种血小板计数统计结果显示，肺癌患者访视点 4、访视点 4 - 基线，试验组与对照组比较，经 t 检验，差异有统计学意义（$P = 0.002$、0.012）。胃癌患者两组比较，未显示阳性结果；有放疗与无放疗病史患者访视点 4、访视点 4 - 基线，试验组与对照组比较，经 t 检验，差异有统计学意义（$P = 0.012$、0.022、0.012、0.024）。提示消癌平注射液防治化疗后血小板减少不受放射治疗的影响；既往有化疗史患者访视点 4、访视点 4 - 基线两组病例血小板计数组间比较，经 t 检验，差异有统计学意义（$P = 0.002$、0.009）；访视点 4 两组病例血小板分级稳定率组间比较，经 χ^2 检验，差异有统计学意义（$P = 0.024$），而既往无化疗史患者未观察出现阳性结果。②次要指标变化。血红蛋白系列：总体病例统计，血红蛋白含量、血红蛋白含量治疗前后差值、红细胞计数、红细胞计数治疗前后差值、血红蛋白相关参数、血红蛋白分级稳定率、红细胞计数分级稳定率各关键访视点（访视点 2、访视点 4）试验组与对照组组间比较，差异无统计学意义（$P > 0.05$）；分层病例统计，按照瘤种血红蛋白含量统计结果显示，肺癌患者访视 4 两组病例血红蛋白值组间比较，经 t 检验，差异有统计学意义（$P = 0.033$），胃癌两组比较，差异无统计学意义（$P > 0.05$）；按照有无化疗史统计结果显示，有化疗病史患者访视 2 两组血红蛋白差值（访视点 2- 基线）组间比较，经 t 检验，差异有统计学意义（$P = 0.041$）。白细胞系列：白细胞与中性粒细胞总体分析结果显示，访视 2、访视 2- 基线、两组病例组间比较，经 t 检验，差异有统计学意义（$P = 0.032$、0.026）；访视 2 两组病例中性粒细胞计数组间比较，经 t 检验，差异有统计学意义（$P = 0.009$）；按照瘤种白细胞计数统计结果显示，访视点 2 胃癌两组病例比较，差异有统计学意义（$P = 0.042$），肺癌两组病例比较，差异无统计学意义（$P > 0.05$）。③安全性指标变化：通过心、肝、肾功能检测结果显示，应用消癌平注射液后心脏酶 AST 异常分级稳定率，试验组为 100%，对照组为 88.24%，两组病例组间比较，经 χ^2 检验，差异有统计学意义（$P = 0.015$）。其他检测指标两组比较，差异无统计学意义（$P > 0.05$）。

结论：①消癌平注射液具有防治肺癌、胃癌化疗后血小板下降的效果，且不受既往放疗史影响。肺癌、有化疗史患者是应用消癌平注射液防治化疗后血小板减少的最佳人群。②消癌平注射液具有防治肺癌、胃癌患者化疗后白细胞下降的效果，在胃癌化疗后白细胞减少的防治中更具有优势。③消癌平注射液在舒缓肺癌、胃癌患者化疗血液学毒性的同时，并不增加化疗对心、肝、肾的毒性反应，同时具有降低化疗后 AST 的效果。

关键词：骨髓毒性反应；化学治疗；消癌平注射液；中晚期恶性肿瘤

基于脑－肠轴平衡理论研究脾主统血调控机制

（陈　科　2014级博士）

目的：以"脾主统血"脏象理论为指导，通过基础实验结合临床试验深入探讨"脾不统血证"与脑－肠轴功能指标相互关系，明确"脾主统血"调控机制和物质基础，借以发展与创新"脾主统血"理论，丰富科学内涵，指导出血病症治疗。

方法：①文献研究。通过联机检索与手工分检两种方式，检索"脑－肠肽进展研究""脾不统血""脾虚证"文献，加以系统整理与分析，探讨脑－肠肽相关因子生物学特性研究以及脑－肠肽相关因子与"脾不统血"证相关研究，明确"脾主统血"与脑－肠肽内在关系及研究进展，为本研究提供指导价值。②基础研究。通过免疫造模法（GP-APS）对 160 只雌雄各半的 BALB/c 小鼠建立 ITP 动物模型。造模成功后，从 160 只小鼠尾静脉取血，按照血小板计数随机分为正常对照组、模型对照组、泼尼松组、非从脾论治组、健脾益气组、健脾益气摄血组、健脾温阳摄血组、归脾汤组 8 组，每组 20 只，造模第 8 天开始各组均按 0.1 ml / 10 g 体积药物灌胃干预，每天 1 次，共 8 天。观察指标如下。止血相关指标：在造模前、造模后 2 天、造模后 8 天、造模后 12 天、造模后 15 天动态监测小鼠外周血血小板计数和血小板分布宽度、出血程度分级并记录。通过动态监测各组小鼠外周血血象、出血程度分级，评价健脾益气摄血方止血效果，探索"从脾论治"止血机制；脑－肠肽指标：实验结束后，摘眼球取全血，不抗凝，制备待测血清，以 ELISA 法检测各组小鼠血清 VIP、5-HT、β-EP，探讨不同治则对脑－肠肽功能指标的影响，进一步探索脑－肠轴与脾不统血证的内在关系。③临床研究。健脾益气摄血方对脑－肠肽相关因子影响：采用中央随机对照、多中心临床试验方法，将符合纳入标准的 ITP 患者通过中央随机分为健脾益气摄血方组、健脾益气摄血方联合泼尼松组、泼尼松组 3 组。健脾益气摄血方组（A 组）服用北京康仁堂药业有限公司生产的中药配方颗粒（黄芪、党参、茯苓、白术、阿胶、茜草、炙甘草），每次 1 袋，每日 2 次；泼尼松组（C 组）泼尼松首次剂量按 1 ~ 1.5 mg / kg / d，早 8 点顿服，治疗期间有效者可减量。健脾益气摄血方联合泼尼松组（B 组）的健脾益气摄血配方颗粒和泼尼松用量用法同前。治疗 21 天统计相关治疗结果。对比各组不同访视点的外周血小板分度评分、出血分度评分及脑－肠肽指标差异，观察益气健脾摄血方对 ITP 患者血液脑－肠轴功能指标影响，探讨脑－肠肽相关因子与提升患者外周血小板计数、止血疗效的相关性。异病同证脑－肠肽相关因子比较：将同时符合免疫性血小板减少症、功能性子宫出血、消化道肿瘤疾病诊断和脾统血证诊断入选病例标准的患者，进行风险与收益交流，当患者充分知情后，纳入临床试验，同时纳入正常人对照研究。入组当天，采集患者外周血，按 ELISA 法，检测血清 VIP、5-HT、β-EP。通过对异病同证出血性疾病患者脑－肠肽相关因子比较性研究，探讨脾主统血理论的物质基础。

结果：①文献研究结论。基于文献研究，发现脑－肠肽（BGP）是具有激素和神经递质双重作用的重要功能因子，脑－肠轴可通过神经－内分泌网络调控脑－肠肽相关因子刺激胃肠道功能和免疫功能。而脑－肠肽相关因子与脾虚证存在密切关系，当脾气虚时，脑－肠肽相关因子在中枢神经系统和外周的含量会出现上升或下降。通过益气健脾的方法治疗干预后，上述脑－肠肽含量会逐渐恢复到正常水平。②基础实验结果。外周 PLT 计数结果：在造模前各组小鼠 PLT 计数无统计学差异（$P > 0.05$），说明基线齐，各组数据具有可比性；在 ITP 造模后第 2、8、12 天（给药第 4 天），各组小鼠 PLT 计数显著低于正常对照组，差异有统计学意义（$P < 0.05$）；造模后第 15 天（给药第 7 天），与 ITP 模型对照比较，泼尼松组、健脾益气组、健脾益气摄血组、健脾温阳摄血组、归脾汤组小鼠 PLT 计数明显升高，差异差异有统计学意义（$P < 0.05$）。非从脾论治组小鼠 PLT 计数略有升高，差异无统计学意义（$P < 0.05$）；泼尼松组与正常对照组小鼠 PLT 计数比较，无统计学意义（$P > 0.05$）；其他各组与正常对照组比较均有统计学意义（$P < 0.05$）。血小板分布宽度结果：血小板分布宽度比较，各组间小鼠 PDW 在造模前和造模后第 2、8、12、15 天比较差异均无统计学意义（$P > 0.05$）。出血程度分级结果：造模后各组出血程度分级比较，各组出血程度分级分布无差异（$P > 0.05$），基线齐平，各组具有可比性。给药后第 6 天，各模型组在药物干预第 6 天出血程度分级存在差别。各药物干预组与 ITP 模型对照组进一步统计比较，泼尼松组、健脾益气组、健脾益气摄血组、健脾温阳摄血组、归脾汤组出血程度分级均降低，差异有统计学意义（$P < 0.05$）。非从脾论治组与 ITP 模型对照组比较无统计学差异（$P > 0.05$）。给药后第 8 天，各模型组出血程度分级分布存在差别。各药物干预组与 ITP 模型对照组进一步统计比较，泼尼松组、非从脾论治组、健脾益气组、健脾益气摄血组、健脾温阳摄血组、归脾汤组出血程度分级均降低，差异有统计学意义（$P < 0.05$）。脑－肠肽指标结果：β-EP、5-HT、VIP 组间比较，差异均有统计学意义（$P < 0.05$）。β-EP 比较：与正常对照组比较，ITP 模型对照组 β-EP 含量明显升高，差异有统计学意义（$P < 0.05$）；与 ITP 模型对照组比较，健脾益气摄血组 β-EP 含量下降，差异有统计学意义（$P < 0.05$）；其他各组与 ITP 模型对照组比较，差异均无统计学意义。5-HT 比较：与正常对照组比较，ITP 模型对照组 5-HT 含量明显降低，差异有统计学意义（$P < 0.05$）；与 ITP 模型对照组比较，泼尼松组、非从脾论治组、健脾益气组、健脾益气摄血组、健脾温阳摄血组、归脾汤组各组 5-HT 含量均升高，且差异有统计学意义（$P < 0.05$），其中泼尼松组 5-HT 含量均升高最明显。VIP 比较：正常对照组与 ITP 模型对照组比较，无统计学意义（$P > 0.05$）；与 ITP 模型对照组比较，泼尼松组 VIP 含量明显升高，有统计学意义（$P < 0.05$）；而健脾温阳摄血组 VIP 含量明显降低，差异有统计学意义（$P < 0.05$）；其他各组与 ITP 模型对照组比较无统计学意义。③临床研究结果。健脾益气摄血方对脑－肠轴功能指标影响如下。外周血小板分度评分值：三组治疗后外周血小板分度评分值组间比较，差异具有统计学意义（$P < 0.05$）。各组间两两比较，A 组与 B 组比较，差异具有统计学意义（$P < 0.05$）；A 组与 C 组比较，差异具有统计学意义（$P < 0.05$）。出血分级评分值：第 7 天与第 1 天出血分级评分值比较，A 组、B 组差异均具有统计学意义（$P < 0.05$）。第 14 天、第 21 天

分别与第 1 天出血分级评分值比较，三组差异均有统计学意义（$P < 0.05$）。脑 - 肠肽指标：治疗前后 β-EP 测定值比较，A 组、B 组差异均有统计学意义（$P < 0.05$）；三组治疗前后 VIP 测定值比较，差异有统计学意义（$P < 0.05$）；治疗后较治疗前的变化值组间比较，差异有统计学意义（$P < 0.05$），其中，A、B 两组分别和 C 组两两比较，差异有统计学意义（$P < 0.05$）。异病同证脑 - 肠轴功能指标比较性：4 个组组间比较 5-HT、VIP、β-EP 差异均有统计学意义（$P < 0.05$）；功血、消化道肿瘤、血小板减少患者 5-HT、VIP、β-EP 检测值均较正常人下调，但 ITP 患者 5-HT 检测值较其他三组显著上调，VIP 检测值较正常人明显下调；两两比较，消化道肿瘤患者与正常人比较，5-HT、VIP、β-EP 检测值下调明显，差异有统计学意义（$P < 0.05$）；功血患者与消化道肿瘤患者比较，VIP、β-EP 检测值下调明显，差异有统计学意义（$P < 0.05$）；ITP 患者与正常人、功血患者及消化道肿瘤患者比较，5-HT、VIP 检测值下调明显，差异均具有统计学意义（$P < 0.05$）；β-EP 检测值比较中，ITP 患者较功血患者有所下调，差异有统计学意义（$P < 0.05$）。

结论：①健脾益气摄血方是在"脾主统血"理论下，根据"从脾论治"的原则拟定的方药，以益气健脾、摄血止血为基本治则而立。通过基础实验和临床试验证实，健脾益气摄血方能够有效提高脾不统血型 ITP 患者血小板计数，改善出血症状，疗效与泼尼松相近，有一定的临床推广意义。②健脾益气摄血方可能通过脑 - 肠轴之间的神经内分泌网络系统调节 β-EP、5-HT、VIP 水平，激活止血机制，而这一调节过程在泼尼松发挥止血效果前。说明脑 - 肠轴可能是"脾主统血"生理功能调节的靶器官，而脑 - 肠肽则是"脾主统血"功能调节的重要物质基础。③血液神经递质在同属"脾不统血证"的不同疾病中表达各异。其中，VIP、β-EP 表达水平下调在非免疫性疾病具有共性特征，而 5-HT 在免疫性疾病，特别是出血性免疫疾病中其表达水平升高，具有明显的个性特征，其与血小板功能状态有一定关系，也可能是一种有利于止血的保护机制。

关键词：脾不统血；脑 - 肠轴；免疫性血小板减少症；血管活性肠肽；五羟色胺；β- 内啡肽

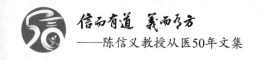
温阳活血治则改善晚期胃癌血凝象的
临床探索性研究

（施 怡 2014级博士）

目的：采用中央随机、多中心临床试验方法，按照药物临床试验管理规范（Good Clinical Practice，GCP），选择血凝指标、中医证候（症状）评分、生活质量评分等观察指标，综合评价新加良附颗粒治疗晚期胃癌凝血指标异常患者的临床疗效。

方法：按照试验方案规定的诊断、疗效标准与操作规范，通过中央随机系统将符合入选标准的晚期胃癌凝血指标异常患者随机分组，并进行为期21天的临床治疗。研究者在入组治疗第7天（访视2）、第21天（访视4）对受试者进行访视，采集可供有效性评估的各种试验数据，填写病例观察表（CRF），并将CRF表中各种试验数据录入数据库，最后进行统计学分析。

结果：①观察病例数。依据临床试验方案规定的纳入病例标准，从2013年7月至2015年8月，全市共7家三级甲等医疗单位通过竞争入组方法，共筛选符合入组标准的受试者180例（入组病例数已达到计划书确定的入组病例数）。其中，试验组120例，对照组60例。经反复核对临床试验资料并排除了多种相关干扰因素后，进入FAS分析集患者180例（试验组120例，对照组60例）；脱落30例，进入PPS分析集患者150例（试验组102例，对照组48例）。②血凝指标变化。虽然血凝各项指标在关键访视点 – 基线差值的两组间总体比较，差异无统计学意义（$P > 0.05$），但血凝单项指标有明显改变，分析结果如下。凝血酶原时间试验组、对照组访视4与基线值比较均较前延长，经t检验，差异有统计学意义（$P < 0.01$），FAS、PPS分析集结果一致；凝血酶原比率FAS分析集显示，试验组访视2、访视4与基线比较，差异有统计学意义（$P < 0.05$），PPS分析集试验组访视4与基线比较，较前升高，差异有统计学意义（$P < 0.05$）；凝血酶原百分比活动度试验组访视4与基线比较，较前降低，差异有统计学意义（$P < 0.001$），FAS、PPS分析集结果一致；凝血酶原国际标准化比值试验组、对照组访视4与基线比较，均较前升高，差异有统计学意义（$P < 0.01$），FAS、PPS分析集结果一致；

试验组访视2治疗后与基线比较，纤维蛋白原差异有统计学意义（$P < 0.05$）；对照组访视2与基线比较，D-二聚体较前升高，有统计学意义（$P < 0.01$），FAS、PPS分析集结果一致。上述结果表明，试验组（新加良附颗粒）对凝血酶时间、凝血酶原比率、凝血酶原百分比活动度、凝血酶原国际标准化比值、纤维蛋白原、D-二聚体均有一定改善效果。推测随着治疗时间的延长，其治疗效果会更加明显。③中医证候指标。FAS、PPS分析集的中医证候总积分试验组访视2、访视4与基线比较，差异有统计学意义（$P < 0.01$）；访视2、访视4与基线总积分两组间比较，差异有统计学意义（$P < 0.01$）。说明在改善中医证候总积分上试验组优于对照组。④单项症状指标。FAS集统计结果显示，访视点2-基线（皮下瘀斑、肢体麻木）组间比较，差异具有统计学意义（$P < 0.05$）；访视点4-基线（面色晦暗、体倦乏力、机体疼痛、皮下瘀斑、肌肤甲错、肢体麻木、头目眩晕）组间比较，差异有统计学意义（$P < 0.05$）。PPS集分析结果与FAS分析集一致。表明试验组（新加良附颗粒）在改善面色晦暗、体倦乏力、机体疼痛、皮下瘀斑、肌肤甲错、肢体麻木、头目眩晕单项症状方面优于对照组。⑤血常规观察结果。对照组访视2与基线比较，白细胞计数升高，差异有统计学意义（$P < 0.05$）；试验组访视2与基线比较，血小板计数降低，差异有统计学意义（$P < 0.05$），对照组访视2与基线比较，血小板计数降低，差异有统计学意义（$P < 0.05$）。⑥生活质量评分。FAS、PPS集经秩和检验，试验组生活质量评分变化与基线比较，差异有统计学意义（$P < 0.01$）；对照组生活质量评分变化与基线比较，差异无统计学意义，生活质量的改善作用优于对照组。

结论：新加良附颗粒能够部分改善血凝指标，且能够明显提高晚期胃癌血凝象异常患者中医证候疗效，改善面色晦暗、体倦乏力、机体疼痛、皮下瘀斑、肌肤甲错、肢体麻木、头目眩晕、精神抑郁等单项症状，显示了中医药特色和优势。基于临床试验结果，可以认为温阳益气活血为主要治则的新加良附颗粒能够有效地改善晚期胃癌患者凝血象异常，此结果可进一步完善并推广应用于临床。

关键词：凝血异常；晚期胃癌；温阳活血；新加良附颗粒

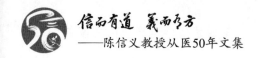
基于巨噬细胞生物学特性研究经典古方抗裸鼠移植胃癌效应机制

（岳立云 2014级博士）

目的：研究经典古方在体内、体外实验中通过肿瘤相关巨噬细胞对人胃癌 MGC-803 细胞增殖及皮下移植瘤的影响。

方法：①体外实验。检测经典古方对人胃癌 MGC-803 细胞毒性及增殖抑制作用；PMA 诱导人白血病细胞 THP-1 和人淋巴瘤细胞 U937 向巨噬细胞分化，并用 LPS 和 IL-4 分别激活为 M1 型和 M2 型巨噬细胞，再用 ELISA 检测不同表型巨噬细胞 IL-10 和 IL-12p70 分泌情况；将不同表型的巨噬细胞和 MGC-803 细胞共培养，检测其对 MGC-803 细胞的影响；检测经典古方对巨噬细胞表型的影响。②体内实验。建立裸鼠胃癌皮下移植瘤模型；将造模一周后的裸鼠分为三批，每批分为对照组、中药低剂量组和中药高剂量组三组，三批分别给予大黄黄连泻心汤、附子理中丸、六神丸灌胃，连续灌胃 28 天，期间测量裸鼠体重及皮下移植瘤瘤径；裸鼠麻醉后取材，测量瘤重及肿瘤长径和短径，计算抑瘤率；通过免疫组化法检测肿瘤组织及瘤旁组织中 HIF-1α、IL-4、IL-10、IL-12、MCP-1、TGF-β1、TNF-α 的表达；通过 Western Blot 检测肿瘤组织中 Arg-1 和 iNOS 的表达。

结果：①体外实验。经典古方对 MGC-803 细胞均有毒性作用，大黄黄连泻心汤浓度 ≤ 50 μg/ml，附子理中丸 ≤ 1000 μg/ml，六神丸 ≤ 100 ng/ml，48 小时后细胞存活率仍 > 80%；经典古方排除毒性作用对 MGC-803 细胞的增殖均有抑制作用，大黄黄连泻心汤浓度 ≥ 10 μg/ml，附子理中丸 800 ~ 1000 μg/ml 有效，六神丸为 100 ng/ml 有效；M1 型巨噬细胞较高表达 IL-12p70、低表达 IL-10，M2 型巨噬细胞较低表达 IL-12p70、高表达 IL-10，Mφ 型巨噬细胞介于两者之间，更倾向于 M1 型巨噬细胞；M1 型巨噬细胞抑制 MGC-803 细胞增殖，M2 型巨噬细胞促进 MGC-803 细胞增殖，Mφ 型巨噬细胞更倾向于 M1 型巨噬细胞，对 MGC-803 细胞增殖有轻度抑制作用；经典古方对巨噬细胞表型有一定影响，大黄黄连泻心汤促进不同表型的巨噬细胞分泌 IL-10，抑制其分泌 IL-12p70，六神丸与之作用相反，附子理中丸促进 Mφ、M1 型巨噬细胞分泌 IL-10，抑制其分泌 IL-12p70，但对 M2 型巨噬细胞作用相反。②体内实验。裸鼠一般情况随肿瘤负荷加重而变差，各批对照组在第 10 天出现精神不振，第 14 天部分裸鼠有脱肛现象，大黄黄连泻心汤、附子理中丸各剂量组与对照组基本一致，大黄黄连泻心汤初期可致裸鼠饮食减少、反应、活动降低，后可恢复，六神丸各剂量组裸鼠无明显精神不振现象，且裸鼠反应性、活动度增加；各组裸鼠体重、皮下移植瘤体积稳步增加，期间存在上下波动，但差异无统计学意义（$P > 0.05$）；大黄黄连泻心汤、附子理中丸、六神丸 3 批，每批按照低剂量组、高剂量组的顺序，各组抑瘤率分别为 -9.20%、-13.83%、30.54%、5.84%、12.96%、55.77%，仅附子理中丸低剂量组和六神丸高剂量组与其对应对照组间瘤重的差异有统计学意义（$P < 0.05$）；大黄黄连泻心汤、附子理中丸、六神丸 3 批，每批按照对照组、低剂量组、高剂量组的顺序，在各组肿瘤组织中 HIF-1α 的阳性表达率分别为 80.2%、69.3%、65.4%、75.6%、96.5%、98.8%、78.4%、60.3%、64.2%，与各批对照组相比，各中药剂量组的差异均有统计学意义（$P < 0.01$）；IL-4 的阳性表达率分别为 63.24%、63.7%、69.1%、67.7%、46.7%、41.1%、60.2%、46.0%、40.1%，与各批对照组相比，大黄黄连泻心汤高剂量组、附子理中丸、六神丸各剂量组的差异有统计学意义（$P < 0.01$）；IL-10 的阳性表达率分别为 76.3%、75.3%、76.5%、74.1%、75.9%、78.4%、78.7%、49.6%、51.9%，与各批对照组相比，六神丸各剂量组的差异有统计学意义（$P < 0.01$）；IL-12 的阳性表达率分别为 68.7%、68.4%、73.8%、62.2%、73.1%、78.4%、71.0%、80.4%、80.1%，与各批对照组相比，大黄黄连泻心汤高剂量组、附子理中丸、六神丸各剂量组的差异有统计学意义（$P < 0.05$）；MCP-1 的阳性表达率分别为 55.1%、56.9%、57.1%、54.6%、53.4%、53.2%、52.8%、70.2%、79.8%，与各批对照组相比，六神丸各剂量组的差异有统计学意义（$P < 0.01$）；TGF-β1 的阳性表达率分别为 52.0%、60.9%、69.4%、50.0%、51.4%、56.4%、51.3%、34.4%、30.3%，与各批对照组相比，附子理中丸高剂量组（$P < 0.05$）大黄黄连泻心汤、六神丸各剂量组（$P < 0.01$）的差异有统计学意义；TNF-α 的阳性表达率分别为 64.2%、63.9%、63.6%、60.9%、73.5%、76.2%、61.2%、65.8%、69.6%，与各批对照组相比，附子理中丸、六神丸各剂量组的差异有统计学意义（$P < 0.05$）；大黄黄连泻心汤、附子理中丸、六神丸 3 批，每批按照对照组、

低剂量组、高剂量组的顺序，在各组瘤旁组织中 HIF-1α 的阳性表达率分别为 69.6%、58.4%、37.0%、70.1%、61.5%、36.2%、71.3%、65.5%、75.8%，与各批对照组相比，大黄黄连泻心汤、附子理中丸、六神丸各剂量组的差异有统计学意义（$P < 0.05$）；IL-4 的阳性表达率分别为 34.5%、24.4%、20.1%、35.3%、22.2%、25.1%、32.3%、23.7%、25.4%，与各批对照组相比，各中药剂量组的差异均有统计学意义（$P < 0.01$）；IL-10 的阳性表达率分别为 47.0%、50.5%、42.9%、45.5%、31.4%、35.9%、43.5%、28.7%、29.7%，与各批对照组相比，附子理中丸、六神丸各剂量组的差异有统计学意义（$P < 0.01$）；IL-12 的阳性表达率分别为 38.3%、34.8%、35.8%、35.5%、31.5%、35.8%、41.7%、39.2%、54.2%，与各批对照组相比，六神丸高剂量组的差异有统计学意义（$P < 0.01$）；MCP-1 的阳性表达率分别为 37.2%、36.3%、42.9%、33.4%、43.5%、49.7%、40.9%、54.2%、53.9%，与各批对照组相比，大黄黄连泻心汤高剂量组、附子理中丸、六神丸各剂量组的差异有统计学意义（$P < 0.01$）；TGF-β1 的阳性表达率分别为 53.7%、43.8%、33.7%、58.2%、57.9%、53.1%、52.9%、43.3%、44.0%，与各批对照组相比，附子理中丸高剂量组、大黄黄连泻心汤、六神丸各剂量组的差异有统计学意义（$P < 0.05$）；TNF-α 的阳性表达率分别为 29.3%、29.8%、27.3%、31.8%、41.3%、48.6%、36.0%、41.1%、50.5%，与各批对照组相比，附子理中丸、六神丸各剂量组的差异有统计学意义（$P < 0.05$）；大黄黄连泻心汤实验中肿瘤组织中 Arg-1 的表达高于对照组，附子理中丸、六神丸肿瘤组织中 Arg-1 的表达低于对照组，六神丸肿瘤组织中 iNOS 的表达高于对照组。

结论：经典古方对 MGC-803 细胞均有毒性作用，且作用强度六神丸＞大黄黄连泻心汤＞附子理中丸；排除毒性作用经典古方对 MGC-803 细胞的增殖均有抑制作用，大黄黄连泻心汤和附子理中丸安全性较好；M1 型巨噬细胞抑制 MGC-803 细胞增殖，M2 型巨噬细胞促进 MGC-803 细胞增殖，Mφ 型巨噬细胞更倾向于 M1 型巨噬细胞，对 MGC-803 细胞增殖有轻度抑制作用。在体外实验中，大黄黄连泻心汤促进 M2 型巨噬细胞、抑制 M1 型巨噬细胞表达，六神丸与之作用相反，附子理中丸同时抑制 M1、M2 型巨噬细胞的表达；大黄黄连泻心汤、附子理中丸不能有效减轻肿瘤负荷，六神丸则有一定减轻肿瘤负荷的作用，且能兴奋中枢神经，提高裸鼠反应性及活动度；附子理中丸对裸鼠无明显毒性作用，大黄黄连泻心汤、六神丸对裸鼠有一定毒性作用，但作用不明显；大黄黄连泻心汤对胃癌皮下移植瘤无抑制作用，甚至可能有一定促进作用，附子理中丸、六神丸对胃癌皮下移植瘤有抑制作用，且附子理中丸低剂量抑制效果较明显，而六神丸对其抑制作用与剂量呈正相关；大黄黄连泻心汤促进肿瘤组织中 M2 型巨噬细胞的表达，在瘤旁组织中则抑制 M2 型巨噬细胞的表达，附子理中丸和六神丸在肿瘤组织和瘤旁组织中均能促进 M1 型巨噬细胞的表达，抑制 M2 型巨噬细胞的表达，且附子理中丸在肿瘤组织中的该作用更强，而六神丸在瘤旁组织中的该作用更强。经典古方对胃癌皮下移植瘤的不同抑制作用可能与其对于巨噬细胞表型的影响有关。

关键词：大黄黄连泻心汤；附子理中丸；巨噬细胞表型；六神丸；胃癌

中药穴位贴敷治疗奥施康定所致便秘的探索性临床研究

（邓海燕　2015 级博士）

目的：严格按照北京市卫生局科技计划课题要求（课题编号：QN2014-05），通过观察中药敷脐对奥施康定所致便秘的临床疗效，探索经济、方便、安全、有效治疗便秘的中医特色疗法。

方法：将 90 例服用奥施康定，伴有虚秘、实秘的肿瘤患者，随机分为治疗与对照两组。①实秘型：治疗组口服奥施康定同时，给予自拟中药通便散外敷神阙穴；对照组口服奥施康定同时，给予乳果糖口服液 20 ml，早晚各 1 次口服，连续用药 2 周为 1 个疗程。②虚秘型：治疗组口服奥施康定的同时，给予济川煎加减外敷神阙穴。对照组口服奥施康定同时，给予便通胶囊，每次 3 粒，每日 2 次口服，连续用药 2 周为 1 个疗程。用药期间出现大便次数增多（> 3 次 / 日），或出现 Bristol 大便性状标准中描述的稀水样便，应停药，若停药 2 天后大便恢复正常可继续用药观察，用药期间每超过 72 小时未排便者给予 0.9% 氯化钠 500 ml 清洁灌肠 1 次，继续用药观察，观察 1 个疗程评价疗效。

结果：共收集病例 94 例，根据中医辨证属于实秘患者 38 例，虚秘 56 例。按照设计方案，脱落 4 例，有 90 例病例资料可以较为完整地纳入统计处理。其中，实秘 38 例，虚秘 52 例。①实际临床疗效：首次排便中位时间治疗组为 14 小时，对照组 12 小时，两组间比较，差异无统计学意义。24 小时内起效者，治疗组为 17 例（89.43%），对照组为 18 例（94.74%）；24～48 小时起效者，治疗组为 1 例（5.26%），对照组为 1 例（5.26%）；48～72 小时起效者治疗组为 0 例（0），对照组为 0 例（0）；超过 72 小时者治疗组为 1 例（5.26%），对照组为 0 例（0）。组间比较，差异无统计学意义。便秘改善情况比较，治疗组显效 3 例（15.79%），有效 8 例（42.11%），无效 8 例（42.11%），对照组显效 4 例（21.05%），有效 10 例（52.63%），无效 5 例（26.32%）。两组比较，差异无统计学意义。观察期间大便总次数比较，治疗组平均大便次数 7.6（s = 1.5）次，对照组 8.6（s = 2.2）次，两组间比较，差异无统计学意义。故两组患者便秘改善程度相当。对于生活质量及中医症状，两组均无明显改善，考虑与观察周期较短，症状改善不明显有关。②虚秘临床疗效：首次排便中位时间分别为治疗组 16 小时，对照组 18 小时。两组比较，差异无统计学意义。服药后 24 小时内起效者，治疗组为 21 例（80.77%），对照组为 19 例（73.08%）；24～48 小时起效者，治疗组为 3 例（11.54%），对照组为 3 例（11.54%）；48～72 小时起效者治疗组为 0 例（0），对照组为 0 例（0）；超过 72 小时者治疗组为 2 例（7.69%），对照组为 4 例（15.38%）。两组比较，差异无统计学意义。便秘改善情况比较，治疗组显效 2 例（7.69%），有效 17 例（65.38%），无效 7 例（26.92%）；对照组显效 1 例（3.85%），有效 15 例（57.69%），无效 10 例（38.46%）。两组比较，差异无统计学意义。治疗组平均大便次数 7.8（s = 1.9）次，对照组 5.2（s = 1.6）次，两组间比较，差异有统计学意义，治疗组优于对照组。中医症状改善情况，治疗组临床痊愈 0 例，显效 0 例，有效 5 例，无效 21 例；对照组临床痊愈 0 例，显效 0 例，有效 0 例，无效 26 例。两组比较，差异有统计学意义。治疗组生活质量（评分）变化值为 65.5（s = 11.5），对照组为 39.2（s = 31.7），两组间比较，差异有统计学意义。③不良反应：各组患者均有恶心、呕吐发生，经判定与奥施康定密切相关。X 例腹泻症状与服用乳果糖相关。治疗组共有 3 例患者发生皮肤过敏反应，表现为脐部皮肤发红，瘙痒，换用纱布后均未再发生瘙痒，考虑患者对贴膜存在过敏而非对中药本身过敏。

结论：按照辨证施治方法，奥施康定所致便秘属于实秘患者，治疗组与对照组疗效相似；虚秘患者中药敷脐可明显改善大便次数与临床症状，提高患者生存质量，且副作用小，给药途径便捷。

关键词：中药；穴位贴敷；奥施康定；便秘；临床研究

益髓颗粒剂去骨髓增生异常综合征甲基化研究

（高　宠　2015 级博士）

骨髓增生异常综合征是一组恶性克隆性血液病。该病发病过程缓慢，以贫血、出血及感染为主要临床特征。同时，在发病过程中，具有向急性髓系白血病转化的风险。通过长期临床观察发现，骨髓增生异常综合征临床证候虚实并见，错综复杂。多数患者起病隐匿，病情缠绵，病程较长，临床多见疲乏无力、心悸气短、面色萎黄，或见午后颧红、五心烦热、咽干舌燥，皮肤瘀斑、瘀点，舌淡红，少苔，脉细等"气阴两虚，血瘀内阻"的症状。因此，"气阴两虚，血瘀内阻"是贯穿于骨髓增生异常综合征发病全程的主要病机，故临床可采用"益气养阴活血"的治疗原则。

骨髓增生异常综合征的现代发病机制较为复杂，是多种因素综合作用的结果。其中，DNA 异常甲基化及 Wnt/β-catenin 信号通路异常活化与骨髓增生异常综合征的发生、发展及预后密切相关。既往研究表明，骨髓增生异常综合征患者 Wnt 信号通路抑制因子高甲基化是导致 Wnt 信号通路异常激活的重要原因。尽管去甲基化药物治疗骨髓增生异常综合征疗效已得到认可，临床总反应率较常规治疗已明显提高，但在总生存时间上并无明显优势，而且还会出现明显的不良反应。课题组前期临床实践发现，骨髓增生异常综合征患者经益气养阴活血法组成的"益髓颗粒剂"治疗后，可明显改善患者临床症状，稳定和 / 或升高外周血象，并能改善和 / 或舒缓去甲基化药物导致的不良反应。此外，基础研究表明，益髓颗粒剂具有调节机体免疫、血清 TGF-β 及 C-myc 表达等综合作用。因此，课题组基于前期临床与基础研究结果，提出"益髓颗粒剂治疗骨髓增生异常综合征效应机制与去甲基化相关"的科学假说。为验证这一假说，我们以 Wnt 信号通路为主线，以 SKM-1 细胞皮下荷瘤裸鼠为研究对象，试图阐明益髓颗粒剂治疗骨髓增生异常综合征的潜在效应机制，并为临床推广应用提供基础研究依据。

目的：通过腹腔注射环磷酰胺，裸鼠皮下种植 SKM-1 细胞，建立骨髓增生异常综合征荷瘤裸鼠模型。以益髓颗粒剂为干预药物，设立不同实验组，观察药物干预后 Wnt 信号通路中相关基因及蛋白变化，探讨益髓颗粒剂治疗骨髓增生异常综合征的潜在效应机制。

方法：通过腹腔注射环磷酰胺，裸鼠皮下种植 SKM-1 细胞，建立骨髓增生异常综合征荷瘤裸鼠模型，并设立模型组、阳性药物组、益髓颗粒剂高剂量组、益髓颗粒剂中剂量组、益髓颗粒剂低剂量组。应用流式细胞仪检测移植瘤细胞免疫表型；分组后除模型组不予药物治疗外，阳性药物组按 0.5 mg / kg / d 的剂量给予裸鼠腹腔注射地西他滨，连续给药 5 天；益髓颗粒剂高、中、低剂量组均按 0.2 ml / 10 g / 天体积药物灌胃干预 14 天。第 15 天实验结束后，脱颈处死裸鼠，剥离各组移植瘤，称重，计算抑瘤率和生存期；采用 BSAS、Real-time PCR、Western Blot、免疫荧光方法检测 Wnt 信号通路相关基因或蛋白表达量。

结果：①移植瘤的生物学特性检测。流式细胞术免疫学分析结果：$CD33^+$ 的细胞约占单个核细胞的 90.3%，$CD13^+$ 的细胞约占单个核细胞的 53.1%，$CD11b^+$ 的细胞约占单个核细胞的 53.6%，$CD4^+$ 的细胞约占单个核细胞的 74.5%，HLA-DR 的细胞约占单个核细胞的 56.0%，该结果与人 MDS 细胞株 SKM-1 主要特性相符。②干预效果观察。体重：益髓颗粒剂各实验组与模型组比较，差异无统计学意义（$P > 0.05$）；阳性药组与各组比较，差异均有统计学意义（$P < 0.05$）。肿瘤体积：益髓颗粒剂各实验组与模型组比较，差异无统计学意义（$P > 0.05$）；阳性药组与模型组比较，差异有统计学意义（$P < 0.05$）。肿瘤抑制率：阳性药、益髓颗粒剂高、中、低剂量组抑瘤率分别为 56.64%、50.69%、26.97%、23.78%；高剂量组、阳性药组瘤重与模型组比较，差异有统计学意义（$P < 0.05$）。小鼠生存时间：益髓颗粒剂高剂量组平均生存时间为 36.71 天，生命延长率为 45.2%，与模型组、阳性药组比较，差异有统计学意义（$P < 0.05$）。③效应机制研究。BSAS 检

测结果显示，阳性药组、益髓颗粒剂高剂量、中剂量组的 SFRP5 基因平均甲基化表达水平均低于模型组（$P < 0.01$）；阳性药组、益髓颗粒剂高剂量、中剂量组 SFRP5 基因平均甲基化表达水平均低于益髓颗粒剂低剂量组（$P < 0.05$）。Real-time RCR 检测结果显示，阳性药组及益髓颗粒剂高、中、低剂量组 DNMT1 mRNA 表达水平均低于模型组（$P < 0.05$）；阳性药组及益髓颗粒剂高、低剂量组 SFRP5 mRNA 表达水平均高于模型组（$P < 0.05$）；阳性药组、益髓颗粒剂高剂量组 β-catenin mRNA 表达水平均低于模型组（$P < 0.05$）；阳性药组、益髓颗粒剂高剂量组 C-myc mRNA 表达水平均低于模型组（$P < 0.05$）；阳性药组及益髓颗粒剂高、中、低剂量组 CyclinD1 mRNA 表达水平均低于模型组（$P < 0.05$）。Western Blot 检测结果显示，阳性药组及益髓颗粒剂高、中剂量组 DNMT1 蛋白表达水平均低于模型组（$P < 0.05$）；阳性药组及益髓颗粒剂高、中剂量组 SFRP5 蛋白表达水平均高于模型组（$P < 0.05$）；阳性药组及益髓颗粒剂高、中、低剂量组 Wnt3a 蛋白表达水平均低于模型组（$P < 0.05$），益髓颗粒剂高剂量组抑制 Wnt3a 蛋白表达能力高于益髓颗粒剂低剂量组（$P < 0.05$）；阳性药组及益髓颗粒剂高、中剂量组 β-catenin 蛋白表达水平均低于模型组（$P < 0.05$），益髓颗粒剂高、中、低剂量组两两比较，差异有统计学意义（$P < 0.05$）；阳性药组、益髓颗粒剂高剂量组 C-myc、CyclinD1 蛋白表达水平均低于模型组（$P < 0.05$），阳性药抑制 C-myc、CyclinD1 蛋白表达能力高于益髓颗粒剂中剂量组（$P < 0.05$）。免疫荧光法检测结果显示，阳性药组、益髓颗粒剂高、中、低剂量组 Wnt3a 蛋白表达水平均低于模型组；阳性药组及益髓颗粒剂高、中、低剂量组 β-catenin 蛋白表达水平均低于模型组。

结论：①通过腹腔注射环磷酰胺，裸鼠皮下种植 SKM-1 细胞，建立的骨髓增生异常综合征荷瘤裸鼠模型，具有成瘤率高、动物存活时间长的特点，是探讨药物治疗骨髓增生异常综合征机制的理想模型工具。②益髓颗粒剂能抑制 SKM-1 细胞皮下移植瘤增殖，延长荷瘤裸鼠生存期。③调控 DNA 甲基化和 Wnt/β-catenin 信号通路可能是益髓颗粒剂治疗骨髓增生异常综合征的重要疗效机制。

关键词：DNA 甲基化；DNA 甲基转移酶；骨髓增生异常综合征；Wnt/β-catenin 信号通路；益髓颗粒

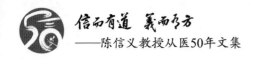
脂质体纳米颗粒包裹缬草酸抗肝癌作用及
相关机制研究

（韩　睿　2015级博士）

肝癌是世界上第五大常见肿瘤，也是癌症相关死亡的第三大原因。在美国及亚太地区，其发病率近年来皆呈现上升趋势。该病发病隐匿、进展快、死亡率高；失去根治机会（手术切除或肝移植）的晚期患者通常能接受的有效治疗手段十分有限，虽然近年免疫治疗药物、靶向药等新型药品也获得不错的研究进展，但目前肝癌依然缺乏有效的内科治疗手段。中药具有多靶点、多效应、不易产生耐药性、安全有效等优点，因此，中医药有效单体的应用在肝癌内科治疗方面备受关注；另外，阳离子脂质体纳米颗粒靶向递送技术药物在肝癌治疗中的运用亦日渐成熟，其与中药有效成分合用治疗癌症的方法也逐渐成为新的研究思路。

目的：①体外实验。研究中药缬草主要成分缬草酸在多种肿瘤细胞及部分正常细胞中的增殖抑制作用，同时比较所选脂质体纳米颗粒包裹缬草酸对各种细胞的递送作用，评价所选纳米颗粒的安全性；基于缬草酸结构预测的相关功能，进一步开展相关细胞研究，再通过对多个公共数据库数据及实验手段分析，寻找相关抗肿瘤通路及靶点，初步探索缬草酸相关抗肿瘤机制。②体内研究。建立稳定的含有荧光酶基因的肝细胞癌细胞系，继而建立具有生物发光活性的肝癌移植瘤裸鼠模型，用于阳离子脂质体纳米颗粒包裹缬草酸复合体治疗荷瘤鼠的研究，通过动态观察移植瘤小鼠全身肿瘤成像、小鼠一般状态及生存率，初步研究药物有效性及安全性。

方法：①体外实验。采用MTS实验研究缬草酸及纳米材料包裹缬草酸对多种肿瘤细胞系及部分相应正常细胞的增殖抑制作用及相应抑制率和IC_{50}，筛选缬草酸及包裹缬草酸的优势肿瘤病种，继而运用划痕实验、transwell侵袭实验、集落成形实验及三维球状形成实验综合判断缬草酸对优势肿瘤病种的综合抑制能力；运用化学3D结构成像网站工具制作缬草酸结构图像（http://www.chemspider.com）继而通过化学成分功能预测网站（http://www.swisstargetprediction.ch）预测其生物功能，运用HDAC Activity Colorimetric试剂盒以确认功能预测结果；运用以 CaspACETM Assay System 评价缬草酸对肝癌细胞 CASP-3 活性的影响以判断 VA 抑制 HDAC 后的促凋亡作用；根据全基因分析实验和 IPA 实验，验证 HADC 与 CASP3 变化结果，同时分析 HDAC/CASP3 相关凋亡通路找到关键基因，同时根据 Oncomine dataset 及 Kaplan-Meier 公共数据库数据分析，得出与 HDAC 相关的 E2F1/3 两个基因表达与临床肝癌病人发病及预后的负相关性，继而用 RT-PCR 方法探索缬草酸对数个凋亡关键基因的影响，并综合评价 VA 对肝癌细胞凋亡的影响；同时运用 GENT 公共数据库结合全基因分析和 RT-PCR 实验，初步探索部分基因在全身各器官的表达情况及其与 VA 抑瘤作用的关系，为进一步研究提供理论数据。②体内实验。运用已培养稳定的含有荧光酶基因的肝细胞癌细胞系 SNU-449 及 Hep3B，混合一定比例的 Matrigel，运用本团队首创的经皮穿刺建立原位肝癌移植瘤小鼠模型法，建立具有生物发光活性的荷瘤鼠模型，待第 15 天成模稳定后随机分为治疗组（脂质体包裹的缬草酸复合物尾静脉注射）与对照组开始治疗，每周用 IVIS 荧光成像系统记录小鼠体内肿瘤图像及相应荧光值，记录体重及一般情况，绘制生存曲线。

结果：①体外实验。不同浓度缬草酸对实验所用的所有肿瘤细胞系均有抑制作用，抑制率随浓度升高而升高，呈明显量效关系，尤其对肝癌细胞（人肝癌细胞系 Hep3B、人肝癌细胞系 SNU-449、人肝母细胞瘤细胞系 HepG2）及人非霍奇金淋巴瘤细胞系 Farage 抑制作用较强，对正常肝细胞抑制作用较弱。各浓度 LNP 对各细胞皆未呈现明显抑制作用，而 LNP 包裹 VA 后与游离 VA 相较，LV 对 Hep3b、SNU-449 及 TH1E-3 细胞的抑制率升高（$P < 0.05$），而 LV 对 HepG2 的抑制率较游离 VA 降低（$P < 0.05$）；与对照组相较，缬草酸对 Hep3b、SNU-449 及 HepG2 的迁移能力、集落克隆能力及侵袭能力均有显著的抑制作用（$P < 0.05$），缬草酸对 Hep3b、SNU-449 细胞的 3D 成形能力有显著的抑制作用（$P < 0.05$）。预测工具显示 VA 与 HDAC 有较高相互作用可能，且与对照组比较，缬草酸可显著抑制 Hep3b、SNU-449 及 HepG2 细胞 HDAC 的活性（$P < 0.05$）；与对照组比较，缬草酸可显著提高 Hep3b、SNU-449 及 HepG2 细胞 CASP3 的活性（$P < 0.05$）。全基因表达分析实验显示 SNU-449 细胞 *FABP1*、*SLCO1B3*、*SLC22A9*、*E2F3*、*Bcl-XL*、*Bak* 等基因的表达被 VA 显著调控（$P < 0.05$）；IPA 实验显示出 *HDACs*、*E2F1,3*、*Bcl-XL*、

Bak、*Bcl-2*、*Bax*、*Caspase* 等存在多通路联系（*P* < 0.05）。RT-PCR 发现 VA 干预下，*E2F1,3*、*Bcl-XL*、*Bak*、*Bcl-2*、*Bax*、*FABP1*、*SLCO1B3*、*SLC22A9* 基因表达在 SNU-449 细胞中的表达改变与全基因表达分析结果一致，并且基因表达的改变在 Hep3B 细胞中存在类似结果。KMP 生存曲线显示 *E2F1/3* 的表达分别与临床 HCC 患者的预后呈负相关（*P* < 0.001 及 P = 0.003），PCR 显示 VA 可抑制 *E2F1,3* 在 Hep3B 及 HepG2 细胞的表达（*P* < 0.05）。U133A 分析显示 *FABP1*、*SLC22A9*、*SLC01B3* 基因在肝正常及肝癌细胞中均高表达。②体内实验：两个细胞系中，对照组肿瘤信号均增长较快，与各治疗组相比，自给药第 21 天瘤体荧光值出现显著差异（*P* < 0.05）。两组细胞系 LV 组肿瘤生长缓慢，瘤体甚至可随时长缩小。SNU-449 治疗组小鼠从治疗一周后开始，瘤体荧光信号呈逐步缓慢下降趋势，而对照组小鼠瘤体影响信号则呈稳定上升趋势；其中 LV 组有 1 只小鼠信号持续较强，但在 7 ~ 21 天信号稳定。Hep3B LV 组小鼠从给药第 1 周，瘤体信号即呈现下降趋势，但在第 21 天信号有稍许增长，组内无明显差异；而 NC 组型号则显著增加，并且稳步上升。SNU-449 肝癌小鼠 NC 组在给药第 27、36、49、50 天分别死亡，而 LV 组小鼠第 39 天发现死亡 1 只，其余存活均超过 70 天；Hep3B 肝癌小鼠 NC 组在第 24 天严重腹水死亡 1 只、第 37 天死亡 2 只，剩余 1 只则在第 46 天死亡；相比干预组，1 只死于第 42 天，还有 1 只死于第 54 天，其余 2 只则均存活超过 70 天。

结论：①缬草酸对多种肿瘤细胞有抑制作用，尤其对肝癌细胞及 Farage 细胞抑制作用明显，对肝正常细胞抑制作用较弱，具有运用于肝癌治疗的潜力；对肝癌细胞有多重抑制作用，并可能具有抗肿瘤干细胞的潜力。②各浓度 LNP 对所测各种细胞均未出现明显抑制作用，体现出极高的安全性，且包裹 VA 后较游离 VA 对 SNU-449、Hep3B、THLE-3 细胞抑制率升高，而其他类型细胞抑制率降低或不变，显示出该 LNP 对肝正常细胞及肝细胞癌细胞极佳的靶向递送作用，也拓展了该 LNP 的运用范围。③缬草酸具有特异性作用于组蛋白去乙酰化酶 HDAC 的特点，可以通过抑制肝癌细胞 HDAC 活性以促进 CASP3 的活性进而诱导细胞凋亡，进而实现其抗肿瘤效果，认为其具有成为 HDACi 药物的潜力。④ E2F1、E2F3 与 HCC 患者发病及预后呈显著负相关关系，是预测 HCC 预后的重要指标和治疗靶点。VA 可显著抑制 E2F1/3 的表达，或可对 HDAC/E2F1/E2F3/CASP3 通路进行调控，同时通过 HDAC/Bcl-XL/

Bak/CASP3 通路以显著性调控 *Bcl-XL/Bak* 表达，进而促进细胞凋亡。⑤基于实验研究，补充中药缬草"入肝经"的中医理论。⑥缬草酸可通过抑制癌基因 *FABP1*、*SLCO1B3* 的表达抑制肝癌细胞的增殖。⑦LV 显著抑制裸鼠体内肝原位移植瘤的生长，延长小鼠生存期，表现出体内抗肝细胞癌的安全性和有效性。

关键词：凋亡；肝细胞肝癌；缬草；缬草酸；脂质体纳米材料

芪冬颐心口服液防治化疗心脏毒性及其改善心气虚证的研究

（祁 烁 2015 级博士）

目的：通过基础实验结合临床试验，深入探讨芪冬颐心口服液对恶性肿瘤患者化疗后心脏毒性的保护作用，明确其保护作用机制及物质基础，以及对化疗后心气虚证的改善作用，借以发展和创新化疗药物心脏毒性的中医药防治理论与内涵，指导中医药干预化疗药物心脏毒性临床应用。

方法：①基础研究。实验一：选取 90 只雄性 BALB/c 小鼠随机分为空白对照组、阿霉素模型组、右丙亚胺阳性药组、芪冬颐心口服液 10 ml/kg 剂量组（临床等效剂量）、芪冬颐心口服液 25 ml/kg 剂量组、芪冬颐心口服液 50 ml/kg 剂量组 6 组，每组 15 只。BALB/c 小鼠空白对照组及阿霉素模型组给予蒸馏水灌胃，芪冬颐心口服液各剂量组给予不同剂量的芪冬颐心口服液灌胃。给药 7 天后，右丙亚胺阳性药组腹腔注射右丙亚胺 200 mg/kg。一小时后除空白对照组外，其余 5 组均腹腔注射阿霉素 15 mg/kg，再饲养 14 天。观察指标如下。心功能相关指标：第 14 天监测实验各组小鼠超声心动图、心电图、心肌酶水平并记录。通过监测实验各组小鼠超声心动、心电图变化情况及心肌酶活性，评价芪冬颐心口服液对 ADM 心脏毒性心功能的保护作用；心肌细胞损伤及凋亡相关指标：造模第 14 天取小鼠心脏进行心肌组织 HE 染色、TUNEL 凋亡检测、心肌组织凋亡蛋白 Caspase3/9、Bcl-2、Bax 的 Western Blot 分析并记录，探讨芪冬颐心口服液对 ADM 心肌细胞损伤及凋亡的保护作用。实验二：选取 90 只 S180 荷瘤小鼠随机分为肿瘤对照组、阿霉素组（阿霉素

1 mg／kg）、芪冬颐心口服液 10 ml／kg 与阿霉素联合用药组、芪冬颐心口服液 25 ml／kg 与阿霉素联合用药组、芪冬颐心口服液 50ml／kg 与阿霉素联合用药组、阳性对照组（右丙亚胺 200 mg／kg）6 组，每组 15 只。正常对照组、阿霉素治疗组灌胃给予纯净水；芪冬颐心口服液各组灌胃给予不同剂量的芪冬颐心口服液；阳性对照组腹腔注射右丙亚胺 200mg／kg。连续给药 7 天停药，再注射阿霉素 12 天。观察指标如下。抑瘤率相关指标：第 7、9、12 天动态检测实验各组小鼠肿瘤长轴、短轴长度以及瘤重。通过动态检测小鼠肿瘤体积及重量变化，探讨芪冬颐心口服液对阿霉素抑瘤作用的影响；心功能相关指标：造模前、造模第 12 天监测实验各组小鼠超声心动图、心电图、心肌酶水平并记录。通过监测实验各组小鼠超声心动、心电图变化情况及心肌酶活性，评价芪冬颐心口服液对 ADM 心脏毒性心功能的保护作用；心肌细胞损伤及凋亡相关指标：第 12 天取小鼠心脏进行心肌组织 HE 染色、TUNEL 凋亡检测、心肌组织凋亡蛋白 Caspase3/9、Bcl-2、Bax 的 Western Blot 分析并记录，探讨芪冬颐心口服液对 ADM 心肌细胞损伤及凋亡的保护作用。②临床研究。采用中央随机对照、多中心临床试验方法，将符合纳入标准的恶性肿瘤化疗后心气虚证的患者通过中央随机分为芪冬颐心口服液组、生脉饮组。芪冬颐心口服液组（试验组）服用吉林通化白山药业股份有限公司生产的中成药芪冬颐心口服液（人参、麦冬、黄芪、茯苓、金银花、淫羊藿、紫石英、龟甲、生地、郁金、桂枝、丹参、炒枳壳），每次 2 支，每日 3 次。生脉饮组（对照组）服用同仁堂股份有限公司生产的中成药制剂生脉饮（党参、麦冬、五味子），每次 1 支，每日 3 次。干预 14 天统计相关治疗结果。对比不同访视点的心气虚证相关症候积分，观察芪冬颐心口服液对恶性肿瘤化疗后心气虚证相关指标的影响，探讨芪冬颐心口服液对恶性肿瘤化疗后心气虚证的改善作用。

结果：①基础研究。实验一：心功能指标研究结果如下。超声心动图：与阿霉素模型组比较，芪冬颐心口服液组呈给药剂量依赖性地提高左室横轴缩短率、心脏射血分数、舒张期左室容积；芪冬颐心口服液 50 ml／kg 组与模型组比较，差异有统计学意义（$P < 0.01$）；右丙亚胺组心功能水平升高，与模型组比较，差异有统计学意义（$P < 0.01$）。心电图：与阿霉素模型组比较，芪冬颐心口服液组呈剂量依赖性的降低心电图 S-T 段，增加心率，与模型组比较，差异有统计学意义（$P < 0.01$）；芪冬颐心口服液 50 ml／kg 组与右丙亚胺组比较，

差异有统计学意义（$P < 0.05$）。心肌酶：与阿霉素模型组比较，芪冬颐心口服液剂量依赖性地降低小鼠血清 LDH、CK、AST 检测值，差异有统计学意义（$P < 0.01$）；右丙亚胺组降低心肌酶活性优于芪冬颐心口服液各剂量组，差异有统计学意义（$P < 0.01$）。实验二：心功能指标研究结果如下。超声心动图：与阿霉素模型组比较，芪冬颐心口服液组呈给药剂量依赖性地提高左室横轴缩短率，心脏射血分数，舒张期左室容积及左室实际重量 LV Mass（AW）；芪冬颐心口服液 50 ml / kg 组与模型组比较，差异有统计学意义（$P < 0.01$）；右丙亚胺组心功能水平升高，与模型组比较差异有统计学意义（$P < 0.05$）。心电图：与阿霉素模型组比较，芪冬颐心口服液组呈剂量依赖性降低心电图 S-T 段，差异有统计学意义（$P < 0.01$）；右丙亚胺组显著降低心电图 S-T 段，与模型组比较，差异有统计学意义（$P < 0.01$）；实验各组对小鼠心率无影响。心肌酶：芪冬颐心口服液呈剂量依赖性地降低小鼠血清 LDH、CK、AST 检测值，两组比较，差异有统计学意义（$P < 0.01$）；芪冬颐心口服液 50 ml / kg 组降低 LDH、CK 作用优于右丙亚胺组（$P < 0.01$）。心肌细胞损伤及凋亡指标研究结果如下。TUNEL 检测：阿霉素可以诱导正常小鼠 / 荷瘤小鼠心肌细胞凋亡，芪冬颐心口服液剂量依赖性地减少心肌细胞凋亡数量。Western Blot 检测：阿霉素组凋亡蛋白 Caspase3/9 的表达显著增加，促凋亡蛋白 Bax 表达增加，抗凋亡蛋白 Bcl-2 表达降低；芪冬颐心口服液可以剂量依赖性地降低凋亡蛋白 Caspase3/9 的表达，增加抗凋亡蛋白 Bcl-2 的表达。抑瘤作用研究结果如下。第 12 天，阿霉素组小鼠肿瘤长轴、短轴长度明显下降，瘤重明显下降，与对照组比较，差异有统计学意义（$P < 0.01$）；芪冬颐心口服液 25 ml / kg 与阿霉素合用组、芪冬颐心口服液 50 ml / kg 与阿霉素合用组，小鼠肿瘤长轴、短轴、瘤重明显下降，与对照组、阿霉素组比较，有统计学意义（$P < 0.01$）。②临床研究。试验组组内单症候积分指标对比结果：试验组在用药后心悸、乏力、气短、汗出、失眠均有改善。乏力症状积分：访视点，后续访视点与基线对比，差异有统计学意义（$P < 0.01$）；汗出、失眠单症状积分统计，访视点二及访视点三与基线对比，差异有统计学意义（$P < 0.01$）；心悸、气短单症状积分统计，访视点三与基线对比，差异有统计学意义（$P < 0.01$）。组间单症候积分指标对比结果如下。单症候积分改善情况研究结果：气短、乏力、汗出单症状积分改善情况，试验组显著优于对照组，差异有统计学意义（$P < 0.01$）；失眠单症状积分改

善方面，试验组优于对照组，差异有统计学意义（$P < 0.05$）；心悸单症状积分改善方面，两组间无统计学差异（$P > 0.05$）；单症候有效性研究结果如下。乏力、汗出方面，试验组有效性显著优于对照组，差异有统计学意义（$P < 0.01$）；气短、失眠方面，试验组优于对照组，差异有统计学意义（$P < 0.05$）；心悸方面，两组间无统计学差异（$P > 0.05$）。组间总积分指标对比结果：两组间在基线及各访视点总积分无统计学差异（$P > 0.05$）；两组总积分改善情况无统计学差异（$P > 0.05$）。两组症候积分线性变化趋势分析结果：两组各单项症状积分、总积分，以访视时间为变化因素，均呈显著性下降趋势（$P < 0.01$）；气短、乏力积分变化曲线，两组间对比，具有统计学差异（$P < 0.05$）；心悸、汗出、失眠积分变化曲线，两组间对比，无统计学差异（$P > 0.05$）；两组总积分变化曲线，组间对比，具有统计学差异（$P < 0.01$）。安全性指标：试验组安全性指标试验前后对比，无统计学差异（$P > 0.05$）。

结论：①基础研究。芪冬颐心口服液对阿霉素具有增效减毒作用。芪冬颐心口服液可以剂量依赖性地改善阿霉素心脏毒性相关心功能减低［包括左室短轴缩短率（FS%），心脏射血分数（EF%），舒张期左室容积（LVVd）、左室实际重量（LV Mass）、收缩末期左室容积（LVVs）］、心电图异常（包括心率减慢、ST-T 段改变）、心肌酶升高（LDH、CK、AST）、心肌细胞损伤及凋亡（包括 Caspase3、Caspase9、Bcl-2、Bax 表达异常）；芪冬颐心口服液 50 ml / kg 组与右丙亚胺在阿霉素的心脏保护作用方面基本一致；芪冬颐心口服液与阿霉素联合应用，具有协同抑瘤作用，优于阿霉素单独应用。②临床研究。芪冬颐心口服液可以有效改善化疗药物心脏毒性相关心气虚证，对乏力症状改善效果最有效、快速，在 5 天内即具可见显著的改善效果；对气短、汗出、失眠、心悸的症状改善均具有显著效果。芪冬颐心口服液对于化疗后血小板计数方面具有潜在的改善作用。

关键词：抗肿瘤药物；芪冬颐心口服液；心气虚证；心脏毒性

健脾益气摄血方缓解 ITP 乏力症状与
线粒体功能关系研究

（王 佳 2016级博士）

乏力是原发性免疫性血小板减少症（immune thrombocyto penia，ITP）患者最痛苦的主诉之一，约 90% 的慢性 ITP 患者存在不同程度乏力症状。课题组在前期承担"973"项目研究中发现，基于"从脾论治"拟定的"健脾益气摄血方"可明显改善 ITP 患者乏力症状，调节免疫稳态，有效提升患者外周血小板计数（PLT），缓解出血倾向，证实了慢性 ITP 是健脾益气摄血方治疗的最佳优势病种。同时，我们在前期基础研究中还发现，健脾益气摄血方能够显著延长 ITP 小鼠负重游泳时间，提高出血斑马鱼模型运动速度，具有抗疲劳效应。为此，我们在后续研究中提出了"ITP 发病和导致患者乏力症状与线粒体能量代谢失衡密切相关"的理论假说。基于上述理论假说，本论文对原发免疫性血小板减少症乏力与线粒体功能相关性进行了探索性研究。

目的： 采用被动免疫造模法构建 ITP 小鼠模型，以健脾益气摄血方为干预药物，选择模型小鼠部分器官与组织，检测线粒体功能相关指标，探讨健脾益气摄血方缓解 ITP 乏力的机制。

方法： ①建立 ITP 动物模型。以被动免疫造模法，复制 90 只 BALB/c 小鼠 ITP 模型，造模成功后随机分为正常对照组、模型对照组、泼尼松组、健脾益气摄血中剂量组、健脾益气摄血高剂量组，每组 18 只。从造模第 8 天起，各组均按照 0.1 ml / 10 g 体积药物灌胃给药，每日 1 次，连续给药 8 天。②观察指标。有效性指标：动态观察各组小鼠活动状态；实验前、注射抗血小板血清（APS）第 8 天及实验结束当天，检测小鼠负重游泳时间；实验结束时小鼠体重与脏器指数；实验前和注射 APS 48 小时及第 4、8 天以及给药后第 4、8 天，检测 PLT、血小板分布宽度（PDW）、血红蛋白（Hb）及白细胞计数（WBC）。线粒体功能指标如下。ROS 含量检测：利用冰冻切片 ROS 检测试剂盒（O13）对各组小鼠脾脏组织进行活性氧含量检测；mtDNA 相对拷贝数检测：利用 qPCR 方法检测各组小鼠脾脏 mtDNA 相对拷贝数；ATP 含量检测：应用 ATP 含量检测试剂盒检测 ITP 小鼠结肠组织 ATP 含量。线粒体功能相关分子指

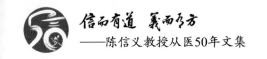
标：应用 qPCR 与 Western Blot 方法对 ITP 小鼠心、肝、脾、肺、脑、结肠和骨骼肌 SDHA，ClpP 和 LonP1 进行转录水平及翻译水平的检测。

结果：①有效性指标如下。负重游泳时间：注射 APS 前各组小鼠负重游泳时间无统计学差异（$P > 0.05$）。注射 APS 第 8 天，模型对照组、泼尼松组、健脾益气摄血各剂量组负重游泳时间明显短于正常对照组（$P < 0.01$）。实验结束时，各实验组负重游泳时间依然短于正常对照组（$P < 0.01$）；健脾益气摄血中、高剂量组明显长于模型对照组（$P < 0.01$）。体重及脏器指数如下。体重：实验结束后各组小鼠体重无统计学差异（$P > 0.05$）；脾脏指数：模型对照组、泼尼松组，健脾益气摄血中、高剂量组小鼠的脾脏指数明显大于正常对照组（$P < 0.01$）；用药各组脾脏指数明显小于模型对照组（$P < 0.05$）；肝脏指数：模型对照组、泼尼松组小鼠肝脏指数明显大于正常对照组（$P < 0.01$）；健脾益气摄血中、高剂量组肝脏指数明显小于模型对照组（$P < 0.05$，$P < 0.01$）；心脏指数：模型对照组、泼尼松组和健脾益气摄血中剂量组小鼠心脏指数明显大于正常对照组（$P < 0.05$）；各治疗组与模型对照组相比均无统计学差异（$P > 0.05$）；肺脏指数：仅泼尼松组小鼠肺脏指数明显大于正常对照组（$P < 0.05$）；肾脏指数：模型对照组和各用药组小鼠肾脏指数与正常对照组无统计学差异（$P > 0.05$）；结肠指数：健脾益气摄血中剂量组小鼠结肠指数明显大于正常对照组（$P < 0.05$）；脑指数：模型对照组小鼠脑指数明显大于正常对照组（$P < 0.05$）。外周血象变化如下。PLT：注射 APS 前各组小鼠 PLT 无统计学差异（$P > 0.05$）；注射 APS 第 4 天、第 8 天，各组小鼠 PLT 明显低于正常对照组（$P < 0.01$）；给药第 4 天，各组 PLT 仍低于正常对照组（$P < 0.01$），仅健脾益气摄血高剂量组 PLT 明显高于模型对照组（$P < 0.01$）；给药第 8 天，实验各组 PLT 仍低于正常对照组（$P < 0.01$）；泼尼松组，健脾益气摄血中、高剂量组 PLT 均高于模型对照组（$P < 0.01$）。其他血液指标：实验前以及各个观察时间点，各组小鼠外周血 PDW、Hb、WBC 组间比较，均未见统计学差异（$P > 0.05$）。②线粒体功能指标如下。ROS 含量检测：模型对照组、泼尼松组、健脾益气摄血中、高剂量组小鼠脾脏组织中 ROS 含量明显高于正常对照组（$P < 0.01$，$P < 0.05$，$P < 0.01$，$P < 0.01$）。泼尼松组、健脾益气摄血中、高剂量组 ROS 含量明显低于模型对照组（$P < 0.01$，$P < 0.05$，$P < 0.05$）。其中泼尼松组低于健脾益气摄血高剂量组（$P < 0.01$），高剂量组低于健脾益气摄

血中剂量组（$P < 0.05$）。mtDNA 相对拷贝数检测：各组小鼠脾脏组织 mtDNA 相对拷贝数均低于正常对照组（$P < 0.01$）。ATP 含量检测：与正常对照组相比，模型对照组、泼尼松组和健脾益气摄血中剂量组小鼠结肠组织 ATP 含量显著下降（$P < 0.01$）；健脾益气摄血高剂量组明显上升（$P < 0.01$）。各治疗组均显著高于模型对照组（$P < 0.01$）。其中，健脾益气摄血高剂量组显著高于泼尼松组和健脾益气摄血中剂量组（$P < 0.01$）。③线粒体功能相关分子指标如下。SDHA 表达检测：模型对照组 ITP 小鼠脾脏、心脏与脑组织 SDHA 蛋白表达高于正常对照组（$P < 0.05$）；泼尼松组、健脾益气摄血高剂量组脾脏 SDHA 蛋白表达明显低于模型对照组（$P < 0.05$）。蛋白检测结果与相应组织的转录水平检测结果基本相符合。各组肝脏、肺脏与骨骼肌 SDHA 在蛋白水平的表达无明显变化。模型对照组肝脏和骨骼肌 SDHA 的 mRNA 表达上调（$P < 0.05$），各治疗组 SDHA 的 mRNA 表达明显下调（$P < 0.05$）。ClpP 表达检测：模型对照组小鼠脾脏、心脏和骨骼肌 ClpP 蛋白表达明显高于正常对照组（$P < 0.05$）；各治疗组脾脏 ClpP 表达明显低于模型对照组（$P < 0.05$）。其中，泼尼松组、健脾益气摄血高剂量组脾脏组织 ClpP 表达下调至正常对照组水平；健脾益气摄血中、高剂量组骨骼肌 ClpP 表达下调至正常对照组水平；泼尼松组和健脾益气摄血高剂量组心脏 ClpP 表达低于模型对照组（$P < 0.05$）。这些蛋白检测结果在相应组织的转录水平检测中也得到了验证。LonP1 表达检测：模型对照组 ITP 小鼠脾脏组织 LonP1 表达明显低于正常对照组（$P < 0.05$）；泼尼松组与健脾益气摄血中剂量组明显高于模型对照组（$P < 0.05$）。其中，健脾益气摄血中剂量组脾脏 LonP1 表达上调至正常对照组水平。模型对照组心脏和骨骼肌 LonP1 表达明显高于正常对照组（$P < 0.05$）；健脾益气摄血中剂量组心脏 LonP1 表达下调至正常对照组水平；健脾益气摄血中剂量组和泼尼松组骨骼肌 LonP1 表达明显低于模型对照组（$P < 0.05$）。蛋白表达趋势与各自转录水平的检测结果基本一致。

结论：①健脾益气摄血方能显著延长小鼠负重游泳时间，改善 ITP 模型小鼠乏力症状。②健脾益气摄血方具有提升 ITP 模型小鼠外周血 PLT 计数（生血）与止血（摄血）效果。③脾位于中焦，为五脏调节之枢，健脾益气摄血方对 ITP 模型小鼠脾脏、肝脏指数具有明显的调控效应。④健脾益气摄血方可以降低小鼠脾脏 ROS 含量，提高结肠 ATP 水平，改善 ITP 小鼠的线粒体功能；

在被动免疫造模的应激条件下 ITP 小鼠大部分脏器和骨骼肌 SDHA，ClpP 和 LonP1 表达上调，而健脾益气摄血方可使相应脏器和骨骼肌 SDHA，ClpP 和 LonP1 表达下调，提示构成线粒体复合物 II 的 SDHA，以及线粒体关键蛋白酶 ClpP 和 LonP1 可能是健脾益气摄血方维护线粒体蛋白质稳态，改善线粒体功能的重要分子靶点。⑤ ITP 模型小鼠的脾脏、肝脏、心脏和骨骼肌组织对健脾益气摄血方有较好的治疗反应，可能是中医药治疗 ITP 以及改善乏力症状机制研究的优势脏器组织。

关键词：ClpP 蛋白酶；乏力；琥珀酸脱氢酶黄素蛋白亚基；健脾益气摄血方；LonP1 蛋白酶；线粒体功能；原发免疫性血小板减少症

博士后出站报告摘要

茶多酚抗肿瘤血管生成分子机制研究

（徐　力　2002级博士后）

原发和转移性肿瘤持续生长的先决条件是肿瘤本身能诱导新的血管生成。因此，把肿瘤新生血管作为靶点破坏，导致肿瘤细胞死亡来治疗肿瘤和抗肿瘤转移已成为近年来基础与临床研究的热点。定点清除肿瘤新生血管作为一种崭新的抗癌战略，是通过切断肿瘤赖以生长和转移的营养来源和迁移通道以发挥抗癌效应，其研究成果对拓展恶性肿瘤治疗途径具有极为重要的理论与临床价值。本课题是在国内研究茶多酚抑制肿瘤细胞生长、抗突变、诱导肿瘤细胞凋亡与分化效应基础上，以国外抗血管生成初步研究线索为背景，以茶多酚干预肿瘤血管生成研究为侧重点，进行茶多酚抗肿瘤血管生成分子机制研究。

检测药物对大鼠主动脉无血清培养形成微血管样结构影响是经典的抗肿瘤血管生成体外研究方法，但其实验结果与指导临床尚有较大差距。动物移植性肿瘤模型的建立为血管生成抑制剂研究提供了理想技术方法。我们在测定茶多酚对大鼠主动脉无血清培养形成微血管样结构影响，并证实茶多酚能抑制新生血管生成基础上，应用动物移植性肿瘤模型为研究对象，通过观察肿瘤抑制率以及测定肿瘤微血管密度（MVD）、血管内皮生长因子（VEGF）与金属蛋白酶组织抑制因子Ⅱ（TIMP-2）表达水平，以评价茶多酚抗肿瘤效应，并探讨其抗肿瘤血管生成分子机制。同时，在国内首次考察口服用药、局部注射、腹腔注射三种给药途径对肿瘤血管生成的影响。

通过本项研究证实，茶多酚有如下作用。①可明显抑制大鼠主动脉体外无血清培养的新生血管生成。②口服、局部与腹腔注射三种给药途径对S_{180}小鼠移植性肿瘤均有明显的抑制作用。③可明显减少S_{180}小鼠移植性肿瘤组织的微血管密度（MVD）。④可显著降低S_{180}小鼠移植性肿瘤血管内皮生长因子（VEGF）表达水平。⑤可增加S_{180}小鼠移植性肿瘤金属蛋白酶组织抑制因子

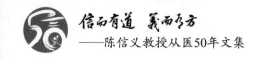
Ⅱ（TIMP-2）表达水平。

依据上述研究结果，结论认为，茶叶具有清头目，除烦渴，化痰，消食，利尿，解毒等功能。可治疗头痛、目昏、多睡善寐、心烦口渴、食积痰滞、疟、痢等病证。同时，茶叶也是人们喜爱的饮料之一，来源极其广泛，与我国人民的生活息息相关。本项研究结果表明，茶叶中的主要活性成分茶多酚除能够抑制肿瘤细胞生长、抗突变、诱导肿瘤细胞凋亡与分化外，还具有明显的抗肿瘤血管生成效应。这一创新性发现，为综合利用我国茶叶资源，研发抗肿瘤血管生成药物提供了可靠的研究依据。

关键词： 茶多酚；恶性肿瘤；肿瘤血管生成；肿瘤血管生成抑制剂

当归补血汤不同配比"补血"效应机制研究

（范　颖　2004级博士后）

以目前相关资料研究中所显示出的中、西医对其所涉及病证、治疗机制等存在着某些共性认识为契机，以当归补血汤的组方特点（剂量配比）和中、西医临床用其所治疗病证特点作为切入点，模拟人类贫血特点，在遵循原方剂主治功效的前提下，采用两种模型互参方式，从宏观、动态的观察到微观指标的检测，并选择与造血调控有密切关联的微观技术指标，全面评价当归补血汤最佳配比对不同类型贫血的治疗效果与疗效机制。在阐明其方剂组成、配伍的合理性、科学性的基础上，从中发现和发展当归补血汤的新用途、新组方，探索中西医结合蕴涵的内在规律及联系，为临床用药提供科学依据。

古今文献考证研究方法，梳理当归补血汤的源流衍化及发展，以便正确理解当归补血汤的配伍内涵，明确其配伍与效用、主治的内在联系；了解当归补血汤中黄芪与当归配伍比例的古今演化与运用过程中对该方的功效、所治病证的影响及其潜在规律。

采用均匀设计方法，并以抗贫血药效学指标对当归补血汤最佳剂量配比关系进行筛选与评价；通过均匀设计着重考察当归补血汤中药物剂量配比变化对药效的影响，揭示复方药效与组方各药味剂量之间的依赖关系，并最终获得"最优"复方。

通过两种不同类型贫血模型实验方法，考察当归补血汤中黄芪与当归不同剂量配比对"补血"作用的影响，以及其对不同类型贫血的疗效与机制，为临床合理运用提供科学的实验依据。

通过本研究证实，①黄芪与当归之比为1∶2时，具有较明显地提升外周血红细胞计数的作用；黄芪与当归之比为1∶1时，具有较明显地提升外周血白细胞计数的作用。②当归补血汤及其不同配比均对免疫器官具有保护作用。③当归补血汤及其不同配比均可促进骨髓细胞增殖与分化，改善骨髓造血功能。④当归、黄芪均具有"补血"作用，可能是通过调控不同造血因子促进骨髓造血。其中，黄芪主要是通过促进EPO生成而达到提升红细胞计数的作用，当归主要是通过增加IL-3的分泌，促进造血细胞增生，改善小鼠骨髓微环境，而达到提升红细胞计数的作用。⑤阿魏酸含量测定结果，芪归2∶5组＞当归组＞芪归3∶2组＞芪归10∶3组＞芪归4∶1组＞芪归5∶1组。⑥黄芩甲苷含量测定结果，黄芪组＞芪归2∶5组＞芪归3∶2组＞芪归10∶3组＞芪归4∶1组＞芪归5∶1组。⑦多糖含量测定结果，黄芪组＞当归组＞当归补血汤组＞芪归10∶3组＞芪归4∶1组＞芪归5∶1组。⑧芪归4∶1组、芪归5∶1组促进复合贫血肾组织EPO mRNA表达作用强。⑨芪归5∶1组对复合贫血、化疗贫血肾组织IL-6 mRNA表达作用均较优。⑩芪归4∶1组对复合贫血脾组织IL-3 mRNA表达作用最佳，芪归5∶1组对化疗贫血脾组织IL-3 mRNA表达作用明显。

基于以上研究结果，得出如下结论。①当归补血汤方中黄芪与当归不同剂量配比均具有"补血"作用，但其补血作用的侧重点有一定差异；并对不同类型贫血（失血性贫血、化疗性贫血）均有抗贫血作用。②当归补血汤不同配比可通过直接和/或间接途径，启动机体造血调控系统，直接或间接地刺激造血祖细胞增殖分化，进而调控机体造血，这也许是当归补血汤不同配比"补血"的分子生物学机制之一。③当归补血汤不同配比通过影响造血因子来调节血细胞的生长，这或许是当归与黄芪不同配比"补气生血"的现代生物学机理之一。

关键词：当归补血汤；剂量配比；补气生血；均匀设计

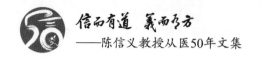
中医药伍用介入化疗治疗晚期 NSCLC
临床疗效研究

（樊庆胜　2012 级博士后）

目的：探讨中医药伍用介入化疗治疗晚期非小细胞肺癌（non-small cell lung cancer，NSCLC）的临床疗效，探索建立一个中西医结合治疗晚期 NSCLC 的临床治疗新模式。

方法：采用前瞻性随机对照的研究方法开展对晚期 NSCLC 的临床研究。患者入组时间为 2012 年 12 月 1 日至 2014 年 1 月 31 日，随访截止日期为 2014 年 11 月 30 日。所有患者均给予肺部影像学检查和原发病灶或转移病灶穿刺活检。将患者分为以下三组。研究组：微创介入治疗结合全身化疗 + 中药治疗，对照组Ⅰ：微创介入治疗结合全身化疗，对照组Ⅱ：常规全身化疗 + 中药治疗。化疗方案为 GP（吉西他滨 + 顺铂），用药方法为：注射用盐酸吉西他滨（Gemcitabine，GEM），1000 mg/m^2，D1，8，q21d，静滴；顺铂（顺氯氨铂，cisplatin，DDP），40 mg/m^2，D1，2，q21d，静滴。微创介入治疗结合全身化疗方案，化疗方案及药物剂量同上，第一天所有化疗药通过微创介入给药，其余药物同上依然通过静脉给药。中医治疗依据首都医科大学附属北京中医医院肿瘤科肺癌中医诊疗规范，在西医治疗的同时及随访期均给予中医治疗。共治疗 2 ~ 6 个周期。治疗第 2 个周期后对患者进行影像学、化验检查以及体质评价，评估肿瘤客观缓解情况，包括无进展生存期（progression-free survival, PFS），中位总生存期（median overall survival, mOS），生活质量（Quality of Life, QOL），ECOG（Eastern Cooperative Oncology Group，东部肿瘤协作组）评分标准，临床症状改善情况，体重，肿瘤标记物（CEA、CYFRA21-1 及 CA199），安全性指标等，每 1 个月随访 1 次，每 2 周期对患者进行病灶影像学检查以及化验检查，直至课题研究结束或患者死亡或退出。

结果：最终纳入统计分析的合格病例共计 106 例，确诊为肺鳞癌 42 例、腺癌 56 例、鳞腺癌 6 例、大细胞癌 1 例和未分化癌 1 例。研究组：微创介入治疗结合全身化疗＋中药治疗 33 例，对照组Ⅰ：微创介入治疗结合全身化疗 33 例，对照组Ⅱ：常规全身化疗＋中药治疗 40 例。三组患者中医证型以气阴两虚、痰湿邪毒多见，虚证的脏腑辨证中，证候靶位主要在肺，其次是脾，符合晚期 NSCLC 的中医发病特点。通过对三组患者 2～6 周期的治疗和治疗后 2 周期、4 周期的近期疗效比较，治疗后 4 周期研究组与对照组Ⅰ比较，$P < 0.05$，与对照组Ⅱ比较 $P < 0.05$，对照组Ⅰ与对照组Ⅱ比较 $P > 0.05$；PFS、mOS、1 年生存率等远期疗效观察，研究组治疗后 PFS 6.233 ± 2.385 月、mOS 12.0653 ± 0.4601 月、1 年生存率 63.64%，均在三组中最高。三组患者治疗后 4 周期 ECOG 评分，研究组与对照组Ⅰ比较，$P < 0.05$，研究组与对照组Ⅱ比较，对照组Ⅰ与对照组Ⅱ比较，$P > 0.05$。三组患者治疗后体重变化，治疗后 2 周期，三组间比较均为 $P > 0.05$；治疗后 4 周期，研究组与对照组Ⅰ比较，对照组Ⅰ与对照组Ⅱ比较 $P < 0.05$，研究组与对照组Ⅱ比较 $P > 0.05$。化验检查：治疗后白细胞均有下降，对照组Ⅰ前后比较下降明显 $P < 0.05$；对照组Ⅰ治疗后总胆红素下降明显，$P < 0.05$，血红蛋白、丙氨酸氨基转移酶、天冬氨酸氨基转移酶、血小板治疗前后无明显变化。不良反应：研究组与对照组Ⅰ比较消化道反应和骨髓抑制情况，$P < 0.05$，研究组与对照组Ⅱ，对照组Ⅰ与对照组Ⅱ比较 $P > 0.05$，说明给予中医药治疗能够减轻化疗药物的骨髓毒性和消化道反应，差异有统计学意义。

结论：中医药伍用介入化疗对晚期 NSCLC 的病情控制，及生存期的延长有一定效果，并且可减少西药治疗的周期数，起到减少疗程、增强效果的作用，并且对患者体力的恢复、生活质量的改善、白细胞和肝功能的保护、不良反应的减少均有重要价值。通过介入治疗准确杀伤原发病灶，全身化疗杀伤全身病灶，中医药调理机体机能，真正做到中西医的有机结合，这种方案可行性强，疗效好，可作为一种较理想的晚期 NSCLC 的治疗方式。

关键词：非小细胞肺癌；介入治疗；全身化疗；中西医结合治疗；疗效

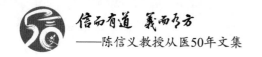
运用健脾生血理论指导胃癌贫血的临床治疗研究

（杨　璐　2013级博士后）

目的：以胃癌合并贫血患者为研究对象，对晚期胃癌贫血患者实施益中生血胶囊辅助治疗的中医干预治疗方案，通过对贫血程度、中医证候或症状、生活质量、血清 EPO 浓度、血铁三项等检测指标综合分析与总结，客观评价中医药治疗胃癌合并贫血的临床疗效，并制定易于推广应用的"晚期胃癌中医干预治疗方案"，为提高临床疗效提供支撑。

方法：采用多中心、前瞻性、实用性随机对照试验方法，按照试验方案规定的诊断、疗效标准与操作规范，通过中央随机系统将符合入选标准的晚期胃癌贫血患者随机分组，并进行为期 35 天的临床治疗。研究者在入组、治疗第14 天、治疗第 35 天对受试者进行访视，采集可供有效性和安全性评估的各种试验数据，填写病例观察表（CRF），并将 CRF 表中各种试验数据录入数据库，最后进行统计学分析。

结果：①观察病例数。从 2013 年 7 月至 2015 年 8 月，全市共有 6 家三级甲等中医医疗单位，1 家二级甲等中医医疗单位参加临床试验，共筛选胃癌合并贫血患者 192 例（入组病例数已达到计划书确定的入组病例数）。其中，益中生血胶囊治疗组 96 例，复方阿胶浆治疗组 48 例，空白对照组 48 例。经反复核对临床试验资料并排除了多种相关干扰因素后，进入 FAS 分析集患者 192例（益中生血胶囊治疗组 96 例，复方阿胶浆治疗组 48 例，空白对照组 48 例）。按照临床试验方案，脱落 37 例，进入 PPS 分析集患者 155 例（益中生血胶囊治疗组 78 例，复方阿胶浆治疗组 38 例，空白对照组 39 例），FAS、PPS 分析集符合北京市科委要求的 150 例病例数。②主要指标结果。血红蛋白及其参数：红细胞计数（RBC）、血红蛋白（Hb）、红细胞压积（HCT）、红细胞体积（MCV）各组治疗前与治疗后关键访视点（访视 3、访视 6）以及关键访视点减基线值比较，差异均无统计学意义（$P > 0.05$）；三组间血红蛋白及其参数比较，差异均无统计学意义（$P > 0.05$），FAS、PPS 结果一致。中医证候总分变化：三组病例访视 3、6 时中医证候总分相对基线的变化，经方差分析，组间有显著统计学差异（$P < 0.005$），FAS 与 PPS 结构一致；中医证候总分多

重比较，访视 3- 基线、访视 6- 基线比较，试验组与空白组、对照组与空白组相比，差异有统计学意义（$P < 0.05$）；对照组与试验组比较，差异无统计学意义（$P > 0.05$），FAS 与 PPS 结果一致。上述结果说明，益中生血胶囊、复方阿胶浆对中医证候均有改善效果。KPS 评分变化：三组病例生活质量评分比较，访视 3、基线、访视 6 三组相比，FAS、PPS 分析集差异均有统计学意义（$P = 0.029$，0.023；0.038，0.015）；多重分析结果的 FAS 分析集显示，访视 6 试验组与对照组比较，差异有统计学意义（$P = 0.012$），访视 3- 基线，试验组与对照组比较，差异有统计学意义（$P = 0.043$），对照组与空白组比较，差异有统计学意义（$P = 0.009$），访视 6- 基线，试验组与对照组比较，差异有统计学意义，（$P = 0.026$）；PPS 分析集结果显示，访视 6- 基线，试验组与对照组比较，差异有统计学意义（$P = 0.008$），试验组与空白组比较，差异有统计学意义（$P = 0.047$），访视 3- 基线，对照组与空白组比较，差异有统计学意义（$P = 0.012$），访视 6- 基线，试验组与空白组比较，差异有统计学意义（$P = 0.024$）。总体分析，益中生血胶囊、复方阿胶浆均能提高患者生活质量评分，随着治疗时间的延长，益中生血胶囊在改善患者生活质量评分方面更具有优势。③次要指标结果。通过总结分析，单项症状积分有变化，其他观察指标无变化。单项症状结果如下。面色萎黄：访视 3- 基线、访视 6- 基线，三组病例面色萎黄比较，差异有统计学意义（$P = 0.041$，0.022）；头目眩晕：访视 3- 基线、访视 6- 基线，三组病例头目眩晕比较，差异有统计学意义（$P = 0.023$，0.033）。食欲不振：访视 3- 基线、访视 6- 基线，三组病例食欲不振比较，差异有统计学意义（$P = 0.043$，0.003）；食后腹胀：访视 6- 基线，三组病例食后腹胀比较，差异有统计学意义（$P = 0.004$，0.004）。心慌心悸：访视 6- 基线，三组病例心慌心悸比较，差异有统计学意义（$P = 0.004$，0.004）。形体消瘦：访视 3- 基线、访视 6 与访视 6- 基线，三组病例形体消瘦比较，差异有统计学意义（$P = 0.016$，0.002，0.003）。大便不调：访视 6- 基线，三组病例大便不调比较，差异有统计学意义（$P = 0.040$）。上述统计结果表明，益中生血胶囊、复方阿胶浆均有改善面色萎黄、头目眩晕、食欲不振、食后腹胀、心慌心悸、形体消瘦、大便不调症状或体征效果。④临床疗效结果。贫血疗效：三组病例贫血疗效比较，经秩和检验，差异无统计学意义（$P > 0.05$），表明临床疗效相似。证候疗效：三组中医证候疗效判定：经秩和检验，三组治疗前后中医证候改善情况有显著统计学差异（$P < 0.05$）。三组中医证候疗效判定：经卡方分割，两两比较，治疗前后中医证候改善情况试验组与空白组比较，有显著统计学差异（$P < 0.05$）。总体分析表明，益中生血胶囊、复方阿胶浆均能提高证候疗效，经卡方分割，两两比较，益中生血胶囊较复方阿胶浆具有优势。体能评分疗效：按照 Glaxo 标准，经秩和检验，治疗前后三组病例 KPS 评分改善情况比较，差异有统计学意义（$P < 0.05$）；经卡方分割，两两比较，治疗前后 KPS 评分改善情况，差异无统计学意义（$P > 0.05$）。按照 WHO 标准，经秩和检验，治疗前后三组病例 KPS 评分改善情况比较，差异无统计学意义（$P > 0.05$）。⑤安全性指标结果。第 1、6 两个访视点，患者生化全套、尿与便常规与心电图检查结果显示，与对照组比较，除化疗药物导致的预期性不良反应外，益中生血胶囊、复方阿胶浆未出现特殊的不良反应。

结论：益中生血胶囊对中医证候总积分、患者体力状况与单项症状均有改善作用。没有实现提高贫血纠正或改善率的目标，分析可能有以下原因。①升血速度远低于实际消耗。②化疗导致的血液与骨髓造血功能抑制，在短时间内还不能有效改善。③探索预防胃癌贫血的发生或舒缓血色素下降速度的方法，可能较治疗更具有优势。④胃癌合并贫血需要长期的支持治疗。

关键词：健脾生血；胃癌；贫血；临床治疗

肿瘤相关抑郁症状发病率及高危因素研究

（郭天蔚　2014级博士后）

目的：通过问卷调查对肿瘤患者的情绪状态及相关因素进行评价，明确肿瘤患者情绪异常及抑郁症状的发生率及高危因素，为肿瘤相关抑郁的早期筛查和干预提供理论依据。

方法：在北京地区各医院肿瘤科病房及门诊发放调查问卷。调查问卷包含患者人口学及疾病相关信息，并采用医院用抑郁焦虑量表（Hospital Anxiety Depression Scale, HADS）评价情志及抑郁症状，生存质量核心文件（EORTC Quality of Life Questionnaire, QLQ-C30）评价生存质量，医学应对方式量表

（Medical Coping Modes Questionnaire, MCMQ）及社会支持量表（Social Support Rating Scale, SSRS）评价相关社会心理学因素。采用结构式方程模型（Structural Equation Model, SEM）对模型 I（肿瘤发病、生存质量、抑郁症状）以及模型 II（生存质量、抑郁症状、社会支持和应对方式）进行路径分析及中介效应评价。

结果：①本研究共回收有效问卷 251 份，肿瘤患者的情绪异常发生率为 45.82%，抑郁症状发生率为 31.87%。不同性别、年龄及就诊医院患者情志及抑郁症状发生率无显著差异（$P > 0.05$）。不同疾病诊断、化疗及疼痛情况患者抑郁症状发生率差异有统计学意义（$P < 0.05$）。②抑郁症状患者的生存质量各领域评分显著降低（$P < 0.05$），主观支持、支持利用度及社会支持总分显著低于无抑郁症状患者（$P < 0.05$）。抑郁症状患者的面对及屈服分显著高于无抑郁症状患者（$P < 0.05$）。③肿瘤发病、生存质量、抑郁症状的结构模型中，肿瘤原发病通过生存质量的中介作用对抑郁症状产生的间接效应系数为 0.158，肿瘤原发病对抑郁症状的直接效应系数为 0.010。肿瘤发病的测量模型中，疼痛评分的因子载荷量为 0.58。生存质量的测量模型中，躯体、疲倦、疼痛、食欲丧失和呕恶的因子载荷量为 0.74、-0.87、-0.73、-0.67 和 -0.61。④生存质量、抑郁症状、社会支持和应对方式的结构模型中，生存质量以社会支持和应对方式为中介变量对抑郁症状产生的间接效应系数分别为 -0.055 和 -0.0465，生存质量对抑郁症状的直接效应系数为 -0.46。生存质量对应对方式的直接和间接效应系数分别为 0.31 和 0.066。社会支持的测量模型中，主观支持的因子载荷量为 0.86，应对方式测量模型中屈服和应对的因子载荷量分别为 0.67 和 0.60。

结论：①肿瘤患者情绪异常及抑郁症状发生率较高，提示对肿瘤患者进行情绪状态评价及早期干预的必要性，应进一步进行多中心、大样本的流调研究以完善相关数据并构建情致障碍筛查模型。②存在抑郁症状的肿瘤患者生存质量明显下降，社会支持及应对方式显著改变，表明抑郁症状的产生是躯体症状、心理及社会学多因素共同作用的结果。③肿瘤原发病主要通过生存质量的中介效应作用于抑郁症状发生，疼痛在肿瘤原发病和生存质量评价中均具有重要意义。④社会支持、应对方式等对抑郁症状产生缓冲作用，应当重视多途径社会支持援助体系的建立，同时对肿瘤患者进行心理指导和健康教育，以降低抑郁症状发生率并提高患者生存质量。

关键词：肿瘤相关抑郁症状；临床筛查；高危因素

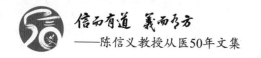
脾不统血所致免疫性血小板减少症
从脾论治的疗效研究

（张　玲　2014级博士后）

目的：通过规范的临床试验，验证不同干预方法（健脾益气摄血、健脾益气摄血联合泼尼松、泼尼松）改善"脾不统血证（脾气虚）"型免疫性血小板减少症（immune thrombocytopenia，ITP）患者症状与止血的疗效，观察临床用药的安全性，探索从脾论治 ITP 的效应机制，比较其疗效优势与特色，为临床推广应用提供依据。

方法：以最能体现"脾不统血"证候特征的 ITP 患者为研究对象，应用中央随机对照、多中心临床试验方法，纳入符合西医诊断与"脾不统血证（脾气虚）"标准的 240 例患者，按 3 : 3 : 2 分为健脾益气摄血组（试验组）90 例、健脾益气摄血联合泼尼松组（联合组）90 例、泼尼松组（西药组）60 例。疗程 21 天，每周访视 1 次，采集临床症状、出血情况、不良反应以及与疗效机制相关的血液神经递质、凝血因子、血小板功能与活化、淋巴细胞亚群、血小板相关抗体等指标数据，总结从脾论治改善 ITP 临床症状与止血的疗效及其效应机制。

结果：①主要疗效指标。三组经治疗后每次访视点的中医证候总分、体倦乏力评分、神疲懒言评分、食欲不振评分均较入组时降低（$P < 0.05$）。治疗 7 天后，试验组、联合组的食后腹胀症状开始较入组时减轻（$P < 0.001$）；治疗 14 天后试验组的食后腹胀症状改善最显著，而单纯西药组的改善较少（$P = 0.0090$），且疗效的出现晚于其他两组。经 7 天、14 天的治疗后，与联合组相比，试验组和西药组的神疲懒言评分改变均较明显，联合组的神疲懒言症状改善最显著，而单纯西药组的改善较少（$P = 0.0060$）。治疗 21 天后，与西药组相比，试验组和联合组的中医证候总分、体倦乏力评分均降低较明显，联合组的改善最显著，而单纯西药组的改善较少（$P < 0.05$）；治疗 7 天后，试验组、联合组的出血程度开始较入组时减轻（$P < 0.001$）。治疗 14 天后，三组的出血程度都较入组时减轻（$P < 0.001$）。西药组疗效的出现晚于其他两组。联合组、西药组经治疗后，每次访视点的血小板减

少程度均较入组时有所改善（$P < 0.05$）；试验组经 7 天、14 天的治疗后也有所改善（$P < 0.05$），但 21 天后略有回升。在各个访视点，联合组和西药组的评分都更优于试验组（$P < 0.05$），在末次访视点，联合组的评分最优，并与试验组差异明显（$P = 0.0050$）。②次要疗效指标。经治疗，试验组白细胞无明显起伏，西药组则是逐渐升高，甚至在第 14 天时均值达 $10.19 \times 10^9/L$，两组间差异较明显（$P = 0.0000$）；联合组在第 7 天时白细胞明显升高（$P = 0.0023$），随后逐渐回落；治疗 14 天后，联合组血红蛋白、西药组红细胞比容较入组时有所升高（$P<0.05$）。治疗 21 天后，联合组红细胞、血红蛋白、红细胞比容较入组时有所升高（$P < 0.05$），其中红细胞较入组时涨幅较大（$P < 0.001$），与试验组差异明显（$P = 0.0030$）；经治疗 7、14、21 天后，三组的血小板均有不同程度的升高（$P < 0.05$），但试验组的均值始终较其他两组低（$P < 0.05$）；在第 7、14、21 天时，试验组的增长趋势亦低于其他两组（$P < 0.05$）；到研究结束时，联合组的血小板测定值高于试验组（$P = 0.0074$）；入组时各组白细胞正常率均衡（$P > 0.05$），经治疗后西药组正常率较试验组越来越低（$P < 0.05$），联合组在第 7 天、第 14 天时正常率也一度低于试验组（$P < 0.05$），在治疗结束时有所恢复（$P = 0.1409$）。入组时联合组的血红蛋白、平均红细胞体积正常率低于其他两组（$P < 0.05$），经治疗后各组均衡（$P > 0.05$）。治疗 14 天后，试验组红细胞分布宽度正常者比西药组多（$P < 0.05$），联合组平均血小板体积正常者比其他两组多（$P < 0.05$）。经治疗 7、14、21 天后，三组血小板转为正常者均有所增多（$P < 0.05$），但以联合组、西药组为著，试验组进步相对不显；经 21 天治疗，试验组纤维蛋白原测定值较入组时下降（$P = 0.0191$），联合组凝血酶原时间较入组时有所下降（$P = 0.0130$）。西药组凝血酶原时间平均值比试验组小（$P = 0.0176$）。③探索性指标。试验组疗后 β- 内啡肽较入组时降低（$P < 0.001$），联合组则是升高（$P < 0.001$）。三组疗后血管活性肠肽均有不同程度的下降（$P < 0.05$），西药组与其他两组相比下降尤为明显（$P < 0.05$）；血小板 CD41、CD61 在疗前疗后均无组内或组间差异（$P > 0.05$）。试验组经治疗后 $CD4^+CD25^+Treg$ 升高（$P = 0.0256$），联合组则是降低（$P < 0.05$）。此外其余各组各项淋巴细胞亚群的指标，疗前疗后均无组内或组间差异（$P > 0.05$）。在研究结束时，试验组的 $CD4^+T$ 细胞比例、

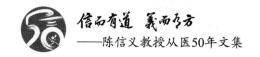
B 淋巴细胞比例正常者比联合组略多（ $P < 0.05$ ）；三组 PAIgG、PAIgA、PAIgM 各项测定值疗前疗后的组内或组间差异均无统计学意义（ $P > 0.05$ ）。④疗效判定：联合组相比西药组，在体倦乏力这一单项症状上获得了更为显著的治疗效果（ $P = 0.0113$ ）；试验组、联合组相比西药组，在证候疗效的显效率及有效率上表现更为突出（ $P < 0.05$ ）；三组止血疗效、血小板减少程度疗效，组间差异均无统计学意义（ $P > 0.05$ ）。

结论：据本研究结果可知，①健脾益气摄血方在改善"脾不统血"ITP 患者的脾（气）虚症状及出血症状上，疗效优于并早于单用泼尼松；联合用药优势更加明显，并且对泼尼松潜在的副反应有一定的缓解作用。②健脾益气摄血方具有一定的摄血与补血效应，推测可能的机制与其改善患者免疫功能（如升高 $CD4^+CD25^+$ 调节性 T 细胞），调节脑 - 肠轴的肽类神经递质（如降低血管活性肠肽）有关。

关键词：健脾益气摄血方；脾不统血；免疫性血小板减少症；细胞免疫；脑肠肽

附　录

一、党政职务

1968年9月—1972年9月：陕西省山阳县漫川中学共青团委副书记。陕西省山阳县漫川区（行政区）革委会委员。

1972年10月—1973年8月：陕西省山阳县漫川人民公社纸坊沟大队党支部书记兼民兵连连长。

1973年9月—1974年8月：陕西省山阳县漫川人民公社党委副书记（主管农业与乡村党建）。

1974年9月—1975年9月：北京中医学院中医系74届第2班党支部书记。

1976年10月—1978年3月：北京中医学院中医系74届第3班党支部书记。

1985年9月—1989年10月：北京中医学院东直门医院内、妇、儿科党支部书记。

1988年9月—1999年9月：北京中医药大学东直门医院大内科常务副主任、内科党支部书记。

1989年11月—2014年7月：北京中医药大学东直门医院医疗一总支部书记（副处级）。

1999年10月—2014年7月：北京中医药大学东直门医院大内科主任。

1996年9月—2014年7月：北京中医药大学东直门医院血液肿瘤科主任。

二、学术兼职

1996年9月—2012年10月：北京中医药大学东直门医院学位委员会委员、职称评定委员会委员，东直门医院学术委员会委员。

1997年6月—2021年6月：国家自然科学基金委员会评审专家。

1999年11月至今：国家药品监督管理局新药审评专家。

2010年9月—2014年10月：北京中医药大学学术委员会委员。

2000年7月—2023年12月：北京市科学技术奖励评审委员。

2009 年 8 月—2023 年 12 月：北京市保健专家库专家。

2002 年 8 月—2016 年 10 月：北京市东城区医疗事故技术鉴定专家。

2002 年 8 月—2019 年 10 月：北京市劳动鉴定委员会医疗专家。

2003 年 10 月—2021 年 10 月：北京市药品不良反应咨询专家。

2003 年 1 月至今：中华中医药学会科学技术奖评审专家。

2003 年 1 月—2018 年 10 月：学位与研究生教育评估专家库专家。

2004 年 8 月—2012 年 8 月：国家重点新产品计划网评专家。

2004 年 4 月至今：国家基本医疗保险药品目录审评专家。

2004 年 4 月至今：国家基本用药目录审评专家。

2005 年 12 月—2013 年 12 月：药品价格评审专家。

2005 年 10 月—2012 年 12 月：中国博士后科学基金评审专家。

2005 年 9 月—2019 年 1 月：科技部中小型企业创新项目审评专家。

2005 年 9 月—2018 年 10 月：科技部国际合作项目审评专家。

2006 年 10 月—2014 年 10 月：北京市中医药科技项目评审专家。

2006 年 2 月—2016 年 10 月：国家中医药管理局科技评审专家。

2008 年 10 月至今：国家中药品种保护审评专家。

2012 年 10 月至今：国家科技进步奖审评专家。

2015 年 5 月—2024 年 5 月：国家科技专家库专家。

2016 年 6 月—2016 年 10 月：科技部科技项目审评专家。

2016 年 8 月—2018 年 10 月：国家财政部预算评审中心科技专家。

三、学会任职

1996 年 9 月—2004 年 11 月：中华中医药学会肿瘤分会副主任委员。

2002 年 10 月—2010 年 10 月：中国中西医结合学会血液学专业委员会副主任委员。

2009 年 1 月—2013 年 10 月：世界疼痛协会中国癌痛专业委员会副主任委员。

2014 年 7 月—2022 年 11 月：中华中医药学会血液病分会主任委员。

2015 年 8 月—2023 年 8 月：中国民族医药学会血液病分会副会长。

2016 年 6 月—2022 年 10 月：世界中医药学会联合会癌症姑息治疗专业委员会副会长。

2016 年 9 月至今：世界中医药学会联合会肿瘤康复专业委员会副会长。

2016 年 10 月—2021 年 8 月：世界中医药学会联合会血液学专业委员会副会长。

2022 年 11 月至今：中华中医药学会血液病创新研究与转化平台主任。

2023 年 8 月至今：中国民族医药学会血液病分会会长。

2023 年 12 月至今：中国民间中医医药研究开发协会膏方分会会长。

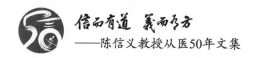
Ⅰ. Positions in the CPC and Government

September 1968 — September 1972: Deputy Secretary, Communist Youth League Committee of Manchuan Middle School, Shanyang County, Shaanxi Province. Member of the Revolutionary Committee of Manchuan District (Administrative District), Shanyang County, Shaanxi Province.

October 1972 — August 1973: Secretary, Party Branch and Militia Company Commander of Zhifanggou Brigade, People's Commune of Manchuan County, Shaanxi Province.

September 1973 — August 1974: Deputy Secretary, Party Committee of Manchuan People's Commune (in charge of Agriculture and Rural Party Construction), Shanyang County, Shaanxi Province.

September 1974 — September 1975: Party Branch Secretary, second class from the Class of 1974, Beijing College of Traditional Chinese Medicine.

October 1976 — March 1978: Party Branch Secretary, third class from the Class of 1974, Beijing University of Chinese Medicine.

September 1985 — October 1989: Party Branch Secretary, Department of Internal Medicine, Gynecology and Pediatrics, Dongzhimen Hospital, Beijing University of Chinese Medicine.

September 1988 — September 1999: Deputy Director, Internal Medicine, and Party Branch Secretary of Internal Medicine, Dongzhimen Hospital, Beijing University of Chinese Medicine.

November 1989 — July 2014: Secretary, Medical Sub-Branch, Dongzhimen Hospital, Beijing University of Chinese Medicine (deputy level).

October 1999 — July 2014: Director, Internal Medicine, Dongzhimen Hospital, Beijing University of Chinese Medicine.

September 1996 — July 2014: Director, Department of Oncology and Hematology, Dongzhimen Hospital, Beijing University of Chinese Medicine.

Ⅱ. Academic Part-Time Positions

September 1996 — October 2012: Member, Academic Degrees Committee, Evaluation Committee of Professional Titles, and Academic Committee of Dongzhimen Hospital.

June 1997 — June 2021: Evaluation Expert, The National Natural Science

Foundation of China (NNSFC).

November 1999 — Present: Evaluation Expert, New Drug Evaluation of National Medical Products Administration.

September 2010 — October 2014: Member, Academic Committee of Beijing University of Chinese Medicine.

July 2000 — December 2023: Reviewer, Beijing Science and Technology Awards.

August 2009 — December 2023: Evaluation Expert, Beijing Health Expert Database.

August 2002 — October 2019: Technical Appraisal Expert, Medical Accidents in Dongcheng District, Beijing.

August 2002 — October 2019: Medical Expert, Beijing Labor Evaluating Committee.

October 2003 — October 2021: Consultant of Adverse Drug Reactions, Beijing.

January 2003 — Present: Evaluation Expert, Scientific and Technological Awards, China Association of Chinese Medicine.

January 2003 — October 2018: Expert, Degree and Graduate Education Evaluation Expert Database.

August 2004 — August 2012: Online Evaluation Expert, National Key New Product Plan.

April 2004 — Present: Evaluation Expert, National Basic Medical Care Insurance Medicine Catalogue.

April 2004 — Present: Evaluation Expert, National Essential Medicine Catalogue.

December 2005 — December 2013: Evaluation Expert, Medicine Price.

October 2005 — December 2012: Evaluation Expert, China Postdoctoral Science Foundation.

September 2005 — January 2019: Evaluation Expert, Small and Medium-Sized Enterprise Innovation Projects for the Ministry of Science and Technology.

September 2005 — October 2018: Evaluation Expert, International Cooperation Projects for the Ministry of Science and Technology.

October 2006 — October 2014: Evaluation Expert, Beijing Traditional Chinese Medicine Science and Technology Projects.

February 2006 — October 2016: Technical Review Expert, National Administration of Traditional Chinese Medicine.

October 2008 — Present: Evaluation Expert, National Traditional Chinese Medicine Variety Protection.

October 2012 — Present: Evaluation Expert, National Scientific and Technological Progress Awards.

May 2015 — May 2024: Expert, National Science and Technology Expert Database.

June 2016 — October 2016: Evaluation Expert, Science and Technology Projects, Ministry of Science and Technology.

August 2016 — October 2018: Science and Technology Expert, Budget Review Center of the Ministry of Finance.

Ⅲ. Association Positions

September 1996 — November 2004: Deputy Director, Society of Oncology, China Association of Chinese Medicine.

October 2002 — October 2010: Deputy Director, Hematology Professional Committee, Chinese Association of Integrative Medicine.

January 2009 — October 2013: Deputy Director, China Cancer Pain Professional Committee, World Federation of Pain Societies.

July 2014 — November 2022: Director, Society of Hematology, China Association of Chinese Medicine.

August 2015 — August 2023: Vice President, Society of Hematology, China Medical Association of Minorities.

June 2016 — October 2022: Vice President, Cancer Palliative Treatment Professional Committee, World Federation of Chinese Medicine Societies.

September 2016 — Present: Vice President, Cancer Rehabilitation Professional Committee, World Federation of Chinese Medicine Societies.

October 2016 — August 2021: Vice President, Hematology Professional Committee, World Federation of Chinese Medicine Societies.

November 2022 — Present: Director, Innovation Research and Transformation Platform for Hematology Diseases, China Association of Chinese Medicine.

August 2023 — Present: President, Society of Hematology, China Medical Association of Minorities.

December 2023 — Present: President, *Gao Fang* Branch of China Association of Research and Development of Traditional Chinese Medicine.

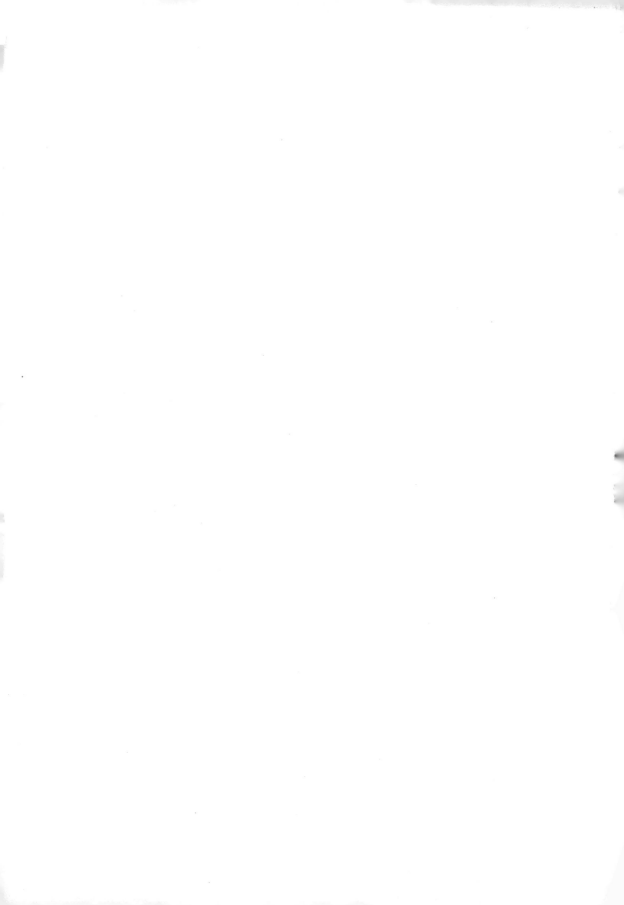